彩色心电图图谱书系

Color electrocardiogram atlas series

ECG

Electrocardiogram

彩色心电图实战图谱

主　编　耿旭红　王永权　张海澄

中国科学技术出版社
·北　京·

图书在版编目（CIP）数据

图书在版编目（CIP）数据
彩色心电图实战图谱 / 耿旭红，王永权，张海澄主编 . -- 北京：中国科学技术出版社，2025. 4. --
ISBN 978-7-5236-1233-0

Ⅰ. R540.4-64

中国国家版本馆 CIP 数据核字第 2024SE2612 号

Electrocardiogram

策划编辑　郭仕薪　孙　超
责任编辑　孙　超
装帧设计　佳木水轩　11m 数字出版
责任印制　徐　飞

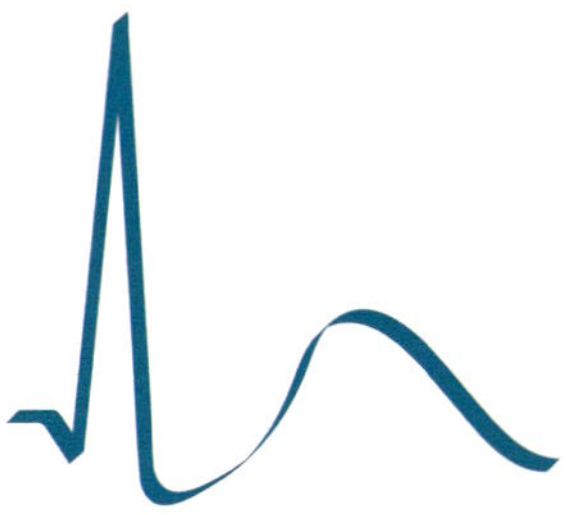

出　　版　中国科学技术出版社
发　　行　中国科学技术出版社有限公司
地　　址　北京市海淀区中关村南大街 16 号
邮　　编　100081
发行电话　010-62173865
传　　真　010-62179148
网　　址　http：//www.cspbooks.com.cn

开　　本　710mm×1000 mm　1/16
字　　数　334 千字
印　　张　20
版　　次　2025 年 4 月第 1 版
印　　次　2025 年 4 月第 1 次印刷
印　　刷　北京盛通印刷股份有限公司
书　　号　ISBN 978-7-5236-1233-0/R·3417
定　　价　138.00 元

主　编

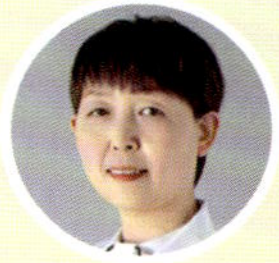

耿旭红

河北医科大学第四医院　主任技师

· 中国抗癌协会整合肿瘤心脏病学分会委员

· 中国医药教育协会心电学分会副主任委员

· 河北省电生理学会心电学分会常务委员

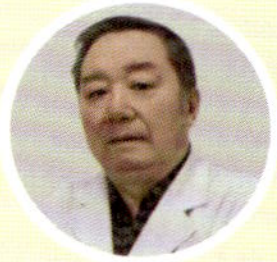

王永权

中国医科大学第一附属医院功能科　主任技师

· 中国资深心电学专家

· 中国心电学会副主任委员

· 中国心电 YY 语音教室创始人

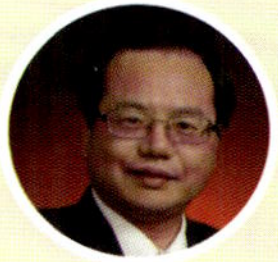

张海澄

北京大学人民医院　主任医师

· 中华医学会心电生理和起搏分会委员、药物学组副组长

· 北京医学会心电生理和起搏分会常务委员

· 中国医药生物技术协会心电学技术分会副主任委员

副主编　李　洁　刘　彤　刘学义　沈　灯

参编人员（以姓氏汉语拼音为序）

曹　雪
哈尔滨医科大学第四附属医院

陈　静
南昌大学第二附属医院

陈　涛
甘肃省武威市凉州区中西医结合医院

狄欣欣
中国科学技术大学

佟润国
河北省廊坊市中医院

胡雀辉
湖南省南县人民医院

胡　伟
山东省青岛西海岸新区中心医院

洪　丽
大连医科大学附属第一医院

蒋　勇
湖南省湘西土家族苗族自治州人民医院

李　艺
武汉大学中南医院

李丽宏
石家庄市第一人民医院

廖品亮
陆军军医大学第一附属医院

柳　琼
安徽医科大学附属巢湖医院

罗国琳
四川绵竹市人民医院

彭　军
西安交通大学附属儿童医院

丘富程
广州中医药大学第二临床医学院 / 佛山市中医院

邵　虹
空军军医大学附属西京医院

苏瑞英
河北医科大学第三医院

孙娴超
嘉兴市第一医院

王长溪
原福建医科大学

王宏治
四川大学华西医院

王　军
河北省辛集市第一医院

王志远
郑州大学第一附属医院

魏希进
山东中医药大学附属医院

杨　娜
吉林大学第一医院

袁晓静
江苏省徐州市中心医院

余　萍
江苏省人民医院

湛雅沙
西安市第四医院

张登洪
成都中医药大学附属成都市第五人民医院

张录兴
西安国际医学中心

赵　珺
江苏省泰兴市人民医院

内容提要

近年来，心电图知识竞赛在我国蓬勃发展，不仅促进了医生对心电图的学习热情，也提高了临床心电图的应用价值。本书通过139例临床心电图实例，介绍了常用的心电图分析方法和技能，基本涵盖了当前临床心电图的热点，如急性冠状动脉综合征的罪犯血管判读、房室阻滞的阻滞部位推导、宽QRS波心动过速、遗传性心律失常综合征、心律失常发作机制，以及一些易混淆的心电图。全书通俗易懂，图文并茂，非常适合作为各级医疗机构参加心电图竞赛的培训教材。

前言

心电图是一项简单、无创的电生理检查，临床应用已有120余年的历史。进入21世纪以来，随着基础研究技术的深入，临床标测技术的提高，心脏影像学技术用于从解剖和结构角度解释心电图现象，心电图大数据用于流行病学研究等，诸多既往已经成熟或公认的心电图研究结果几乎被改写，知识的更新和扩展也为临床医生应用好心电图带来极大的挑战。

近年来，心电图继续教育在我国蓬勃开展，一方面众多的线下学术会议可为各级医疗单位的医护人员传授新的心电图知识，另一方面丰富多彩的网络课程、在线培训和心电学社区等线上活动，极大提高了心电图相关从业人员的知识水平并促进了学术交流。无论是线下或线上培训，很多组织者都举办了心电图知识竞赛活动，极大提高了临床医护人员的专业兴趣，掀起了学习心电图的热潮。

我们在心电图教育和培训中注意到，参加心电图竞赛需要医护人员在很短的时间里利用综合性心电知识诊断难度较大的心电图，这就需要参赛者具备较为丰富的心电知识储备。然而，由于心电图在临床各科室应用广泛，包括体检中心、心血管疾病门诊、重症监护室、急诊医学科、心导管室、慢病管理中心等，这些不同岗位的心电图从业者需要根据工作性质重点学习本岗位相关的心电图知识，从而导致他们可能对某些心电图内容非常熟悉，而对某些心电图知识非常生疏或从未接触过。

为了能让心电图相关从业者在短期内掌握核心心电图知识，提高他们学习心电图的热情，帮助他们获得快读分析心电图的能力，我们汇聚了众多全国知名专家，选取了有临床诊断价值及易混淆的代表性心电图，根据难易程度分为不同的星级系数，以选择题的形式提出问题引发读者的思考，然后结合精美的示意图及梯形图对鉴别要点进行逐一解析。本书试题分为单选题和多选题，题后均附有最佳答案及详细解析。书中包含不同部位的早搏、逸搏、传导阻滞、心动过速、电解质紊乱、先天性离子通道疾病及起搏心电图等。此外，书后还列举出了解析中涉及的大量参考文献，为读者深入探讨心电图相关知识提供了拓展资源。

本书与重庆11m数字出版团队合作，图片清晰、设计精美、内容丰富，充满创意的图片设计及精美的制作可为读者带来耳目一新的感觉，希望该书对心血管相关医生、普内科医生、急诊科医生、实习生及心电图初学者有所帮助。

书中疏漏及欠妥之处，敬请读者朋友批评指正，以期再版时修订。

耿旭红　王永权　张海澄

目　录 Contents

目　录 Contents

目　录 Contents

目录 Contents

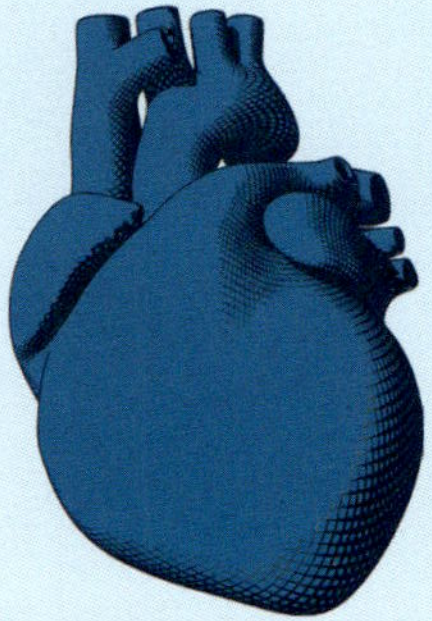

例 1

难度：★★☆☆☆

男，54 岁，因心悸 1 个月就诊。关于心电图诊断，以下正确的是（　　　）。

A. 窦性停搏

B. 二度Ⅱ型窦房阻滞

C. 房性期前收缩未下传

D. 二度Ⅱ型房室阻滞

E. 严重的窦性心动过缓

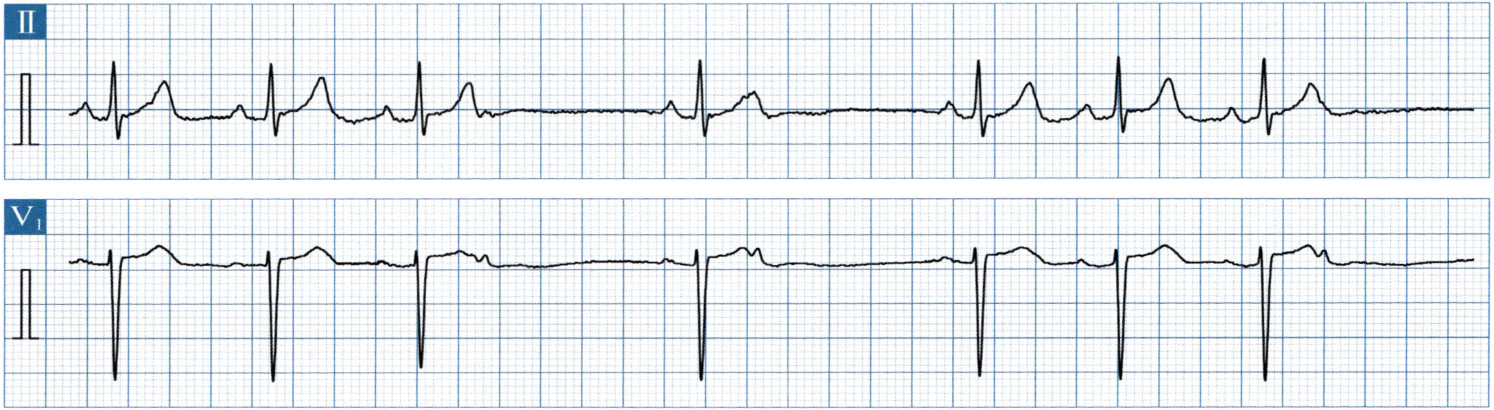

[试题答案] C

[试题解析] 例 1 最典型的特征是较短的窦性 P-P 间期基本规则，出现部分明显较长的窦性 P-P 间期，主要鉴别诊断如下。

①非呼吸性窦性心律不齐：通常基础 P-P 间期会突然发生较大变化。

②窦性停搏：长 P-P 间期＞2000ms，和（或）长 P-P 间期＞2 倍短 P-P 间期且不呈倍数关系。

③二度 II 型窦房阻滞：长短 P-P 间期呈倍数关系。

④房性期前收缩未下传：长 P-P 间期多数＜2 倍短 P-P 间期，且其中出现“提前”的显性异位 P' 或 P' 重叠于 T 波中致其变形，P' 后无相关 QRS 波。根据以上分析，此例符合“房性期前收缩未下传”的心电图特征。

心律失常分为激动的起源异常、传导异常及起源合并传导异常 3 类，此例属于后者：提前的房性 P' 波和窦性 P 波形态不同。比较长短 P-P 间期中的 T 波形态变化并测量彼此的 $QRS_{始}$-$T_{顶}$间期，可以快速确定 T 波上的重叠 P' 波。

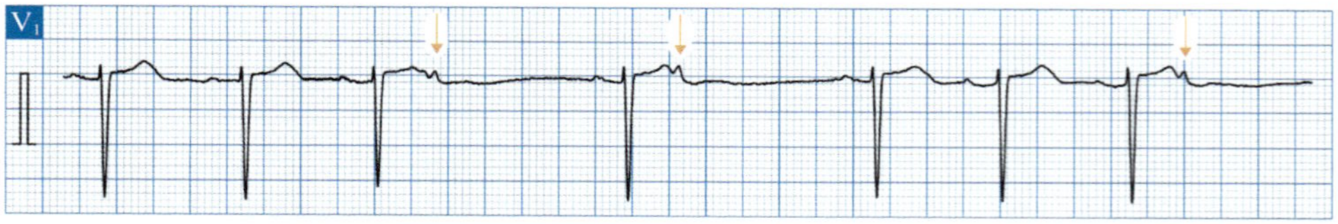

房性期前收缩未下传

基础窦性心搏的 T 波形态光滑，而两次长 R-R 间期中可见明显的 T 波切迹，考虑房性期前收缩。最好利用 12 导联同步心电图分析房性期前收缩未下传，因为某些导联的异位房性 P 波形成的 T 波切迹可能不明显，一般在 II 导联、V_1 导联的 T 波上容易辨认

理论上，房性 P' 波的前向传导途径和特性，同窦性 P 波可以完全一致：由于房性期前收缩提前出现，当房性 P' 波前向传导遭遇传导系统的相对不应期时，传导异常延缓，表现为 P'-R 间期延长；当遭遇有效不应期时，传导中断，表现为 P' 波后无 QRS 波，就如此例（上图）。

电生理上，房性期前收缩未下传包括生理性和病理性两种原因。前者是房性 P' 波发生过早，多出现在 ST 段至 T 波顶峰之间，前传时落于前次激动后正常的房室结－希浦系统的生理性有效不应期中所致，为“房室干扰”；后者则是房性 P' 波前传时落于生理性有效不应期结束后异常延长的病理性有效不应期中所致，为“房室阻滞”，就如此例。

心脏不同部位心肌的有效不应期

部位	有效不应期（ms）
心房肌	170～300
房室结	230～425
希浦系统	330～450
心室肌	170～290

心脏不同部位心肌的有效不应期参数见上表[1]。从表中可看出，若房性期前收缩配对间期 600ms 仍未下传心室，提示传导系统某处的有效不应期存在病理性延长。

耿旭红

例 2

难度：★★☆☆☆

男，25 岁，因心悸 3 个月就诊。关于心电图诊断，以下正确的是（　　　　）。

A. 频发室性期前收缩

B. 频发房性期前收缩伴右束支阻滞型差异性传导

C. 频发房性期前收缩伴左束支阻滞型差异性传导

D. 频发交界性期前收缩伴右束支阻滞型差异性传导

E. 频发交界性期前收缩伴左束支阻滞型差异性传导

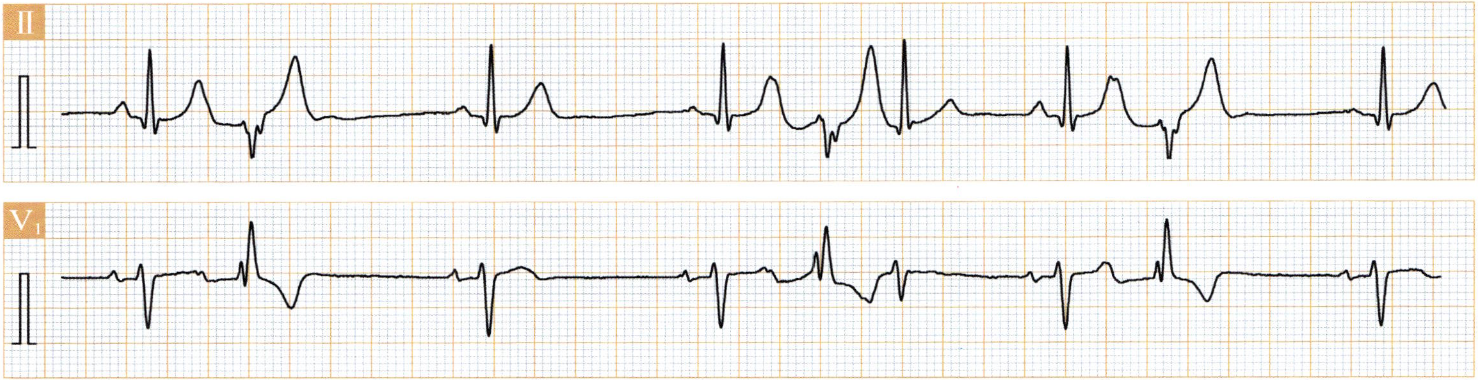

［试题答案］B

［试题解析］一个窦性冲动下传激动心室，需要通过室内传导系统，即束支系统和终末浦肯野纤维网，左束支和右束支激动以后，要经历一段时间从不应期中完全恢复，为下次窦性冲动的到来做好准备，换言之，一次激动后，束支需要充分的时间从不应期中恢复，是保证下一个到来的窦性心搏产生正常 QRS 波的电生理基础。

相较于基础窦性节律，房性期前收缩提前发生，其配对间期（$P_{窦}$-$P_{房}$间期）和左束支、右束支的不应期时间至少有以下三种关系。

1．当房性期前收缩的配对间期大于左束支和右束支的不应期时，房性期前收缩下传心室途中，经过束支系统的正常应激期，该房性期前收缩下传激动心室的顺序和窦性 P 波相同，产生正常 QRS 波（中图）。这种类型的房性期前收缩发生于 T 波之后。

2．当房性期前收缩的配对间期长于左束支和右束支的有效不应期，但短于某侧束支的相对不应期时，房性期前收缩下传心室途中，会遭遇该侧束支的相对不应期，传导延缓，出现不完全性束支阻滞形态。此类房性期前收缩发生于 T 波降支。

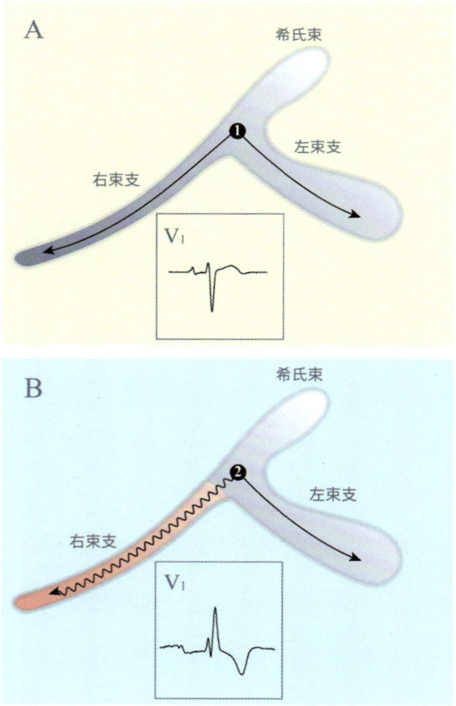

差异性传导的产生机制

A. 正常窦性冲动通过已经度过不应期的束支，顺利下传心室，产生正常窄 QRS 波。B. 提前到来的房性期前收缩遭遇右束支的有效不应期，产生完全性右束支阻滞，QRS 波增宽。差异性传导与心率有关时，称为频率依赖性；与心率无关时，称为非频率依赖性

3．当房性期前收缩的配对间期短于某侧束支的有效不应期时，下传心室途中，该侧束支不应期尚未从上次窦性激动中恢复，房性期前收缩将遭遇该侧束支的有效不应期，产生完全性束支阻滞，亦称为差异性传导。这种类型的房性期前收缩发生于 T 波升支和 T 波顶峰。

生理条件下，右束支的不应期比左束支略长 20～200ms，因此，提前到来的房性期前收缩更容易遭遇右束支的不应期而出现右束支阻滞型差异性传导图形[2]。例 2 的 V_1 导联中，有两种形态的 QRS 波，即 rS 波和 rsR' 波，后者其前的窦性心搏的 T 波上可见切迹，代偿间歇不完全，考虑房性期前收缩伴右束支阻滞型差异性传导。

□ 耿旭红

例 3

难度：★★★☆☆

女，35 岁，临床诊断为先天性心脏病（具体不详）。门诊心电图最有可能的诊断是（　　　　）。

A. 完全性左束支阻滞

B. 完全性右束支阻滞

C. 完全性右束支阻滞合并左前分支阻滞

D. 完全性右束支阻滞合并左后分支阻滞

E. 无法推导束支阻滞类型

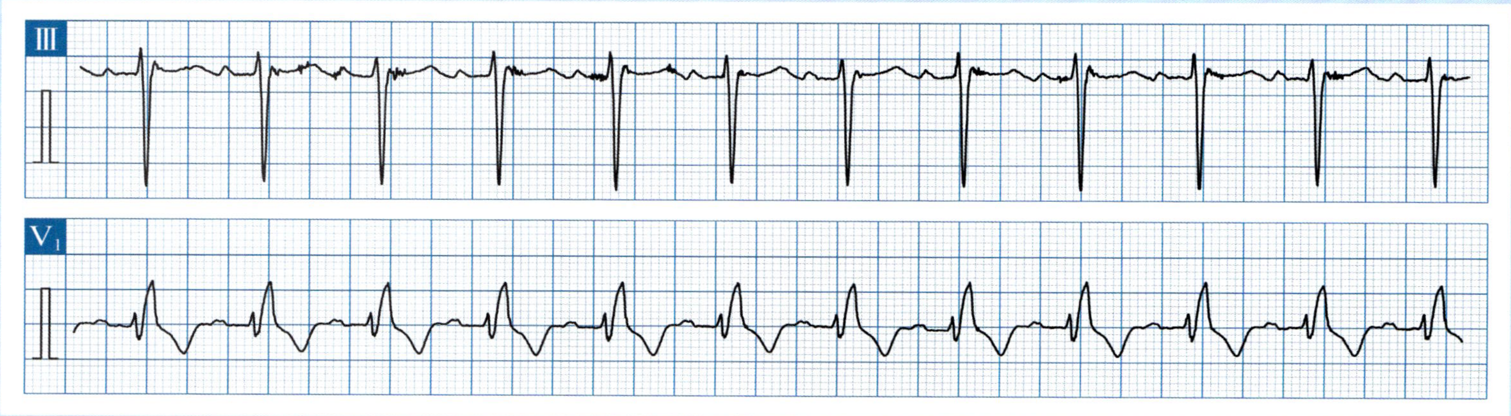

[试题答案] C

[试题解析] 首先，我们注意到 V_1 导联 QRS 波群为 rsR' 模式，R' 波振幅 > r 波振幅，QRS 时限 160ms，这些特征支持判读 V_1 导联的 QRS 波群为完全性右束支阻滞。

当一份心电图被诊断为完全性右束支阻滞时，有经验的医生会进一步留意肢体导联的 QRS 波群形态，特别是Ⅱ和Ⅲ导联，一旦发现Ⅱ和Ⅲ导联的 QRS 波群为 rS 形态且 $S_{Ⅲ} > S_{Ⅱ}$，要警惕合并左前降支阻滞，故本题最佳答案为 C。

正常情况下，左、右心室同步除极时，左心室质量占优势，整体心室除极电势朝向左心室。在额面导联系统中，整体心室除极电势朝向左方和下方，朝向Ⅱ导联轴正侧，Ⅱ导联 QRS 波群的主波为 R 波（或正向波），一旦Ⅱ导联 QRS 波群的主波转变为 S 波（或负向波），提示左心室除极模式改变，是诊断左前分支阻滞的一个有用的心电图线索。

室内传导系统分为左束支和右束支，前者负责左心室内的激动扩布，后者负责右心室内的激动扩布。左束支系统进一步分为左前分支系统（负责左心室前乳头肌、前侧壁和流出道部位心肌除极）和左后分支系统（负责左心室后乳头肌、下后壁和流入道部位心肌除极，中上图）[3]。因此，经典心电图学教科书中把室内传导系统称为三分支系统，即左前分支、左后分支和右束支。

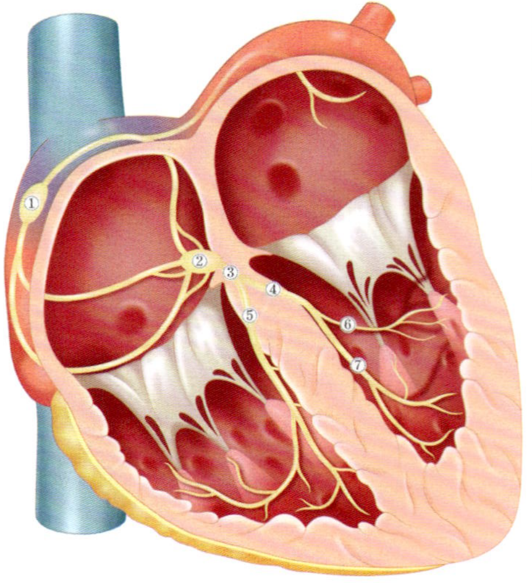

心脏传导系统

心脏传导系统解剖示意图：①窦房结；②房室结；③希氏束；④左束支；⑤右束支；⑥左前分支；⑦左后分支。室内传导系统包括左束支及其分支（左前分支、左后分支）和右束支

在室内传导系统中，右束支不应期最长，其次为左前分支，左后分支最短，故右束支最容易发生差异性传导[4]。解剖学上，右束支和左前分支存在一些共性，如均由左前降支供血，束支纤细，位于流出道附近，易受收缩期血流冲刷而发生退行性变，因此，临床上多见完全性右束支阻滞合并左前分支阻滞，也是最常见的双分支阻滞类型[5, 6]。

此外，在快频率依赖性束支阻滞（3 相阻滞）中，时常也能发现一过性完全性右束支阻滞合并左前分支阻滞。感兴趣的读者可以在以后的工作中留意这种心电图现象。

□ 耿旭红

例 4

难度：★★★★★

男，52 岁，因血压升高就诊，心电图发现心律失常，最佳诊断为（　　　）。

A. 二度Ⅰ型窦房阻滞

B. 房性期前收缩二联律伴交替性束支差异性传导

C. 室性期前收缩二联律

D. 阵发性房性心动过速

E. 2∶1 右束支阻滞合并 2∶1 左束支阻滞

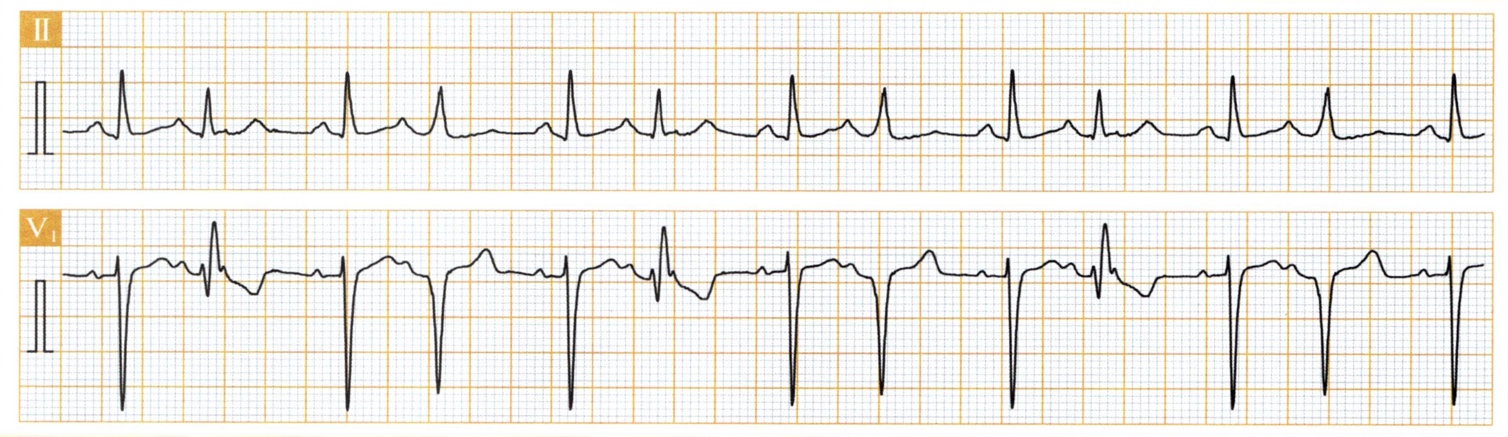

[试题答案] B

[试题解析] 束支层面根据差异性传导周期（$R_{基}$-$R_{差}$）和基础周期（$R_{基}$-$R_{基}$）的关系，差异性传导分为两种主要类型。

3 相阻滞

$R_{基}$-$R_{差}$周期＜$R_{基}$-$R_{基}$周期时，相当于心率增快，束支不应期恢复不完全，$R_{差}$遭遇束支不应期的相对不应期（动作电位 3 相）而出现的差异性传导，称为 3 相阻滞，常见于房性快速型心律失常（如心房扑动）、房性期前收缩、阵发性室上性心动过速等情况（右上图 A）。通常，右束支不应期长于左束支，3 相阻滞多为右束支阻滞型，仅有 25% 为左束支阻滞型[7]。3 相阻滞多数是生理性的。

4 相阻滞

$R_{基}$-$R_{差}$周期＞$R_{基}$-$R_{基}$周期时，相当于心率减慢，束支不应期已经完全恢复，处于应激状态。心率过缓可引起束支浦肯野细胞发生自发性除极，静息膜电位负值减少，$R_{差}$遭遇膜电位不健全的束支（动作电位 4 相）而发生缓慢传导，出现的差异性传导称为 4 相阻滞，常见于长 R-R 间期之后，如严重窦性心律不齐的缓慢相、窦性停搏、期前收缩的代偿间期等情况（右上图 B）[8]。左束支的 4 相自发性除极速率高于右束支，故心率减慢时，4 相阻滞多见于左束支阻滞[9]。4 相阻滞多数是病理性的，常见于心肌缺血。

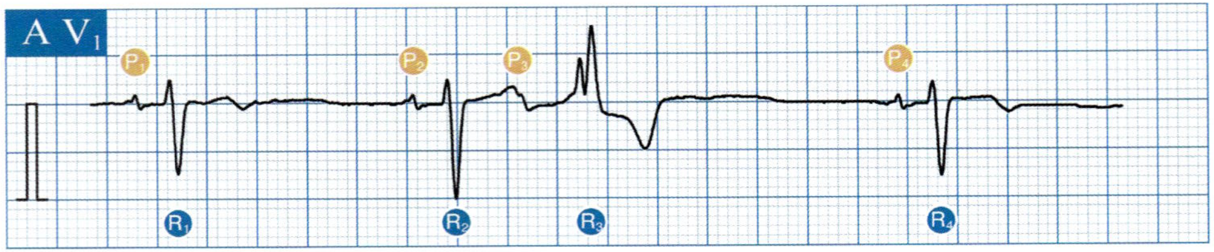

3 相差异性传导

基础窦性周期 1120ms，窦性心率 54 次 / 分，QRS 波形态正常。P_3 是一个房性期前收缩，提前到来，导致 R_2-R_3 间期骤然缩短为 520ms，该房性期前收缩 P_3 下传心室时，R_2 的右束支尚未度过相对不应期，P_3 下传时遭遇右束支的相对不应期，QRS 波呈右束支阻滞形态，典型的 3 相差异性传导。代偿间期后，窦性心搏 P_4 下传时，R_3-R_4 间期 1400ms，长 R-R 间期让 R_3 的右束支有充分的时间从不应期中恢复，故 P_4 下传心室中，双侧束支内的传导正常，产生正常 QRS 波

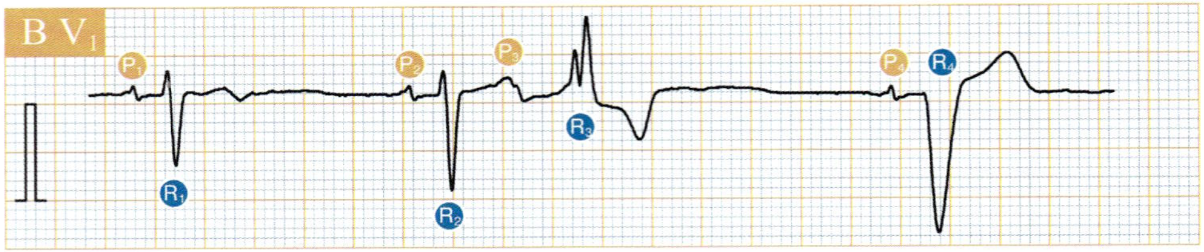

4 相差异性传导

前三个心搏同图 A，唯一不同的是 R_4 波形与基础窦性心搏不同，突然增宽，形态为完全性左束支阻滞图形，且这次完全性左束支阻滞图形发生在长代偿间期之后，即长 R-R 间期之后，为典型的 4 相差异性传导

长－短周期序列

在心电图分析中，3 相阻滞和 4 相阻滞最容易区分的是基础心动周期规整或相差不大，比较 R-R 间期通常能正确判断。这种束支不应期的应用前提是心律规整，束支不应期保持恒定，心率骤然变化引起的差异性传导。

束支不应期随心率波动而变化：生理条件下，心率越快（基础 R-R 周期越短），束支不应期越短，而心率越慢（基础 R-R 周期越长），束支不应期越长[2, 10]。束支不应期的频率依赖特性有重要的生理意义：一方面，心率增快时，需要心肌及时恢复兴奋性，需要更短的不应期，否则心率轻度增快即可造成传导紊乱；另一方面，心率减慢时，不应期适当延长，避免应激期过长，抑制折返等心律失常的发生。

1947 年，美国路易斯安纳州立大学的詹姆斯·古奥(James Gouaux)和理查德阿什曼（Richard Ashman）等在研究心房颤动的差异性传导时，发现差异性传导好发于长－短周期序列，即前心动周期必须足够长和本周期必须足够短（中上图）[11]。

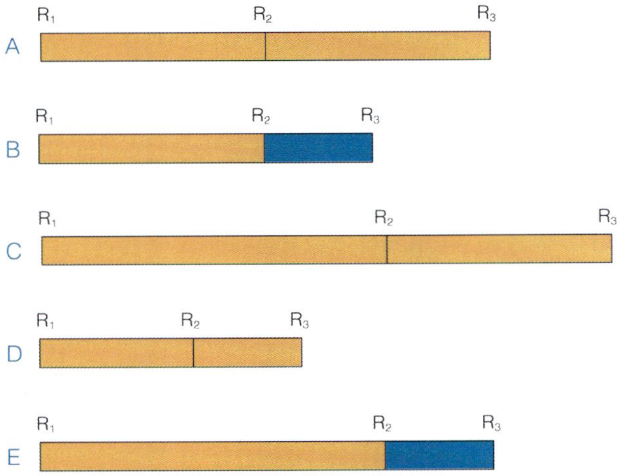

心动周期与差异性传导的发生

A.R_1-R_2=R_2-R_3，心动周期均超过束支不应期，R_3 不发生差异性传导；B. 基础心动周期不变，R_2-R_3 周期骤然缩短，R_3 遭遇 R_2 不应期而出现 3 相差异性传导；C.R_1-R_2 周期突然延长，导致 R_2 的束支不应期延长，R_2-R_3 周期同图 A，仍大于束支不应期，故图 B 的 R_3 不出现差异性传导；D.R_2-R_3 周期同 B，但因 R_1-R_2 周期较短，故 R_2 的束支不应期短于图 B 的 R_2 束支不应期，故 D 的 R_3 不发生差异性传导；E.R_1-R_2 周期等于图 C，R_2 的束支不应期延长，R_2-R_3 周期较短且未超过 R_2 的束支不应期，故 R3 发生差异性传导。相较于 A ～ E，图 B 是典型的 3 相阻滞，图 E 是典型的长－短周期序列，即 Ashman 现象

这种心电图现象称为 Ashman 现象，有助于认识心房颤动或其他原因引起的心室节律不规整时出现的差异性传导。

房性期前收缩伴交替性束支阻滞

房性期前收缩二联律伴交替性右束支阻滞和左束支阻滞，用典型的 3 相阻滞或 4 相阻滞不好解释，如发生右束支阻滞后，经历 3 个心动周期，右束支不应期理应恢复，为何仍继续出现右束支阻滞？要解答这个问题，就需要借助束支层面的 Ashman 现象，即长－短周期序列，涉及穿间隔激动造成的束支不应期和心动周期的微妙平衡。

例 4 的心律失常心电图主要包括两种 R-R 间期：窦性 R 波与房性期前收缩 R 波间期，相当于配对间期为 420ms（X 间期）；房性期前收缩 R 波和随后窦性 R 波间期，相当于代偿间期 720ms（Y 间期），这两个间期恒定不变。

如右上图所示，窦性 P_3 经过一次房性期前收缩的代偿间期后，双侧束支渡过不应期，室内传导正常，R_3 波形正常。

随后，房性期前收缩 P_4 提前到来，右束支不应期恢复不全，发生 3 相右束支阻滞型差异性传导。值得注意的细节是，发生右束支阻滞时，左束支先激动左心室，40ms 后冲动穿越室间隔抵达右心室，右心室开始激动，相当于右束支落后于左束支 40ms 激动，这种隐匿性的穿间隔激动在束支层面造成 $R_{4左}$ 与 $R_{5左}$ 的间期延长为 760ms（大于 Y 间期），而 $R_{4右}$-$R_{5右}$ 间期缩短为 680ms（小于 Y 间期）。

窦性 P_5 下传心室时，在束支层面遭遇 $R_{3左}$-$R_{4左}$ 周期和 $R_{3右}$-$R_{4右}$ 周期，短周期中左束支和右束支的不应期均较短，且代偿间期超过双侧束支不应期，束支从不应期中完全恢复，故窦性 P_5 的 QRS 波正常。进一步，房性期前收缩 P_6 提前到来，遭遇延长的 $R_{4左}$-$R_{5左}$ 间期、缩短的 $R_{4右}$-$R_{5右}$ 间期，在左束支形成长 – 短周期序列，左束支不应期延长，右束支不应期短，从而出现左束支阻滞图形，以此类推经过一个代偿间期后，又在右束支层面形成长 – 短周期序列，下一个房性期前收缩出现右束支阻滞图形。

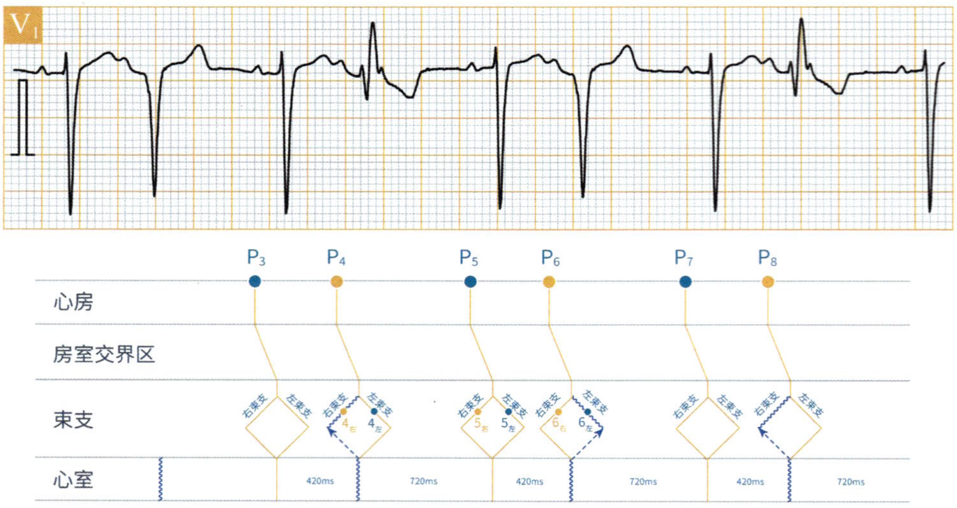

房性期前收缩二联律伴交替性束支阻滞的梯形图

宏观整体心室层面代偿间期保持不变，而在微观束支层面，期前收缩的束支和其后窦性冲动的束支间期呈微小波动，波动时间差即为穿间隔激动时间，形成束支层面的长 – 短周期序列。其余说明见正文

简而言之，房性期前收缩二联律伴交替性束支阻滞的机制是束支层面的 Ashman 现象，即长 – 短周期序列，实质是穿间隔激动时间差影响了束支层面的不应期和心动周期关系。电生理研究证实，房性期前收缩二联律伴交替性束支阻滞主要是束支远端的动作电位交替延长和缩短，而典型 3 相束支阻滞主要发生于束支近端[12]。

□ 王永权

例 5

彩色心电图实战图谱
难度：★★★☆☆

该心电图的基础节律是心房颤动，图中橙黄色圆圈标注的宽 QRS 波是（　　　）。

A. 差异性传导

B. 室性期前收缩

C. 心室预激

D. 心室起搏

E. 室性融合波

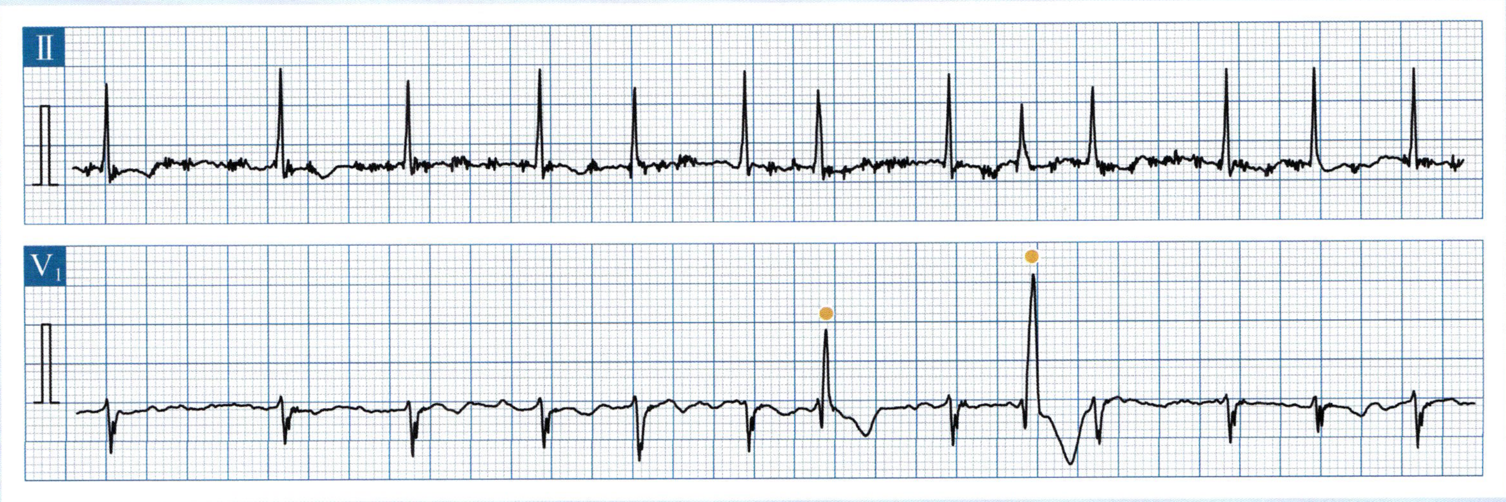

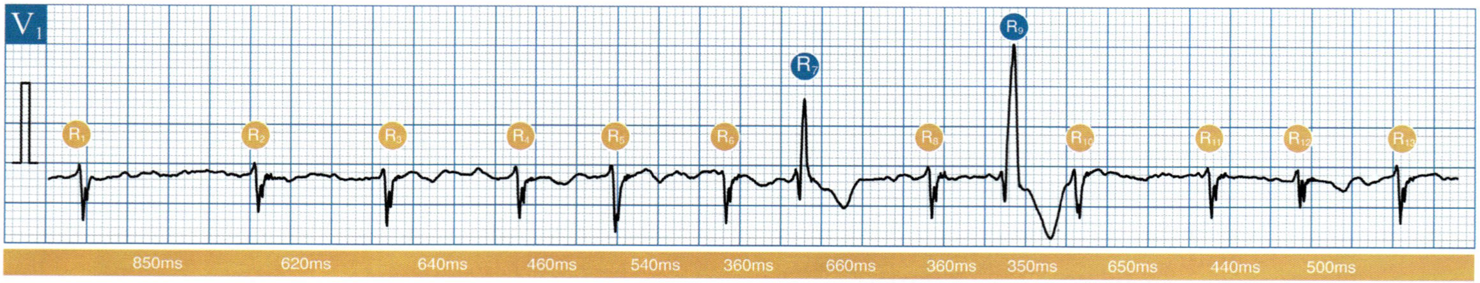

分析心房颤动的差异性传导

心房颤动时，观察长－短周期序列，差异性传导出现于前心动周期 / 本心动周期的一定比值范围内，其余说明见正文

［试题答案］ A

［试题解析］ 心房颤动伴快速心室率反应时，间歇出现的宽 QRS 波常见的鉴别诊断有差异性传导、间歇性预激、室性期前收缩和心室起搏。除了波形特点满足典型的束支阻滞形态外，观察宽 QRS 波和前心动周期的关系即是否存在长－短周期序列有助于判读差异性传导。

R_7 和 R_9 是典型的右束支阻滞图形，这是因为 R_6-R_7 间期和 R_8-R_9 间期短（心率较快），遭遇前心动周期的右束支不应期（上图）。R_9-R_{10} 间期更短而 R_{10} 不出现差异性传导的原因是 R_8-R_9 间期短，从而导致 R_9 的右束支不应期短于 R_8 的右束支不应期，间接推断该患者的右束支相对不应期可短至 350ms。

R_1-R_2 间期最长，理论上 R_2 的右束支不应期最长，但 R_3 波形正常，是因为 R_2-R_3 间期较长，R_3 下传心室时，右束支已经度过不应期，由此推断这份心电图中，该患者的右束支相对不应期最长不会超过 620ms。综上所述，我们可以推导该患者此份心电图上，右束支的不应期波动范围是 350～620ms。

尽管 R_3-R_4 间期略长为 640ms，但 R_2-R_3 间期＜R_1-R_2 间期，R_3 的右束支不应期短于 R_2，而 R_3-R_4 间期＞R_2-R_3 间期，更不会出现差异性传导。

通过这份心电图，初学者应该摒弃这样一个错误概念：心率越快，越容易出现差异性传导。这个结论只适合基础心动周期规整，束支不应期稳定的条件，不适合心房颤动等心室节律逐搏波动的情况，如 R_9-R_{10} 间期更短而不出现差异性传导。

□ 耿旭红

例 6

彩色心电图实战图谱
难度：★★★★☆

男，54 岁，高血压门诊随访。心电图发现心律失常，蓝色圆圈所示 QRS 波为（　　　　）。

A. 室性期前收缩

B. 房性期前收缩伴差异性传导

C. 房性期前收缩合并室性期前收缩

D. 房性期前收缩伴旁道下传

E. 房性期前收缩合并交界性期前收缩

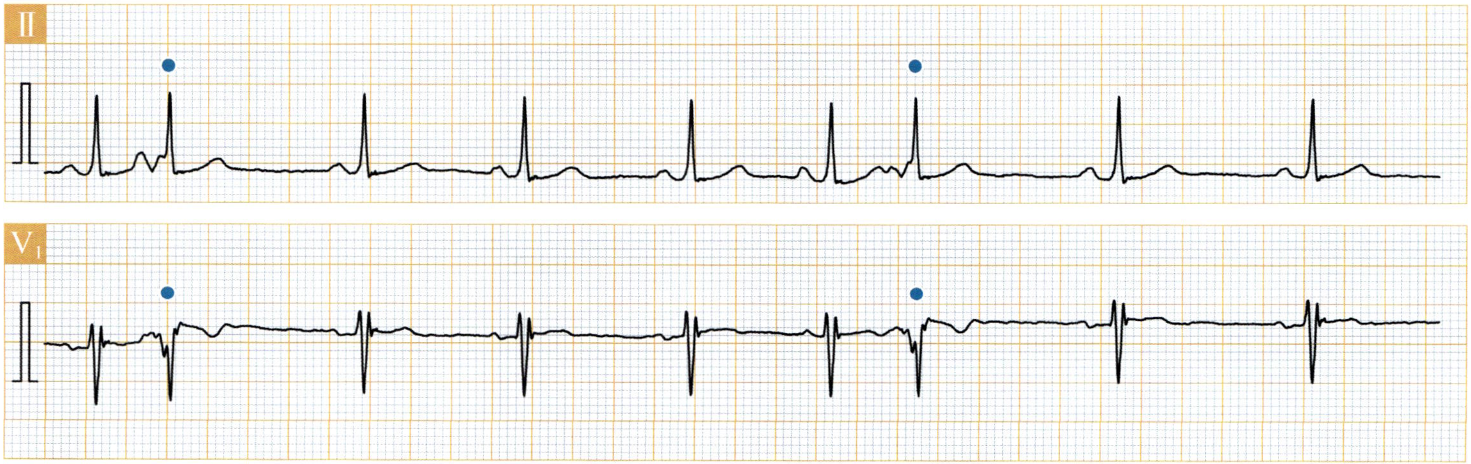

［试题答案］D

［试题解析］根据经典的传导规律，典型房性期前收缩和基础窦性心搏的 PR 间期相比，有三种常见模式。

1. 房性期前收缩尽管提前发生，配对间期仍大于传导系统的不应期，顺利下传心室，$P_{房}R$ 间期 $=P_{窦}R$ 间期，此类房性期前收缩通常发生于前一个窦性心搏的 T 波之后。

2. 房性期前收缩明显提前发生，配对间期小于传导系统某部位的相对不应期，下传心室途中，遭遇相对不应期而发生缓慢传导，$P_{房}R$ 间期 $>P_{窦}R$ 间期，此类房性期前收缩通常发生于前一个窦性心搏的 T 波降支或终末部。

3. 房性期前收缩显著提前发生，配对间期甚至小于传导系统某部位的有效不应期，下传心室途中，遭遇有效不应期而发生传导中断，最终无 QRS 波发生，表现为未下传的房性期前收缩，此类房性期前收缩通常位于 ST 段、T 波升支和 T 波顶峰。

心电图有时可见 $P_{房}R$ 间期 $<P_{窦}R$ 间期，重要的鉴别方法如下所示。

1. 房性期前收缩合并室性期前收缩，两种心律失常之间并无关系，房性 P 波和室性 QRS 波形成的 PR 间期仅是表观 PR 间期（碰巧先后发生），QRS 波并非 P 波下传所致。如果进行长程心电图描记，此类表观 PR 间期多数不固定而多变，而房性期前收缩伴旁道下传，通常 $P_{房}R$ 间期固定。

2. 室性期前收缩来源于心室，穿间隔传导至对侧心室，对侧心室也是心室肌传导，QRS 波前后部均匀增宽；而旁道下传的 QRS 波，前半部是心室预激，传导缓慢、模糊增宽，后半部是正道下传，传导快速、波形较窄，形态近似基础窦性 QRS 波后半部，从该患者的Ⅱ导联可以观察到 QRS 波的这种特性（右图）。

3. 结合病史，如果患者既往心电图提示心室预激或有阵发性室上性心动过速发作史，要考虑房性期前收缩伴旁道下传。

4. 利用宽 QRS 波鉴别诊断流程，不过心室预激和室性心搏的初始除极均发生于心室肌，两者历来鉴别困难，现有鉴别诊断指标的可靠性有限。

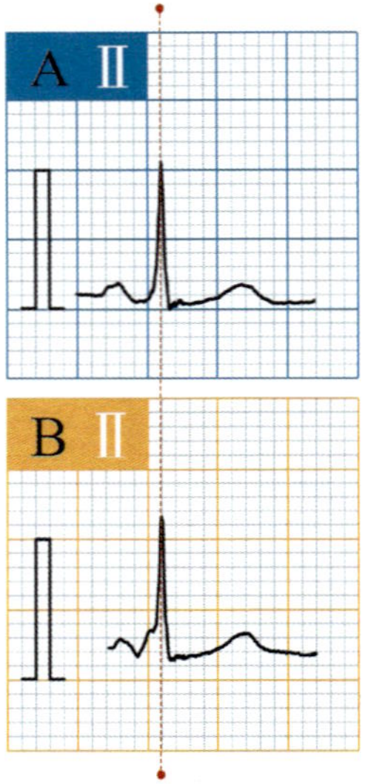

房性期前收缩伴旁道下传

A 为基础窦性心搏，B 为房性期前收缩经旁道下传，可见两者的 QRS 波后半部相近，均较窄

□ 狄欣欣

例 7

难度：★★☆☆☆

连续记录的两条心电图中，橙黄色圆圈标注的QRS波为（　　）。

A. 频发窦性期前收缩

B. 频发房性期前收缩

C. 频发交界性期前收缩

D. 差异性传导

E. 频发室性期前收缩

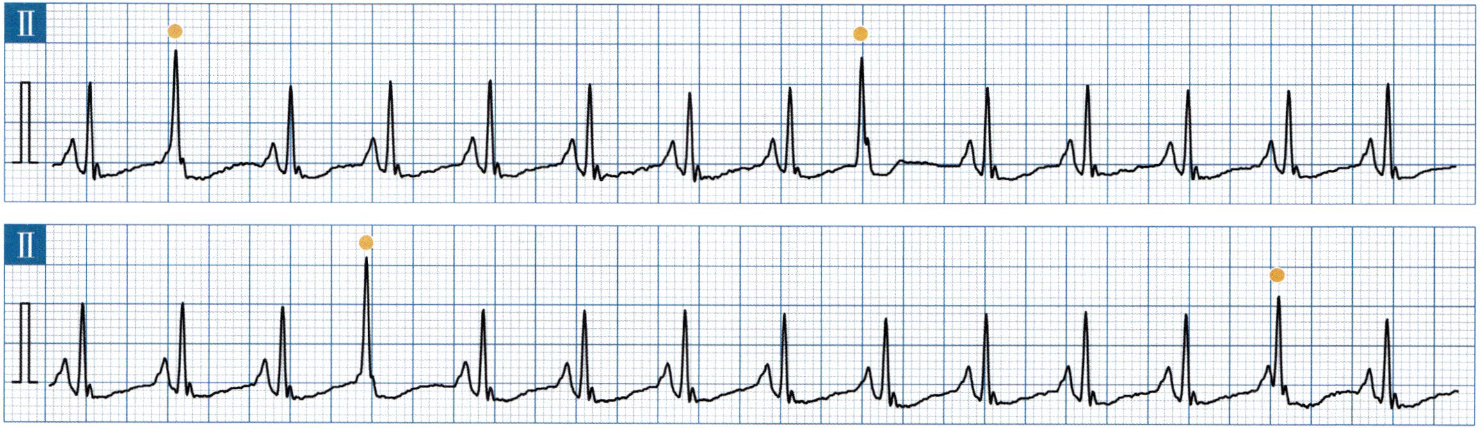

[试题答案] C

[试题解析] 基础窦性R-R周期480ms，心率125次/分；橙黄色圆圈标注的QRS波与之前窦性QRS波间期为360～440ms，提前发生，前三个QRS波之前均无明显的窦性P波，第四个QRS波之前有不相关的窦性P波，排除窦性期前收缩和房性期前收缩。

与基础窦性QRS波相比，橙黄色圆圈标注的QRS波振幅略高，初始除极与窦性QRS波相同，整体QRS波形态也与窦性QRS波相似，均为R波和终末部切迹，ST-T形态也与基础窦性ST-T形态相似，代偿间歇完全，判读为交界性期前收缩。

交界性期前收缩是一种主动性心律失常，只要条件适合，既可以逆行激动心房、产生逆行P波，又可以顺行激动心室、产生QRS波。当窦性P波之后紧随一个交界性QRS波时，容易形成表观PR间期，实际两者并无关系（中图A）。表观PR间期中，P波形态不完整，PR间期变

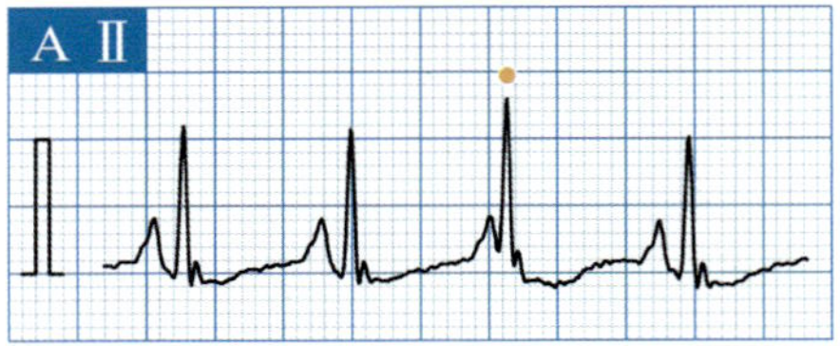

P波和PR间期无关

第1、2和第4个心搏是窦性心搏，PR间期100ms，属于短PR间期，可能与患者心率增快、交感神经兴奋、房室传导加速有关，P波形态完整。第3个P波和QRS波形成的表观PR间期为80ms，仔细观察P波形态不完整，QRS波重叠于P波降支下半部，判读为P波和QRS波重叠且无关，QRS波并非P波传导

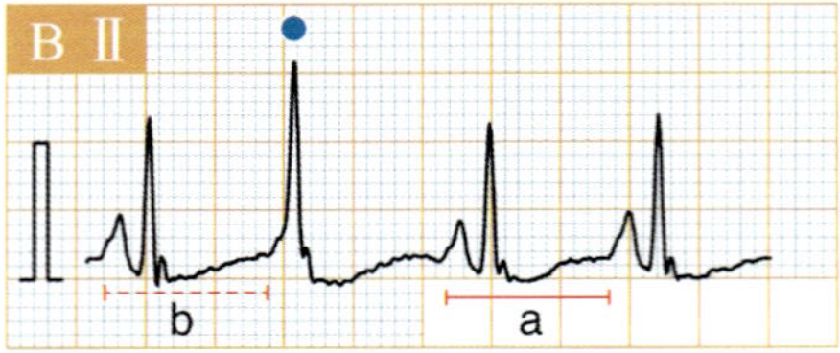

发现隐藏的窦性P波

第1、3和第4个心搏是窦性心搏，PR间期100ms，属于短PR间期，第2个心搏是交界性期前收缩。心搏3和心搏4之前的窦性P波很明显，以心搏3的P波起点作为测量点，测量心搏3和心搏4的P-P间期为间距a；然后从心搏1的P波起点测量相同间距b（a=b），可以发现第2个窦性P波隐藏在交界性期前收缩QRS波的起始部，这也可以解释该交界性期前收缩的QRS波起始部宽钝的原因，本质是交界性期前收缩的QRS波重叠于大部分窦性P波之上

动，PR间期不符合传导规律（骤然缩短<120ms）等判读为P波和QRS波无关。

交界性期前收缩和室性期前收缩的QRS波能与窦性P波重叠，仔细观察多个重叠波，可以发现QRS波起始部和终末部的形态多变，提示这些形态多变的部位隐藏着窦性P波（中图B）。

心电图上，交界性期前收缩的QRS波形态与基础窦性QRS波形态完全相同或有轻度差异，如R波振幅增加、S波振幅变浅、ST-T轻度改变等，可能系交界性期前收缩在希氏束内的传导和窦性冲动、房性冲动不同，呈偏心性传导，与频率无关，这种室内差异性传导属于非频率依赖性差异性传导，无法用3相阻滞或4相阻滞解释。

注意本例窦性P波振幅3mm，达到右心房异常诊断标准。

□ 洪　丽

例 8

难度：★★☆☆☆

男，65 岁，心电图发现心律失常，蓝色圆圈所示心搏为（　　　）。

A. 窦性期前收缩伴差异性传导

B. 房性期前收缩伴差异性传导

C. 交界性期前收缩伴差异性传导

D. 室性期前收缩伴差异性传导

E. 房性期前收缩合并室性期前收缩

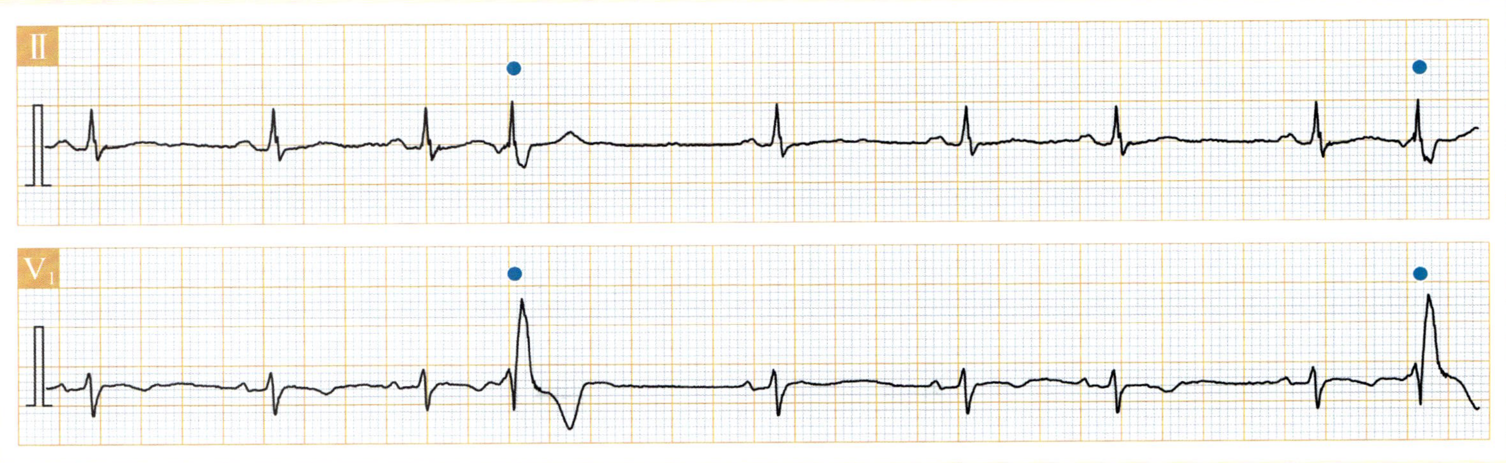

[试题答案] C

[试题解析] 一个最基本的心电图概念是差异性传导现象只针对室上性心搏，包括窦性心搏、房性心搏和交界性心搏，室性心搏不能诊断差异性传导，迅速排除选项 D。

例 8 中除外蓝色圆圈标示的心搏外，其余均为窦性节律，Ⅱ导联 P 波直立圆钝，V_1 导联 P 波正负双相，而蓝色圆圈标注的心搏提前发生，QRS 波之前有逆行 P 波，因此排除窦性来源，选项 A 可以排除。

交界性心律失常是指起源于房室结和希氏束部位的节律[13]。

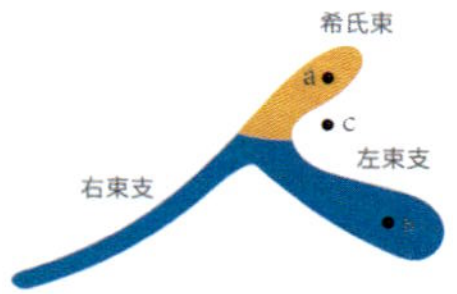

希氏束解剖示意图

希氏束沿室间隔膜部走行，然后分为左束支和右束支，分别负责左心室和右心室的心室激动。来源于希氏束干的心律失常（圆球 a）归类为交界性心律失常；来源于希氏束分叉部以下的心律失常（圆球 b）归类为室性心律失常；起源于希氏束旁心室肌的心律失常（圆球 c），归类为室性心律失常。从图中可以看出起源于希氏束干和希氏束旁心室肌的心律失常解剖部位接近，心电图上 QRS 波极易混淆，后者也是经典心电图学教科书上所谓的高位室性心律失常

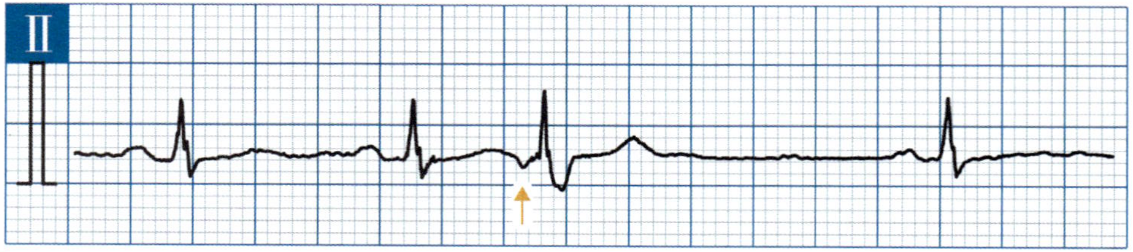

分析交界性期前收缩

橙黄色箭头所示 P 波提前出现，倒置，PR 间期 80ms，考虑交界性期前收缩

这里的希氏束特指希氏束分叉部以上部位，而希氏束分叉部以下部位起源的心律失常归类为室性心律失常（左图）。值得注意的是，起源于希氏束旁心室肌的心律失常亦归类为室性心律失常，即高位室性心律失常，极易和起源于希氏束干的心律失常混淆。

期前收缩如果起源于房室交界区，可以逆行进入心房，从下至上除极心房，产生逆行 P 波，需要与起源于低位心房的房性心搏鉴别，前者 PR 间期<120ms，后者 PR 间期≥120ms。本例逆行 P 波和其后的 QRS 波形成的 PR 间期仅有 80ms，排除房性期前收缩，即选项 B（上图）。

与房性期前收缩一样，交界性期前收缩提前发生，如果下传心室过程中遭遇右束支或左束支的不应期，也将出现右束支阻滞型或左束支阻滞型差异性传导，本质是束支的 3 相阻滞。此时，需要与室性期前收缩仔细鉴别，后者 QRS 波之前无逆行 P 波，即使室性期前收缩逆行进入心房，逆行 P 波始终出现于 QRS 之后。

此外，本例宽 QRS 波 V_1 导联呈 rSR' 形态，R' 波振幅>r 波振幅，呈典型的完全性右束支阻滞图形，最后考虑交界性期前收缩伴完全性右束支阻滞型差异性传导，即答案为 C。

□ 狄欣欣

例 9

彩色心电图实战图谱

难度：★★☆☆☆

在心电图中，橙黄色圆圈标注的心搏，PR 间期延长的原因是（　　　　）。

A. 迷走神经张力增高

B. 一度房室阻滞

C. 差异性传导

D. 干扰性 PR 间期延长

E. 间歇性双束支阻滞

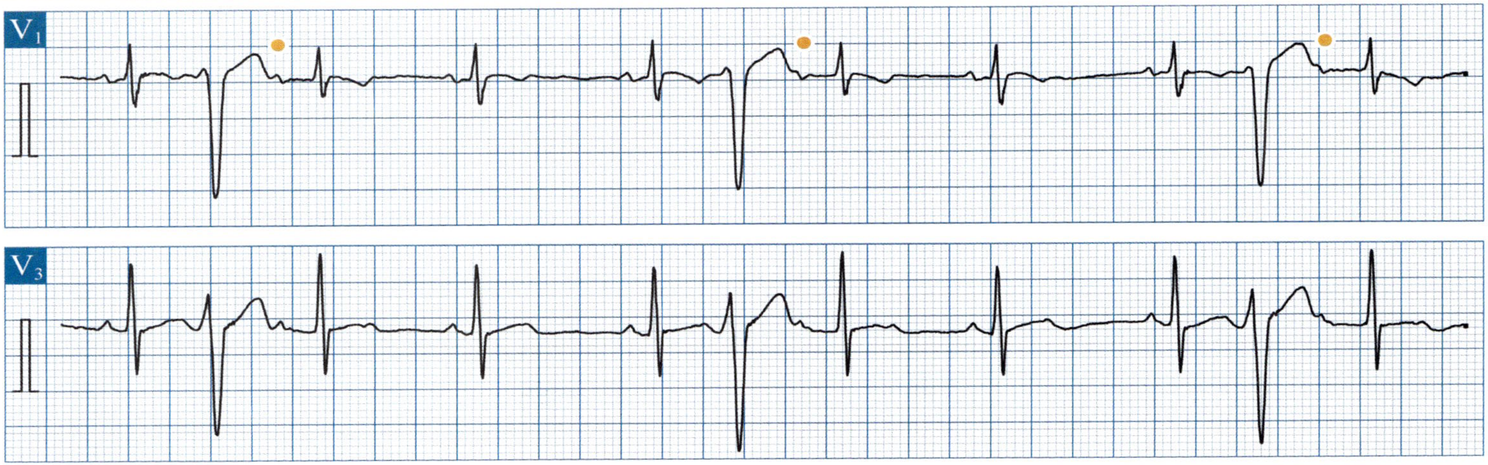

[试题答案] D

[试题解析] 心电图上，期前收缩有三个重要的时间间期，即配对间期、代偿间期和代偿间歇。代偿间期通常大于基础心动周期，有时也会小于基础心动周期或无代偿间期。插入性期前收缩是无代偿间期的代表，一个期前收缩恰好位于两个基础心搏之间，前后两个基础心搏间期等于或略大于基础心动周期。

由于无代偿间期，插入性期前收缩与随后的基础心搏相互靠近，容易干扰其后基础心搏的传导，包括房室交界区的传导（PR 间期延长或传导中断）和室内传导（差异性传导）。

如中上图，基础窦性节律定义为 R_S-R_S 周期，插入性室性期前收缩无代偿间期，理论上夹有室性期前收缩的 R_S-R_V-R_S 间期应等于 R_S-R_S 周期。不过，很多情况下，R_s-R_V-R_s 间期略长于 R_S-R_S 周期，原因可能有室性期前收缩之后恰遇窦性心律不齐的缓慢相、干扰性 PR 间期延长等。

插入性室性期前收缩隐匿性逆行传导，会让房室交界区产生一次新的不应期，当其后的窦性冲动紧随到来时，会遭遇这次不应期而出现一些传导意外：遭遇相对不应期时，窦性冲动传导缓慢，PR 间期延长；遭遇有效不应期时，窦性冲动传导中断，QRS 波脱落。若是前种情况，插入性期前收缩之后的窦性 PR 间期延长的时间间期恰好等于 R_S-R_V-R_S 间期比基础 R_S-R_S 间期多出的时间。

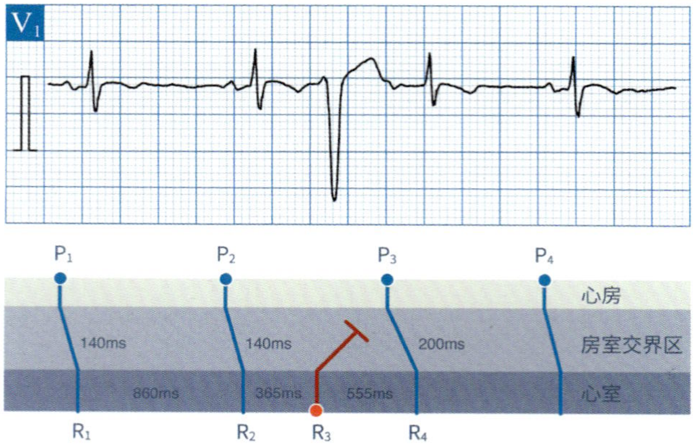

插入性室性期前收缩伴干扰性 PR 间期延长

选取例 9 的最后一组插入性室性期前收缩进行说明。基础窦性心律的 PR 间期 140ms，如图中的 P_1、P_2 和 P_4，R_1-R_2 间期 860ms，相当于心率 70 次 / 分。R_3 提前出现，形态宽大畸形，其前无相关 P 波，诊断为室性期前收缩。该室性期前收缩配对间期 365ms，无代偿间期，包含该室性期前收缩的 R_2-R_4 间期 920ms，比基础心动周期多出 60ms。仔细观察，P_3R 间期延长至 200ms，这是因为室性期前收缩逆行通过希氏束－房室结，并未穿透房室交界区进入心房，否则会出现逆行 P 波；但这次隐匿性的逆行传导，使房室交界区下游产生了一次新的不应期；P_3 紧随其后发生，隐匿性传导引起的不应期恢复不全，P_3 下传时遭遇其相对不应期，传导缓慢，PR 间期延长

值得注意的是，两种节律在房室交界区发生的传导意外称为干扰，心电图上表现为 PR 间期延长或 QRS 波脱落，当发生连续脱落时，称为脱节，需要与房室阻滞鉴别。差异性传导特指束支系统发生的传导意外，不用于房室交界区，故选项 C 不正确。

若插入性室性期前收缩的 R_S-R_V-R_S 间期等于基础 R_S-R_S 周期，我们可以推导该室性期前收缩无逆行或较少逆行侵及房室交界区。

□ 狄欣欣

例 10

难度：★★★☆☆

心律失常心电图中，蓝色圆圈所示心搏为（　　　　）。（多选题）

A. 窦性心搏

B. 房性期前收缩

C. 差异性传导

D. 室性期前收缩

E. 心室起搏

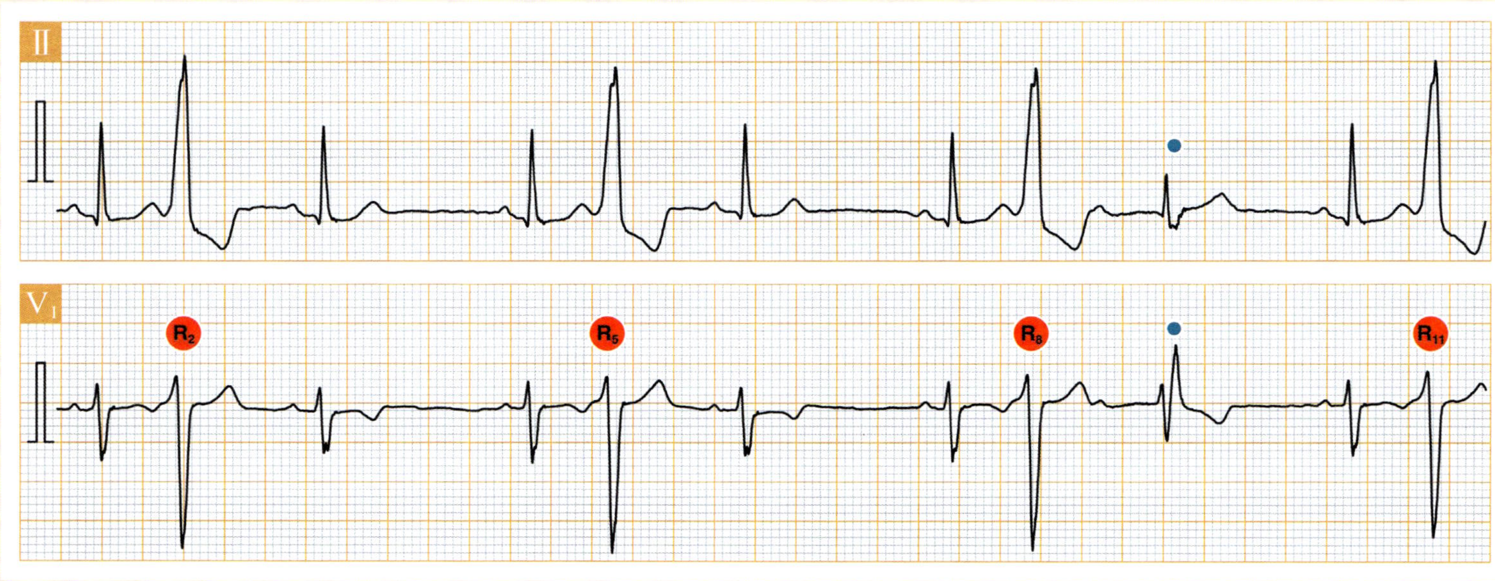

[试题答案] AC

[试题解析] 基础心动周期较慢时，更容易发生插入性室性期前收缩。R_2、R_5、R_8 和 R_{11} 提前出现，QRS 波宽大畸形，其前无相关 P 波，T 波方向与 QRS 主波方向相反，诊断为室性期前收缩；R_S-R_V-R_S 间期比基础 R_S-R_S 周期略长，室性期前收缩无明显代偿间期，进一步诊断为插入性室性期前收缩。

值得注意的是，第 3 个插入性室性期前收缩（R_8）之后的窦性 PR 间期显著延长，这是因为 P_6 距离室性期前收缩 R_8 较近，下传心室途中遭遇室性期前收缩隐匿性侵及房室交界区所致的相对不应期，传导缓慢。心电图上，窦性 P 波与之前 QRS 波的关系是：R-P 间期越短，P-R 间期越长。

室性期前收缩逆行进入束支系统，束支产生一次隐匿性激动和不应期，如果窦性心搏接踵而至，遭遇束支不应期，则会出现差异性传导，从时间关系看，电生理机制上仍属于 3 相阻滞（中图）。我们

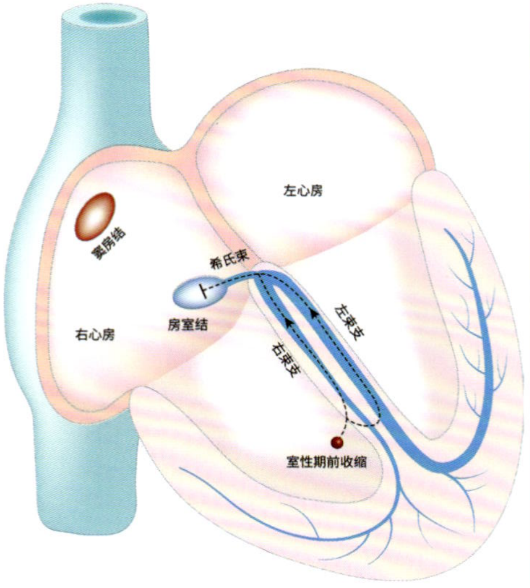

室性期前收缩的隐匿性逆行传导

室性期前收缩起源于心室，异位的室性冲动可以逆行进入束支、希氏束和房室结，当突破房室结上层进行心房后，心房逆行激动，心电图出现逆行 P 波，该逆行 P 波是室性期前收缩逆行传导的显性证据；若未能突破房室结上层，心电图“不可见”室性期前收缩的逆行传导，故为隐匿性逆行传导，但可以通过其后的心电现象间接推导该室性期前收缩是否发生隐匿性逆行传导

假设插入性室性期前收缩后的窦性冲动下传心室更为延迟，束支已经度过隐匿性逆行激动产生的不应期，则窦性冲动在室内的激动正常，产生正常 QRS 波。

值得注意的是，R_4-R_5 间期 =R_7-R_8 间期，R_5-R_6 间期 =R_8-R_9 间期，而 R_6 的 PR 间期和 QRS 波形态均正常。这是因为 R_5 之后的窦性 P 波较 R_8 之后的窦性 P 波稍晚出现，根据前面介绍的规则，R-P 间期越长，P-R 间期越短，系因后一个窦性 P 波下传时，房室交界区已经度过了不应期，传导正常；虽然前次 R-R 周期 – 本次 R-R 心动周期的关系同 R_7-R_8-R_9，R_5 之后的窦性 QRS 波形态正常，暗示 R_5 较少侵及束支系统，也不太可能逆行侵入房室交界区较深的部位，这也可以解释 R_5 之后的窦性 PR 间期正常。

结合例 9 和例 10，插入性室性期前收缩的隐匿性逆行传导可以侵及束支系统和房室交界区，干扰随后窦性心搏的传导，引起 PR 间期延长、QRS 波脱落和差异性传导。

□ 廖品亮

例 11

彩色心电图实战图谱
难度：★★★★★

连续记录心电图，橙黄色圆圈标注的三个连续QRS波，正确诊断是（　　　）。

A. 成对的室性期前收缩

B. 插入性室性期前收缩

C. 阵发性室性心动过速

D. 交界性期前收缩伴反复搏动

E. 室性期前收缩伴反复搏动

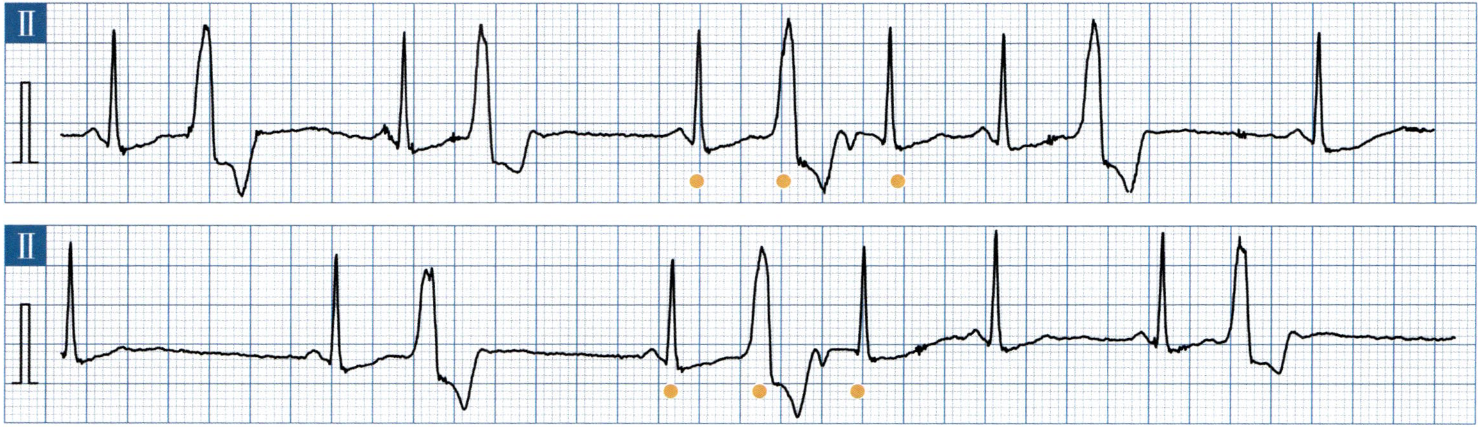

［试题答案］E

［试题解析］基础心律为窦性心律，Ⅱ导联P波直立，下传心室产生窄QRS波，如例11上条的R_1、R_3、R_5、R_8和R_{10}心搏。R_2、R_4、R_6和R_9心搏QRS波宽大畸形，其前无相关P波，T波方向与QRS主波方向相反，诊断为室性期前收缩二联律。

打断室性期前收缩二联律的是室性期前收缩R_6之后出现一次窄QRS波R_7，形态与基础窦性QRS波相同，该窄QRS波不应继续诊断为室性心搏，故选项A和C可以立即排除。

R_6分析为室性期前收缩，R_7紧随R_6之后发生，R_6无代偿间期，R_5-R_6-R_7组合极易误诊为插入性室性期前收缩。仔细观察，R_7的QRS波之前，即R_6的T波终末部有一个逆行P波，故R_7并非窦性心搏下传，排除选项B。

部分人群的房室交界区有双径路现象，不仅有1：2房室传导、阵发性房室结折返性心动过速和房室结跳跃传导的电生理机制，室性期前收缩发生逆行传导时，可以在房室交界区沿另一条径路再次下传心室，QRS波形态可以完全和基础窦性心搏相同或出现差异性传导。根据逆行传导是否进入心房，有两种模式。

（1）室性期前收缩逆行侵入心房，心电图有逆行P波，心律失常整体表现为$R_{室}$-$P_{逆}$-$R_{折}$组合（右图A）。$R_{折}$的QRS波形态可以和$R_{窦}$相同或出现差异性传导。通过逆行P波，能可靠的推导室性期前收缩冲动发生了逆传。

（2）室性期前收缩尽管逆行侵入了房室交界区，但并未突破房室交界区上层进入心房，心电图无逆行P波，心律失常整体表现为$R_{室}$-$R_{折}$组合（右图B）。$R_{折}$的QRS形态可以和$R_{窦}$相同或出现差异性传导。这种模式只能通过额外的QRS波间接推导室性期前收缩冲动进行了逆传，不能排除室性期前收缩合并交界性期前收缩同时发生的这种少见情况。

综上所述，反复搏动是插入性室性期前收缩的重要鉴别诊断。

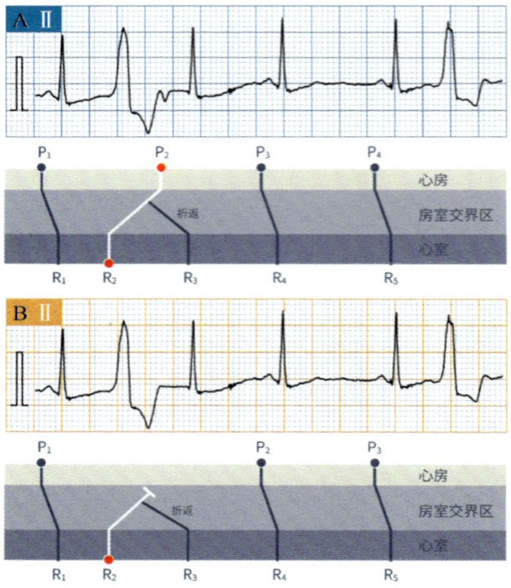

室性期前收缩伴反复搏动

A.P_1、P_3和P_4是窦性心搏，Ⅱ导联P波直立。R_2是室性期前收缩，其逆行传导突破房室交界区上层并进入心房，逆行激动心房，产生逆行P波。与此同时，在房室交界区，该逆行冲动通过另一条径路折返，再次下传心室，可以推导折返位置较高，折返冲动通过希氏束－束支系统下传激动心室，且束支系统已度过不应期，故产生正常QRS波，这是一种显性逆传。B.描述同上，唯一不同的是，室性期前收缩R_2未能逆行进入心房，同样发生房室交界区折返，但无逆行P波，属于隐性逆传

□ 赵　珺

例 12

难度：★★★☆☆

以下心电图中蓝色圆圈所示的 QRS 波为（　　　）。

A. 心室起搏　　　　B. 室性期前收缩

C. 间歇性左束支阻滞　　　　D. 间歇性心室预激

E. 房性期前收缩伴差异性传导

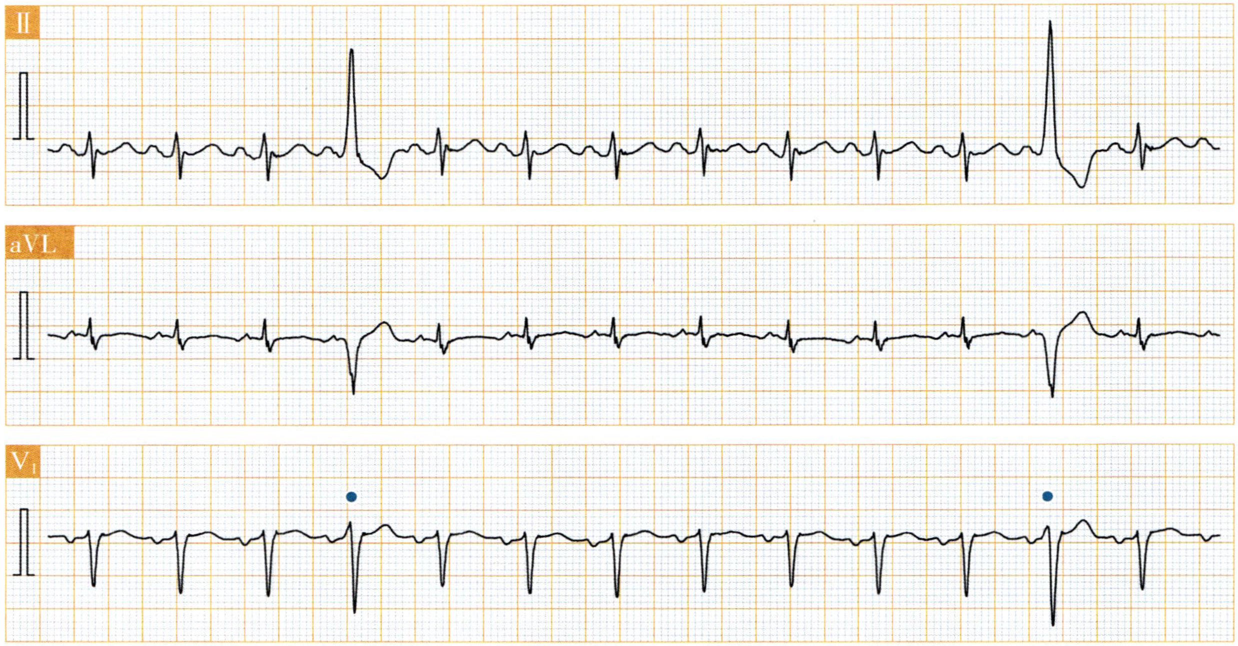

［试题答案］ B

［试题解析］ 如果室性期前收缩相较于基础窦性节律周期提前不明显、或配对间期近乎窦性周期，心电图在窦性 P 波后半部或之后出现室性期前收缩，此时心房收缩，房室瓣持续开放，正处于心室舒张晚期，称为舒张晚期的室性期前收缩。

通常观察 12 导联心电图 QRS 波形态，可以识别出大部分舒张晚期室性期前收缩。有时舒张晚期室性期前收缩和窦性 QRS 波形成室性融合波且室性组分少，窦性组分多，或高位室性期前收缩（QRS 波间期正常或略微增宽），或舒张晚期室性期前收缩初始除极缓慢，加上恰在窦性 P 波之后，表观 PR 间期缩短，酷似间歇性心室预激，需要仔细鉴别（右上表）。

并非每例舒张晚期室性期前收缩都需要和间歇性心室预激精细鉴别，有时可利用某一个或几个特征性鉴别诊断标准，即可快速排除其他诊断，这是心电图综合分析技能，需要心电图阅读者掌握一定的心电图基本概念，是很多初学者的难点。

例 12 蓝色圆圈标注 QRS 波，发生于窦性 P 波之后，表观 PR 间期至少有 150ms，可以排除心室预激。

心室起搏见于心室律缓慢或长 R-R 间期后，例 12 的基础窦性间期 505ms，即心率 117 次 / 分；蓝色圆圈标注 QRS 波与之前窦性 QRS 波间期 480ms，换算心率为 125 次 / 分，快于基础窦性心律而出现心室起搏是不合理的，且其前未见心室起搏信号。

V_1 导联蓝色圆圈标注 QRS 波，呈 rS 形态，r 波矮胖，时限 40ms，考虑起源于右心室的室性期前收缩而非完全性左束支阻滞（r 波时限应≤30ms）。此外，aVL 导联窦性 QRS 波呈 rs 波，初始除极正向，而蓝色圆圈标注心搏的 QRS 波呈 QS 形，初始除极负向，心室初始除极顺序改变也支持诊断室性期前收缩。

鉴别间歇性心室预激和舒张晚期室性期前收缩

	间歇性心室预激	舒张晚期室性期前收缩
PR 间期	缩短且多数固定	缩短且多数不固定
P 波与 QRS 波	有关	无关
QRS 波形态	多数固定	室性融合波形态多变
典型预激波	多数有	多数无
QRS 波前半部	除极缓慢	除极多缓慢
QRS 波后半部	除极锐利	除极缓慢
T 波	多数与 QRS 主波同向	多数与 QRS 主波反向
PJ 间期	固定	多变

值得注意的是，常用鉴别诊断标准都无法达到 100% 的准确度，当鉴别指标出现矛盾时，仍要结合 12 导联心电图综合判读。

□ 赵 珺

例 13

难度：★★★☆☆

基础节律为心房颤动，橙黄色圆圈标注的宽 QRS 波为（　　　　）。

A. 心室起搏　　　　B. 室性期前收缩

C. 间歇性右束支阻滞　　　　D. 间歇性心室预激

E. 间歇性左束支阻滞

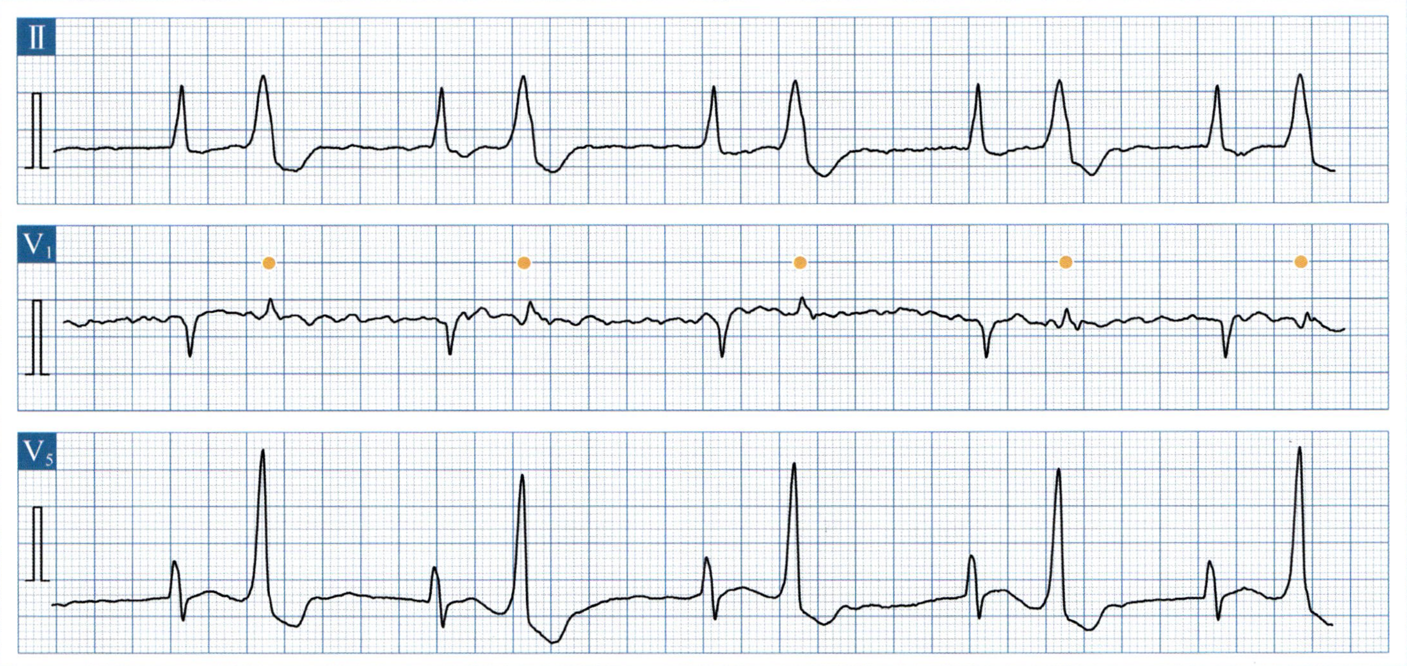

[试题答案] B

[试题解析] 很多初学者看到例13，最初的印象是心房颤动，长－短周期序列，短周期宽 QRS 波，首先考虑 Ashman 现象所致差异性传导。心房颤动背景下，连续出现的长－短周期序列需要和室性期前收缩二联律鉴别。

本质上，心房颤动伴间歇性宽 QRS 波涉及室性心搏和室上性心搏伴差异性传导的鉴别诊断。此类鉴别诊断标准和流程已经有很多，如果不了解这些鉴别诊断标准提出的缘由，对于多数读者仅仅是教条式的结论，谈不上灵活应用。

二联律法则

室性期前收缩一旦发生，形成的长代偿间期将增加心室复极离散度，促进下一次折返性室性期前收缩发生，如此往复，有助于形成室性期前收缩二联律。这种心电图现象称为室性期前收缩的二联律法则（rule of bigeminy），由美国心电图大师兰根多夫（Langendorf）和皮克（Pick）于1955年提出，可以解释间歇性室性期前收缩二联律（上图）[14, 15]。室性期前收缩二联律若具有以下特征，患者有发生尖端扭转型室性心动过速的风险：①频发室性期前收缩二联律，占总室性心律失常5%以上；② QT_C 间期延长＞500ms；③配对间期相对固定；④短－长序列后出现室性期前收缩二联律和尖端扭转型室性心动过速[16, 17]。

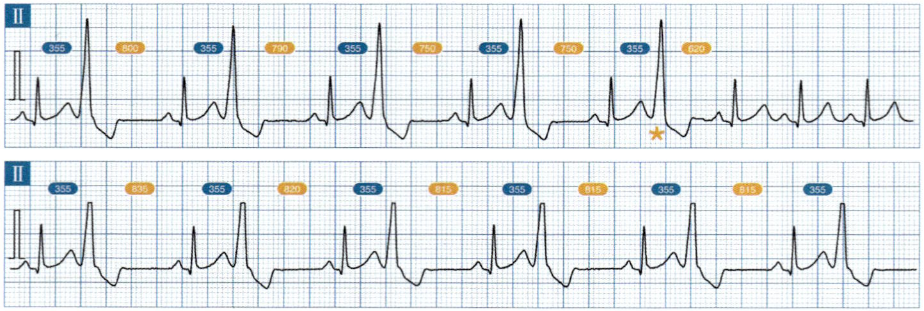

室性期前收缩二联律

心电图诊断：窦性心律；室性期前收缩二联律。蓝色数字标注的是室性期前收缩的配对间期，配对间期固定，提示折返机制可能性大；代偿间期轻微波动，上条星号标注的室性期前收缩代偿间期因窦性心律增快，缩短至620ms，不足以支撑下一次折返的形成，室性期前收缩二联律暂时消失，直至下一次发作

在心房颤动背景下，室性期前收缩二联律需要与长－短周期序列所致的连续性差异性传导鉴别，这两种心律失常心电图表现近似，但机制上存在一些差异：室性期前收缩二联律的序贯发生，依赖于其后的代偿间期长度，实际是短－长周期序列依赖性；而差异性传导是长－短周期序列，前心动周期必须足够长，束支不应期延长后才能导致其后心搏发生束支阻滞图形（下页左上图）。

下页表格是在 Langendorf 和 Pick 提出的心房颤动背景下，鉴别诊断室性期前收缩和差异性传导[18]。值得注意的是，这些鉴别诊断指标都不是绝对的，当分析

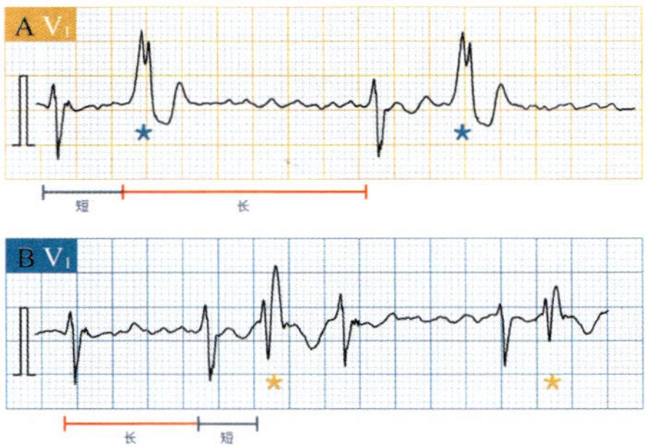

心房颤动伴间歇性宽 QRS 波

两例心电图的基础节律均为心房颤动，间歇性出现宽 QRS 波。A. 一次突发的短间期后，出现一次长间期，宽 QRS 波（蓝色星号）呈类右束支阻滞图形，考虑室性期前收缩，长间期后有利于下一个室性期前收缩的发生，形成室性期前收缩二联律，心律失常本质是短－长周期序列。B. 一次突发的长间期后，出现一次短间期，宽 QRS 波（橙黄色星号）呈典型的右束支阻滞形态，考虑差异性传导。第一个差异性传导后，前后形成短－短周期，随后心搏不发生差异性传导；而下一次长－短周期序列后发生差异性传导

鉴别诊断差异性传导和室性期前收缩

	差异性传导	室性期前收缩
心房激动	与 QRS 波有关	与 QRS 波无关
长－短周期序列	多见	可无
V_1 导联 QRS 波形态	典型的束支阻滞形态	类束支阻滞形态
QRS 波初始向量	多数相同	多数不同
QRS 波形态一致	多变	一致
配对间期	多变	固定或轻微变动；多源性不固定
类代偿间歇	可无	多数有

出现矛盾情况时，需要心电图阅读者综合判读，难以鉴别时，提出第一诊断和可能的第二诊断。例如，心房颤动时，多源性室性期前收缩二联律的配对间期不固定；室性期前收缩如果伴不同程度的融合波，QRS 波形态也是多变的（下页左上图 A）。

例 13 的宽 QRS 波发生在短周期中，其前无心室起搏脉冲信号，可以排除选项 A；此外，Ⅱ和 V_5 导联 QRS 波无预激特征，均匀增宽，不考虑心室预激，排除选项 D。

V_1 导联的初始 QRS 除极向量

正常情况下，室上性冲动下传激动心室时，左束支略微领先右束支开始除极，左侧室间隔先除极，除极电势朝向右方、前方，朝向 V_1 导联，形成初始 r 波。右束支阻滞时，无论完全性或不完全性，心室除极仍从左束支开始，V_1 导联仍有初始 r 波，一旦 r 波丢失，无论 q 波多么微小，均高度提示起源于左心室的室性心搏。根据文献，心室初始除极定义为 QRS 波最初 20ms 的除极向量[19]。

例 13 的 V_1 导联 QRS 波有两种形态，R_1、R_3、R_5、R_7 和 R_9 呈 qs 波，初始除极向量负向；而 R_2、R_4、R_6、R_8 和 R_{10} 呈 r 波，初始除极向量正向，QRS 波初始除极不一致；且后者 QRS 波为单相 r 波，并非典型右束支阻滞的三相 QRS 波（rSR' 波、rsR' 波、切迹 R 波等），实际为类右束支阻滞图形；此外，短周期固定，这些指标都高度提示室性期前收缩，选项 B 是正确答案。

心房颤动时，当宽 QRS 波鉴别右束支阻滞图形（恒定的完全性右束支阻滞或间歇性差异性传导）和类右束支阻滞图形

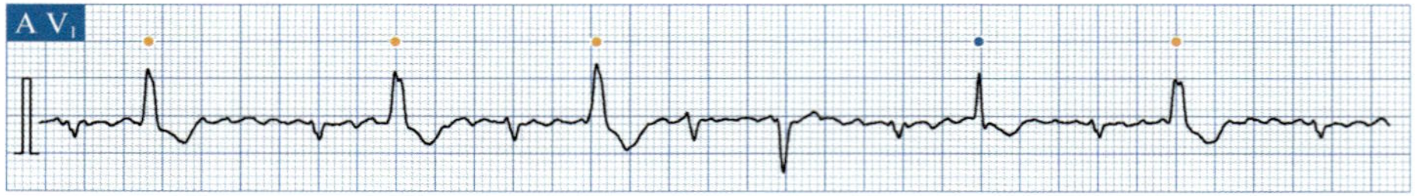

室性期前收缩二联律

心电图诊断：心房颤动；频发室性期前收缩，部分呈二联律。基础 QRS 波呈 rs 波，橙黄色圆圈标注的 QRS 波呈单峰切迹 R 波，配对间期轻度不一致；值得注意的是，蓝色圆圈标注的 QRS 波呈 Rs 波，波形较窄，为室性期前收缩和心房颤动下传激动心室形成的室性融合波。即使初学者怀疑这个窄 QRS 波为室上性，应该提出这样一个疑问：无论右束支阻滞或左束支阻滞型差异性传导，V_1 导联鲜见 Rs 波

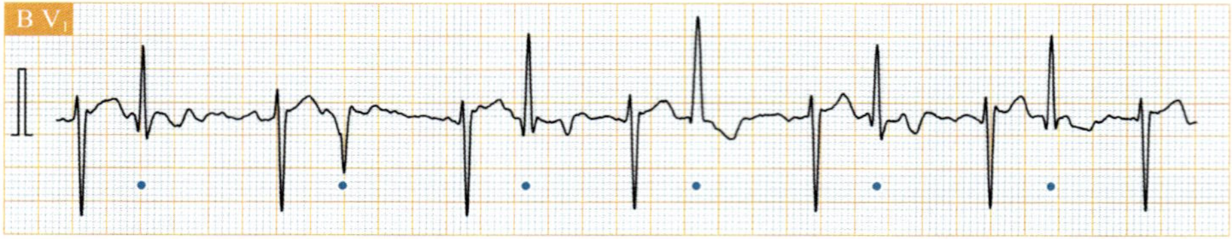

室性期前收缩二联律

心电图诊断：心房颤动；室性期前收缩二联律。基础 QRS 波为 rS 图形，室性期前收缩呈 qRs 或 QS 图形，初始除极向量改变，能可靠的诊断为室性期前收缩

（起源于左心室的室性心搏）时，观察 V_1 导联 QRS 波的初始除极向量非常关键：qR、QR、Rs 波形高度提示室性心搏，室性心搏出现 Q 波的概率是差异性传导的两倍（左上图 B）[19]。70% 的差异性传导和 67% 的右束支阻滞，V_1 导联均有初始 r 波，而仅有 5% 的室性期前收缩有初始 r 波[19]。值得注意的是，V_1 导联初始 r 波不包括 R 和 Rs 图形，因为无论左束支阻滞或右束支阻滞，V_1 导联均不会出现该种 QRS 波形。

如果利用五个心电图导联（Ⅰ、Ⅱ、Ⅲ、V_1 和 V_6 导联）分析 QRS 波初始向量，单独 V_1 导联类右束支阻滞图形初始向量和基础室上性搏动相同率不足 10%，五个导联均相同的发生率为 0；相反，右束支阻滞型差异性传导中，94%V_1 导联 QRS 波初始除极向量和基础室上性心搏相同，五个导联均相同的发生率为 78%（注意并非 100%），故多导联初始除极向量不同也不能完全排除差异性传导[20]。

值得注意的是，一些室性期前收缩的 QRS 波初始除极向量方向可以和基础室上性心搏相同，但初始除极的斜率并不相同，两者完全相同率仅有 4%[19]。当然，这种更精细的心电图分析，需要非常熟稔正常和异常 QRS 波的发生机制。

□ 赵　珺

例 14

心律失常条图中，以下诊断正确的有（　　　　）。（多选题）

A. 房性期前收缩　　B. 心室起搏

C. 差异性传导　　D. 室性期前收缩

E. 心室预激

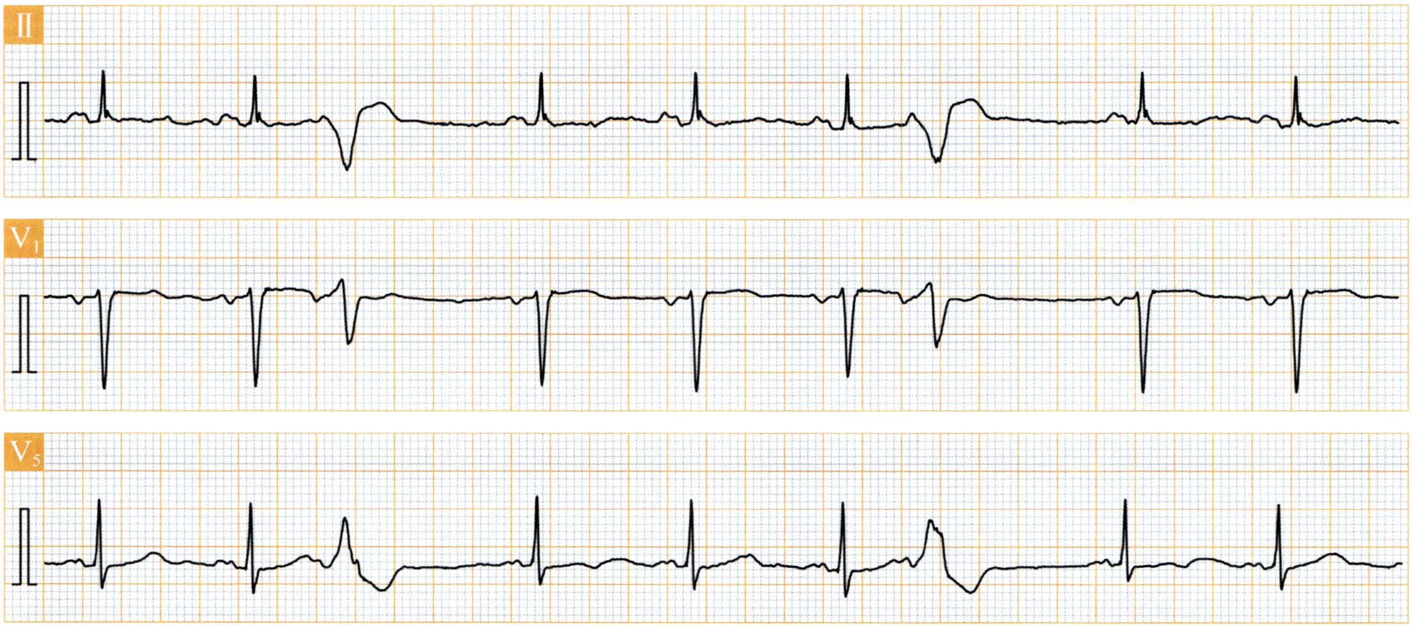

[试题答案] AD

[试题解析] 24 小时动态心电图监测发现，普通人群中完全没有记录到期前收缩的发生率仅有 10%，随着年龄增长，期前收缩发生率每年递增 3%[21]。在普通人群中，24 小时动态心电图监测房性期前收缩发生率高达 99%，室性期前收缩 40%～75%，因此，临床上，一份心电图同时记录到房性和室性期前收缩并不少见。器质性心脏病患者进入疾病中晚期，多数心房和心室均有病变，发生多部位的期前收缩更为常见[22-24]。

若受检者存在多部位期前收缩，如房性和室性心律失常，根据两种心律失常出现的时机，主要有三种情况。

（1）是房性期前收缩和室性心律失常先后紧随发生，房性期前收缩下传激动心室，形成 $P_{房}$-$R_{房}$-$R_{室}$序列（房先室后，右上图 A）或 $R_{室}$-$P_{房}$-$R_{房}$序列（室先房后）。

（2）是房性期前收缩和室性期前收缩分别独自发生，彼此无时间关系，分别形成 $P_{房}$-$R_{房}$和 $R_{室}$（右上图 B）。

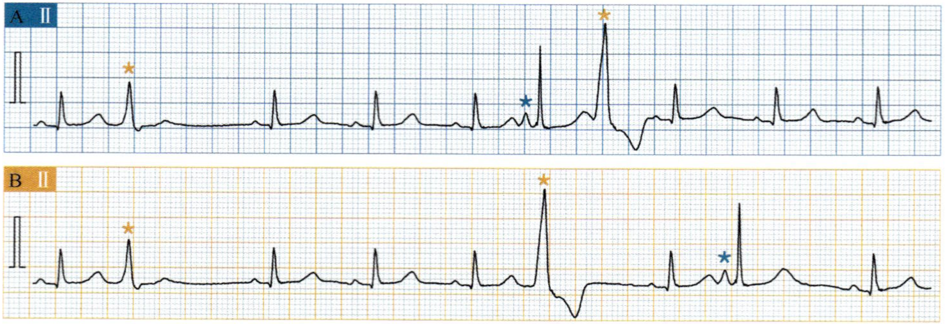

心电图同时记录到房性期前收缩和室性期前收缩

基础节律为窦性心律，橙黄色星号标注的是室性期前收缩，蓝色星号标注的是房性期前收缩。A. 节律条后半部，房性期前收缩和室性期前收缩先后紧随发生，房性期前收缩 QRS 波后紧随室性 QRS 波，形成 $P_{房}$-$R_{房}$-$R_{室}$序列；B. 节律条后半部，室性期前收缩和房性期前收缩先后随机发生，室性期前收缩和房性期前收缩各自独立

（3）是房性期前收缩和室性期前收缩同步发生，房性期前收缩下传心室途中，在房室交界区的下层遭遇室性期前收缩的隐匿性逆行传导所致不应期，而未能下传心室；同时，室性期前收缩逆行至房室交界区上层遭遇房性期前收缩隐匿性前传所致不应期，而未能进入心房，两者在房室交界区形成干扰，房性期前收缩 $P_{房}$波后紧随室性期前收缩 $R_{室}$波。

例 14 的宽 QRS 波之前，可见提前出现的逆行 P 波，考虑房性期前收缩；其后 QRS 波宽大畸形，T 波方向与 QRS 主波方向相反，无预激特征，V_1 导联初始 r 波时限 80ms，后半部除极亦缓慢，排除心室预激和差异性传导，故选择 A 和 D。

□ 陈　涛

例 15

难度：★★★★☆

以下心电图诊断中，正确的是（　　　　）。

A. 窦性心动过缓，频发室性期前收缩

B. 窦性心动过缓，频发室性逸搏心律

C. 窦性心动过缓，室性并行心律

D. 窦性心动过缓，多源性室性心律失常

E. 紊乱性室性心律失常

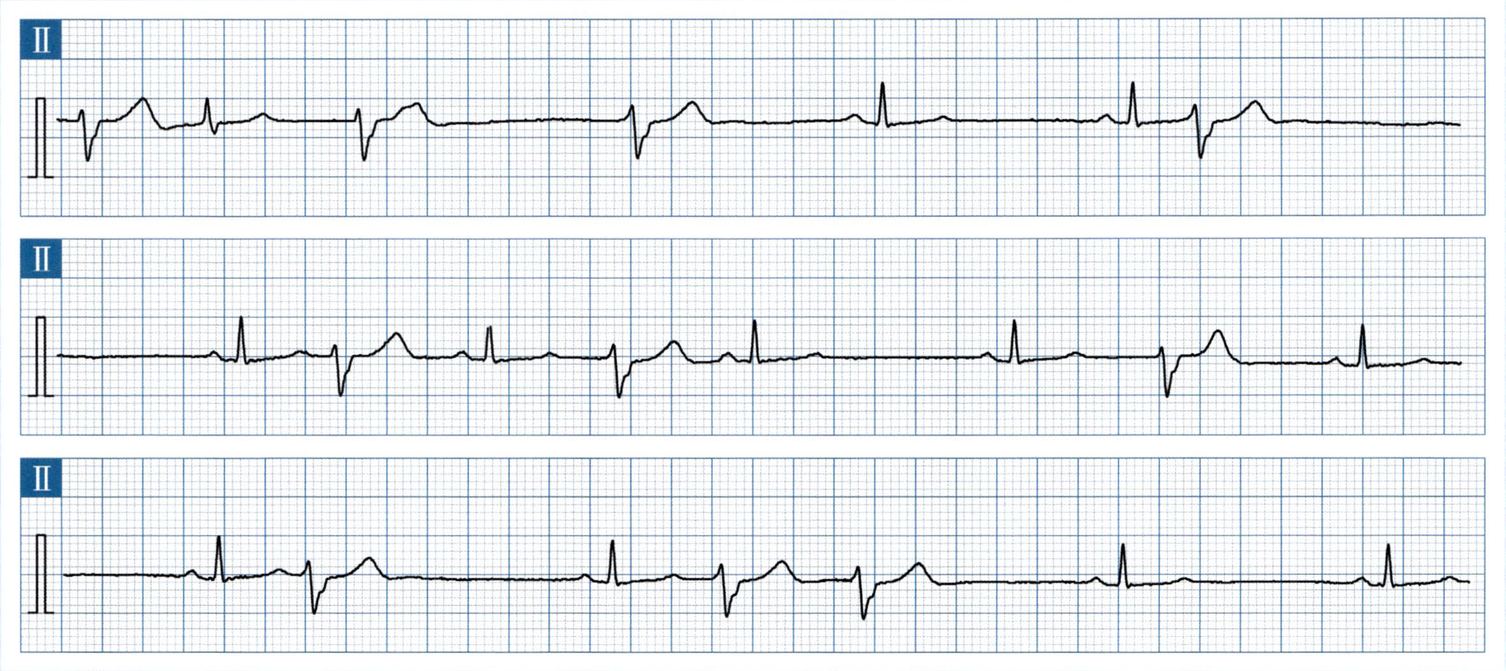

［试题答案］ C

［试题解析］ 并行心律是一类特殊的心律失常。除了一个主导节律点，心脏中另存异位节律点，该节律点具有保护性传入阻滞，主导心搏不会侵入和重整该节律点，而以固定频率发放冲动，一旦遇到心脏应激期，心律失常显性出现；不过，该异位节律点可以存在不同形式的传出阻滞，而使心律失常时隐时现。

并行心律可以发生于心房、交界区和心室，分别称为房性并行心律、交界性并行心律和室性并行心律。并行心律时，主导起搏点可以被异位搏动侵入和重整，从而出现代偿间期；相反，并行心律不会发生完全性传出阻滞，一旦发生，心电图上并行心律随即消失。当并行节律点≥1个时，是复杂心律失常的产生原因之一。

常规心电图快速诊断并行节律的“三原则”是：①异位搏动和基础心搏的配对间期多变；②异位搏动之间的间期存在公倍数；③心电图可出现插入性期前收缩和室性融合波[25, 26]。理论上，并行心搏的

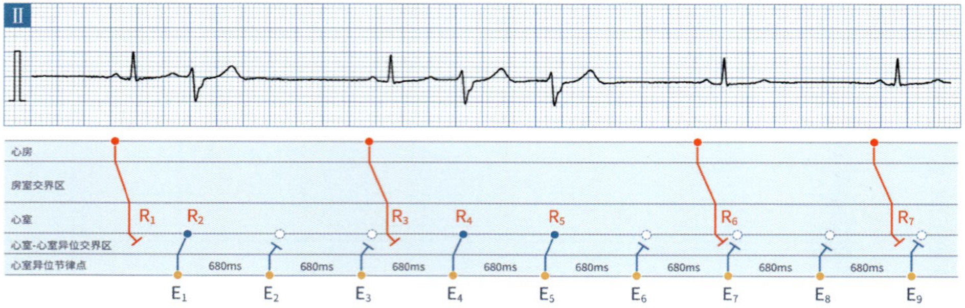

分析室性并行心律

纵览整条心电图，共有四个窦性 P 波，七个 QRS 波，其中包括四个窦性 QRS 波（R_1、R_3、R_6 和 R_7）和三个室性 QRS 波（R_2、R_4 和 R_5）。P_3-P_4 连续出现，间期 1300ms，折算成心率为 46 次 / 分，诊断为窦性心动过缓。R_2 和 R_4 提前出现，很容易诊断为室性期前收缩，室性心搏 R_4、R_5 甚至成对出现，初学者很容易误判为成对室性期前收缩。仔细阅读心电图，R_2 的配对间期 420ms，R_4 的配对间期 490ms，需警惕室性并行心律。测量 R_4-R_5 间期 680ms，正好是 R_2-R_4 间期的 3 倍，异位的室性心搏表现的长 R-R 间期和短 R-R 间期存在倍数关系，诊断为室性并行心律。梯形图中，红色圆圈所示为窦性 P 波；蓝色实心圆圈所示为显性的室性并行心搏，蓝色空心虚线圆圈所示为隐匿性的室性并行心搏，发生原因有传出阻滞和窦性 QRS 波干扰；橙黄色圆圈所示为室性并行节律点发放的搏动，周期 680ms，频率 88 次 / 分

配对间期变动在心室有效不应期和基础心动周期之间，拟诊断期前收缩时，若发现所谓的期前收缩配对间期明显不等，需考虑并行心律；测量异位搏动之间短间期（必要时测量 1/2、1/3 间期）和长间期有无倍数关系（上图）。

室性并行心律尽管不受基础心动周期影响，规律发放冲动，但室性异位冲动要引起心室除极，产生 QRS 波，必须激动大部分（融合波）和全部心室肌（单纯的室性 QRS 波）。若在心电图上发现心室应激期里，理应出现室性并行心搏而无室性并行心搏产生时，可以推导室性并行心律发生了传出阻滞，这种阻滞可以是文氏阻滞或固定比例阻滞。

□ 王长溪

例 16

难度：★★★★☆

女，66 岁，临床诊断急性肺栓塞。心电图诊断正确的是（　　　　）。（多选题）

A. 窦性心律不齐　　B. 频发交界性期前收缩

C. 交界性并行心律　　D. 差异性传导

E. 室性期前收缩

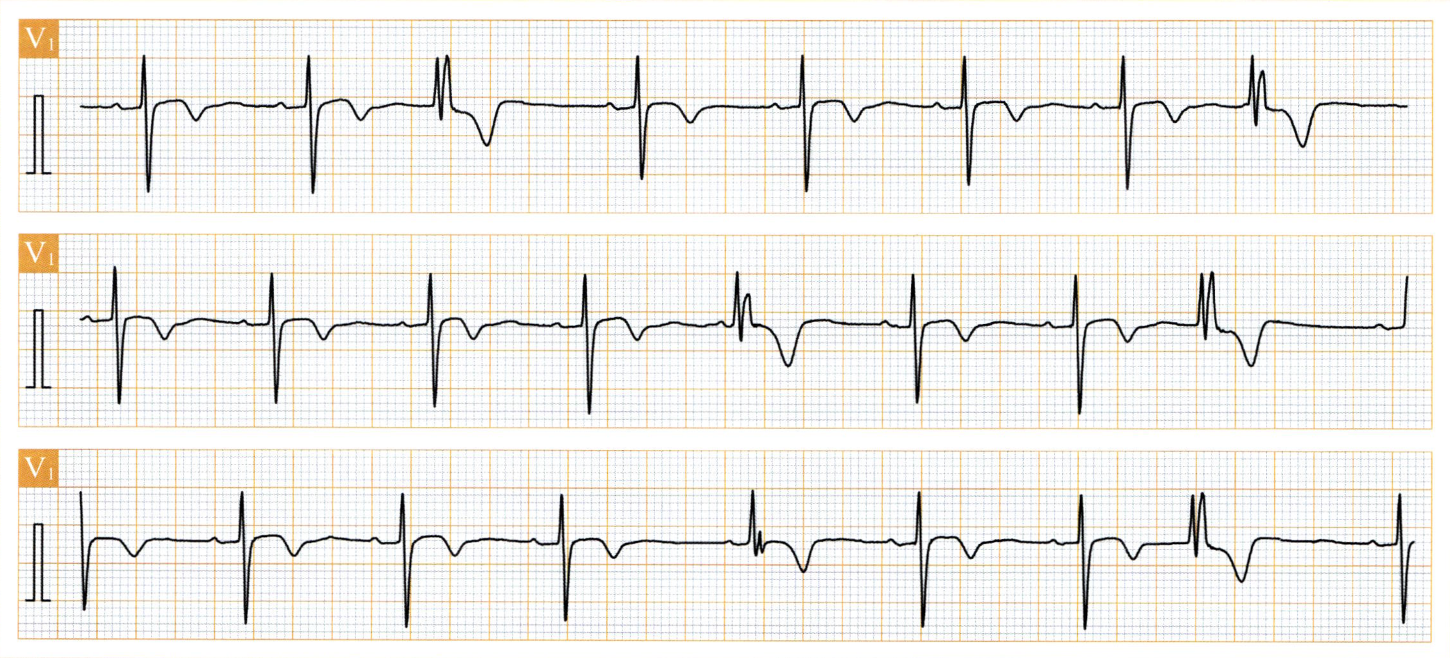

［试题答案］ACD

［试题解析］基础节律为窦性心律，V_1 导联 P 波正负双相，负向部分不明显，时隐时现，P-P 周期变动于 770～980ms，相当于窦性心率波动于 61～78 次 / 分。窦性冲动下传 QRS 波呈 RS 波，R 波振幅 6mm，提示右心室高电压，这与患者临床诊断急性肺栓塞相吻合。

窦性节律中，散见另一种 RsR' 形态的 QRS 波，波形轻度变化，其前无相关 P 波，部分明显提前出现，初学者很容易诊断为“期前收缩”；不过，注意到这些异位的 QRS 波与基础窦性 QRS 波配对间期不等，需要进一步测量和评估异位搏动间期，是否为并行心律。

右上图揭示了这些异位搏动间期之间存在倍数关系，最大公约数为 280ms，并行节律点频率高达 230 次 / 分，幸运的是，大部分并未传出，提示并行节律点与周围心肌之间存在高度的传出阻滞。

异位搏动 QRS 波多数呈 RsR' 形，典型的右束支阻滞图形，R_4、R_7 和 R_{15} 的配对间期短于基础窦性周期，可以用 3 相阻滞解释差异性传导的发生；唯一不同的是，R_{12} 的配对间期较长（960ms），甚至长于部分窦性周期（如 R_{10}-R_{11} 间期 800ms），无法简单用 3 相阻滞解释之，此处也不符合长 – 短周期序列，可能与急性肺栓塞，右心室压力增加，右束支牵拉，特别是 R_{11}-R_{12} 心动周期较长，右束支牵拉程度更重，影响右束支传导功能（想一想房间隔缺损心电图 V_1 导联 QRS 波模式，两者有异曲同工之处），或同时并存 4 相右束支阻滞解释之。

此外，观察 RsR' 波形，V_1 导联初始 R 波向量与窦性 QRS 波的初始向量一致，诊断差异性传导，故该异位搏动考虑为交界性并行心律。

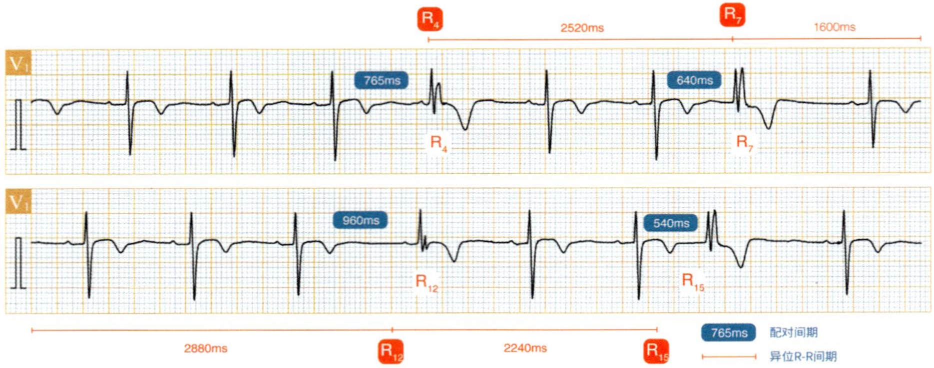

分析交界性并行心律

基础节律为窦性心律，QRS 波呈 RS 形，其间散见 R_4、R_7、R_{12} 和 R_{15} 等右束支阻滞图形 QRS 波，配对间期显著不等，需要考虑并行心律。R_4-R_7 间期 2520ms，R_7-R_{12} 间期 4480ms，R_{12}-R_{15} 间期 2240ms，三组数字间有最大公约数 280ms，提示房室交界区存在频率 230 次 / 分的异位搏动点，大部分冲动并未传出，提示该交界性并行节律点周围存在高度传出阻滞

□ 佟润国

例 17

难度：★★★★☆

女，18 岁，临床诊断室间隔缺损。关于心电图诊断，以下正确的有（　　　　）。（多选题）

A. 窦性心动过缓

B. 窦性心律不齐

C. 交界性逸搏

D. 交界性逸搏心律

E. 房性逸搏心律

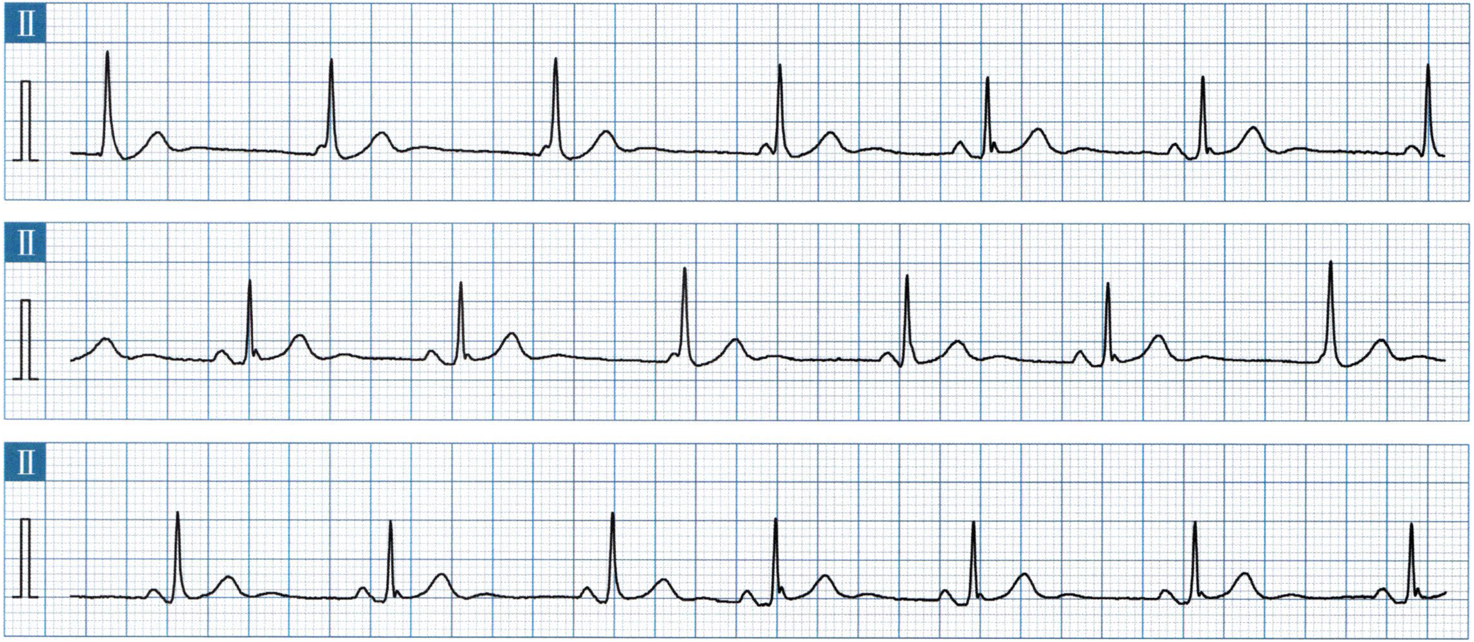

［试题答案］ABCD

［试题解析］迷走神经张力增高时，抑制窦房结的起搏活动，是窦性心动过缓发生的机制；同时，迷走神经张力增高时，心率变异性增加，因而临床上窦性心动过缓常常与窦性心律不齐同时出现[27，28]。

窦性心律不齐的缓慢相，一旦窦性心率降低至或低于次级起搏点固有频率（40～60 次 / 分），将会出现交界性逸搏和逸搏心律，这是生理性代偿节律，避免心室率过于缓慢，保证心泵血量[29]。无论何种逸搏和逸搏心律，均是一种被动性保护性心律失常，临床无须使用抗心律失常药物，否则有导致全心停搏的风险。

有时，窦性心动过缓的频率接近或等于交界性逸搏点频率，两种心律失常可以发生竞争：窦性 P 波产生并下传心室途中，房室交界区下层的逸搏点也发放一次冲动，交界性逸搏抢先下传激动心室，随后窦性冲动遭遇房室传导系统的有效不应期而未能下传心室，最终结果是窦房结控制心房，交界性逸搏控制心室，心电图上的 P 波和 QRS 波无关。

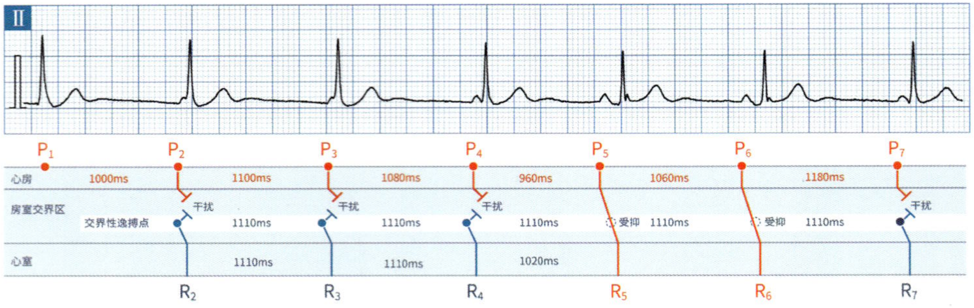

窦性心动过缓和交界性逸搏心律的等频分离

窦性周期 960～1180ms，心率波动于 51～63 次 / 分，心房层面为窦性心动过缓伴窦性心律不齐。值得注意的是，窦性心动过缓的频率已经接近保护性交界性逸搏节律频率。R_2～R_4 为 R 波，QRS 间期 60ms，QRS 波起始部可见顿挫波，勿诊断为心室预激，因为 R_1 并无此特征，R_4 前明显可见窦性 P 波，故 R_2～R_4 之前的顿挫实际为窦性 P 波，窦性冲动引起心房除极时，同时交界性逸搏引起心室除极，心房除极和心室除极同步发生，QRS 波重叠于窦性 P 波之上，致使窦性 P 波显示不全。根据 P_2-P_3 的间期，可以推导 P_1 重叠于 QRS 波终末部，因为相较于 R_4，可见 R_1 终末部明显增宽，提示窦性 P 波重叠其中。R_1～R_4 是连续出现的交界性逸搏，故诊断为交界性逸搏心律；当交界性逸搏连续发生不足三次时，只能称为交界性逸搏，包括单次交界性逸搏和连续 2 次发生的交界性逸搏。P_5、P_6 窦性周期增快，领先房室交界区逸搏点下传激动心室，产生窦性 QRS 波

心电图上，心房和心室各自独立激动的心电图现象称为房室分离。房室分离包括生理性干扰和病理性阻滞，前者指心脏存在两种节律点时，一种节律点的生理性不应期影响另一种节律的传导，是正常心电现象；后者是传导系统的有效不应期绝对延长[30]。

两种节律点的频率接近或完全相同，形成的房室分离又称为等频性分离，如上图梯形图所示的窦性 P_1～P_4 和交界性逸搏 R_1～R_4，窦性 P 波和交界性逸搏 QRS 波无关。通常，逸搏节律点无保护性传入阻滞，窦性频率冲动增快即可抑制，故窦性心动过缓和交界性逸搏两种节律形成的房室分离多为间歇性。

□ 佟润国

例 18

难度：★★☆☆☆

男，18 岁，临床诊断为脑胶质瘤。以下心电图诊断，正确的有（　　　）。（多选题）

A. 窦性心动过缓　　B. 窦性心律不齐

C. 二度Ⅰ型窦房阻滞　　D. 二度Ⅱ型窦房阻滞

E. 窦性停搏

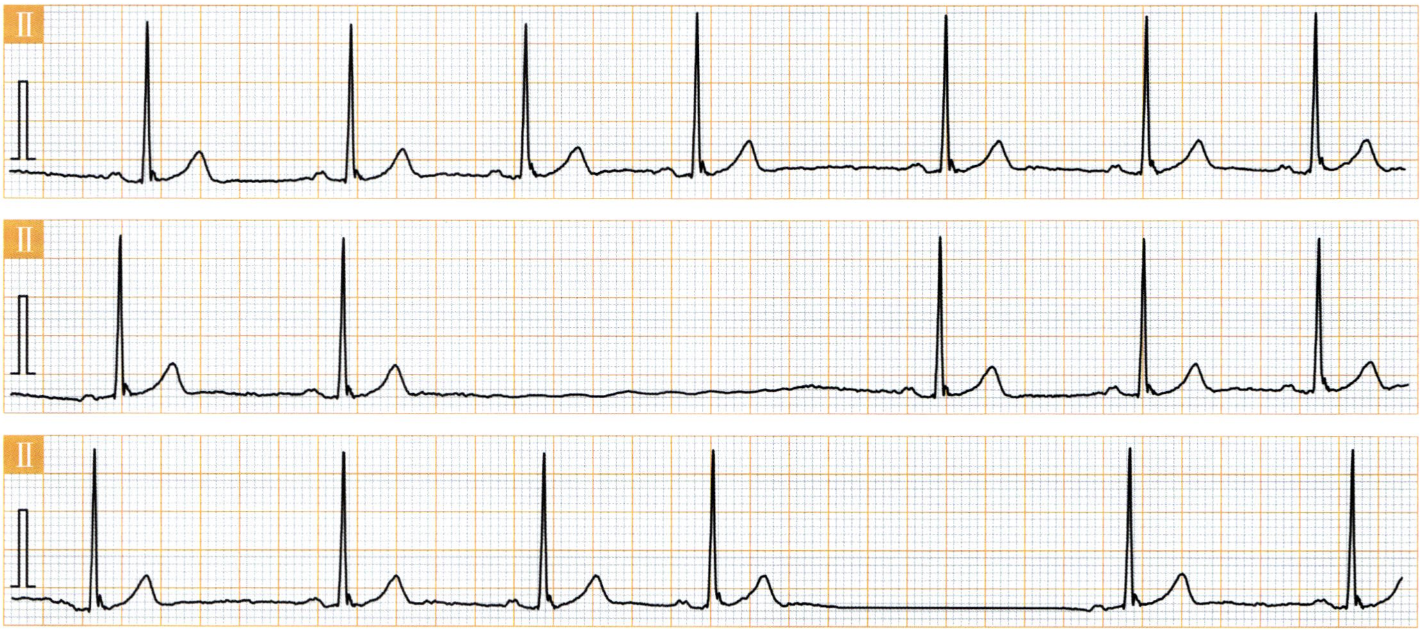

[试题答案] ABE

[试题解析] 例 18 的三条心电图是连续记录，上条心电图根据窦性 P 波，P-P 间期相差＞120ms，最长 P_4-P_5 间期 1270ms，折算心率为 47 次 / 分，故基础节律可以诊断为窦性心动过缓伴不齐。

例 18 分析的关键是中条和下条出现两次长 P-P 间期，中条长达 3340ms（心率 18 次 / 分），下条为 2120ms（心率 28 次 / 分），长 P-P 间期之间未见逸搏，提示次级起搏点功能也较差。结合临床，可能与患者颅内肿瘤引起的颅内压增高，直接激活中枢神经系统心血管中枢或通过升压间接引起压力感受器激活有关[31，32]。

临床上，常见的长 P-P 间期鉴别有严重的窦性心动过缓、二度 I 型窦房阻滞、二度 II 型窦房阻滞、三度窦房阻滞和窦性停搏（右上图）。房性期前收缩未下传应划分为长 R-R 间期分析，因为房性 P 波是提前出现的。

上述鉴别诊断中，能够快速鉴别的是二度 II 型窦房阻滞，因为该心律失常导

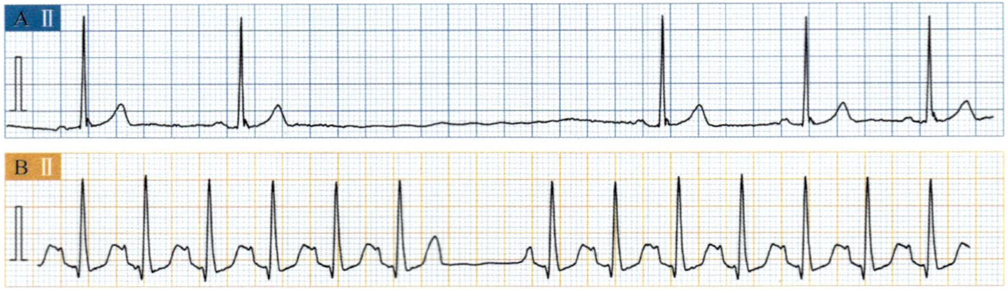

分析窦性停搏

A. 发生于窦性心率较慢背景下的窦性停搏，长 P-P 间期与基础 P-P 间期无倍数关系，长 P-P 间期 3340ms，折算心率为 18 次 / 分；
B. 发生于窦性心率较快背景下的窦性停搏，长 P-P 间期与基础 P-P 间期无倍数关系，长 P-P 间期仅有 1100ms。现有诊断窦性停搏的心电图标准仅是参考标准，应根据心电图表现具体分析

致的长 P-P 间期是基础短 P-P 间期的倍数或近乎倍数，测量并比较例 10 的中条和下条心电图长短 P-P 间期之间并无倍数关系，故可以排除二度 II 型窦房阻滞。

二度 I 型窦房阻滞的特征是 P-P 间期逐渐缩短直至出现长 P-P 间期，2 倍最短 P-P 间期＞长 P-P 间期。观察例 10，并未发现这种有序的 P-P 间期变化规律，特别是中条长 P-P 间期之前的序列 P-P 间期变化无规律，排除二度 I 型窦房阻滞。

中条心电图的长 P-P 间期所致心率慢至 18 次 / 分，提示窦房结和各级次级起搏点的起搏功能都很差，该频率接近室性逸搏心律的频率，远低于普通窦性心动过缓的频率，提示窦房结起搏功能障碍，结合长 P-P 间期与基础 P-P 间期无倍数关系，考虑窦性停搏是合适的。

窦性停搏的心电图诊断标准仍是经验性的，不同文献定义长 P-P 间期为 2～3s，3s 以内可能包括生理性和病理性因素，3s 以上多数是病理性的[33-35]。

□ 佟润国

例 19

彩色心电图实战图谱
难度：★★★☆☆

男，72 岁，临床诊断冠心病，连续记录心电图诊断正确的有（ ）。（多选题）

A. 窦性心动过缓

B. 窦性心律不齐

C. 窦性停搏

D. 短暂性全心停搏

E. 房性逸搏

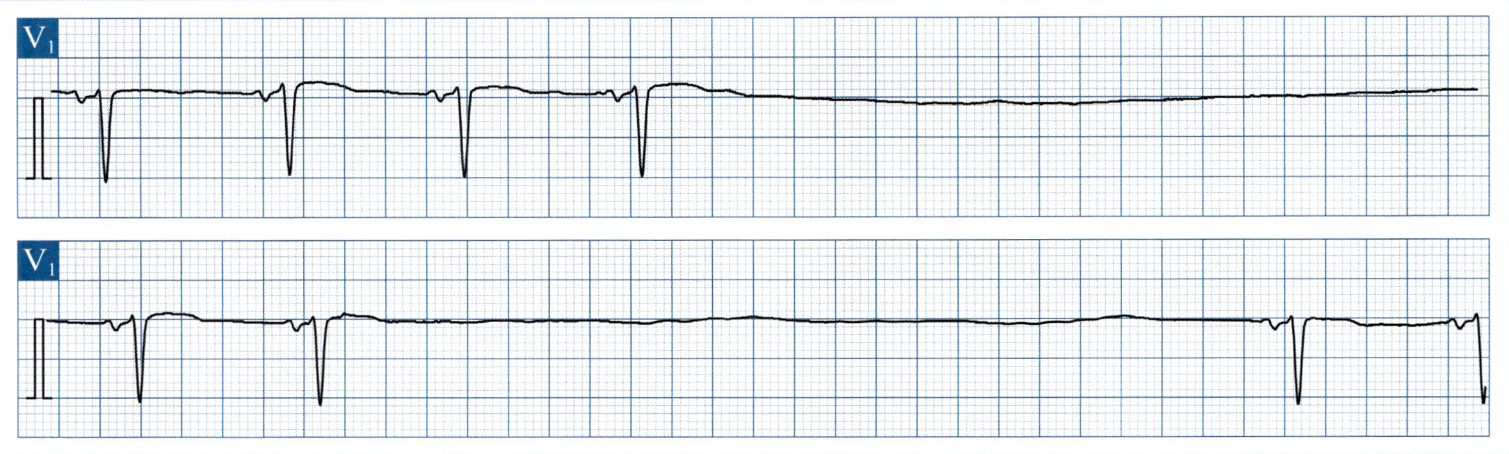

[试题答案] CD

[试题解析] 窦性心律失常是学习心律失常心电图的基础，通过学习这部分内容，应该掌握窦性 P 波和异位 P 波的识别、节律规整的判读、序列心动周期模式、长间期模式等一些心电图分析原则和方法。

例 19 尽管只有 V_1 导联，但 P 波清晰，正负双相，形态一致，PR 间期 130ms 等提示窦性心律。上条心电图基础窦性 P-P 间期 880ms，折算心率为 68 次 / 分，不考虑窦性心动过缓。测量全部两条心电图，短 P-P 间期互差<120ms，也无窦性心律不齐，故 A、B 和 E 均排除在外。

上条和下条心电图中，分别出现 4560ms 的长 P_4-P_5 间期和长 P_6-P_7 间期，折算心率为 13 次 / 分，如此缓慢的心率，已经进入室性逸搏频率范畴，用普通窦性心动过缓无法解释。长 P-P 间期与基础短 P-P 间期不成倍数关系，排除二度 Ⅱ 型窦房阻滞；P-P 间期也无渐短突长的二度 Ⅰ 型窦房阻滞模式。根据定义，长 P-P 间期>3s 可以诊断为窦性停搏，故答选项 C 是正确的。

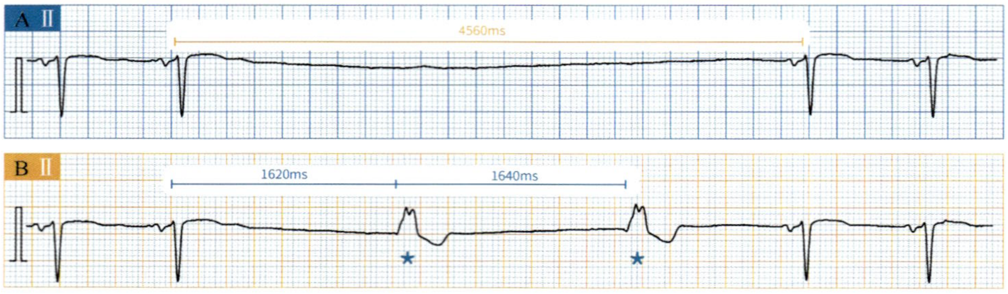

比较窦性停搏的两种结局

A. 窦性心律，P_2-P_3 间期 4560ms，折算心率为 13 次 / 分。P 波和 QRS 波个数相同，长 P-P 间期等于长 R-R 间期。在接近 4.6s 的长 R-R 间期里无任何逸搏和逸搏心律出现，也是暂时性全心停搏的心电图表现，提示次级起搏点的起搏功能很差，患者容易出现缓慢心律失常相关血流动力学紊乱和临床症状。B. 基础节律同上，唯一不同的是长 P_2-P_3 间期中出现了两次宽 QRS 波，T 波方向与 QRS 主波方向相反，逸搏周期接近为 1620ms，折算心率为 37 次 / 分，判读为两次室性逸搏。相比于 A 图，图 B 的两次室性逸搏能起到一定的保护作用，避免心室长时间的停搏引起的前向心泵血量下降。可以预测是，B 患者的临床症状轻于 A 患者

当窦性心动过缓的频率<50 次 / 分时，需要警惕窦房结起搏功能障碍（病态窦房结综合征）；而当窦性心动过缓频率<40 次 / 分，还需要警惕二度 Ⅱ 型窦房阻滞[36]。

通常，心室率<60 次 / 分可以出现交界性逸搏或逸搏心律，<40 次 / 分可以出现室性逸搏或室性逸搏心律，这些逸搏和逸搏心律能避免心室率过于缓慢，保证心输出量，维持生命体征。长 P-P 间期或长 R-R 间期中，理应出现逸搏或逸搏心律而未能及时发生，提示逸搏点起搏功能不佳；如果室性逸搏也未能及时出现，多为暂时性全心停搏，提示患者的低位代偿性起搏点功能差，有可能发生黑矇、晕厥等症状，是置入起搏器的指征（上图）。

□ 陈　涛

例 20

难度：★★☆☆☆

男，18 岁，临床诊断脑胶质瘤。关于心电图诊断，以下正确的有（　　　　）。（多选题）

A. 窦性停搏　　B. 三度窦房阻滞

C. 房性逸搏　　D. 交界性逸搏

E. 室性逸搏

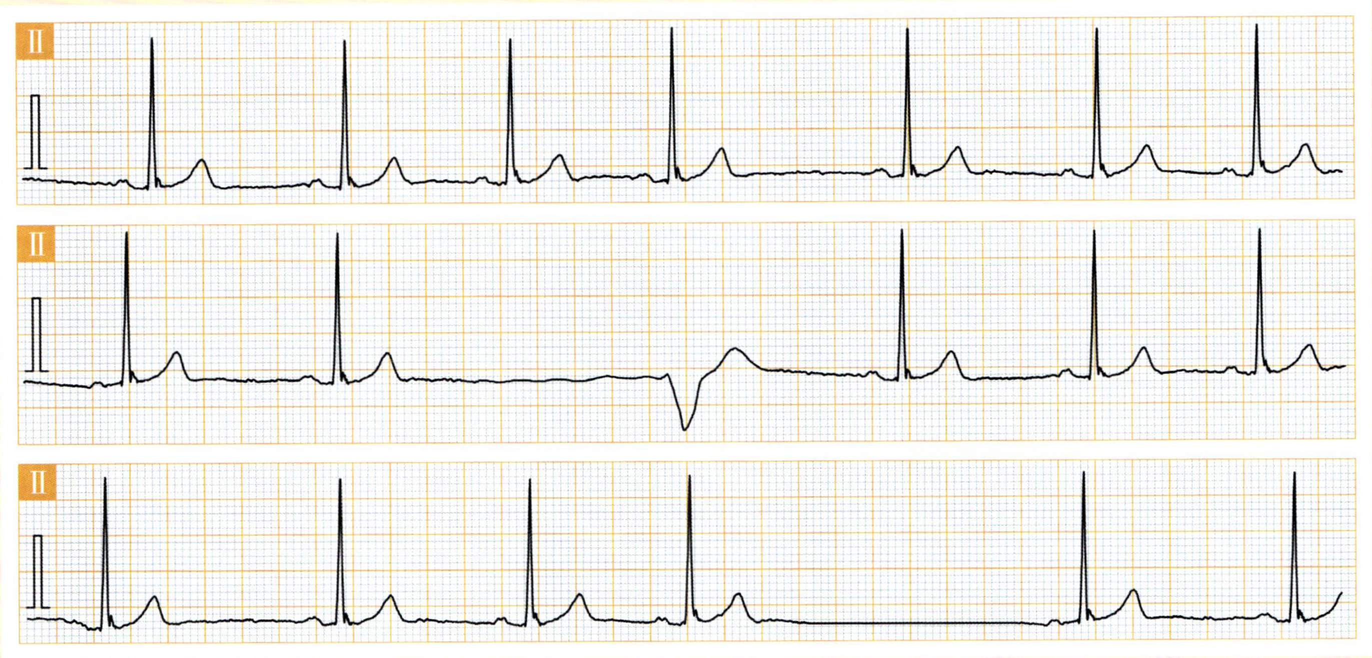

[试题答案] ABE

[试题解析] 除非直接记录窦房结电位，心电图无法鉴别窦性暂停 / 停搏和三度窦房阻滞。心脏电生理上，两种心律失常的发生机制不同：窦性暂停 / 停搏是窦房结起搏细胞功能障碍，不能及时产生窦性冲动，属于窦房结起搏细胞病变（P 细胞病，P 代表起搏细胞 pacemaker cell）；而三度窦房阻滞是窦房结起搏细胞仍能产生窦性冲动，但该冲动无法传导至心房，属于传导障碍，多数是窦房结和心房之间的移行细胞病变，不能传导冲动，属于 T 细胞病（T 细胞病，T 代表移行细胞 transitional cell，中上图）。

三度窦房阻滞和窦性停搏形成的长 P-P 间期和基础短 P-P 间期之间无倍数关系，心电图无法鉴别两者，临床也无鉴别价值，因为患者若反复发作缓慢性心律失常症状，需要置入人工心脏起搏器，对于基层单位，心电图报告可以这样描述：窦性停搏，不除外三度窦房阻滞。因此，例 20 的备选答案中 A 和 B 都有可能。

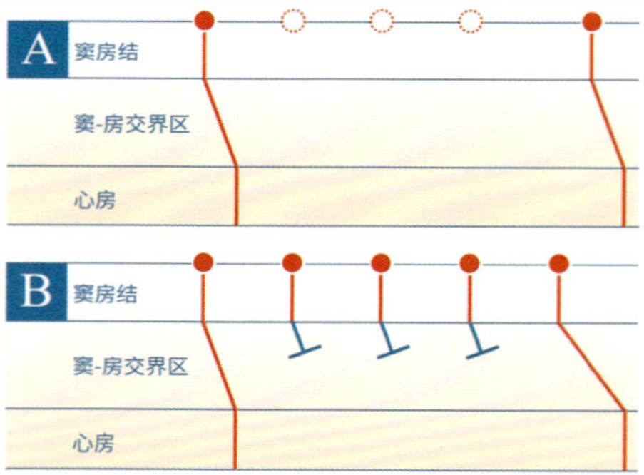

窦性停搏和三度窦房阻滞的电生理机制

A. 窦性停搏，虚线圆圈所示为窦房结起搏细胞暂停发放冲动，暂停时间无法预测，形成的长 P-P 间期与基础短 P-P 间期无倍数关系；B. 三度窦房阻滞，窦房结起搏细胞能产生冲动，但冲动无法传递给心房，心电图 P 波丢失，无法预计下次窦性冲动何时以及以何种速度传导至心房，故形成的长 P-P 间期与基础短 P-P 间期无倍数关系

例 20 是例 18 的演变，唯一不同的是中条心电图长 P-P 间期中出现了一个宽 QRS 波。该 QRS 波在长间期中出现，首先应考虑逸搏，进一步观察其前无相关 P 波，故可以排除房性逸搏。

中条第三个宽 QRS 波发生于 1760ms 间期，相当于心率 34 次 / 分，该频率已进入室性逸搏频率范畴，QRS 波宽大畸形，T 波方向与主波方向相反，尽管是单导联心电图，仍能可靠诊断为室性逸搏。患者未出现交界性逸搏，提示交界区起搏点功能也较差。交界性逸搏的 QRS 波形态与窦性 QRS 波相比，通常有以下三种情况。

（1）交界性逸搏 QRS 形态和窦性 QRS 波形态完全相同，根据 QRS 波发生于长间期中，逸搏周期固定，容易诊断。

（2）交界性逸搏 QRS 波与窦性 QRS 波形态存在轻微差异，如振幅、间期等，但并非典型束支阻滞图形，仍属于窄 QRS 波，容易误判为高位室性逸搏。对比交界性逸搏和窦性 QRS 波的初始向量，多数能正确判读。

（3）交界性逸搏伴 4 相差异性传导或非特异性室内传导障碍，呈典型或不典型束支阻滞图形的宽 QRS 波，容易误判为低位室性逸搏。分析宽 QRS 波是类束支阻滞图形或典型束支阻滞图形能够区分大部分交界性逸搏伴室内阻滞，有时难以区分时，优先考虑室性逸搏，因为后者预后更差。

□ 廖品亮

例 21

难度：★★☆☆☆

女，39 岁，临床诊断病态窦房结综合征。心电图橙黄色圆圈标注的心搏是(　　　　)。

A. 窦性心搏

B. 房性逸搏

C. 房性期前收缩

D. 交界性期前收缩

E. 室性期前收缩

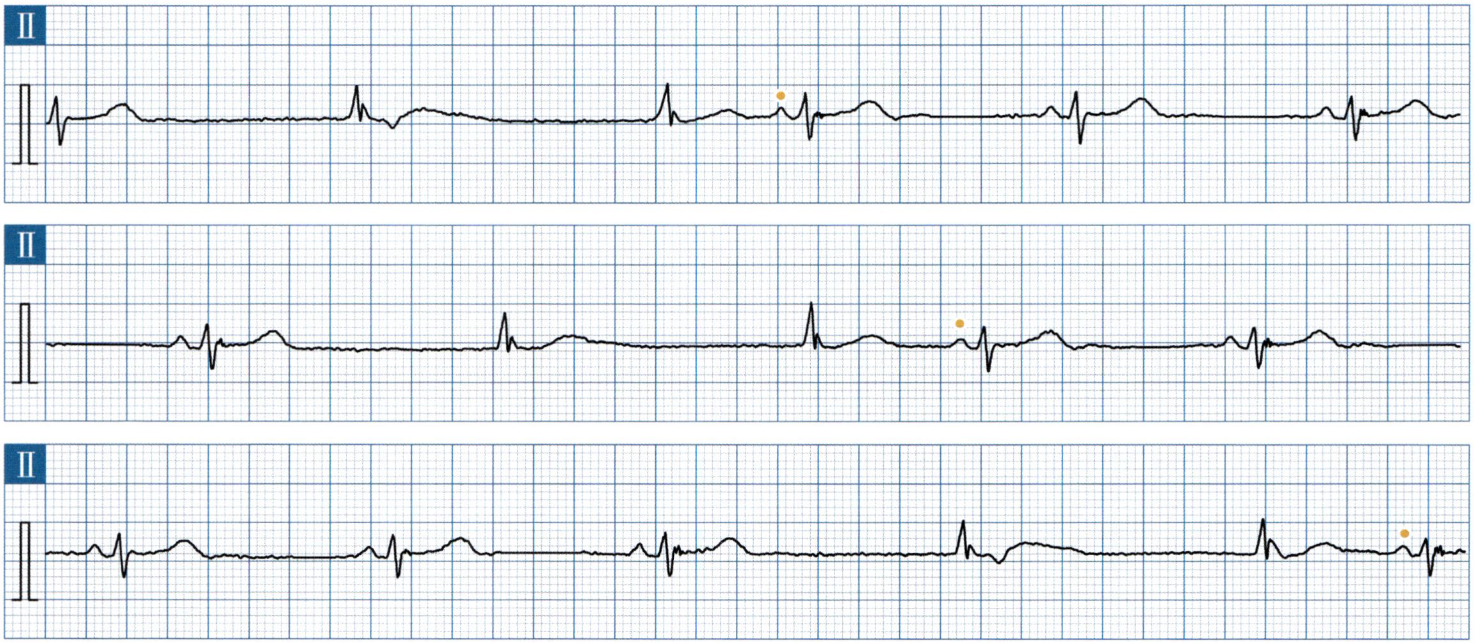

[试题答案] A

[试题解析] 长 R-R 间期之后，突然出现短 R-R 间期，提前出现的 QRS 波呈 rs 形态，其前有 P 波，初学者很容易误诊为房性期前收缩。例 21 基本有三种 R-R 间期。

（1）R-R 间期为 1450ms，折算心率为 41 次 / 分，QRS 波形态呈切迹 r 波，与窦性 rs 波虽然不同，但两者初始除极向量均正向，QRS 间期 80ms，T 波方向与 QRS 主波方向一致，这些信息提示交界性逸搏（右上图所示 R_2 和 R_3）。

（2）R-R 间期 1340ms，折算心率为 45 次 / 分，QRS 波呈 rs 形态，时限正常，其前有窦性 P 波，考虑为窦性心动过缓，如右上图所示 R_4-R_5 间期。

（3）R-R 间期最短为 475ms，只出现于切迹 R 波和 rs 波组合中，如右上图所示 R_4。R_4 之前有相关 P 波，PR 间期 140ms，排除交界性期前收缩；QRS 波形态与窦性 QRS 波一致，时限正常，排除室性期前收缩。那么是房性期前收缩吗？

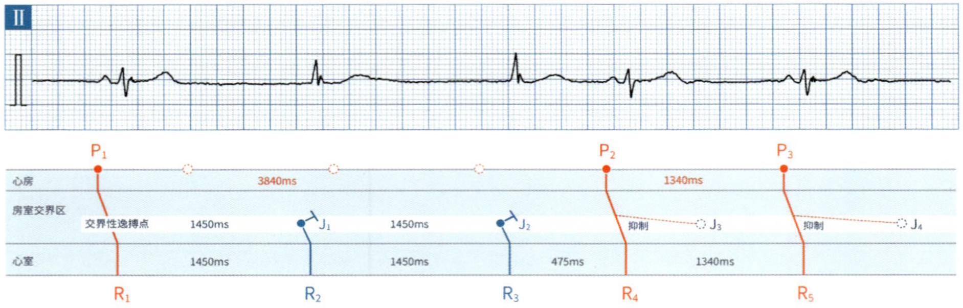

交界性逸搏的终止

P_1R_1 是一次窦性心搏，随后发生窦性停搏引起长 P-P 间期。长 P-P 间期中，出现两次频率为 41 次 / 分的交界性逸搏（R_2 和 R_3）。P_2R_4 是恢复的窦性心搏，窦性 P_2 抢先激动房室交界区并抑制交界区逸搏点（J_3 和 J_4），故 R_4 和 R_5 均为窦性 QRS 波

假设我们把 R_4 作为房性期前收缩，其 R_3-R_4 配对间期 475ms，R_4-R_5 代偿间期 1340ms，代偿间期甚至短于 R_2-R_3 间期，对于本例是无法解释的。因此，例 21 的基础节律实际是频率为 45 次 / 分的窦性心动过缓，间断发生窦性停搏（P_1-P_2 间期），长 P-P 间期中出现频率 41 次 / 分的交界性逸搏。

本例交界性逸搏点频率 41 次 / 分，接近室性逸搏频率。一部分病态窦房结综合征患者，房室交界区也存在病变，次级起搏点的起搏功能也较差，这种亚型称为双结病变[37, 38]。交界性逸搏频率缓慢，窦性心搏要重新控制心室，只能快于或接近于交界性逸搏心律的频率，长 $R_{交}$-$R_{交}$ 间期中，出现骤然缩短的 $R_{交}$-$R_{窦}$ 间期，实际是窦性冲动重新到来；若窦性频率慢于交界性逸搏频率，则心室只能继续由交界性逸搏控制。简言之，在缓慢而规律的逸搏节律中，突然出现缩短的 R-R 间期时，要考虑窦性心搏的恢复。

□ 李　洁

例 22

难度：★★★☆☆

男，66 岁，冠心病患者。心电图蓝色圆圈标注心搏，正确诊断有（　　）。（多选题）

A. 窦性心搏　　B. 房性逸搏

C. 房性期前收缩　　D. 差异性传导

E. 室性期前收缩

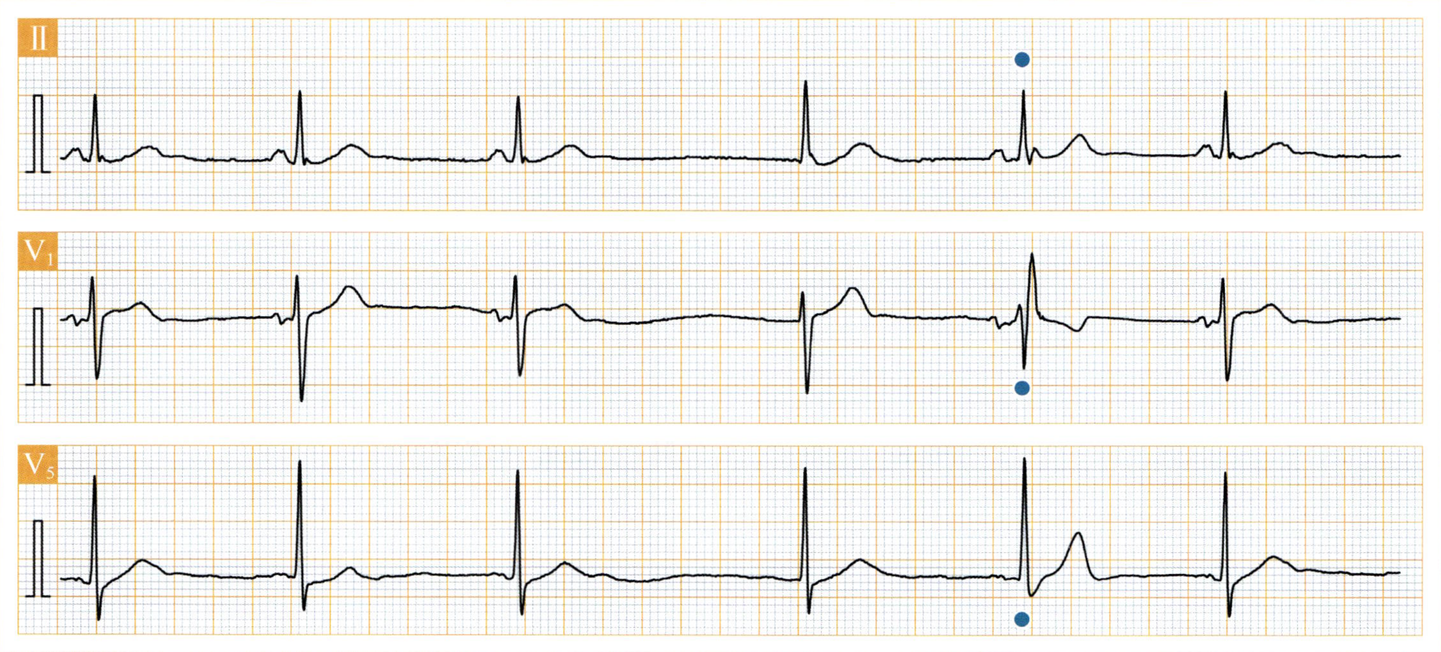

[试题答案] AD

[试题解析] 前三次心搏是窦性心律，Ⅱ导联P波直立，V_1导联P波正负双相，PR间期130ms，QRS呈室上性，时限80ms（右上图）。窦性周期波动于1040～1060ms，折算心率为57～58次/分，基础节律为窦性心动过缓。规律的窦性周期P_3之后，出现一次长P-P间期，考虑窦性停搏。窦性停搏期间，出现一次缓慢的交界性逸搏，逸搏周期1480ms，折算心率为40次/分，提示该交界性逸搏点的起搏功能较差。

V_1导联上，P_4的形态与P_1～P_3相同，相对于基础窦性周期，并未延迟出现，诊断房性逸搏是不适合的，排除选项B。尽管R_4-R_5相对于整条心电图“提前出现”，但P_4发生于交界性逸搏后，窦性周期也只有比交界性逸搏周期更快，或不次于交界性逸搏周期才能重新控制心室，实际是恢复的窦性冲动重新控制心室，R_4-R_5间期缩短是逸搏或逸搏心律中发生的窦性夺获。因此，分析心律失常心电图时，不能根据P-P间期或R-R间期突然缩短就武断的诊断为期前收缩，而是要区分缩短发生的背景条件。

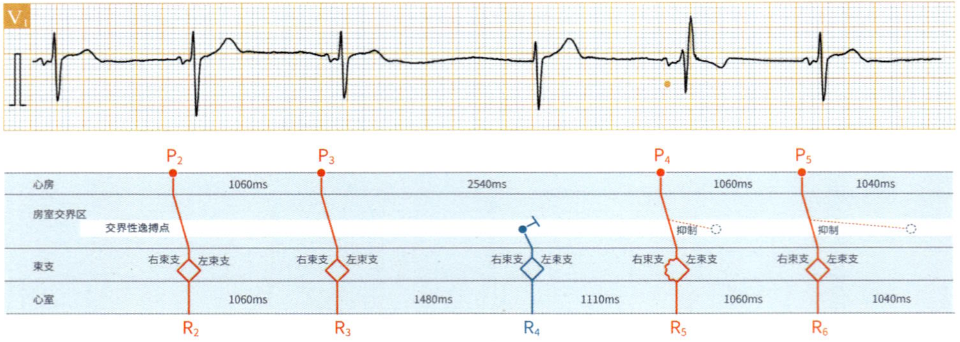

交界性逸搏的终止

R_1～R_3均为窦性QRS波。P_3-P_4间期长达2540ms，与基础心动周期不成倍数关系，考虑一次窦性停搏，其间出现一次交界性逸搏R_4。无论基础窦性QRS波或交界性QRS波，均呈rS形态，但交界性逸搏后的QRS波呈rSR'形态，典型的右束支阻滞图形，考虑一次差异性传导。窦性QRS波（R_3）-交界性QRS波（R_4）和窦性QRS波（R_5）形成一次长-短周期序列

值得注意的是，意外的窦性停搏、交界性心搏和窦性夺获形成了一次长-短周期序列，在长R_3-R_4间期之后，R_4的右束支不应期意外延长，窦性冲动P_4下传心室过程中，遭遇右束支不应期而出现差异性传导；此外，该右束支不应期长达1110ms，提示右束支的电生理本身亦存在病变。R_5本身发生于一次短R-R间期后，该心搏的右束支不应期短于R_4，故1060ms后窦性冲动P_5下传心室途中，遭遇右束支的正常应激期，R_6未发生差异性传导，QRS波形正常。

学习心律失常心电图，既要掌握心律失常各自的诊断要点即个性，也要掌握不同心律失常背后隐藏的相同电生理机制即共性，这样才能达到融会贯通的目的。通过本例学习后，读者可以关注长-短周期序列相关差异性传导还可以见于哪些情况？

□ 李　洁

例 23

男，87 岁，临床诊断白内障。关于门诊心电图诊断，正确的有（　　　）。（多选题）

A. 二度 Ⅱ 型窦房阻滞　　B. 窦性停搏

C. 交界性逸搏心律　　D. 差异性传导

E. 完全性右束支阻滞

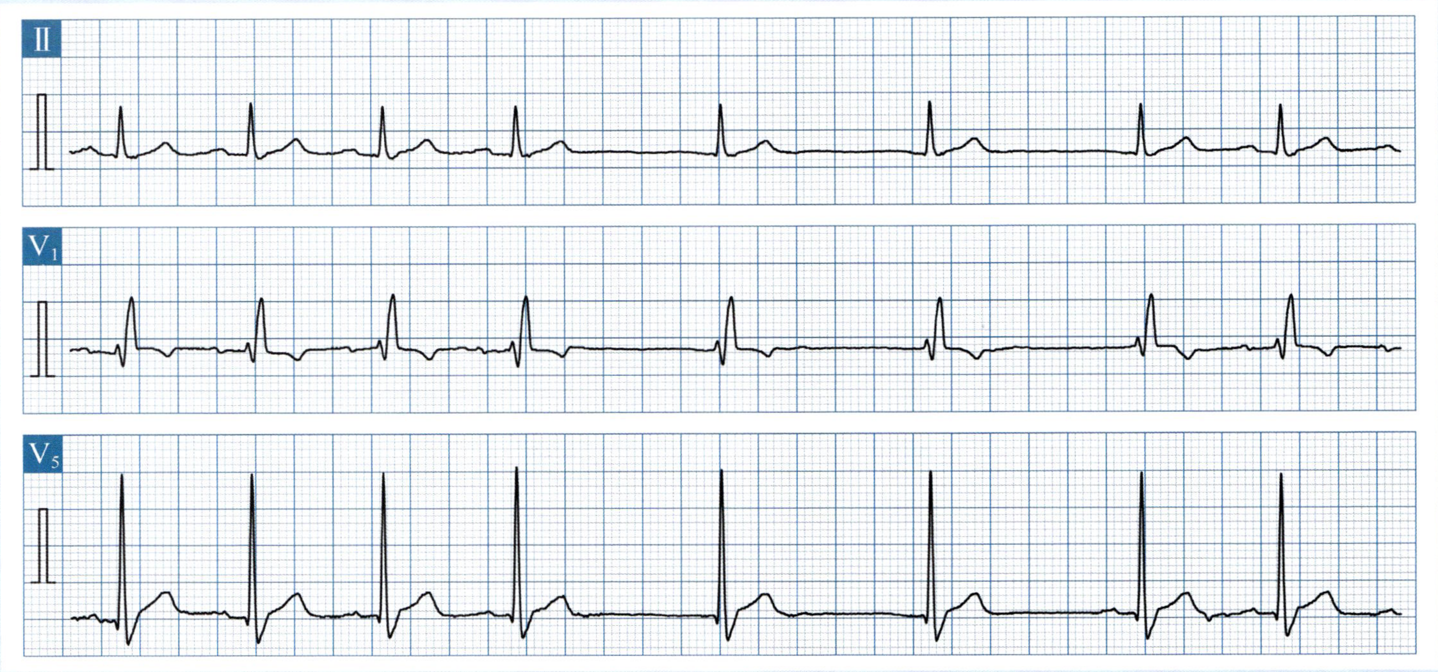

［试题答案］ BCE

［试题解析］ 差异性传导用于解释心率骤变时，QRS 波呈右束支阻滞、左束支阻滞或右束支阻滞合并左前分支阻滞等图形。当一份心电图无论心率快慢，恒定束支阻滞图形，就要考虑固定型束支阻滞。

如右上图所示，前四次 QRS 波之前恒定有 P 波，Ⅱ导联 P 波直立，V_1 导联 P 波正负双相，V_5 导联 P 波直立，基础节律为窦性心律，频率波动于 86～88 次 / 分。P_4-P_5 出现一次长 P-P 间期，与基础窦性周期不成倍数关系，因此排除二度Ⅱ型窦房阻滞，长 P-P 间期考虑窦性停搏。

窦性停搏期间，出现三次心室周期为 1060～1100ms 的 QRS 波，其前无相关 P 波，QRS 波形态与窦性 QRS 波相同，折算频率为 56～57 次 / 分，考虑交界性逸搏心律。

无论窦性节律或交界性逸搏节律，V_1 导联 QRS 波均呈 rsR' 形态，QRS 波时限 120ms;V_5 导联 s 波振幅 3.2mm，时限 60ms，考虑完全性右束支阻滞。纵览全程心电图，完全性右束支阻滞图形与心率无关，恒定出现，进一步考虑右束支的有效不应期恒定病理性延长，不能诊断为差异性传导，患者有基础的完全性右束支阻滞。

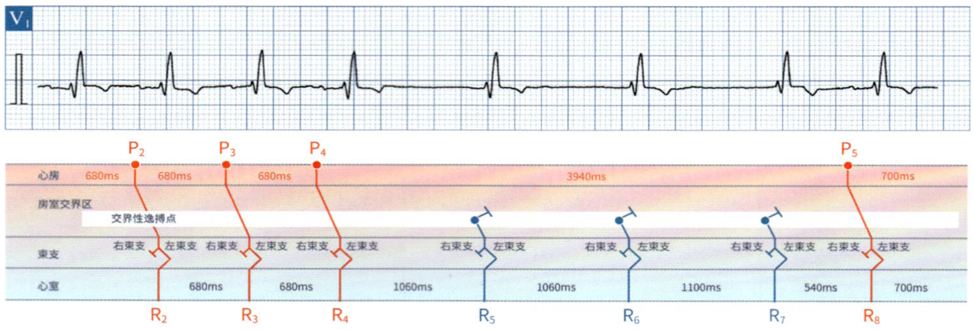

交界性逸搏心律伴束支阻滞

全程心电图共有 9 个 QRS 波，6 个窦性 P 波。基础窦性周期波动于 680～700ms，P_4-P_5 出现一次长 P-P 间期 3940ms，与基础 P-P 周期不成倍数关系，考虑窦性停搏。窦性停搏期间，出现三次交界性逸搏，无论窦性心搏或交界性逸搏，恒定完全性右束支阻滞

完全性束支阻滞时，QRS 波增宽，此时出现的逸搏和逸搏节律鉴别诊断主要是：①交界性逸搏或逸搏心律伴完全性右束支阻滞需要和起源于左心室的室性逸搏或逸搏心律鉴别；②交界性逸搏或逸搏心律伴完全性左束支阻滞需要和起源于右心室的室性逸搏或逸搏心律鉴别。如果有基础室上性心搏作为参考，如本例窦性 QRS 波和交界性逸搏 QRS 波形态完全一致，能可靠的诊断完全性右束支阻滞。

如果缺乏基础室上性 QRS 波作为参照，交界性逸搏或逸搏心律伴束支阻滞和室性逸搏或逸搏心律鉴别重点是前者呈典型束支阻滞图形，后者呈类束支阻滞图形。

□ 李　洁

例 24

难度：★★★☆☆

男，79 岁，临床诊断冠心病。关于心电图诊断，以下正确的有（　　　）。（多选题）

A. 窦性心动过缓

B. 差异性传导

C. 完全性右束支阻滞

D. 交界性逸搏心律伴 4 相完全性右束支阻滞

E. 加速的室性自主心律

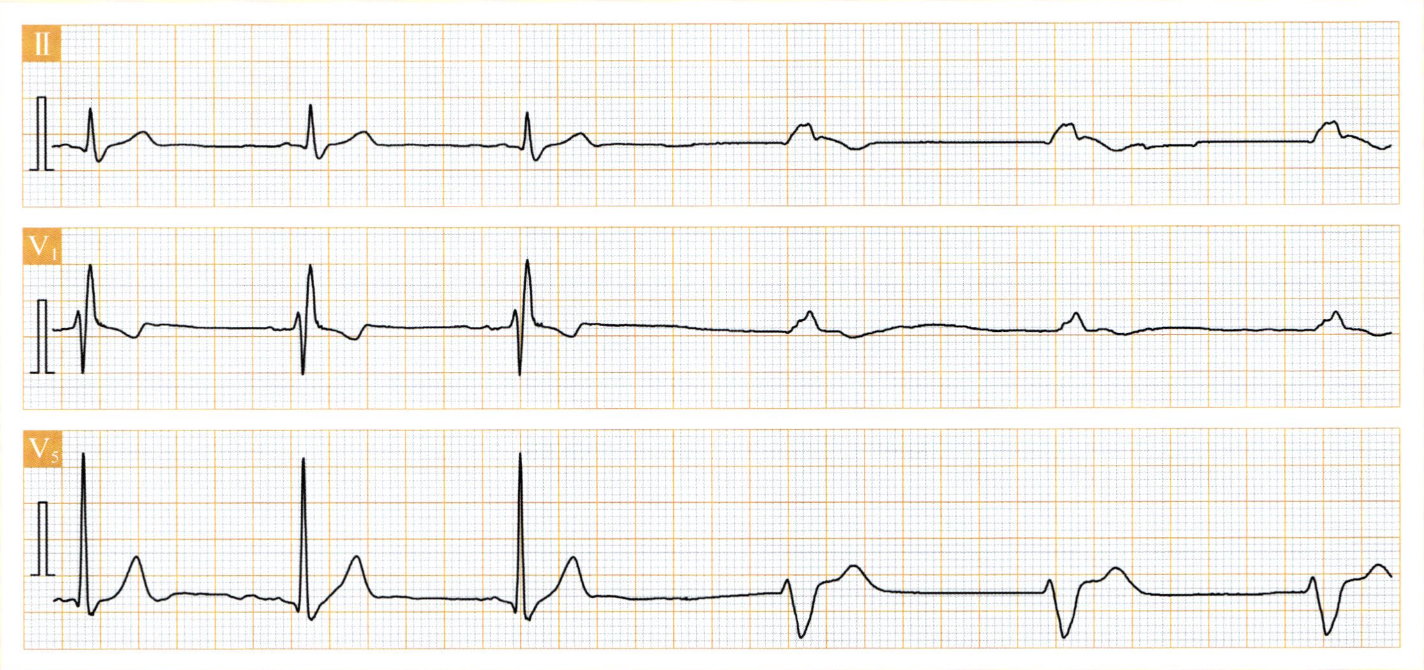

［试题答案］ACE

［试题解析］室上性心搏伴室内阻滞时，需要与室性心搏进行鉴别诊断：若一份心电图存在基础室上性心搏伴室内阻滞，当出现其他来源的宽 QRS 波时，比较两种宽 QRS 波形态，多数能够明确诊断，例 23 和例 24 就是这样的例子。

第 1～3 个 QRS 波在 V_1 导联上呈 rSR' 形态，R' 振幅>r 振幅，QRS 间期 140ms，T 波方向与 QRS 终末 R' 波方向相反，据此判读为完全性右束支阻滞（右上图）。选项 C 是正确的。

第 1～3 个 QRS 波之前均有 P 波，Ⅱ导联直立，V_1 导联正负双相，窦性频率 53 次 / 分，P-P 间期匀齐，PR 间期 140ms，为窦性心动过缓，故选项 A 也是正确的。第 3 个窦性心搏后，窦性 P 波意外消失，原因是三度窦房阻滞或窦性停搏。

第 4～6 个 QRS 波宽大畸形，其前无相关 P 波，时限 160ms，T 波方向与 QRS 主波方向相反，R-R 间期 1440ms，折算心率为 42 次 / 分。该宽 QRS 波在 V_1 导联呈切迹 R 波，形态不符合典型右束支阻滞形态，考虑类右束支阻滞形态；值得注意的是，窦性心律时，V_5 导联 QRS 波为 qRs 形态，类右束支阻滞波形呈 rS 形态，初始除极向量改变，结合 QRS 波时限宽达 160ms，高度提示室性来源。V_1 导联 QRS 波呈切迹 R 波，类右束支阻滞，进一步提示室性逸搏节律点来自左心室。

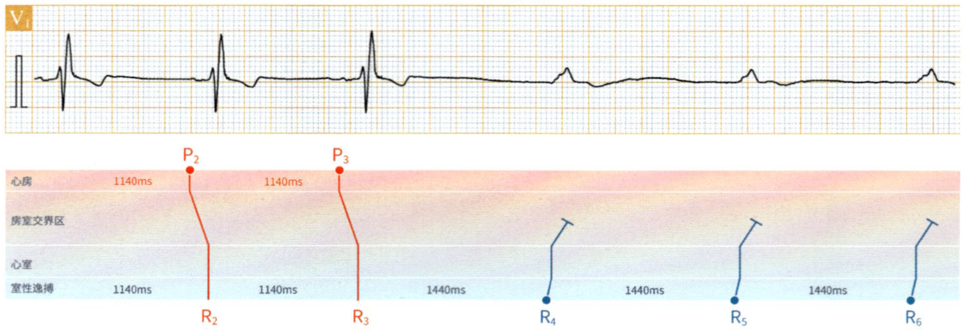

室性逸搏心律

为制图简洁，省略束支层面传导。前三个 QRS 波为窦性心律，伴完全性右束支阻滞，心室率 53 次 / 分。后三个 QRS 波为来自左心室的室性逸搏心律，心率 42 次 / 分

心电图上，心室逸搏呈 1～2 个出现时，判读为室性逸搏；≥3 个室性逸搏连续出现，判读为室性逸搏心律，通常频率为 20～40 次 / 分[35]。理论上，室性异位节律点的频率范围在 40～120 次 / 分时，称为加速的室性自主心律，但通常认为室性逸搏频率>50 次 / 分为“加速”，50～110 次 / 分定义加速的室性自主心律更切合临床实践，因为需要考虑到心律失常的个体化差异、频率演变的连续性、频率标准的机械性和心律失常机制[40-42]。

□ 洪　丽

例 25

难度：★★★★☆

男，57 岁，因乏力、心悸 3 天入院。关于心电图诊断，以下正确的有（　　　　）。（多选题）

A. 室相性窦性心律不齐

B. 交界性逸搏心律伴完全性左束支阻滞

C. 室性逸搏心律

D. 室性期前收缩

E. 交界性期前收缩伴完全性左束支阻滞

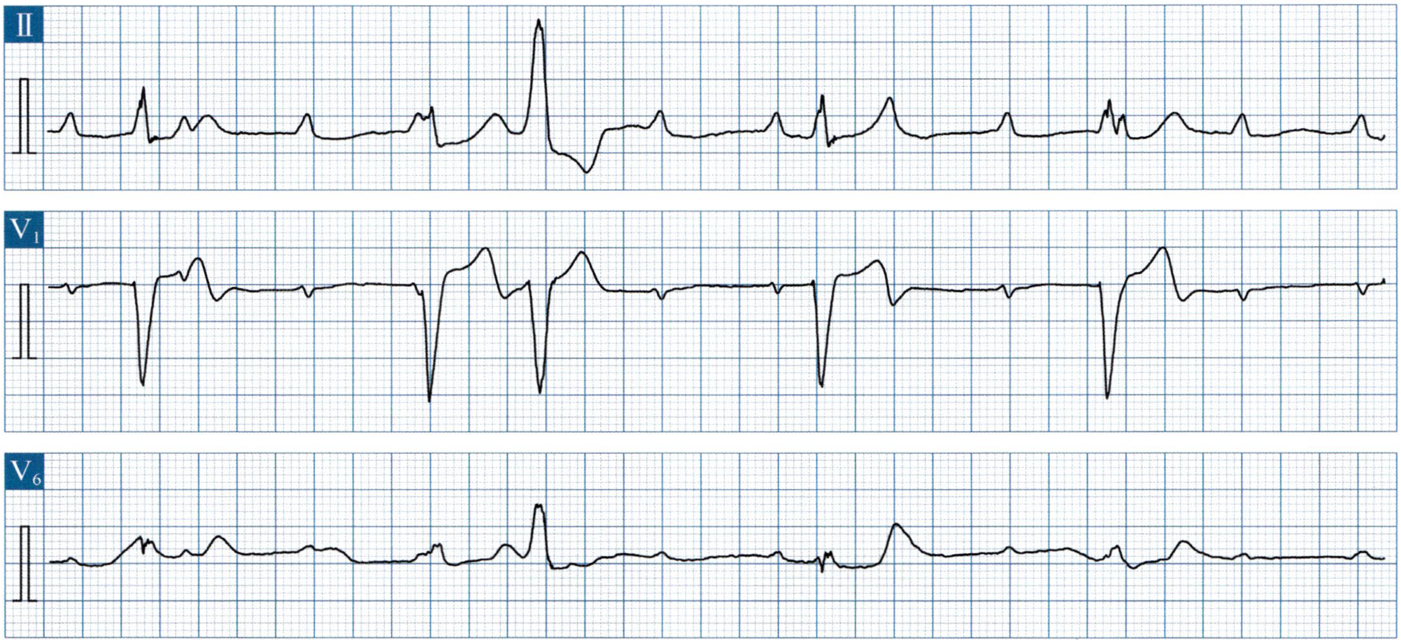

［试题答案］ ABD

［试题解析］ 逸搏和逸搏心律常见于长间期之后，包括长 P-P 间期和长 R-R 间期，是一种被动性心律失常。通常，它们合并主动性心律失常，形成复杂心律失常心电图。分析疑难心电图时，需要牢记一个原则：复杂心电图都是由基础心电图组合而成，重点分析每一种基础心电图，推导基础心电图之间的联系，从而建立诊断。临床上，逸搏和逸搏心律发生的常见背景见左下表。

常见逸搏和逸搏心律发生背景
◎ 窦性心动过缓
◎ 显著窦性心律不齐的缓慢相
◎ 二度窦房阻滞，P 波脱落时
◎ 三度和高度窦房阻滞
◎ 窦性暂停或窦性停搏
◎ 期前收缩的代偿间期之后
◎ 心动过速终止后
◎ 二度和高度房室阻滞，QRS 脱落时
◎ 三度房室阻滞
◎ 起搏器起搏功能障碍时
◎ 程序性心脏电刺激后

交界性逸搏和交界性逸搏心律伴束支阻滞时，如果没有基础室上性 QRS 波参照，则需要启动宽 QRS 波的鉴别诊断流程。这种鉴别的实质是宽 QRS 波的典型束支阻滞图形与类束支阻滞图形的鉴别，相关鉴别诊断原则广泛用于宽 QRS 波心动过速、心房颤动的差异性传导与室性心搏、交界性逸搏伴束支阻滞与室性逸搏等鉴别。实际上，针对一份具体的心电图，并不需要心电图分析者进行精细化鉴别，有时发现特征性心电图现象即可排除或明确一些诊断，当然做到这一步需要心电图分析者熟悉宽 QRS 波的常用鉴别方法（右上表）。

鉴别诊断交界性逸搏伴束支阻滞和室性逸搏

	交界性逸搏伴束支阻滞	室性逸搏
心率	40 ～ 60 次 / 分	20 ～ 40 次 / 分
QRS 波时限	多数＜ 160ms	常见＞ 160ms
QRS 波形态	典型束支阻滞形态	类束支阻滞形态
QRS 初始向量	多数与室上性心搏相同	多数与室上性心搏不同
比较室上性 QRS 波	一致或基本一致	通常差别较大
与室上性 QRS 波是否形成融合波	不会	可能有
II 导联 R 峰时间	＜ 50ms	≥ 50ms
aVR 导联 QRS 主波	负向（QS、Qr、QR 波）	正向（R、Rs、RS 波）
aVR 导联初始 R 波或 Q 波时限	≤ 40ms	＞ 40ms
胸前导联 QRS 同向性	无	常见
胸导联 RS 波	有，且 RS 间期通常 ≤ 100ms	可无，若有 RS 间期通常＞ 100ms

逸搏的频率

经典心电图学教科书定义的交界性逸搏心律的频率为 40～60 次 / 分，室性逸搏心律频率为 20～40 次 / 分[29, 35]。这些频率标准来自动物实验和人类临床观察到的交界性和室性次级起搏点的固有生理频率，但生物存在个体化差异及心脏病变可能波及次级起搏点。例如，一些个体的交界性逸搏心律固有频率为 55 次 / 分，室性逸搏心律固有频率为 35 次 / 分，当病变同时波及交界性和室性逸搏点时，交界性逸搏心律的频率下降至 35 次 / 分，室性逸搏心律的频率下降至 15 次 / 分，如果不考虑患者的病理生理和心电图特点，仅依据频率标准 35 次 / 分，则有可能把缓慢的交界性逸搏心律误诊为室性逸搏心律。

相似的，一些个体的室性逸搏心律频率高于 40 次 / 分，不能仅根据频率贸然判读为交界性逸搏心律。实际上，交界性逸搏心律和室性逸搏心律的频率存在重叠。因此，频率对于区分交界性和室性逸搏心律仅有参考价值，并无确诊价值。当交界性逸搏心律伴完全性束支阻滞的频率低至通常认为的室性逸搏频率范围时，就要启动宽 QRS 波的鉴别诊断。

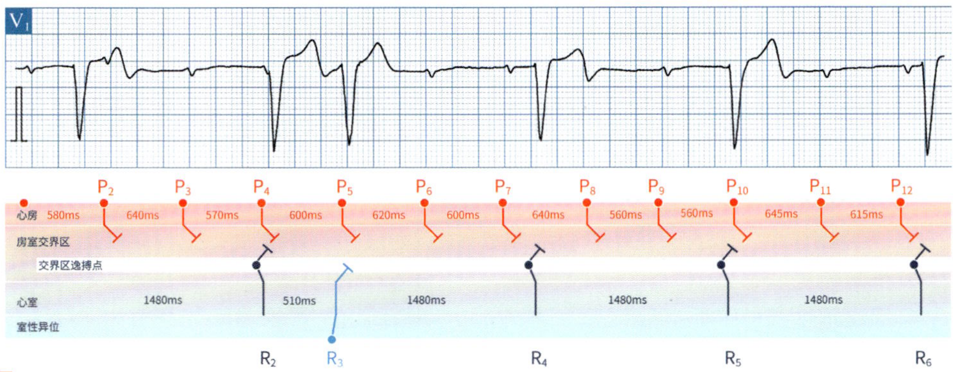

分析三度房室阻滞

心房层面，窦性 P 波间期波动于 560 ～ 645ms，折算窦性心率为 94 ～ 107 次 / 分，P-P 间期互差＞ 20ms，存在室相性窦性心律不齐。房室交界区上层，P 波和 QRS 波无固定 PR 间期，判读 P 波和 QRS 波无关，所有的窦性 P 波均未能下传心室，诊断为三度房室阻滞。房室交界区下层存在一个次级起搏点，发出频率为 41 次 / 分的交界性逸搏，例如 R_2、R_4、R_5 和 R_6，逸搏周期稳定为 1480ms。值得注意的是，交界性逸搏呈宽 QRS 波，时限 120ms，V_1 导联呈 rS 波，r 波时限 20ms，个别呈钉样 r 波，判读为完全性左束支阻滞。心室层面，交界性逸搏下传心室途中，遭遇病变的左束支（有效不应期恒定延长），发生完全性左束支阻滞。R_3 是一个室性期前收缩，V_1 导联 QRS 波尽管仍呈 rS 形态，但初始 r 波时限 40ms，Ⅱ导联上，QRS 波呈高振幅切迹 R 波，T 波方向与 QRS 主波方向相反

初始 QRS 向量

如右上图，窦性 P 波和宽 QRS 波无关，心房率快于心室率，心房层面诊断为窦性心律，三度房室阻滞。

控制心室的主要是频率为 41 次 / 分的缓慢性宽 QRS 波节律，是否为室性逸搏心律呢？以下特征不支持室性逸搏的判读：① V_1 导联 QRS 波多数为 rS 波，r 波时限 20ms，部分甚至呈钉样，提示 QRS 波初始除极快速，这是束支阻滞的特点；

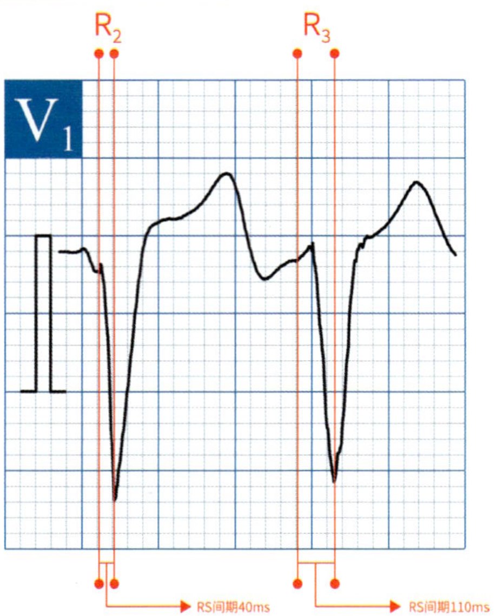

比较 V_1 导联的完全性左束支图形和类左束支阻滞图形

R_2 的初始 r 波时限和 rS 时限（r 波起点至 S 波谷底的时间间期）支持判读为完全性左束支阻滞；相反，R_3 的相关测值支持判读为室性心搏，其余说明见正文

② V_5 和 V_6 导联对应 QRS 波呈低矮的切迹 R 波，典型的左束支阻滞形态。比较 V_1 导联的 R_2 和 R_3 能更好的说明问题，R_2 的初始 r 波时限＜30ms，rS 时限＜60ms，支持判读为典型完全性左束支阻滞图形，而 R_3 的初始 r 波时限＞30ms，rS 时限＞60ms 支持判读为类左束支阻滞图形（左图）。

宽 QRS 波（QRS 间期≥120ms）的 V_1 导联 QRS 波呈 rS 图形时，可以通过观察初始 r 波时限和测量 rS 间期鉴别完全性左束支阻滞和类左束支阻滞，这是因为完全性左束支阻滞时，心室除极开始于右束支，初始除极仍经由束支系统，除极快速，初始 r 波较“瘦窄”，而起源于右心室的室性心搏，心室除极开始于心室肌，除极缓慢，初始 r 波“胖宽”[43，44]。

■ Ⅱ导联 R 峰时间

Ⅱ导联 R 峰时间是指宽 QRS 波时，Ⅱ导联的 QRS 起点（等电位线）至第 1 个极性改变点的时间间期，≥50ms 支持判读为室性心搏，文献报道的敏感度 93%，特异度 99%，不过需要更多的病例确认诊断价值[45]。例 25 的 R_2 和 R_3 依靠Ⅱ导联 R 峰时间无法鉴别，R_2 测值为 60ms，R_3 测值为 100ms，均超出标准，这是 R_2 在Ⅱ导联表现为切迹 R 波缘故。（由于Ⅱ导联 R_2 和窦性 P 波重叠，读者可选择 R_1 测量 R 峰时间，并和 R_3 的 R 峰时间比较）。我们在此举例是说明研究文献中，研究者常用典型的心电图用于分析和说明问题，临床实践中，仍有大量不典型心电图，有时单导联分析很困难，甚至得出错误的结论。

现有室上性心搏伴束支阻滞与室性心搏的鉴别指标中，都或多或少存在局限性，诊断准确度无法达到 100%，甚至一些不同导联的判读结果相互矛盾，让心电图分析者陷入进退维谷的境地。一旦发生这种情况，宽 QRS 波的分析仍要回归到传统的图形鉴别，结合 12 导联心电图波形综合评估，依靠单导联鉴别的风险增大。因此，在当前新理念和新概念不断推陈出新的年代，学习好经典的图形分析法仍然是分析心电图的基础。

□ 李　洁

例 26

难度：★★☆☆☆

男，71 岁，临床诊断为冠心病。心电图长间期诊断正确的是（　　　）。

A. 显著的窦性心动过缓　　B. 窦性心律不齐

C. 二度Ⅰ型窦房阻滞　　D. 二度Ⅱ型窦房阻滞

E. 窦性停搏

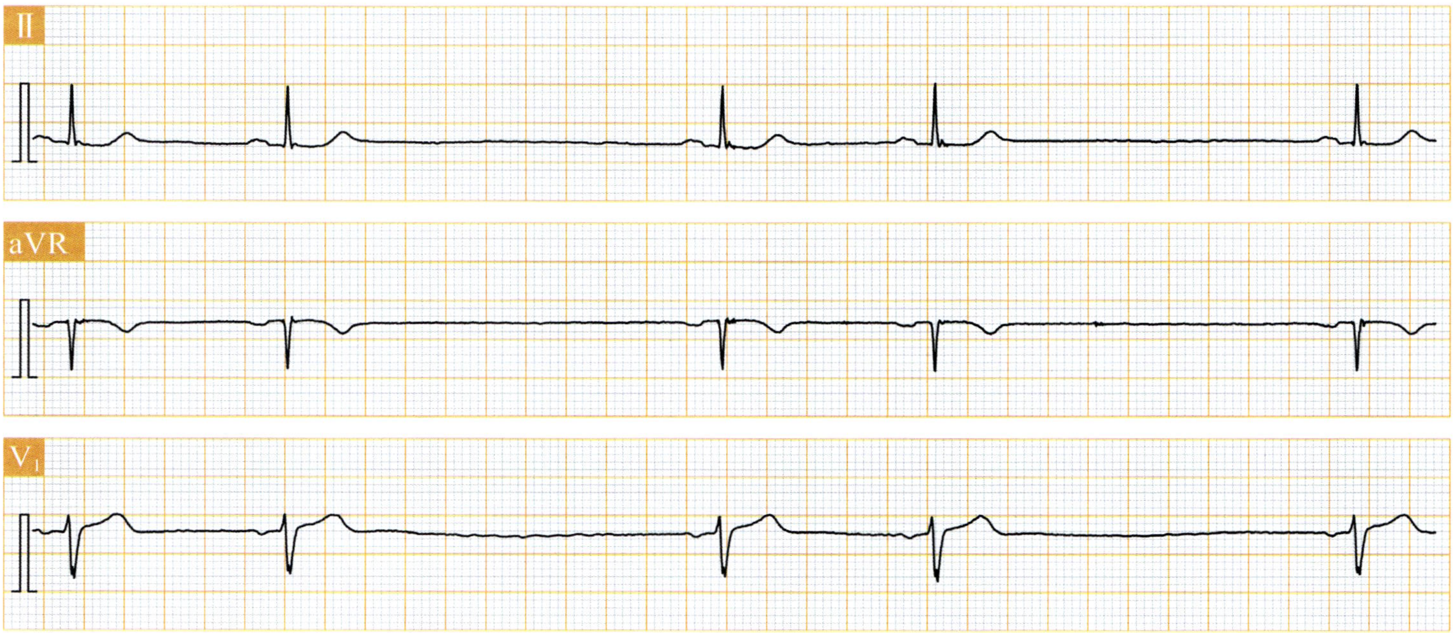

[试题答案] D

[试题解析] 窦房结产生的冲动部分传导至心房，引起心房除极，心电图产生窦性 P 波；部分传导至心房受阻，心电图间歇性窦性 P 波丢失，出现长 P-P 间期，称为二度窦房阻滞。窦房阻滞是窦性冲动向心房传导障碍的一类心律失常，主要是窦房交界区病变和心房肌严重病变（广泛纤维化、淀粉样变性等）。

二度 I 型窦房阻滞时，窦房结的冲动向心房传导时间逐渐延长（不断遭遇窦房交界区的相对不应期），直至一个窦性冲动未能传导至心房（遭遇窦房交界区的有效不应期），心电图表现为窦性 P-P 间期逐渐缩短，直至出现一次长 P-P 间期（窦性 P 波脱落），长 P-P 间期小于其前最短 P-P 间期 2 倍（满足文氏现象）。

心电图上，二度 I 型窦房阻滞主要的鉴别诊断是窦性心律不齐，两者的 P-P 间期都遵循一定的演变模式，但二度 I 型窦房阻滞的 P-P 间期演变遵循相同的数学规律，重复性好，而窦性心律不齐的 P-P 间期演变是随机的，P-P 间期之间无数学规律，更谈不上重复性。

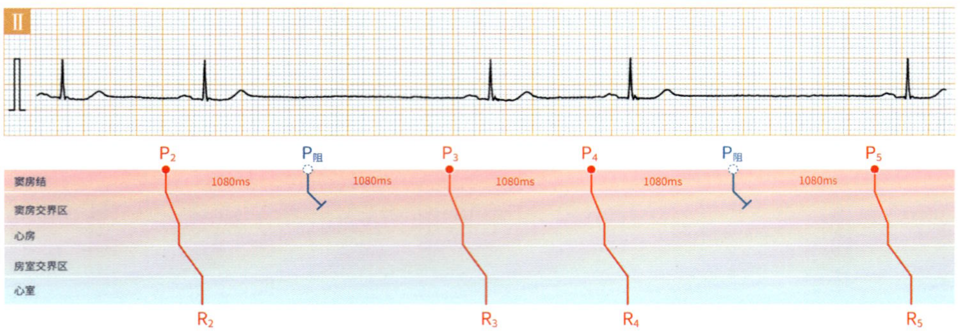

分析二度 II 型窦房阻滞

两次窦性冲动受阻于窦房交界区（蓝色空心圆圈），未能进入心房，心电图上窦性 P 波丢失。由于基础窦性周期并未受到干扰，长 P-P 间期是基础短 P-P 间期的两倍。二度窦房阻滞期间，长 P-P 间期里既可以出现各种逸搏和逸搏心律，也可以无逸搏出现

二度 II 型窦房阻滞是窦性冲动遭遇窦房交界区延长的有效不应期而受阻，未能进入和激动心房，心电图间歇性出现 P 波脱落和长 P-P 间期，由于基础窦性周期和传导规律无改变，长 P-P 间期是短 P-P 间期的 2 倍（上图）。

二度 II 型窦房阻滞是相对容易诊断的心律失常，测量长 P-P 间期是基础短 P-P 间期的倍数关系或近乎倍数关系即可诊断；如果多次出现的长 P-P 间期和短 P-P 间期能反复验证倍数关系，诊断的可靠性增加且能排除窦性心律不齐缓慢相（长 P-P 间期和短 P-P 间期无固定数学关系和重复性）、二度 I 型窦房阻滞（P-P 间期反复周期性演变）和窦性停搏（长 P-P 间期和短 P-P 间期无倍数关系）。

□ 张登洪

例 27

难度：★★★☆☆

男，71 岁，临床诊断为冠心病。心电图长间期诊断正确的是（　　　）。

A. 显著的窦性心动过缓

B. 二度Ⅰ型窦房阻滞

C. 二度Ⅱ型窦房阻滞

D. 高度窦房阻滞

E. 窦性停搏

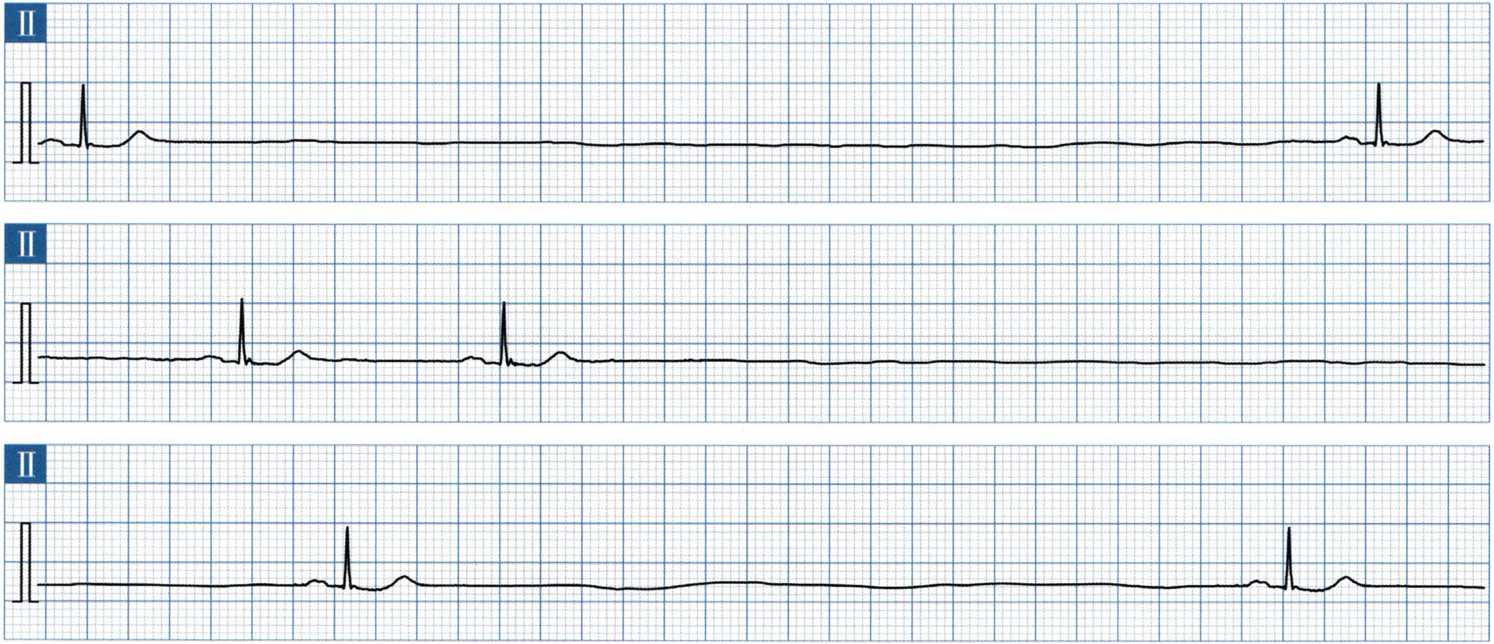

[试题答案] D

[试题解析] 分析缓慢心律失常时，首先需要确认缓慢心律失常发生的部位：①心房层面，长间期由长 P-P 间期组成，代表 P 波丢失；②心室层面，长间期由长 R-R 间期组成，代表 QRS 波丢失。当 P 波个数和 QRS 波个数相同时，长 P-P 间期等同于长 R-R 间期。

例 27 是严重的缓慢心律失常，三条连续记录 21.6s 的心电图中，仅有 6 个 P 波和 QRS 波，相当于心率 17 次 / 分，初学者很容易判读为窦性停搏。仔细观察例 27，窦性 P 波和 QRS 波个数相同，长间期解读为长 P-P 间期：窦性 P 波的脱落导致后继 QRS 波的丢失，从这个意义上说，重点鉴别二度窦房阻滞和窦性停搏。

窦房阻滞时，当脱落的窦性 P 波个数超过理论上应出现窦性 P 波个数的 50% 时，称为高度窦房阻滞；当窦房阻滞更为严重时，仅有散见的窦性 P 波，称为几乎完全性窦房阻滞，是窦房传导组织严重病变的心电图标志，患者通常会出现缓慢心律失常相关症状，如虚弱、乏力、头晕、黑朦和晕厥等。

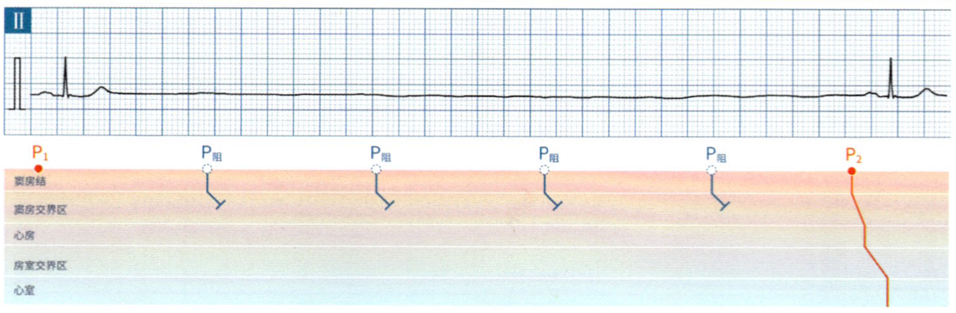

高度窦房阻滞

截取例 27 的上条心电图。P_1-P_2 间期长达 6280ms，是基础短 P-P 间期的五倍，心电图推导窦性 P_1 波和窦性 P_2 波之间，至少有 4 个窦性冲动被阻滞。6280ms 的长 P-P 间期中，无任何逸搏出现，提示次级起搏点的功能也较差，患者心电图出现长间期时，容易出现黑矇、晕厥等缓慢心律失常症状

高度窦房阻滞时，如果心电图几乎都是长 P-P 间期，应测量不同的间期，分析它们之间是否存在公倍数，以明确这些长 P-P 间期是否为假想短 P-P 间期的倍数（上图）。值得注意的是，根据阻滞类型的严格定义，≥2 倍以上不能诊断为二度Ⅱ型窦房阻滞，而是高度窦房阻滞，即使它们的电生理机制存在共性（窦房交界区有效不应期延长）。

例 27 的中条心电图可见短 P_3-P_4 间期 1260ms，折算频率为 47 次 / 分；上条的长 P_1-P_2 间期 6280ms，长 P-P 间期接近短 P-P 间期的五倍，诊断为高度窦房阻滞。上图所示心电图分析中，P_1-P_2 间期中有 4 个窦性冲动未能传导至心房，说明窦房交界区持续处于有效不应期状态，存在严重病变。

□ 张登洪

例 28

难度：★★★★☆

男，18 岁，临床无器质性心脏病。关于心电图诊断，以下正确的是（　　　）。

A. 房性心动过速伴 2：1 房室传导

B. 加速的交界性自主心律

C. 窦性心律，一度房室阻滞

D. 阵发性房室结折返性心动过速

E. 二度 Ⅰ 型窦房阻滞

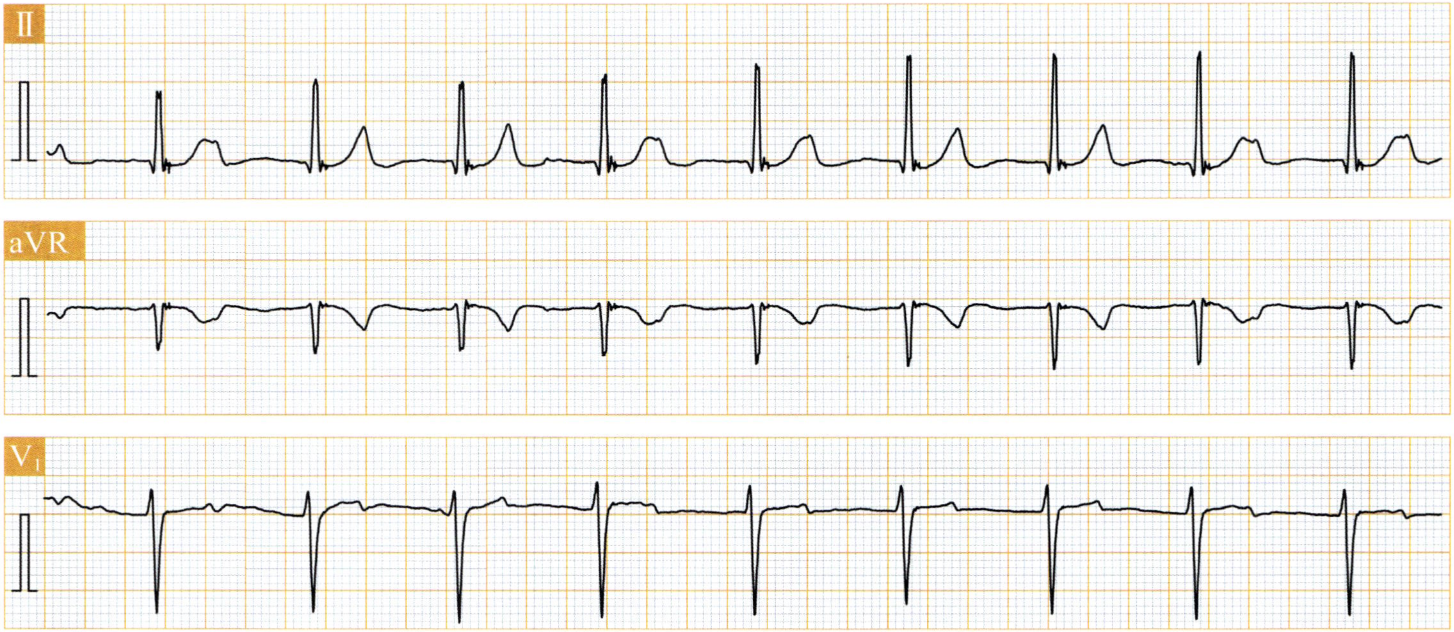

［试题答案］C

［试题解析］通常，窦性P波在前一个窦性心搏的T波之后出现，窦性P波易分辨，一旦发生一度房室阻滞，很容易观察到延长的PR间期，从而建立诊断。另外，

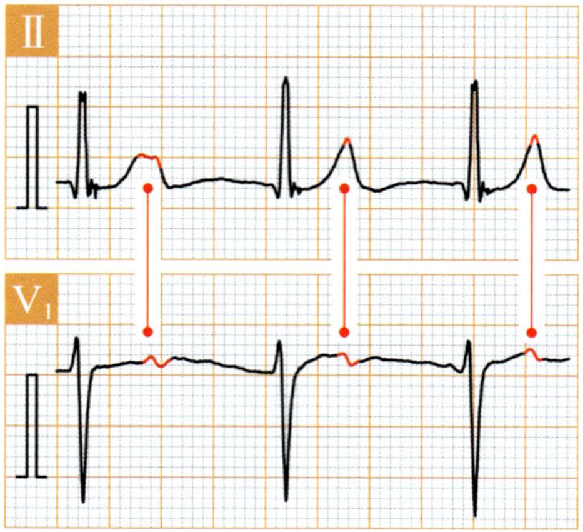

分析重叠于T波之上的窦性P波

II导联T波切迹、振幅增高等部位要警惕重叠的窦性P波（红色曲线）。一些个体的V_1导联窦性P波呈正负双相形态，也可以作为观察窦性P波的端倪，V_1导联所谓的“正向T波”（红色曲线）恰好对应于II导联T波的切迹、增高部分；此外T波正向部分仅有40ms，形态圆钝，这些特征更支持判读为窦性P波的正向部分而非T波的正向部分，PR间期480ms，诊断为一度房室阻滞

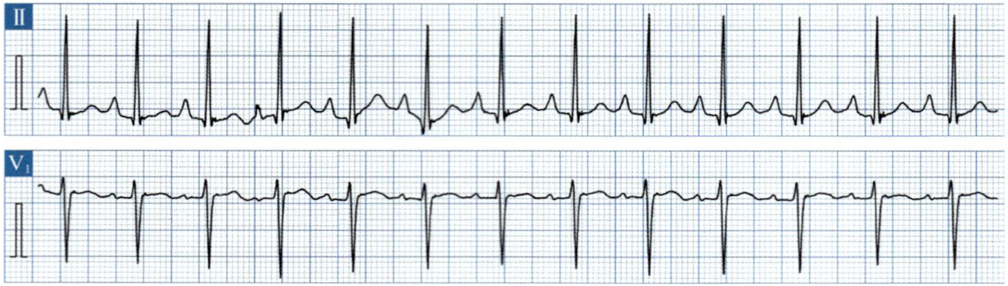

受检者运动后心电图

嘱受检者运动后，窦性心律增快至113次/分时，PR间期骤然缩短为160ms，房室传导正常，受检者无任何不适

临床常见窦性P波出现于之前窦性T波的顶峰或下降支，一旦发生一度房室阻滞，若未能发现T波中重叠的窦性P波，容易误判为交界性心律（左图）。

18岁的青少年，临床无器质性心脏病，心电图描记到一度房室阻滞，需要排除高迷走神经张力对房室传导的影响。嘱受检者运动，心率增快至113次/分时，PR间期缩短为160ms正常值（上图）。假设受检者系“心肌炎”所致房室传导受损，心率增快后，房室传导功能应该恶化而非改善。

高迷走神经张力是健康人发生一度房室阻滞的常见原因[45]。PR间期＞300ms时，房室同步性受损，会发生舒张期二尖瓣反流，心室前负荷下降，相当于“起搏器综合征”[46]。

此外，该名男青年是否存在房室结双径路传导现象值得思考，慢心率时经由慢径路传导，PR间期长，而快心率时经由快径路传导，PR间期短，遗憾的是，受检者不愿进行详细检查。无论如何，简单的运动试验已能排除该受检者的一度房室阻滞并非病理性房室阻滞。

□ 张登洪

例 29

难度：★★★☆☆

男，7岁，临床诊断为三尖瓣下移畸形。心电图长间期诊断正确的有（　　）。（多选题）

A. 窦性心律
B. 频发房性期前收缩
C. 二度Ⅰ型房室阻滞
D. 二度Ⅱ型房室阻滞
E. 高度房室阻滞

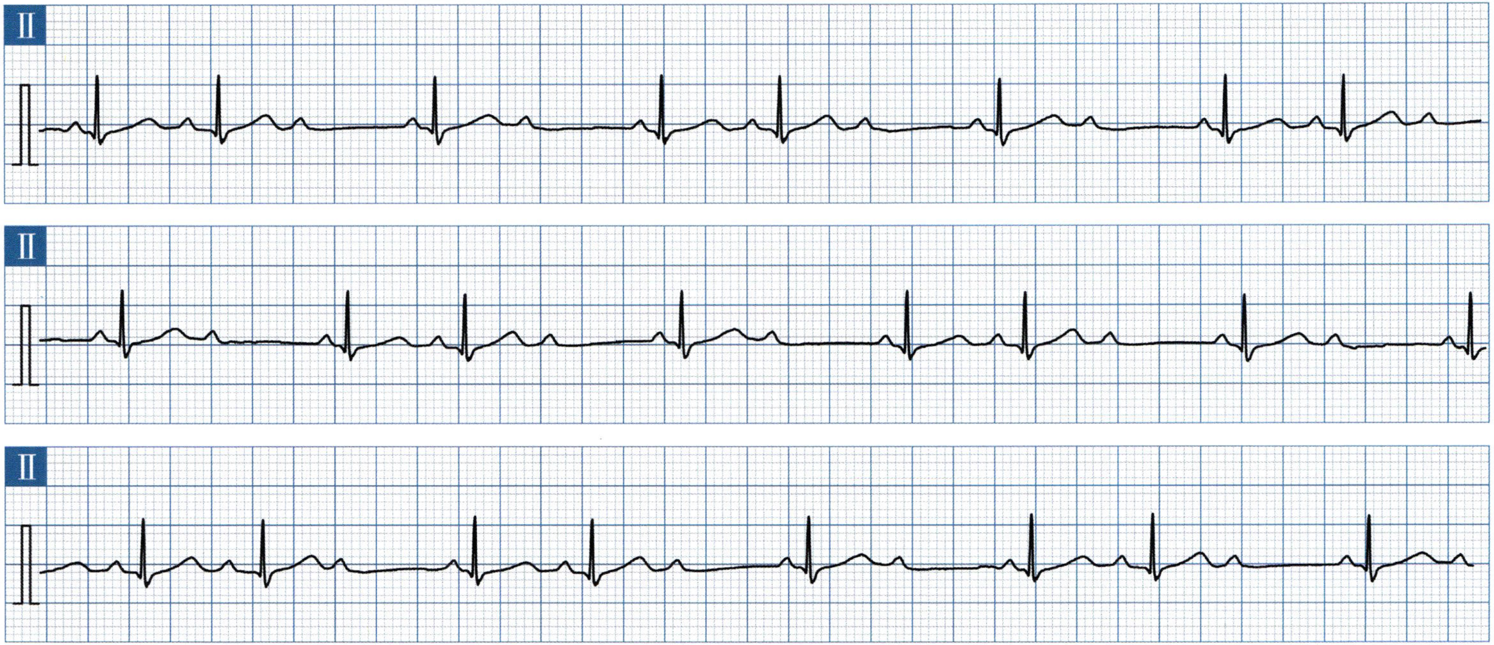

[试题答案] AC

[试题解析] 例 29 的 R-R 间期呈间歇性长 – 短周期序列，短 R-R 间期 580ms，长 R-R 间期 1020ms，QRS 波均呈室上性，形态一致，时限 80ms。对于初学者，很容易把短 R-R 间期看作房性期前收缩，因为 QRS 波提前出现，其前有相关 P 波，长 R-R 间期是代偿间期，部分房性期前收缩未下传。以下建议有助于排除期前收缩：尽管 R-R 间期呈长 – 短周期序列，P-P 间期实际是规律的，所有 P 波形态一致，诊断房性期前收缩不成立；短 R-R 间期貌似提前，其前的 P 波在 Ⅱ 导联直立，PR 间期＞120ms，也不支持诊断为交界性期前收缩。

分析心律失常，首先要识别心房除极波和心室除极波的性质。Ⅱ导联 P 波圆钝、直立，判读为窦性 P 波；QRS 波形态和时限正常，判读为室上性冲动下传激动心室，室内传导正常。

其次，分析心房除极波和心室除极波有无关系。右上图所示心电图，有 13 个 P 波和 8 个 QRS 波，QRS 波个数明显少于窦性 P 波个数，提示部分窦性 P 波未能下传心室，可能原因有生理性房室干扰和病理性房室阻滞。

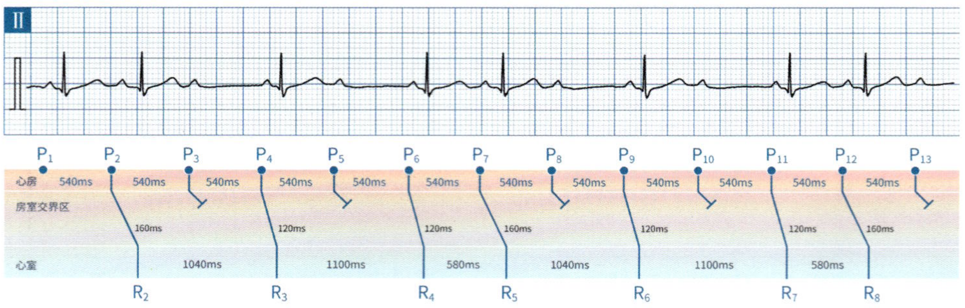

分析二度Ⅰ型房室阻滞

窦性周期 540ms，相当于频率 111 次 / 分，节律规整。PR 间期有 120ms 和 160ms 两种，一些窦性 P 波经历 120ms 的房室传导后，随即阻滞（P_5 和 P_{10}），呈 2：1 阻滞；一些窦性 P 波经历 120ms 和 160ms 两次房室传导后，第 3 个窦性 P 波才被阻滞（P_3、P_8 和 P_{13}），呈 3：2 房室传导

最后，通过测量 PR 间期、P-P 间期和 R-R 间期等建立心房除极波和 QRS 波的数学模型和传导规律，确认两者的内在联系。例 29 的一部分窦性 P 波先后经历 120ms 和 160ms 的房室传导后，第 3 个窦性 P 波才被阻滞，PR 间期进行性延长，直至一个 P 波被阻滞，属于典型的二度Ⅰ型房室阻滞。部分 P 波呈 2：1 阻滞，窦性 P 波经历一次 120ms 的房室传导后，旋即被阻滞，提示房室交界区的不应期动态波动：当有效不应期较长时，发生 2：1 阻滞，当相对不应期较长时，发生 3：2 房室传导。

2：1 房室阻滞可以单独诊断，但若并存文氏阻滞，仍属于二度Ⅰ型房室阻滞，阻滞层面主要是房室结。

□ 张录兴

例 30

难度：★★★★☆

女，63 岁，急性下壁心肌梗死患者。心电图诊断以下正确的是（　　　　）。（多选题）

A. 窦性心律

B. 交界性逸搏

C. 二度 Ⅰ 型房室阻滞

D. 加速的交界性自主心律伴 3：2 传出阻滞

E. 三度房室阻滞

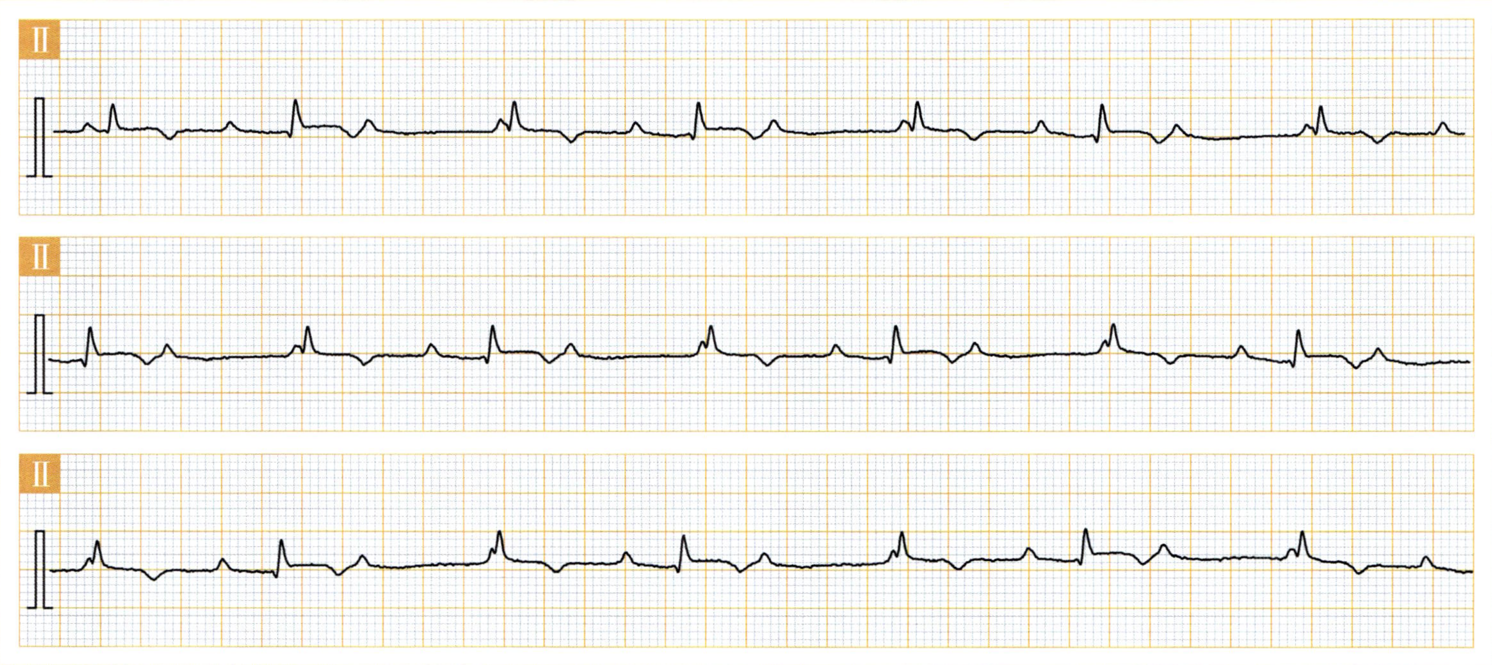

［试题答案］ ABC

［试题解析］ 典型的二度Ⅰ型房室阻滞传导特点是PR间期进行性延长，R-R间期进行性缩短，直至一个窦性P波被阻滞形成长R-R间期，长R-R间期小于阻滞前最短R-R间期的2倍。临床上，不典型的二度Ⅰ型房室阻滞更为多见，包括PR间期进行性缩短、数个PR间期保持恒定、QRS波脱落前的PR间期并非最长、其他心律失常结束二度Ⅰ型房室阻滞等。

例30可以看作成组搏动，每组搏动包括3个窦性P波和2个QRS波，P波个数多于QRS波个数，分析每组搏动，多数第一个心搏PR间期异乎寻常的短，PR间期明显<120ms（除了上条心电图），这是不符合传导规律的，因此，PR间期骤然缩短的QRS波并非窦性P波下传，而是窦性P波和交界性逸搏组成的表观PR间期，两者并无传导关系（右上图）。

二度Ⅰ型房室阻滞多变的PR间期需要与三度房室阻滞鉴别，前者PR间期多变且呈周期性规律性变化，遵循一定传导

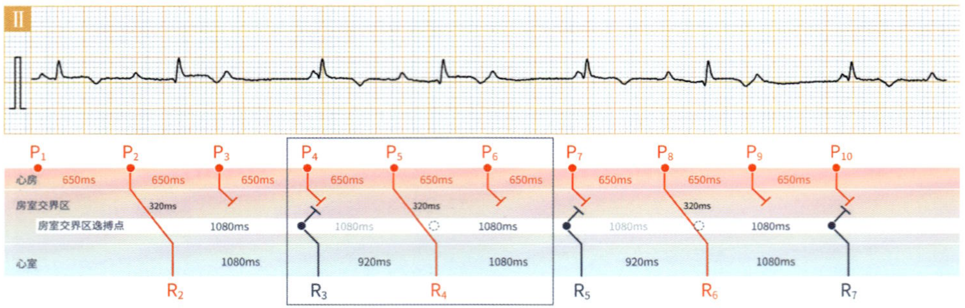

分析二度Ⅰ型房室阻滞

窦性心律，二度Ⅰ型房室阻滞（3∶2房室传导）。除外窦性下传的P_1R_1、P_2R_2和被阻滞的窦性P_3组成典型的二度Ⅰ型房室阻滞，其余3∶2传导的二度Ⅰ型房室阻滞由交界性逸搏－窦性QRS波和被阻滞的窦性P波组成（天灰色框）。本例可以看到两种传导现象：P_6是病理性阻滞，房室交界区有效不应期延长所致；P_6被阻滞后，心室漏搏一次，形成长R-R间期，1080ms后一个交界性逸搏（R_5）结束了长R-R间期，交界性逸搏R_5几乎与窦性P_7波同时发生，生理性干扰了窦性P_7波的下传

模式；后者表观PR间期无规律性变化。例30的每组心搏中，尽管第一个心搏的表现PR间期多变，但第二个心搏的PR间期恒定，提示第二个窦性P波经房室交界区传导至心室，第三个窦性P波被阻滞；房室阻滞期间，及时出现一次交界性逸搏，干扰了第一个窦性P波的下传，从而使典型的二度Ⅰ型房室阻滞变得隐晦起来。

人群中房室结的血液供应90%来自右冠状动脉，10%来自左回旋支动脉[47]。冠状动脉造影证实，70%的急性下壁心肌梗死罪犯血管是右冠状动脉，因而急性下壁心肌梗死常常并发各类房室阻滞，通常在心肌梗死后30min至7天出现[48，49]。多数患者血流动力学稳定，随着房室结侧支循环的建立，房室结的传导功能于24h至1周逐渐恢复，只有少数患者进展为高度或完全性房室阻滞，需要置入永久性人工心脏起搏器[50-52]。

□ 廖品亮

例 31

难度：★★★☆☆

女，54 岁，临床诊断结节病。心电图长间期诊断正确的是（　　　）。

A. 房性期前收缩未下传　　B. 窦性停搏

C. 二度 Ⅰ 型窦房阻滞　　D. 二度 Ⅰ 型房室阻滞

E. 二度 Ⅱ 型房室阻滞

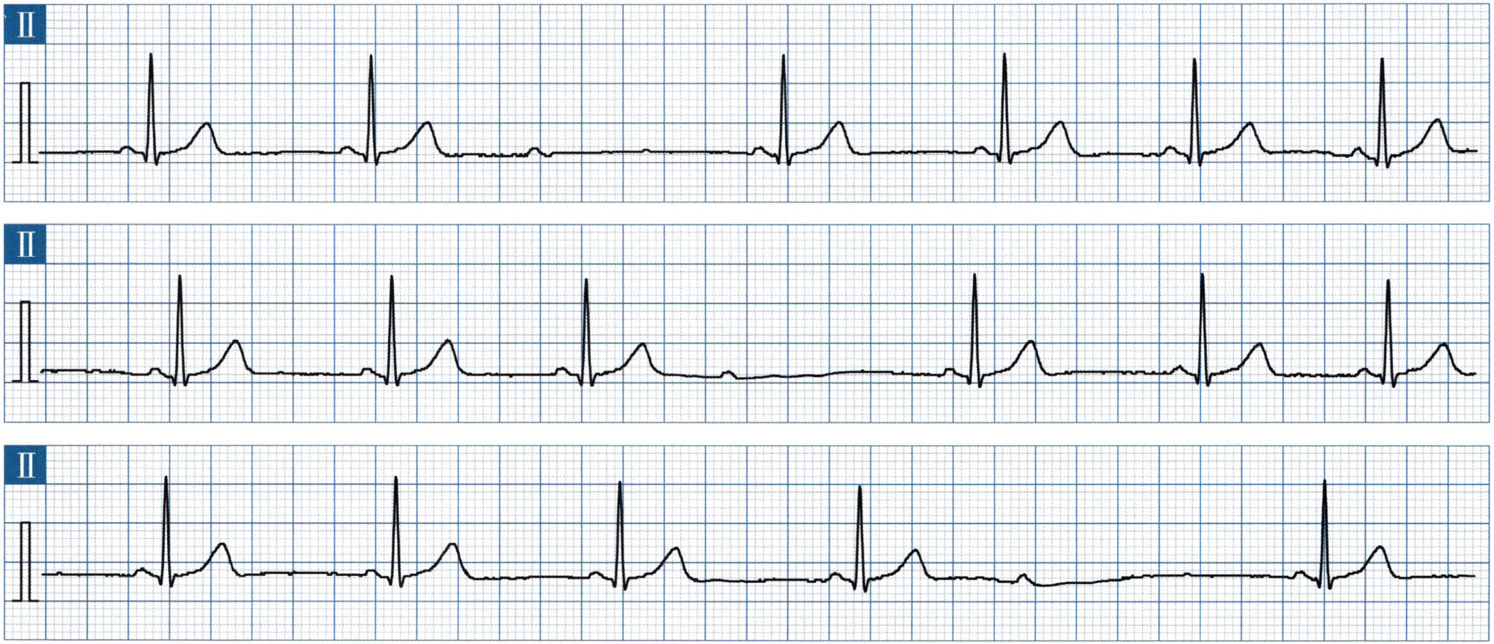

[试题答案] E

[试题解析] 分析长间期心电图的主要思路是长间期是由于心房层面所致（窦性心动过缓、窦性停搏、窦房阻滞等），还是心室层面所致（房室阻滞），或是一些心律失常的伴随现象（期前收缩的代偿间期等）。P 波个数明显多于 QRS 波个数时，首先考虑二度及二度以上房室阻滞。

例 31 所示心电图的 Ⅱ 导联 P 波圆钝、直立，时限正常，P-P 间期波动于 845～1080ms，折算心率为 56～68 次 / 分，基础节律诊断为窦性心动过缓伴不齐。

二度 Ⅱ 型房室阻滞的心电图诊断标准是 PR 间期固定，部分窦性 P 波未能下传心室，引起 QRS 波脱落，脱落前后 R-R 间期等于或近乎等于基础 R-R 间期的两倍[53]。很多初学者往往囿于心电图的诊断标准，实际这些诊断标准包括必需标准和次要标准。二度 Ⅱ 型房室阻滞的必需诊断标准是 PR 间期固定，QRS 波间断脱落；长 R-R 间期是否为基础 R-R 间期的两倍则是一个次要标准，因为窦性节律绝对规

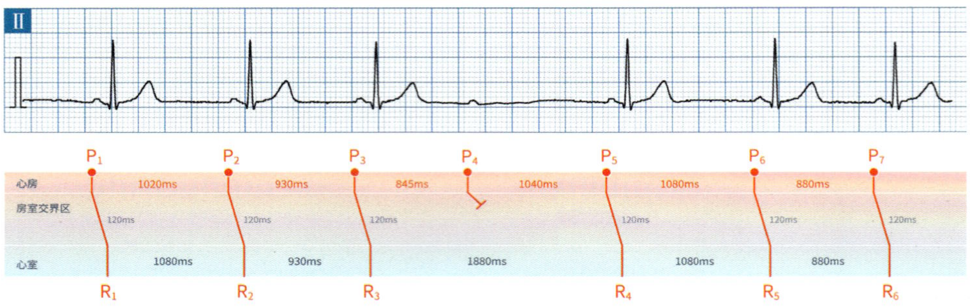

分析二度 Ⅱ 型房室阻滞

窦性心律，P-P 间期波动于 845 ～ 1080ms。R_3-R_4 出现一次长间期，仔细观察 P_3-P_5 间期中有一个窦性 P_4 波，因此该长间期只能是长 R-R 间期，不能判读为长 P-P 间期，P 波个数多于 QRS 波个数，要考虑二度房室阻滞。测量下传 QRS 波，PR 间期均固定为 120ms，由此诊断为二度 Ⅱ 型房室阻滞

整时，长 R-R 间期是短 R-R 间期的两倍，而窦性心律不齐时，长 R-R 间期只能是短 R-R 间期的近似倍数，而并非严格的两倍关系（上图）。

心脏电生理研究证实，二度 Ⅱ 型房室阻滞的部位位于房室结以下传导系统，包括希氏束、束支等部位，即希氏束 - 浦肯野系统，预后不佳，应及时置入人工心脏起搏器，特别是临床有黑矇、晕厥等缓慢心律失常症状的患者[54]。

二度 Ⅱ 型房室阻滞的诊断难点是电生理上轻微变动的传导时间，理应诊断为二度 Ⅰ 型房室阻滞，但心电图 PR 间期变化不明显，肉眼无法识别，心电图只能诊断为二度 Ⅱ 型房室阻滞。此外，一些隐匿性希氏束期前收缩可能干扰窦性冲动的传导，形成假性二度 Ⅱ 型房室阻滞，如果心电图同时记录到显性交界性期前收缩，则要重新考虑诊断[55]。

□ 王　军

例 32

难度：★★★★☆

男，47 岁，因头晕、心悸 1 周入院。关于心电图诊断，以下正确的是（　　　）。

A. 房性期前收缩未下传二联律

B. 二度Ⅱ型窦房阻滞

C. 二度Ⅰ型房室阻滞

D. 二度Ⅱ型房室阻滞

E. 2：1 房室阻滞

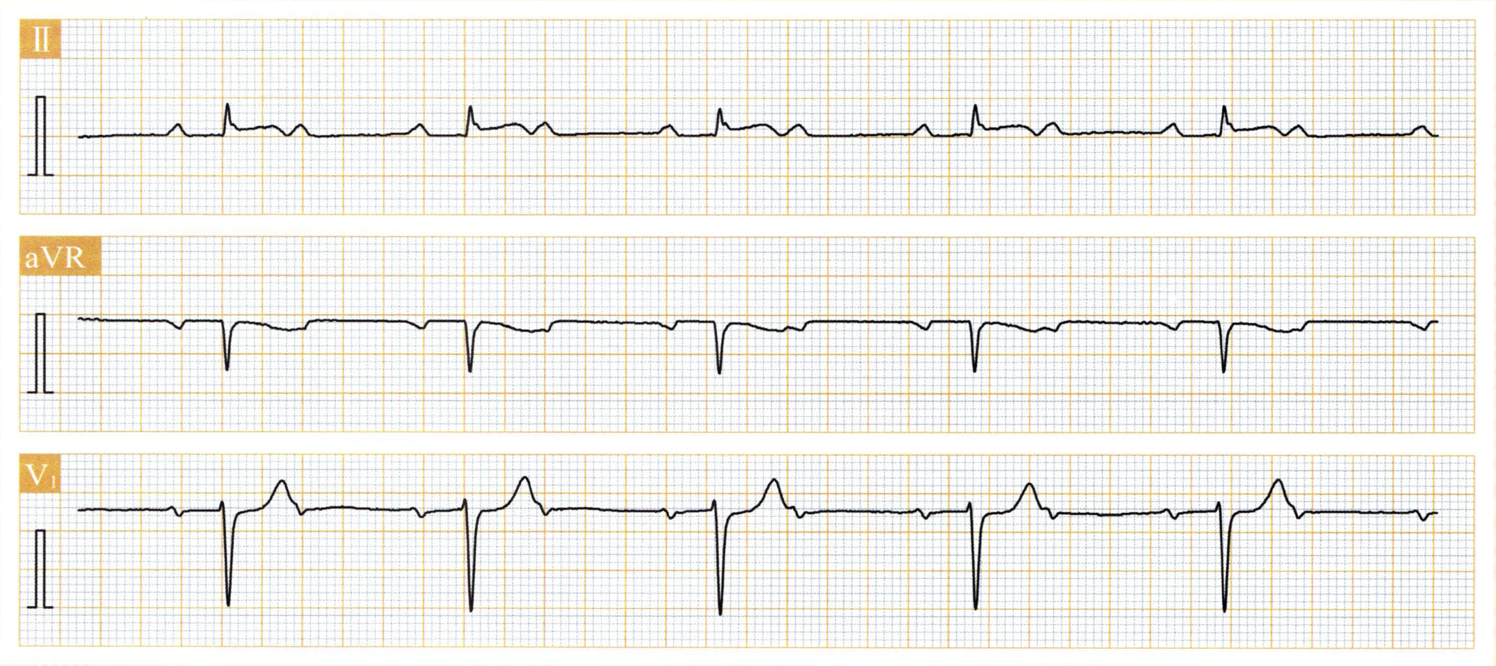

［试题答案］ D

［试题解析］ 房室阻滞分为五大类：①一度房室阻滞，PR 间期延长，无 QRS 波脱落；②二度房室阻滞，PR 间期进行性延长伴 QRS 脱落（Ⅰ型）或 PR 间期固定伴 QRS 波脱落（Ⅱ型）；③ 2：1 房室阻滞，50% 的 QRS 波脱落；④高度房室阻滞，≥2 个连续 P 波未能下传；⑤三度房室阻滞，所有窦性 P 波均未能下传心室，心室由交界性或室性逸搏心律控制。

2：1 房室阻滞是房室阻滞的一种特例，一半的窦性 P 波下传心室，另一半的窦性 P 波被阻滞未能下传心室。这种房室阻滞，如果缺少基础连续下传的 PR 间期作参照，如判断 PR 间期是固定下传或 PR 间期变动，至少需要两个连续下传的窦性冲动，才能确认 PR 间期行为；如果患者的心电图，包括动态心电图缺乏参照，均为 2：1 房室阻滞，则心电图直接诊断为 2：1 房室阻滞。

例 29 中尽管出现部分 2：1 房室阻滞，但其他心搏可见连续传导的变化的

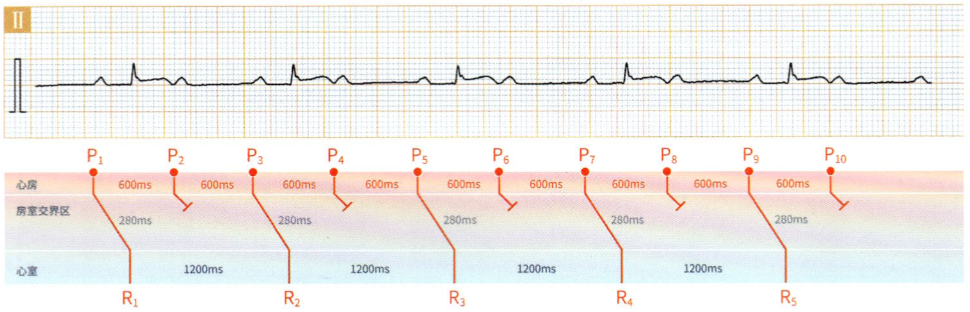

分析 2：1 房室阻滞

窦性心律，节律规整，P-P 间期 600ms，折算为窦性心律 100 次 / 分。窦性 P 波下传心室的 PR 间期 280ms，QRS 波形态正常，但随后的窦性 P 波未能下传心室，整条心电图的窦性冲动呈 2：1 传导模式，下传窦性冲动的 PR 间期固定，未观察到连续传导的 PR 间期行为，典型的 2：1 房室阻滞

PR 间期，可以判读为二度Ⅰ型房室阻滞，部分呈 2：1 阻滞；而例 32 是恒定的 2：1 阻滞，只能诊断为 2：1 房室阻滞（上图）。

2：1 房室阻滞很容易被初学者误诊为房性期前收缩未下传二联律，12 导联心电图观察 P 波形态一致，测量 P-P 间期无明显提前或轻微变动（窦性频率波动），可以排除房性期前收缩未下传二联律。值得注意的是，有时某些导联的窦性 P 波会发生轻微变化，形态并非绝对一致，需要多导联确认。

2：1 房室阻滞既可以发生于房室结层面，也可以发生于希氏束 – 浦肯野系统。单纯根据 QRS 波形态（窄 QRS 波或束支阻滞图形）判读 2：1 房室阻滞的部位是不可靠的，如急性心肌梗死时，2：1 房室阻滞伴窄 QRS 波 80% 的阻滞部位是希氏束 – 浦肯野系统，20% 发生于房室结层面 [56, 57]。

□ 王　军

例 33

女，75 岁，临床诊断为后壁心肌梗死。关于心电图长间期的诊断，正确的是（　　）。

A. 房性期前收缩未下传二联律

B. 窦性停搏

C. 二度 Ⅱ 型房室阻滞

D. 2：1 房室阻滞

E. 二度 Ⅱ 型窦房阻滞

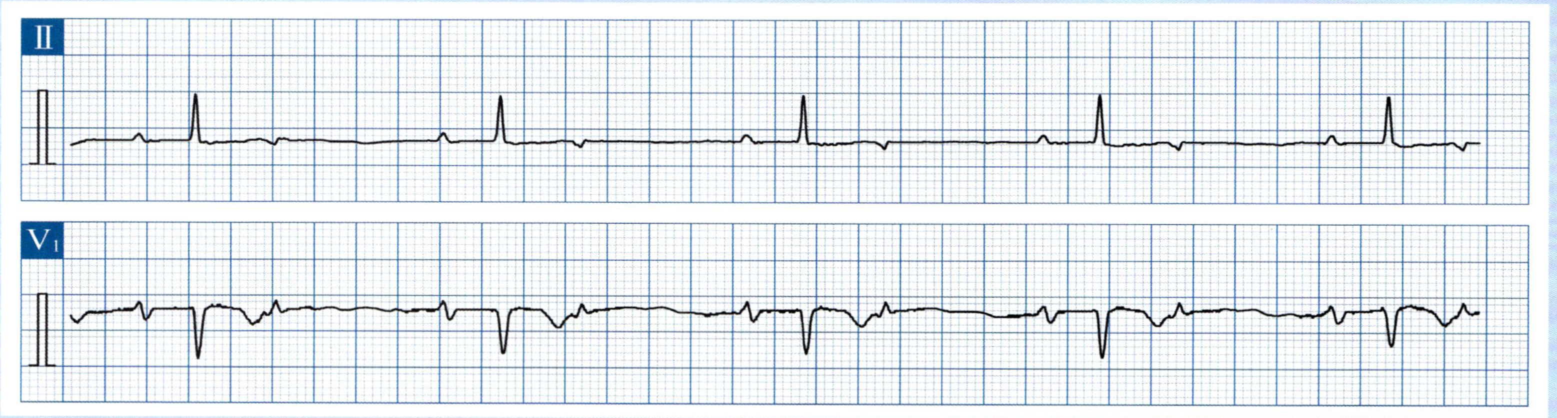

[试题答案] A

[试题解析] 有时，分析心电图并不需要阅读者掌握非常高深的心脏电生理知识，而需要的是“眼力”，即对心电图波形的精细化识别能力。请读者仔细阅读例33的心电波形态，这是一份2：1房室阻滞心电图吗？

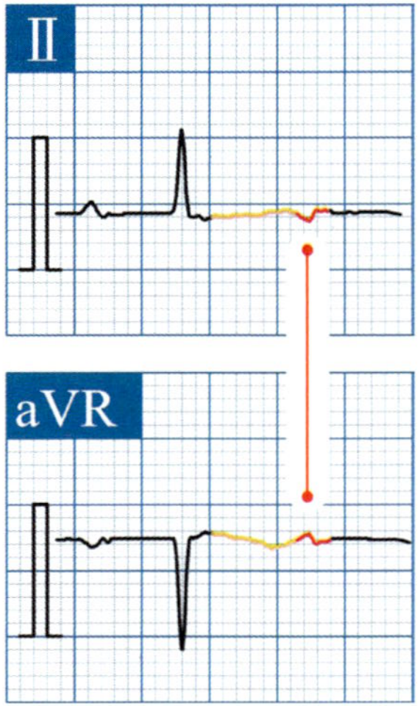

分析异位 P 波形态

T 波用橙黄色曲线标注，P 波用红色曲线标注。可见 aVR 导联上，一个正负双相的异位 P 波重叠于 T 波终末部

第一个P波，Ⅱ导联直立、圆钝，V_1导联呈正负双相，有理由判读为窦性P波。仔细观察，Ⅱ导联平坦T波上重叠有另一个倒置的P波，可能一些初学者会判读为负向T波，除非是双相或三相T波的起始部或终末部，T波时限短至60ns罕见，特别是同步aVR导联可以进一步分析第二个P波位于T波上升支终末部，呈正负双相形态，由此判读为异位的房性期前收缩（左图）。

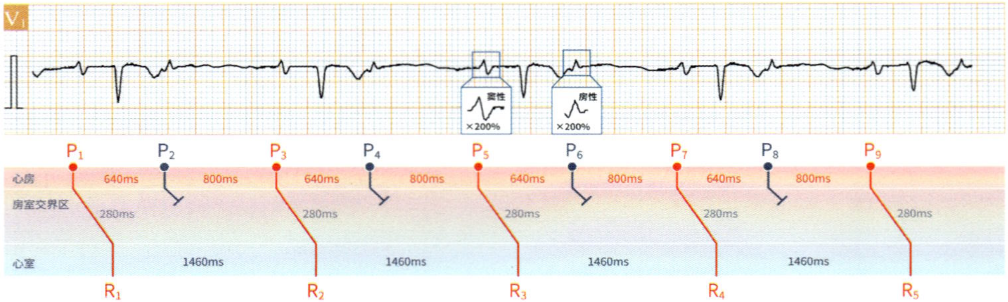

分析房性期前收缩未下传二联律

V_1 导联窦性 P 波呈正负双相波，负相波明显，但异位房性 P 波呈负正负三相波，正相部分明显。每个异位房性 P 波（天灰色圆圈）均未能下传心室，形成房性期前收缩未下传二联律。若异位房性 P 波振幅低或波形不明显，很容易误诊为严重的窦性心动过缓或 2：1 窦房阻滞。请读者自行比较例 32 和例 33 的心律失常分析梯形图，体会心律失常的发生机制

此外，V_1导联也是鉴别窦性P波和异位房性P波的绝佳导联：当窦性P波呈单相正向波时，位于T波上的P波呈正负双相P波或振幅突然增高；当窦性P波呈正负双相波时，位于T波上的P波呈直立、倒置波形，都应该判读为异位房性P波。观察例33的V_1导联，窦性P波呈正负双相，而异位P波呈负正负三相波，有理由判读为房性期前收缩，由此本例心电图是房性期前收缩未下传二联律（上图）。房性期前收缩未下传二联律重要的心电图鉴别诊断有严重的窦性心动过缓和2：1房室阻滞。

□ 王　军

例 34

彩色心电图实战图谱

难度：★★★☆☆

男，68 岁，因晕厥 1 天入院。关于心电图诊断，以下正确的是（　　　　）。（多选题）

A. 窦性心律

B. 交界性逸搏心律

C. 二度Ⅱ型房室阻滞

D. 高度房室阻滞

E. 三度房室阻滞

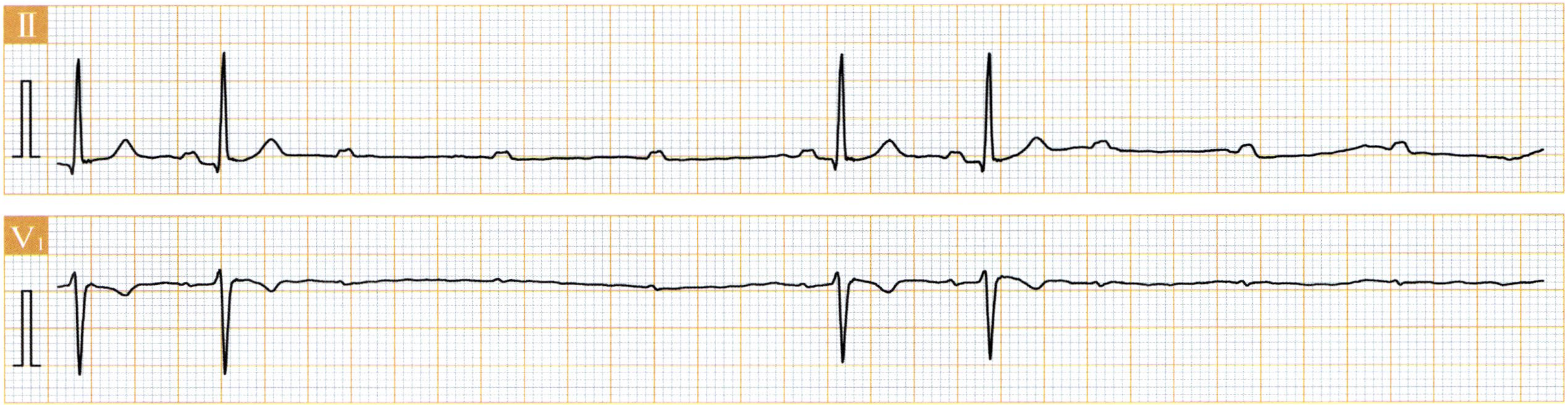

［试题答案］ AD

［试题解析］ 诊断房室阻滞时，初学者需要明确的一个概念是：二度Ⅰ型房室阻滞和二度Ⅱ型房室阻滞只有一个窦性P波被阻滞，2∶1是分水岭，如果出现≥2个窦性P波被连续阻滞，则不应继续诊断二度房室阻滞，而应诊断为高度房室阻滞。

假设患者的窦性心律为100次/分，发生2∶1房室阻滞时，心室率减慢至50次/分，症状通常是乏力、疲倦；当发生3∶1阻滞时，即三个窦性P波只有一个下传心室，心室率将减慢为33次/分，患者会出现头晕、心悸、黑矇等明显不适；如果患者心室率更为缓慢，心室停搏时间＞3s，则会出现晕厥、跌倒等严重缓慢心律失常症状[58]。

除非引起高度房室阻滞的是一过性原因，如高迷走神经张力、抗心律失常药物过量、室间隔缺损封堵器压迫希氏束、电解质紊乱、病毒性心肌炎、莱姆病等，高度房室阻滞的发生多数提示传导系统相关的冠状动脉循环和心肌严重受损，阻滞部位通常位于希氏束内或希氏束以下，需要及时置入人工心脏起搏器[36，59-61]。

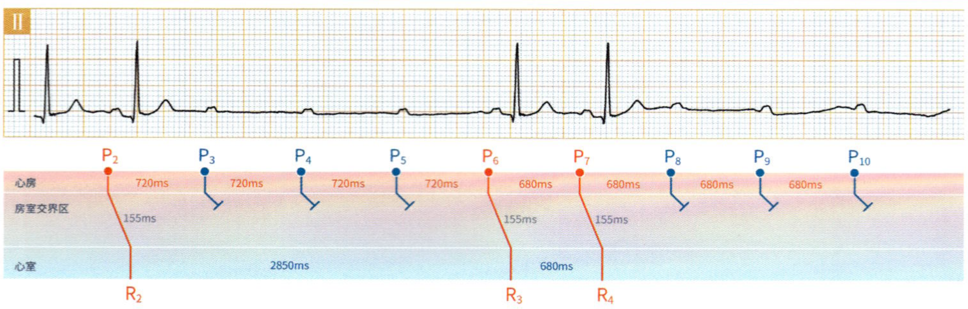

分析高度房室阻滞

窦性心律，节律基本规整，心率83～88次/分。第3、4和5以及第8、9和10个窦性P波表现为连续三次未能下传心室，诊断为高度房室阻滞。长R_2-R_3间期基本是短R_3-R_4间期的四倍。R_2-R_3间期长达2850ms，相当于心室率21次/分，长R-R间期内无逸搏出现，提示次级起搏点功能差，下游传导系统严重病变，也是患者在临床发生晕厥的病理生理机制

在急性冠状动脉临床研究中，全球急性冠状动脉事件登记系统（global registry of acute coronary event，GRACE）纳入59 229例急性冠状动脉综合征患者，2.9%并发高度房室阻滞[61]。相较于无高度房室阻滞患者，合并高度房室阻滞患者的年龄偏大，冠状动脉病变重，心肌缺血/梗死面积大，住院期间心力衰竭、心源性休克发生率和院内死亡率增加。

窦性心律时，≥2个P波连续未下传的高度房室阻滞勿和房性心动过速、心房扑动伴随的连续异位房性P波未下传混淆，后者通常见于极速的房性心律失常（频率250～350次/分），快速的房性P波因持续隐匿性传导，房室传导不应期恢复不全而发生生理性传导阻滞，避免心室率过快（上图）。

□ 王　军

例 35

彩色心电图实战图谱
难度：★★★☆☆

女，20 岁，因心悸 1 周入院。关于心电图诊断，以下正确的有（　　　）。（多选题）

A. 窦性心律

B. 交界性逸搏心律

C. 二度 Ⅱ 型房室阻滞

D. 高度房室阻滞

E. 三度房室阻滞

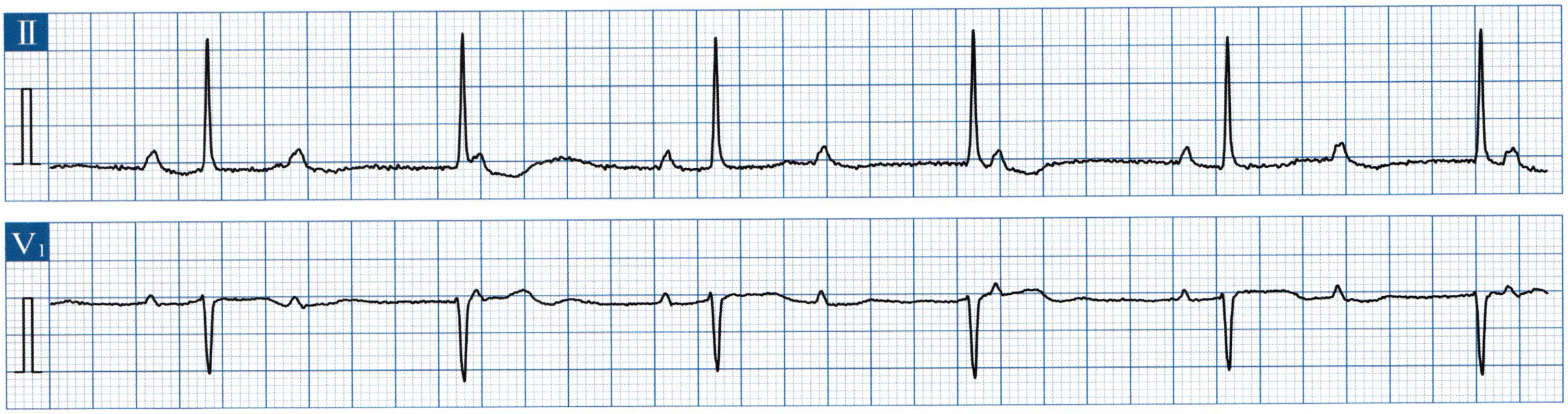

[试题答案] ABE

[试题解析] 三度房室阻滞，又称为完全性房室阻滞，顾名思义，所谓“完全性”意味着心房层面的所有冲动，包括窦性节律和各种房性节律都不能下传心室，心室节律由交界性逸搏心律或室性逸搏心律控制。

窦性心律时，心电图诊断三度房室阻滞的关键是确认窦性 P 波和 QRS 波无传导关系，何为无传导关系？ PR 间期多变，窦性 P 波和 QRS 波只是跟随各自的节律随机碰巧组合。

值得注意的是，当心房层面的节律为窦性心律时，窦性 P 波和 QRS 波各自跟随自身频率组合，会碰巧呈现表观 PR 间期，即 PR 间期 120～200ms，一份心电图上甚至出现多个表观 PR 间期相同的情况，很容易误诊为高度房室阻滞或几乎完全性房室阻滞，如右上图所示的表观 P_4R_3 间期和 P_7R_5 间期。

如何鉴别表观 PR 间期和固有 PR 间期？窦性心律发生三度房室阻滞时，假设心室由交界性逸搏节律控制，交界性逸搏节律缓慢而规整的发生，如果真有窦性 P 波偶尔下传，下传的 QRS 波必须领先于交界性逸搏控制心室，最迟不能超出交界性逸搏周期，因为下传的窦性周期若长于交界性逸搏周期，心室仍将继续被交界性逸搏控制，根据这个理论，若窦性下传激动心室，交界性逸搏节律的规整性将被打乱，QRS 交逸 -QRS 窦间期＜QRS 交逸 -QRS 交逸间期。窦性心律发生三度房室阻滞时，心电图出现表观 PR 间期，我们只需要仔细测量逸搏节律，逸搏节律规整，说明心室持续被逸搏节律控制。

例外的是，逸搏节律点的冲动发放不固定、合并多个逸搏节律点、逸搏点存在文氏型传出阻滞、期前收缩重整逸搏节律点等情况时，逸搏周期本身不规整，记录心电图长导联，仔细测量表观 PR 间期在内的 R-R 间期，发现 R-R 间期仍等同逸搏节律周期，仍能肯定为三度房室阻滞。

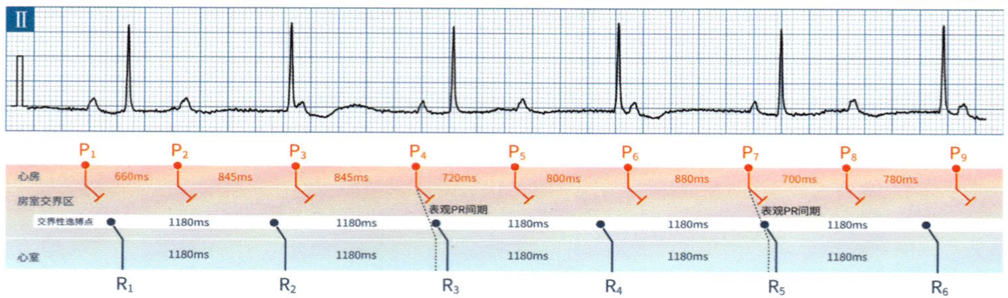

分析三度房室阻滞

窦性心律，频率波动于 68 ～ 90 次 / 分，心房层面存在窦性心律不齐。PR 间期不固定，提示窦性 P 波与 QRS 无关，诊断为三度房室阻滞。心室节律规整，频率 51 次 / 分，QRS 波为室上性形态，判读为交界性逸搏心律。P_4R_3 间期和 P_7R_5 间期呈现表观 PR 间期，但测量 R-R 间期绝对规整，提示交界性逸搏点并未受到窦性冲动的抑制和重整；此外，仔细测量所谓的 P_4R_3 间期 235ms，P_7R_5 间期 200ms，两者实际也是变化的，属于表观 PR 间期

□ 廖品亮

例 36

难度：★★★★★

女，46 岁，心电图系心外科二尖瓣置换术后采集，以下诊断正确的有（　　　　）（多选题）。

A. 窦性停搏

B. 心房颤动

C. 心房静止

D. 交界性逸搏节律

E. 室性逸搏节律

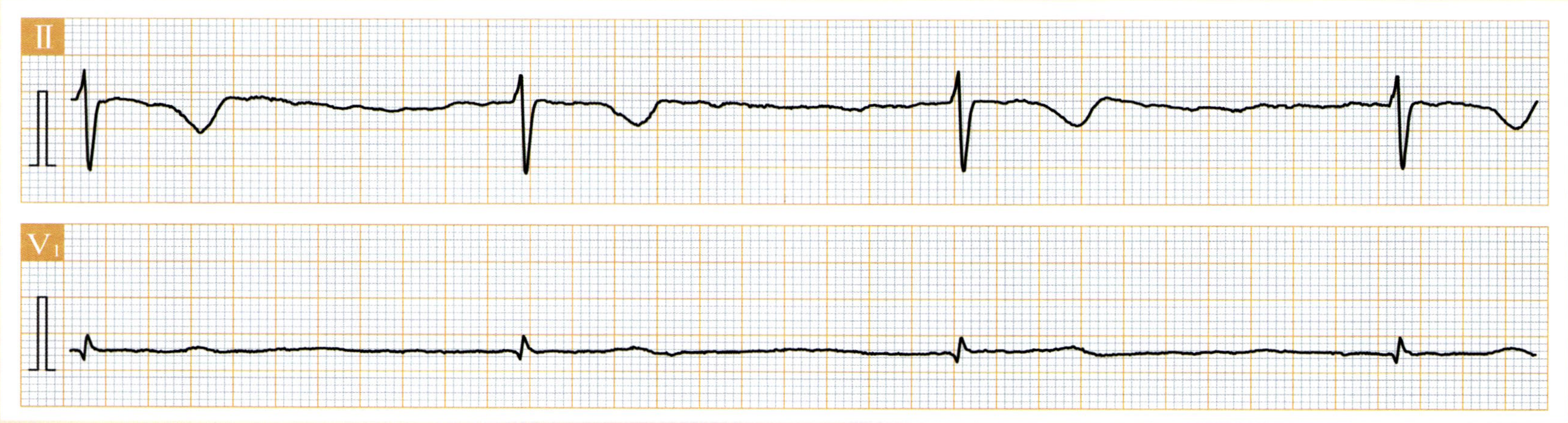

[试题答案] BE

[试题解析] 心房颤动是临床最常见的持续性心律失常，正确识别并诊断心房颤动是心电图阅读的基本功之一[62]。

绝对不规整的心室节律

心电图诊断心房颤动的标准有等电位线消失，代之以振幅、形态和频率不同的心房颤动波，频率快达350～600次/分，心室节律绝对不规整[63]。根据心房颤动波的振幅，心电图学上分为粗大型心房颤动波(粗颤)和纤细型心房颤动波(细颤)：粗颤是指 V_1 导联的心房颤动波最高振幅≥0.5mm，细颤是指心房颤动波最高振幅＜0.5mm[63-65]①。

经典心电图学教科书心房颤动的诊断标准更适合于粗颤，此类心房颤动波肉眼容易识别，诊断相对容易，通常在 V_1 导联和下壁导联诊断心房颤动，偶尔Ⅰ和aVL导联心房颤动最为明显[63]。值得注意的是，一些心房颤动波非常纤细，甚至近乎等电位线，初学者较难识别，很容易

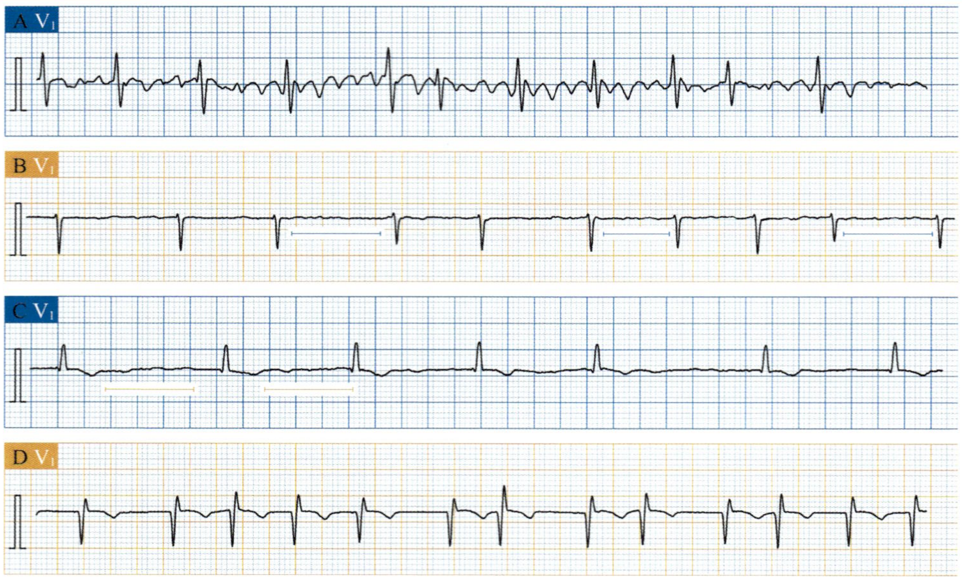

观察心房颤动波

A. 心房颤动波粗大，振幅≥0.5mm，非常容易识别；B. 心房颤动波纤细，振幅＜0.5mm，但仍可以识别基线消失，隐约起伏的一些低振幅心房颤动波（蓝色线段）；C. 心房颤动波更为纤细，除了部分心房颤动波隐约起伏外（橙黄色线段），心电图后半段近乎等电位线；D. 近乎等电位线的心房颤动波，无法直接识别心房颤动波

把此类细颤误诊为窦性停搏（上图）。

心房颤动时，由于隐匿性传导和房室传导系统的持续性干扰，心室节律绝对不规整，因此心房颤动也是一种绝对性心律失常。何为心室节律绝对不规整？2010年，欧洲心房颤动指南指出R-R间期不会跟随某种模式反复出现，而是逐搏

①不同文献定义的粗颤和细颤的心电图判读标准不同，最早的临床心电图研究文献采用0.5mm的截值。

随机变动[67]。相反，二度Ⅰ型房室阻滞的 R-R 间期也是逐搏变动，但遵循 R-R 间期逐渐缩短后突然延长，反复出现；窦性心律不齐的 R-R 间期也可以逐搏变化，但吸气时心率增快，呼气时心率减慢，遵循呼吸模式，反复出现；因此是一种有规律的 R-R 变动模式，并非绝对不规整。

当心房颤动波极为纤细，近乎等电位线时，体表心电图很容易误诊为窦性停搏或三度窦房阻滞，一方面直接依据 R-R 间期绝对不规整诊断心房颤动，另一方面可以借助一些间接方法诊断（下表）。不过，对于很多基层医疗单位，其他无创或有创

诊断纤细型心房颤动的方法	
病史	临床疾病，入院时和既往心电图诊断
心脏超声	二尖瓣 M 型曲线，血流频率 A 峰消失呈单峰，E 峰大小不一，间距不等。心房颤动时，心房仍有无序收缩，心房泵血功能丢失，借此与窦性暂停、三度窦房阻滞和心房静止等鉴别
经食管心电图	食管电极记录到无序的心房电活动
心内电生理检查	者进行其他心导管诊疗时，通过心房电极记录到无序的心房电活动

电生理检查不完善，只能依靠心电图绝对不规整的 R-R 间期诊断心房颤动，或通过心脏超声间接诊断。

可信 P 波

2016 年，欧洲心房颤动管理指南强调心电图诊断心房颤动的两个基核：①心房层面，缺乏可信 P 波；②心室层面，心室节律绝对不规整[67]。所谓可信 P 波，是指 P 波是整个心房激动形成，形态一致或无显著变化，固定或规律的房室传导关系（PR 间期恒定或规律变动）。

根据心房颤动的多子波假说，心房内不断产生的随机游荡的子波，相互碰撞、合并、湮灭或产生新的子波，维持心房颤动的持续。计算机理论模型显示，维持心房颤动至少需要 8～10 个临界数量的子波[68-72]。换言之，心房颤动时，一些小折返环分别控制一小块心房肌，整体心房的电活动杂乱无序，心房收缩的协调性和泵血功能丧失。

粗大型心房颤动时，有时可在Ⅱ导联和 V_1 导联观察到一些心房颤动波貌似窦性 P 波，可能与个别子波较大，控制

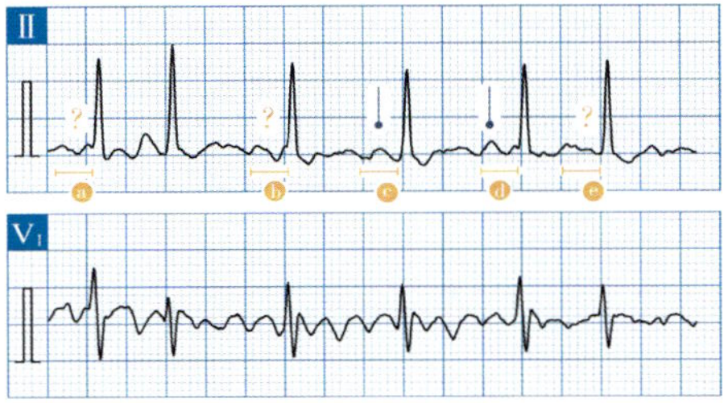

分析心房颤动波

一例粗大型心房颤动。II 导联 c 和 d 部位天灰色箭头所示波形貌似窦性 P 波，假设 d 为可信 P 波，测量 PR 间期，考察其余 QRS 波之前对应的时间段是否有形态恒定的窦性 P 波，如 a、b 和 e 等部位并未观察到形态与 d 相似的窦性 P 波，提示天灰色箭头所示的波形并非可信 P 波，而是心房颤动波。观察 V_1 导联明显的心房颤动波也可以确认 II 导联并无可信 P 波

并激动较大面积的心房肌有关。不过，这些貌似窦性 P 波的心房颤动波并非可信 P 波，它们形态多变，很少反复出现，常常重叠或淹没于其他心房颤动波中，没有固定的 PR 间期，飘忽不定，其他导联有明确的心房颤动波（上图）。此外，不纯性心房扑动 – 心房颤动也容易出现貌似窦性 P 波的心房除极波，同样可以观察是否为可信 P 波诊断之。

2020 年，欧洲心房颤动管理指南建

议心房颤动患者应采集 ≥30s 心电图[73]。

心室节律规整的心房颤动

心室节律绝对不规整是心房颤动心电图的重要特征之一，一旦节律规整，需要考虑的情况有：①恢复为窦性心律；②心房颤动转变为心房扑动；③洋地黄中毒，合并交界性心动过速；④合并室性心动过速；⑤合并三度房室阻滞，心室节律由交界性逸搏心律或室性逸搏心律控制。

无论心房颤动恢复为窦性 P 波或转变为心房扑动，根据心电图窦性 P 波特征或锯齿样心房扑动波不难鉴别诊断。心房颤动合并各类交界性和室性心动过速时，特征是心室节律快速而规整，需要启动心动过速的鉴别诊断流程。心房颤动合并三度房室阻滞时，特征是心室节律缓慢而规整，根据 QRS 波形态识别是交界性逸搏节律或室性逸搏节律。因此，发现心房颤动的心室节律规整时，首先测量 R-R 间期，计算心室率，确认心室层面是快速型心律失常或缓慢型心律失常，再进一步鉴别诊断。

心房颤动合并室性逸搏或室性逸搏

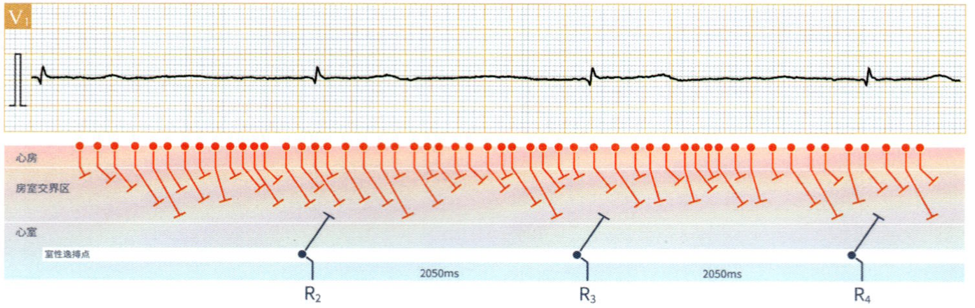

分析心房颤动合并三度房室阻滞

纤细型心房颤动，V_1 导联心房颤动波近乎等电位线。因为三度房室阻滞，所有的心房颤动波均未能下传心室，心室由室性逸搏心律控制，频率 29 次 / 分

心律时，如果无基础室上性 QRS 波作为参照，需要启动宽 QRS 波鉴别诊断流程，结合 12 导联 QRS 形态和频率（39 次 / 分）综合判读。例 36 的 V_1 导联 QRS 波时限 80ms，很容易误诊为交界性逸搏心律，仔细观察 QRS 波形态呈 qr 波，这是正常室上性冲动所致心室除极不应该具有的图形（除非合并前间隔心肌梗死、右心室肥厚、心肌病等），应诊断为室性逸搏节律（上图）。根据 V_1 导联 QRS 波形态呈类完全性右束支阻滞，推测室性逸搏起源于左心室。

例 36 最重要的鉴别诊断是窦性停搏。仔细观察Ⅱ导联，经验丰富的心电图阅读者仍可看出部分基线存在低矮的起伏，结合二尖瓣狭窄病史，能肯定的诊断为心房颤动。如果心脏超声发现心房存在无序收缩，则可以进一步肯定的排除窦性停搏、三度窦房阻滞和心房静止等心律失常。

□ 耿旭红

例 37

男，66 岁，临床诊断冠心病。入院时心电图诊断正确的有（　　　　）。（多选题）

A. 窦性停搏　　　　B. 心房颤动

C. 室性逸搏心律　　　　D. 交界性逸搏心律伴完全性左束支阻滞

E. 交界性逸搏心律伴非特异性室内传导障碍

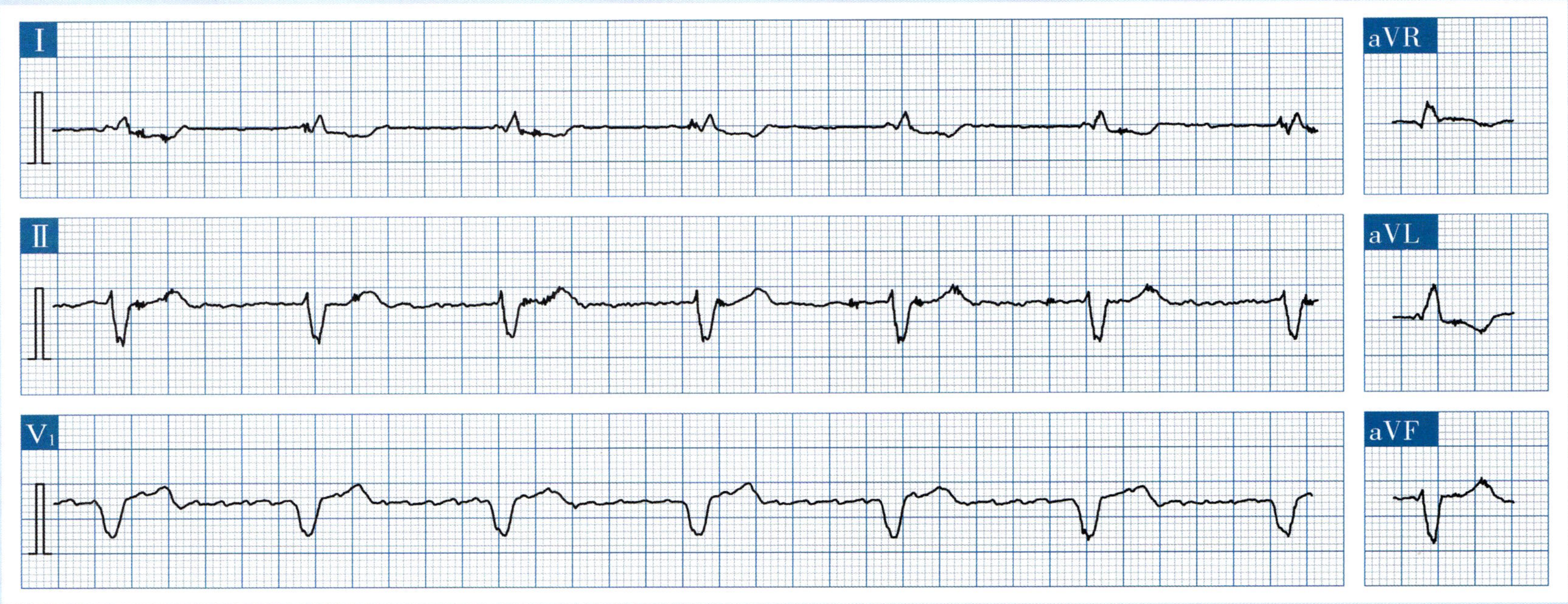

[试题答案] BC

[试题解析] 心房颤动合并三度房室阻滞时，如果心室率缓慢伴宽 QRS 波，涉及缓慢性宽 QRS 波节律的鉴别，主要包括：①交界性逸搏心律伴完全性束支阻滞；②交界性逸搏心律伴非特异性室内传导障碍；③室性逸搏心律。这种鉴别诊断需要借鉴宽 QRS 波鉴别诊断流程，现有诊断流程都无法做到 100% 准确，始终有一部分宽 QRS 波无法通过心电图区分，如 6% 的典型完全性右束支阻滞图形系起源于左心室的室性心搏[19, 74]。

当交界性逸搏心律伴各种室内阻滞和室性逸搏心律鉴别困难时，可以根据心律失常严重性采取优先诊断策略，如室性逸搏心律代表最低级的代偿性心律，一旦消失，患者将面临心室停搏风险，此时，心电图报告可以这样出具：心房颤动合并三度房室阻滞，室性逸搏心律，不除外交界性逸搏心律伴完全性左束支阻滞。

当典型束支阻滞和类束支阻滞图形的鉴别诊断出现模棱两可的结论时，可以

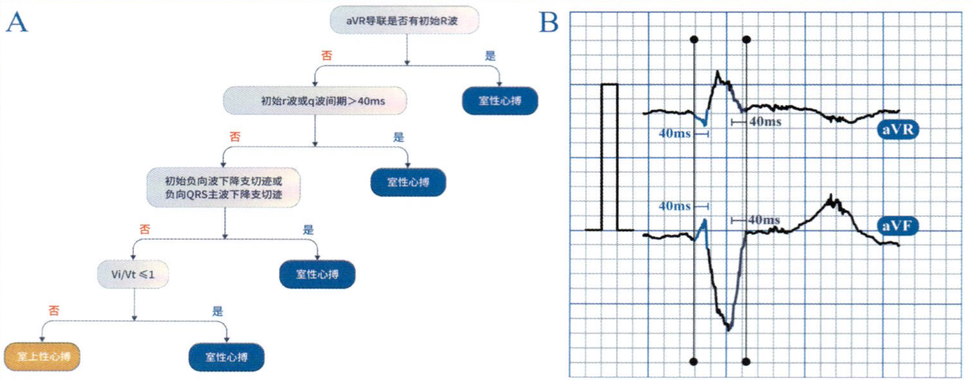

Vereckei aVR 导联宽 QRS 波分析流程

A. 宽 QRS 波时，观察 aVR 导联 QRS 波形态。aVR 导联 QRS 波为初始 R 波，或初始 q 波、初始 r 波时限＞40ms 或初始负向波下降支、负向 QRS 主波下降支出现切迹支持判读室性心搏。B.Vereckei aVR 导联宽 QRS 波分析流程的第四步是测量 aVR 导联 QRS 波初始 40ms 振幅（Vi）和终末 40ms 振幅（Vt），若初始 40ms 振幅超过终末 40ms，提示初始除极经由束支系统快速激动，反之初始激动开始于心室肌的缓慢传导。Vereckei aVR 导联宽 QRS 波分析流程四步法中，前三步只要任何一步满足室性心搏，即可诊断室性心搏；如果前三步无法鉴别，需要计算第四步 Vi/Vt 比，比值＞1 支持判读为室上性心搏，比值≤1，支持判读为室性心搏

借助一些小技巧进行鉴别。2007 和 2008 年，匈牙利学者韦赖茨凯伊（Vereckei）等提出宽 QRS 波时，利用 aVR 导联 QRS 波的一些特征鉴别室上性伴室内阻滞和室性心搏，即 aVR Vereckei 算法[75, 76]。

室性心搏时，心室初始激动开始于心室肌－心室肌的缓慢传导，除极缓慢，波形振幅低，一旦激动逆行进入室内传导系统，心室终末除极由束支系统完成，激动快速，波形振幅高，即 Vi/Vt≤1。例 37 的 aVR 导联利用 Vereckei 第四步分析法，判读为室性心搏，从而宽 QRS 波节律诊断为室性逸搏心律（上图）。

□ 魏希进

例 38

难度：★★★★☆

女，76 岁，因心悸 1 个月入院。以下心电图诊断正确的是（　　　）。

A. 房性心动过速伴二度 Ⅱ 型房室阻滞

B. 心房扑动伴二度 Ⅱ 型房室阻滞

C. 房性心动过速伴高度房室阻滞

D. 房性心动过速伴三度房室阻滞

E. 心房扑动伴三度房室阻滞

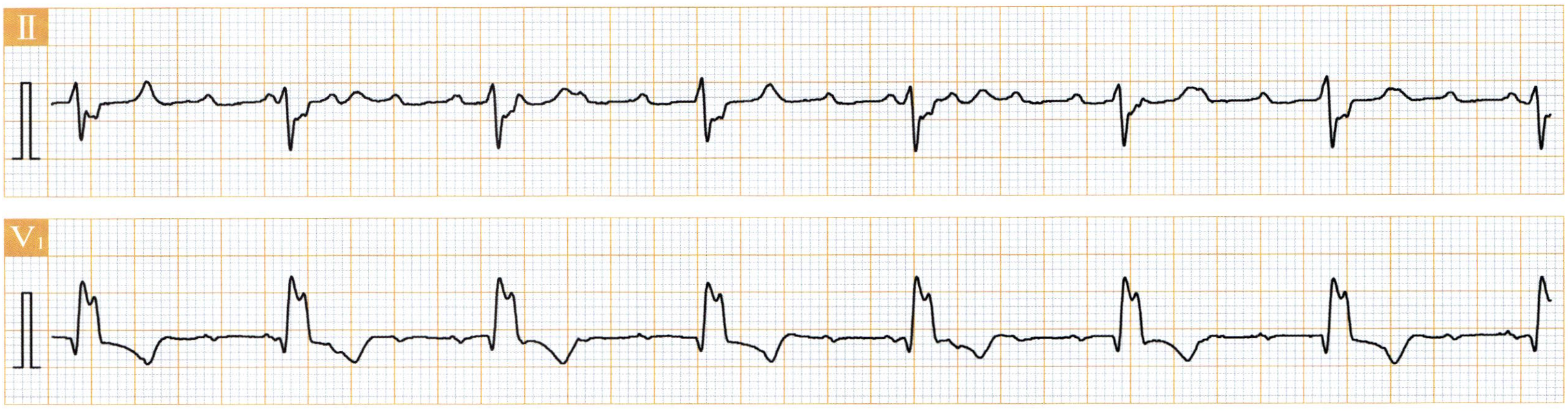

[试题答案] D

[试题解析] 房性心动过速、心房扑动和心房颤动等这些快速型房性心律失常都能合并三度房室阻滞，前面的病例介绍了心房颤动合并三度房室阻滞时，由于缺乏可信P波，无法分析P波和QRS波的关系，只能根据R-R间期节律是否规整来判读。相反，房性心动过速和心房扑动时，心电图有可识别的房性P波和心房扑动波，可以根据P波和QRS波的关系诊断三度房室阻滞。

房性心动过速和心房扑动的鉴别重点是：如果房性P波或心房扑动波清晰可见，前者的房性P波－房性P波之间在12导联上均可观察到等电位线，后者的心房扑动波－心房扑动波之间可在全部或部分导联观察到等电位线消失（右上图）。值得注意的是，一些心房扑动波的缓慢除极在某些导联形成的扑动波振幅近乎等电位线，貌似存在等电位线，但其他导联，特别是Ⅱ、Ⅲ、aVF、V_1、V_5、V_6导联等电位线消失，心房除极波呈锯齿状或规律的波浪状起伏，心电图即可肯定心房扑动的诊断。

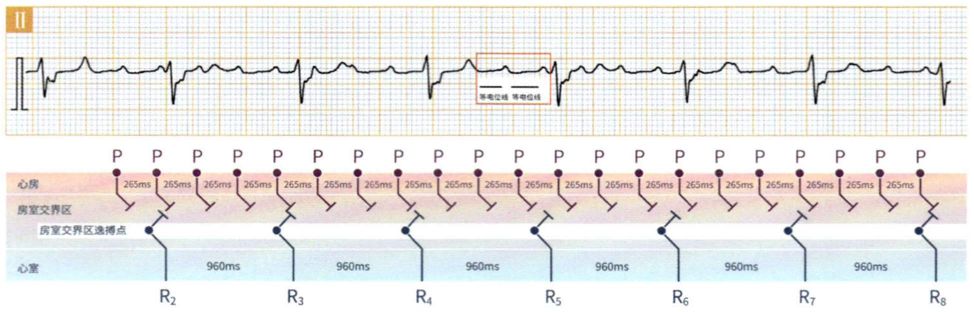

分析房性心动过速伴三度房室阻滞

P波规律发生，P-P间期265ms，心房率226次/分，仔细观察P波和P波之间有等电位线存在；由于部分P波重叠于QRS波和T波之中，最好在T波之后和下一次QRS波之前观察P波-P波之间的心电图基线形态（图中红色线框所示），故本例心房层面的节律应该是房性心动过速。心室层面，QRS波形态和间期正常，考虑为室上性心搏，R-R间期960ms，频率63次/分；每个QRS波之前均可见房性P波，但PR间期不固定，且无变化规律，说明P波和QRS波无关，心室层面由交界性逸搏心律控制，房室传导系统存在三度房室阻滞

非窦性节律下诊断三度房室阻滞是不少初学者的难点。当有可信P波时，观察P波和QRS波的行为，通常会建立初步诊断；此外，快速型房性心律失常时，心室率显著缓慢（心室率低于心房率的1/2）且心房率和心室率不成倍数关系，则需要仔细分析心房和心室的传导关系。

值得注意的是，心电图诊断的房室阻滞并非都是病理性的。快速型房性心律失常时，极速心房率下（≥180次/分），房室结会启动生理性频率过筛机制，防止心室率过快，会发生文氏传导和2∶1阻滞，这是生理性房室阻滞，需要和病理性房室阻滞鉴别，通常心动过速终止后，患者的房室传导恢复正常。

□ 魏希进

例 39

彩色心电图实战图谱
难度：★★★☆☆

女，65 岁，临床诊断二尖瓣狭窄。关于心电图诊断，以下正确的是（　　　）。

A. 心房颤动合并一度房室阻滞

B. 心房颤动合并二度Ⅰ型房室阻滞

C. 心房颤动合并二度Ⅱ型房室阻滞

D. 心房颤动合并长 R-R 间期

E. 心房颤动合并高度房室阻滞

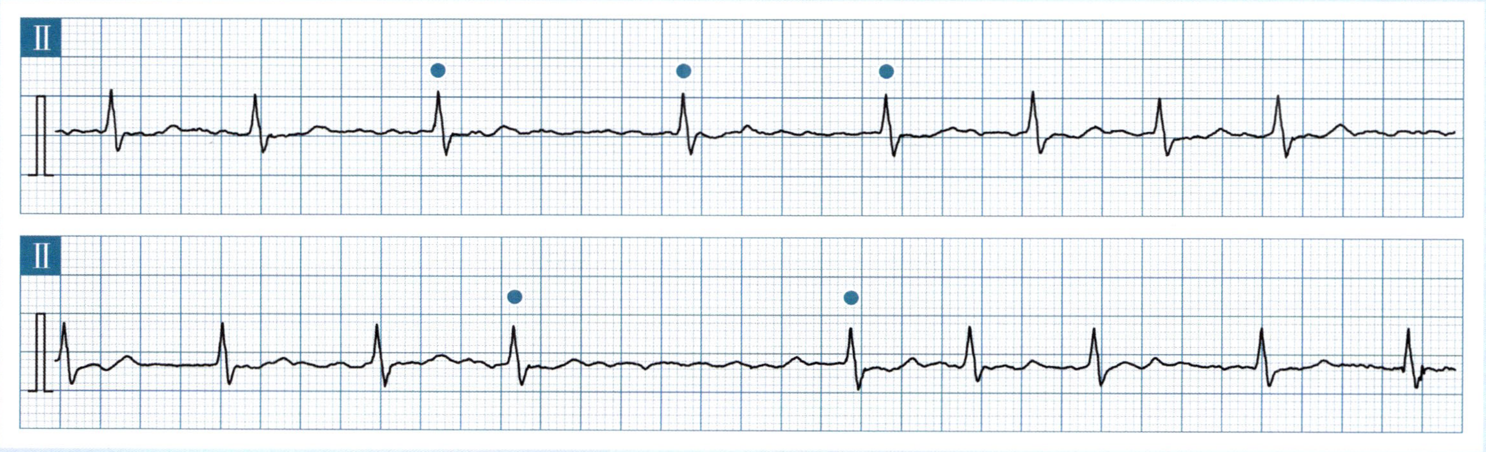

[试题答案] D

[试题解析] 心房颤动时，心电图无法诊断一度房室阻滞，因为缺乏可信 P 波作为参照，无法确认 PR 间期是否延长。此外，心房率快达 350～600 次 / 分，这么快的心房颤动波不可能都下传心室，否则患者很快因心泵血量骤减而发生心源性休克，甚至猝死，所以，临床最多见的心房颤动患者，只能是部分心房颤动波下传心室，根据房室阻滞的定义已经属于二度阻滞了，因为一度房室阻滞定义要求心房冲动均能下传心室。

同理，由于缺乏基础 PR 间期行为作为参照，部分下传心室的心房颤动也不能诊断为二度 I 型和二度 II 型房室阻滞。那么，心房颤动波究竟是如何传导至心室的呢？我们假设第 1 个心房颤动波下传激动心室，产生一次 QRS 波。紧随的第 2 个心房颤动波迅速抵达，由于房室传导系统尚未度过上次传导引起的有效不应期，故第 2 个心房颤动波被生理性阻滞在房室传导系统下层。此外，第 2 个心房颤动波虽然未能下传心室，但自身已在房室传导系统下传一定程度，产生新的不应期，干扰第 3 个心房颤动波的下传；以此类推，直至某个心房颤动波受阻于房室传导系统上层，房室传导系统得到一次修整后，其后的心房颤动波再次下传心室产生 QRS 波。

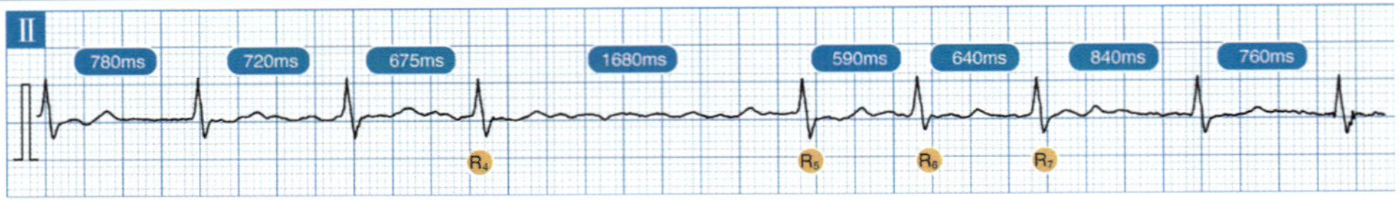

心房颤动伴长 R-R 间期

截取例 39 的下条心电图说明。心房颤动伴长 R-R 间期，长 R_4-R_5 间期 1680ms，折算心室率为 36 次 / 分；其后短 R_5-R_6 间期 590ms，折算心室率为 101 次 / 分；R_6-R_7 间期 640ms，折算心率为 94 次 / 分，传导均正常。综观其余心电图长 R-R 间期不固定，提示心房颤动隐匿性传导和持续性干扰的可能性更大。注意本例 R_4-R_5-R_6 形成长－短周期序列，但 R_6 的 QRS 波形态正常，提示 R_5 的束支不应期＜590ms

由于心房颤动的频率不断变化，传入房室传导系统的深度无法估算，希浦系统的不应期逐搏变动，下一个能下传的心房颤动波何时到来难以预计，因此心房颤动的 R-R 间期绝对不规整，这种不规整包含了心房颤动节律本身的不规整和房室传导的不规整。

简而言之，心房颤动时，心电图的 QRS 波提示有心房颤动波下传并激动心室，是“看得见”的显性传导；更多的心房颤动波未能下传心室，反复侵入房室传导系统不同程度，是“看不见”的隐匿性传导。隐匿性传导和心房颤动波在房室传导系统的持续性干扰有时会导致很长一段时间里的心房颤动波受阻于传导系统，本质是生理性的电学干扰，形成长 R-R 间期（上图）。由于心房颤动隐匿性传导和持续性干扰的随机性，形成的长 R-R 间期无固定间期，也呈随机变动。此外，长 R-R 间期前后可以看到更为快速的 R-R 间期，也间接提示房室传导系统功能正常，特别是无固定间期的长 R-R 间期和 100～150 次 / 分的心室率穿插发生。

□ 魏希进

例 40

难度：★★★★★

男，45 岁，因二尖瓣重度狭窄行二尖瓣置换术后。关于心电图诊断，以下正确的是（　　　）。

A. 心房颤动伴一度房室阻滞

B. 心房颤动伴二度 Ⅰ 型房室阻滞

C. 心房颤动伴二度 Ⅱ 型房室阻滞

D. 心房颤动伴二度房室阻滞

E. 心房颤动伴三度房室阻滞

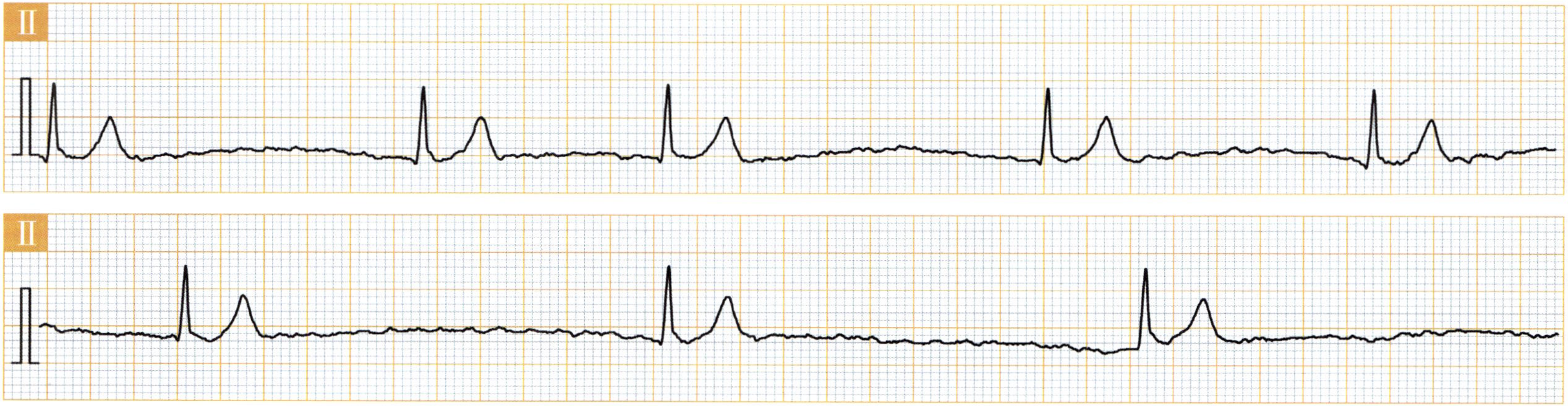

[试题答案] D

[试题解析] 心房颤动时，一方面由于可信 P 波丢失，心电图无法分析 PR 间期行为，不能直接诊断二度Ⅰ型房室阻滞和二度Ⅱ型房室阻滞；另一方面，如果房室传导系统病变，心房颤动是否伴有二度房室阻滞的诊断，对于药物干预和治疗具有重要的指导意义。例如，患者合并室性心动过速时，如果大剂量使用抗心律失常药物，有可能导致心室率极度缓慢，甚至心室骤停的风险。

遗憾的是，心房颤动伴二度房室阻滞迄今尚无共识性诊断标准，目前诊断都或多或少的带有个人经验性，通常认为心室反复被交界性或室性逸搏控制，甚至形成交界性或室性逸搏节律（相同长 R-R 间期反复出现≥3 次），整体心室率缓慢需要考虑心房颤动伴二度房室阻滞。心房颤动时，反复出现的交界性或室性逸搏形成的长 R-R 间期与隐匿性传导形成的长 R-R 间期重要的鉴别是前者多数长 R-R 间期具有相同间期，整体心室率偏慢，而后者长 R-R 间期是随机的，重复性很差或无（上表）。

鉴别诊断心房颤动伴长 R-R 间期

	隐匿性传导	二度房室阻滞
发生机制	生理性房室阻滞	病理性房室阻滞
长 R-R 间期测值	随机	固定
整体心室率	时快时慢	偏慢
相同长 R-R 间期	罕见或无	多见且多个长 R-R 间期测值固定
短 R-R 间期	心室率> 120 次 / 分常见	心室率> 120 次 / 分少见
相同长 R-R 间期连续出现≥ 3 次	罕见或无	常见
注射阿托品后	心室率增快	心室率无改善
运动后	心室率增快	心室率无改善

我国学者提出的心房颤动伴二度房室阻滞的诊断标准有：①反复出现>2s 的长 R-R 间期；②反复出现交界性逸搏或室性逸搏心律（心室律规整）。该标准判读的逸搏心率已经低于 30 次 / 分，较为严格，因为根据定义，交界性逸搏心律可以达到 40～60 次 / 分，此时只需要反复出现 1000～1500ms 的长 R-R 间期[77]。

值得注意的是，心房颤动伴房室传导系统病变的患者，整体心室率偏慢，长 R-R 间期在 24h 内普遍存在，而隐匿性传导有关的长 R-R 间期有时集中出现于睡眠或安静状态，提示自主神经张力影响心房颤动的房室传导[78，79]。

例 40 的上条和下条心电图反复出现 2240ms 的长 R-R 间期且长 R-R 间期固定，心室率 27 次 / 分，为缓慢的交界性逸搏心律，整体心室率偏慢，未见显著短 R-R 间期，故诊断心房颤动伴二度房室阻滞。建议诊断心房颤动伴二度房室阻滞时，尽量采用长导联观察心律失常特性，明确长 R-R 间期性质。

□ 胡雀辉

例 41

彩色心电图实战图谱
难度：★★★☆☆

男，32 岁，阵发性心悸 1 个月入院。记录心电图中，心房频率为（　　　）。

A.83 次 / 分

B.166 次 / 分

C.249 次 / 分

D.332 次 / 分

E.415 次 / 分

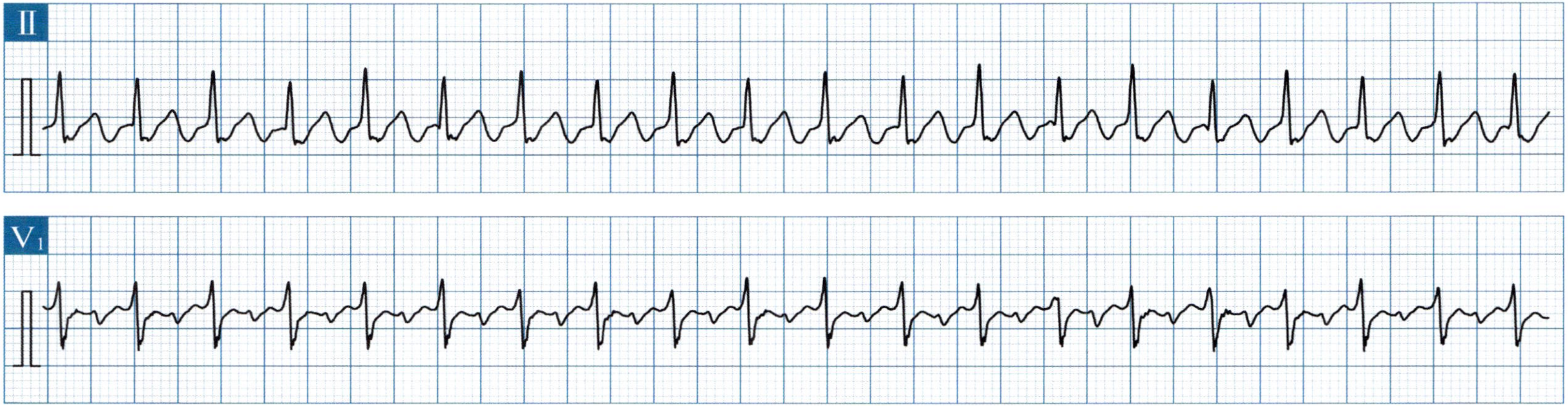

［试题答案］ D

［试题解析］ 心动过速时，学会识别心房除极波是分析心律失常的一项基本功。不同类型的心律失常，有一些各自独到的小技巧，初学者在学习和分析心电图时，应注意总结和归纳这些小技巧。

哈罗德·比克斯（Harold Bix）原是奥地利维也纳的一名心血管病医生，后移居美国马里兰州的巴尔的摩，成为另一位心电图学大师亨利·马里奥特（Henry Marriott）的同事。20 世纪初中叶是无创心电图学迅猛发展的时代，那是一个群星璀璨的岁月，很多心电图学大师提出并总结了不少的心电图分析技巧和心律失常推演方法，一直沿用至今。比克斯也是同时代的佼佼者，学识渊博，对心律失常有着百科全书式的了解，1962 年还系统研究了室性融合波[80]。

比克斯提出一个非常实用的心电图分析技巧：当观察到心电图的 P 波正好位于两个 QRS 波正中间时，则其余 P 波隐藏于 QRS 波之中，实际 P 波个数是表观 P 波个数的两倍，称为 Bix 法则[81, 82]。

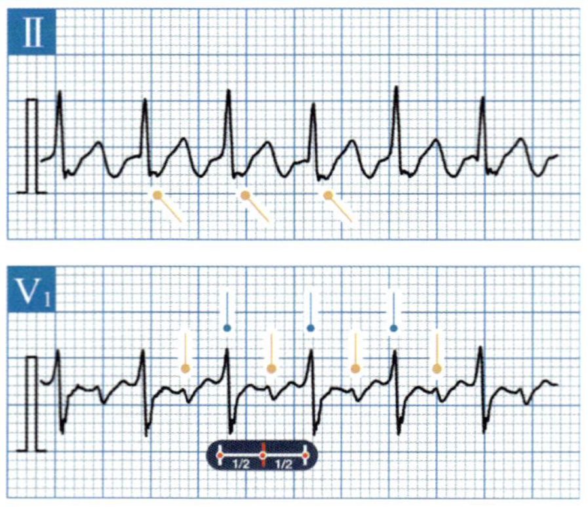

Bix 法则

观察 V_1 导联，橙黄色箭头指示表观 P 波个数，相邻两个表观 P-P 间期 360ms，P 波频率 166 次 / 分。注意该 P 波正好位于两个 QRS 波间距的正中间（即 1/2 R-R 间期处），提示其余 P 波隐藏于 QRS 波之中（蓝色箭头），真实 P 波频率 332 次 / 分。II 导联的 QRS 波终末部出现钝挫（橙黄色箭头），也暗示重叠部分心房除极波

Bix 法则有助于正确诊断房性心动过速和心房扑动，如心电图表观 P 波个数 150 次 / 分，当满足 Bix 法则时，真实的心房频率为 300 次 / 分（上图）。心房扑动波包括快速除极相和缓慢除极相，通常时限较宽，很少能完全隐藏于“狭窄”的 QRS 波群中，因此，Bix 法则时常在一些导联 QRS 波的上升支、下降支、终末部和 ST 段上发现切迹、钝挫等，提示 QRS 波群中隐藏有心房除极波。

正确识别心房扑动的方法

- ◎ 任何频率为 150 次 / 分的室上性心动过速
- ◎ 无明显诱因的、频率＞ 130 次 / 分的窦性心动过速
- ◎ 系统化分析 P-QRS-T 波形态和频率
- ◎ 多导联分析心房除极波形态，包括特殊的 Lewis 导联
- ◎ 采集长程心电图用于节律分析
- ◎ 药物治疗时，观察心房除极波形态和频率是否改变
- ◎ 药物难以终止、频率 150 次 / 分的宽 QRS 波心动过速
- ◎ Bix 法则
- ◎ 排除心房颤动
- ◎ 训练阅读已明确诊断的 2：1 房室传导的心房扑动心电图

临床上，心房扑动是非常容易误诊为普通阵发性室上性心动过速的快速型房性心律失常，上表有助于心电图准确判读心房扑动。

□ 王志远

例 42

难度：★★★★☆

男，68 岁，临床诊断冠心病。以下心电图诊断，可能正确的有（　　　　）。（多选题）

A. 窦性心律

B. 左前分支阻滞

C. 完全性右束支阻滞

D. 一度房室阻滞

E. 一度左束支阻滞

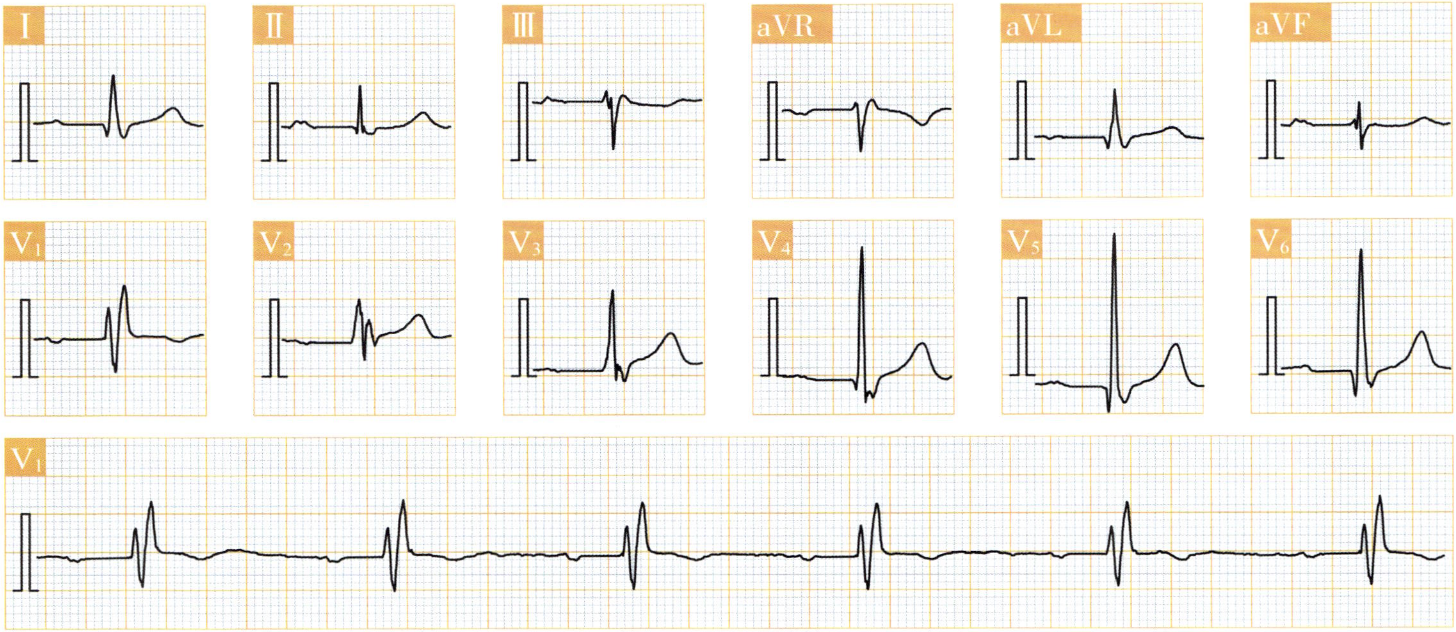

[试题答案] ACDE

[试题解析] 心电图诊断完全性束支阻滞时，需要多一份谨慎，以免漏诊其他传导紊乱：①仔细阅读肢体导联心电图波形，了解有无合并分支阻滞图形；②仔细测量 PR 间期，了解有无房室传导延迟。

Ⅱ导联 P 波直立，aVR 导联 P 波倒置，V_5 和 V_6 导联 P 波直立，基础节律为窦性心律，选项 A 是正确的。

例 42 的 V_1 导联 QRS 波呈 rSR' 形态，时限 140ms，Ⅰ、V_5 和 V_6 导联的 QRS 波终末部时限增宽为 60ms，诊断为完全性右束支阻滞，选项 C 是正确的。

观察肢体导联，电轴左偏不足 −45°，Ⅱ导联 QRS 波呈 qRs 形态，不能诊断为左前分支阻滞图形，故选项 B 是错误的。

观察 12 导联和长 V_1 导联，Ⅱ导联 PR 间期长达 320ms，可以诊断一度房室阻滞，故选项 D 是正确的。

一度房室阻滞合并完全性束支阻滞的心电图，有两种电生理机制：① PR 间期的延长发生在房室交界区，主要是房室结层面，一侧束支发生完全性传导阻滞，另一侧束支传导功能正常，这种电生理机制实际是房室结阻滞合并单侧束支阻滞；②房室交界区传导功能正常，一侧束支能够传导，但传导显著减慢，而另一侧束支发生完全性传导阻滞或比传导减慢侧束支更为延迟，由此出现完全性束支阻滞图形，PR 间期延长发生在束支层面（上图）。

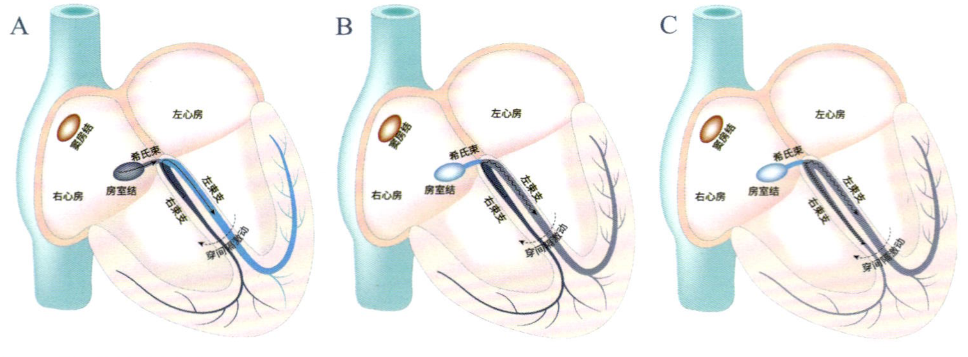

PR 间期延长合并完全性右束支阻滞的解释

右束支的传导速度比左束支落后 40ms 以上或右束支完全不能传导，左束支激动左心室后，穿间隔激动右心室，心电图出现完全性右束支阻滞图形。A. 房室交界区层面，包括房室结或希氏束出现传导延缓，PR 间期延长。室内传导层面，左束支传导速度正常，右束支完全不能传导（绝对阻滞）或传导速度比左束支落后 40ms 以上（相对阻滞），从左至右的穿间隔激动形成完全性右束支阻滞。B. 房室交界区层面，包括房室结和希氏束传导正常。左束支内传导延迟，右束支不能传导（绝对阻滞），左束支内的缓慢传导引起 PR 间期延长，从左至右的穿间隔激动引起完全性右束支阻滞。C. 房室交界区层面，包括房室结和希氏束传导正常。左束支内传导延迟，右束支内的传导更为缓慢（相对阻滞）且比左束支落后超过 40ms 以上，双侧束支的缓慢传导引起 PR 间期延长，从左至右的穿间隔激动引起完全性右束支阻滞

简而言之，一度房室阻滞伴完全性束支阻滞的心电图解释有两种：①房室结阻滞合并单侧束支阻滞；②双束支不同步阻滞，一侧为一度阻滞，一侧为三度阻滞。心电图无法区分具体机制。

王志远

例 43

彩色心电图实战图谱

难度：★★★★☆

女，71 岁，临床诊断扩张型心肌病。关于心电图诊断，以下正确的有（　　　　）。（多选题）

A. 窦性心律

B. 心房颤动

C. 三度房室阻滞

D. 完全性左束支阻滞

E. 室性逸搏心律伴文氏传出阻滞

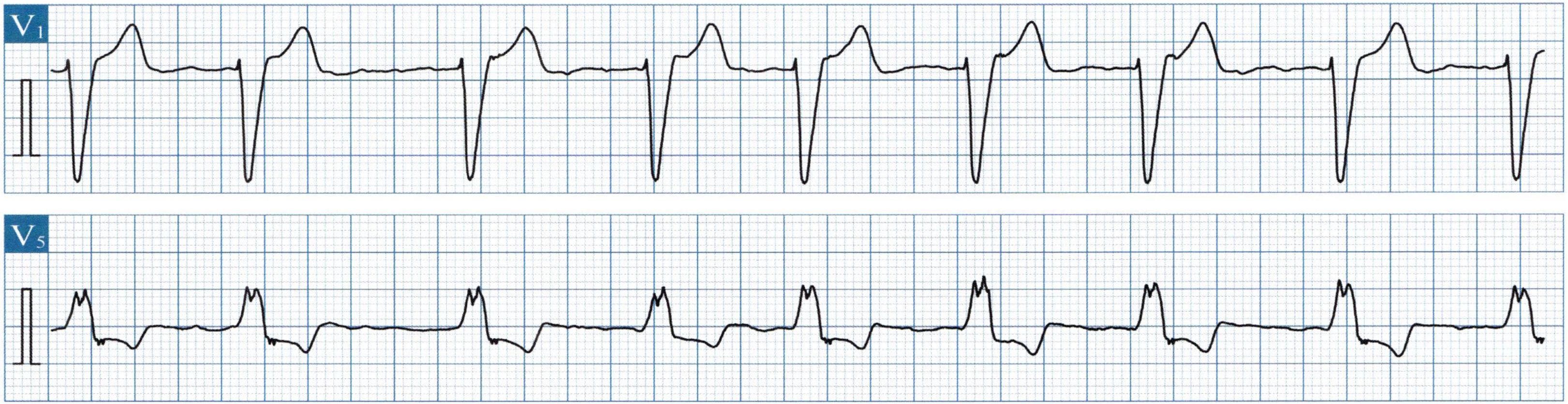

［试题答案］BD

［试题解析］窦性心动过速、房性心动过速、心房扑动、心房颤动、室上性心动过速等快速型室上性心律失常合并完全性束支阻滞图形时，有两种情况：①患者存在基础的完全性束支阻滞图形，无论心室率快慢，完全性束支阻滞图形恒定存在，束支不应期病理性延长；②完全性束支阻滞图形只出现于心率增快（3 相阻滞）或心率减慢（4 相阻滞），只在特定的频率范围出现完全性束支阻滞图形，一部分是生理性不应期变化的结果。

例 43 的 V_1 导联可见窦性 P 波消失，代之以振幅、形态和频率不等的心房颤动波，心室节律绝对不规整，诊断为心房颤动；V_1 导联 QRS 波呈 rS 图形，时限 160ms，V_5 导联 QRS 波呈切迹 R 波，切迹出现于 R 波顶峰，典型的完全性左束支阻滞，故选项 B 和 D 是正确的。

患者的整体心室率不快，恒定出现完全性左束支阻滞，提示左束支本身病变，这与临床诊断为扩张型心肌病相吻合。值得注意的是，V_1 导联 QRS 波的初始 r 波时限不足 20ms，心室初始除极开始于右束支，除极迅速，结合其他左胸导联 QRS 图形，能够排除室性节律。仔细测量 R-R 间期绝对不规整，并非逸搏心律，可以排除三度房室阻滞和室性逸搏心律。

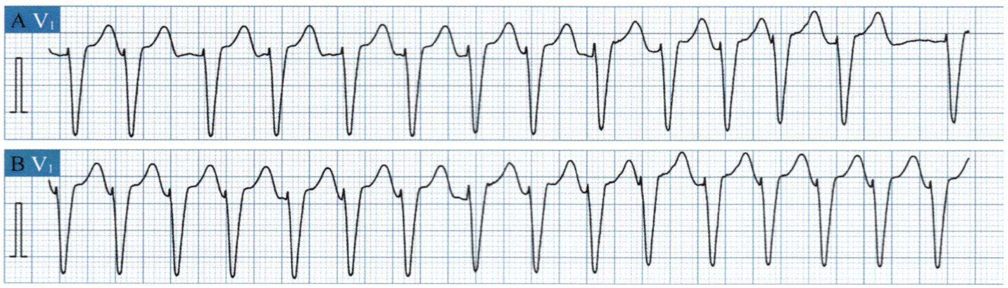

心房颤动伴快速心室反应

A. 患者的心室率增快，但仍能观察到 R-R 间期绝对不规整；B. 患者的心室率进一步增宽，R-R 间期的差距缩小，需要仔细测量才能确认心室律绝对不规整。有时，R-R 间期差距极小，难以与室上性心动过速鉴别

熟悉典型的完全性右束支阻滞图形和完全性左束支阻滞图形是分析宽 QRS 波心搏和宽 QRS 波心动过速的基础。我们假设本例患者的心房颤动导致心室率增快至 150 次 / 分，无疑将会出现宽 QRS 波心动过速，涉及宽 QRS 波心动过速的鉴别。一个心电图分析技巧是：宽 QRS 波心动过速时，测量 R-R 间期绝对不规整，要警惕心房颤动合并完全性束支阻滞或心室预激（上图）。

诊断心房颤动时，不能描述为“快速型心房颤动”或“快速性心房颤动”，因为心房颤动本身是一种快速型房性心律失常，无须进一步描述；心电图描述的快慢实际是心室节律，故正确的诊断术语是心房颤动伴快速心室反应或心房颤动伴缓慢心室反应。

□ 王志远

例44

难度：★★★★☆

本例心电图节律条图中，蓝色圆圈标注的宽 QRS 波是（　　　）。

A. 交界性逸搏节律伴完全性左束支阻滞

B. 室性心动过速

C. 完全性左束支阻滞

D. 完全性右束支阻滞

E. 室性逸搏心律伴文氏传出阻滞

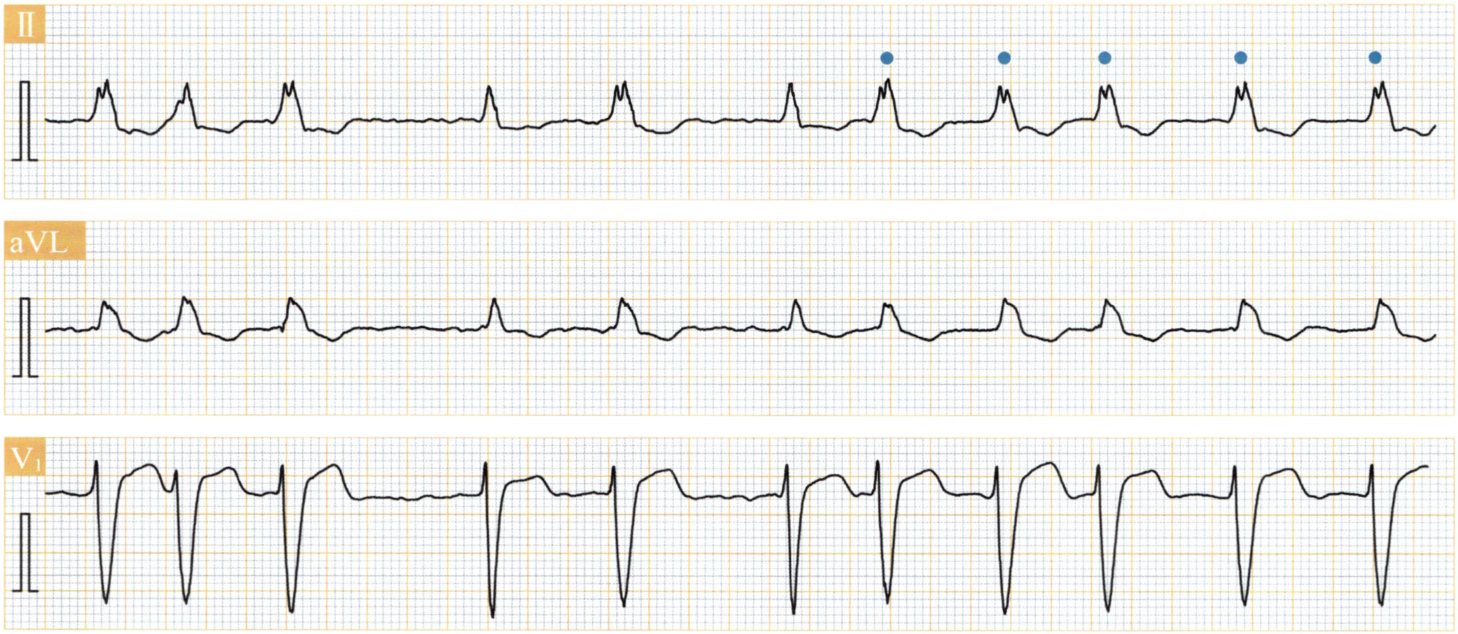

[试题答案] C

[试题解析] 心脏电生理上，完全性束支阻滞图形的出现有两种机制：①病变束支绝对不能传导，相当于持续性处于有效不应期状态，室上性冲动只能通过健侧束支下传心室，冲动再穿间隔激动另一侧心室，由此出现完全性束支阻滞图形，换言之，病变束支恒定三度阻滞；②病变束支能够传导，只是传导缓慢，比健侧束支落后 40ms 以上，室上性冲动先通过健侧束支下传激动心室，冲动再穿间隔激动另一侧心室，由此出现完全性束支阻滞图形，换言之，病变束支恒定处于严重的一度阻滞。我们以左束支病变为例说明。

当左束支完全不能传导，如发生左束支断裂、纤维化、淀粉样变性、肿瘤浸润、缺血坏死等情况时，室上性冲动只能通过右束支下传心室，首先激动右心室，然后冲动穿间隔激动左心室，心电图恒定出现完全性左束支阻滞图形且左束支阻滞图形相对稳定（中上图）。

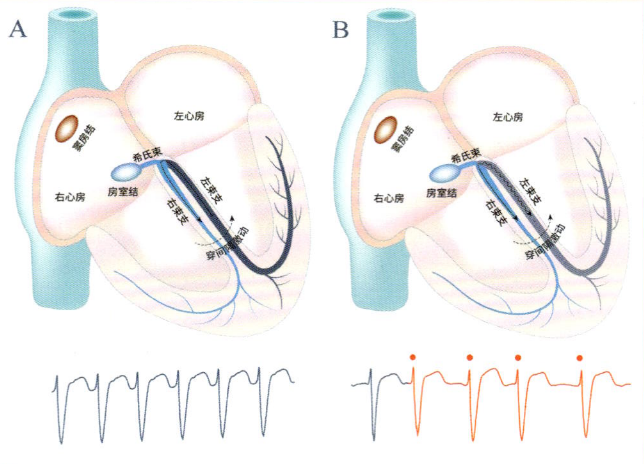

完全性左束支阻滞的两种机制

A. 左束支的电学传导完全中断时，左心室的激动只能来自右心室激动穿间隔，两个心室的激动模式相对稳定，产生恒定的完全性左束支阻滞图形；B. 左束支的电学传导缓慢时，左心室的激动实际是穿间隔激动和左束支系统激动不同比例的组合，穿间隔激动比例越大，完全性左束支阻滞图形的畸形程度越大，因此，所谓的完全性束支阻滞图形实际也能出现变化。束支阻滞图形突然增宽重要的鉴别诊断是室性心搏，需要启动宽 QRS 波鉴别流程

当左束支传导减慢时，室上性冲动先通过右束支抵达右心室，右心室开始除极；与此同时，冲动穿间隔激动左心室，如果左束支内传导的冲动极度缓慢，整个左心室激动都由穿间隔冲动控制，势必产生典型的完全性左束支阻滞图形；如果左束支内传导的冲动相对缓慢，穿间隔激动部分左心室时，左束支内的激动抵达并激动另一部分左心室，则 QRS 波的后半部由部分左束支系统激动完成，心电图左束支阻滞图形的畸形程度减轻；如果左束支内传导的冲动稍微减慢，右心室穿间隔冲动抵达左心室时，左束支内的冲动也抵达左心室终末浦肯野纤维，由于束支系统除极迅速，左心室的激动仍完全由左束支系统控制，QRS 波的畸形程度更低。因此，束支阻滞图形由病侧束支传导减慢所致时，束支阻滞图形的畸形程度与束支内缓慢传导严重程度成正比，病侧束支内的传导越缓慢，束支阻滞图形的畸形程度越大。

□ 王志远

例 45

彩色心电图实战图谱

难度：★★★☆☆

女，66 岁，临床诊断冠心病。关于心电图诊断，以下正确的有（　　　　）。（多选题）

A. 成对的房性期前收缩

B. 二度Ⅱ型房室阻滞合并完全性右束支阻滞

C. 二度Ⅱ型右束支阻滞

D. 三度左束支阻滞合并 3∶2 二度右束支阻滞

E. 三度右束支阻滞合并 3∶2 二度Ⅱ型左束支阻滞

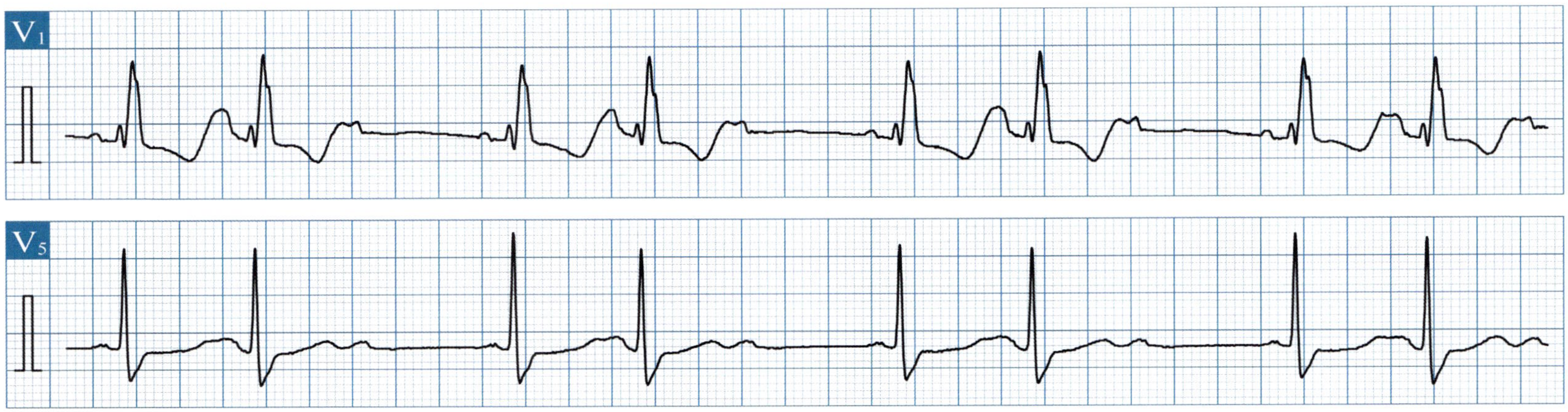

[试题答案] BE

[试题解析] 分析房室阻滞心电图时，除了正确判读阻滞类型外，一定要养成习惯，浏览 12 导联窦性冲动下传 QRS 波形态，正常窄 QRS 波，通常提示室内传导正常；抑或宽 QRS 波，通常提示合并完全性束支阻滞，室内传导障碍。

当二度房室阻滞合并束支阻滞时，电生理机制有两种：①房室阻滞发生于希氏束分叉部以上，阻滞层面是房室结或希氏束，束支阻滞仅代表室内传导障碍，与 QRS 波脱落无关；②房室结和希氏束的传导功能正常，房室阻滞发生于束支层面，一侧束支完全性阻滞，一侧束支间歇性阻滞，出现 QRS 波脱落（右上图）。

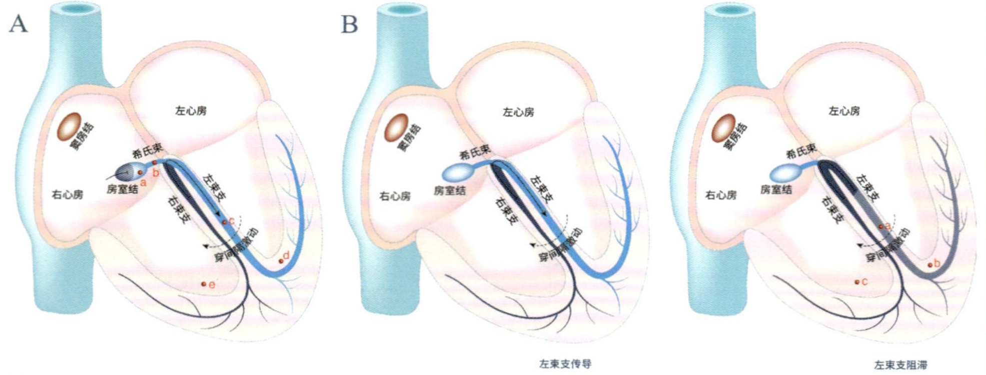

二度房室阻滞伴宽 QRS 波的电生理机制

A. 房室阻滞层面发生于房室结上层，室内传导合并完全性右束支阻滞（三度右束支阻滞）。当窦性冲动通过房室结和希氏束下传心室后，只能通过左束支系统激动心室，产生的 QRS 波呈完全性右束支阻滞图形。当发生二度房室阻滞时，窦性冲动受阻于房室交界区上层，如果出现短暂性心室停搏（长 R-R 间期），代偿性逸搏还可以来自房室结下层（a 点）、希氏束（b 点）、左束支（c 点）和心室肌（起源于左心室的室性逸搏 d 点或起源于右心室的室性逸搏 e 点）。此种类型的二度房室阻滞合并束支图形，QRS 波的脱落系房室交界区病变所致，与束支系统无关。B. 房室阻滞层面发生于束支系统，房室结和希氏束传导功能正常。当窦性冲动抵达希氏束分叉部时，右束支恒定阻滞（三度右束支阻滞），窦性冲动只能通过左束支系统激动心室，产生的 QRS 波呈完全性右束支阻滞图形。当左束支系统发生二度阻滞时，窦性冲动受阻于左束支系统，心室暂时性停搏并出现长 R-R 间期，此时，代偿性逸搏只能来自左束支阻滞部位的更下游部分（a 点）和心室肌（起源于左心室的室性逸搏 b 点和起源于右心室的室性逸搏 c 点）。相较于 A 图，当房室阻滞发生于束支层面时，逸搏点势必只能来源于束支阻滞端的下游和更远端的心室肌。图 A 中，若逸搏点 a 也存在病变，不能发生冲动，心室逸搏节律还有 b、c、d 和 e 等几处后补代偿点；在 B 中，一旦逸搏点 a 点也存在病变，不能发生冲动，心室逸搏节律只有后补代偿点 d 点和 e 点，患者发生心室停搏的风险增大

房室阻滞的度数和层面

仔细区分二度房室阻滞合并束支阻滞心电图的阻滞层面具有重要的临床意义，因为决定房室阻滞患者预后的并非阻滞度数，而是阻滞层面：房室传导系统中，阻滞层面越靠下，意味着避免心室停搏的逸搏点只能来源于阻滞侧的下游，逸搏点位置更靠下，逸搏点的频率越慢也越不稳定，患者心脏骤停的风险增大。

同理，阅读三度房室阻滞时，也应该观察逸搏心律的 QRS 波形态，不外乎以下三种情况。

第一种情况是正常窄 QRS 波。三度房室阻滞伴正常窄 QRS 波逸搏心律，提示逸搏点来源于希氏束分叉部以上，阻滞层面位于房室交界区上层，室内传导正常，逸搏点的频率较快且节律稳定。

第二种情况是典型的束支阻滞形态，系交界性逸搏心律合并束支阻滞。房室阻滞层面仍位于房室交界区上层，但合并一侧束支传导障碍，整体房室传导系统病变范围比第一种情况广泛，系多部位多层面的病变，病情相对较重。

第三种情况是类束支阻滞图形。三度房室阻滞的阻滞层面位于束支水平，逸搏心律只能来源于束支阻滞的远端或心室肌，且只能是室性逸搏心律，心室率缓慢，逸搏点通常不稳定。这种情况的三度房室阻滞病变最为严重，患者有发生心脏停搏的风险。此外，三度房室阻滞伴宽QRS波逸搏心律，心电图需要鉴别交界性逸搏合并束支阻滞和室性逸搏，应启动宽QRS波鉴别诊断流程。

二度房室阻滞合并束支阻滞

单纯从心电图上，很难推导二度房室阻滞合并束支阻滞的阻滞层面，初学者如果不具备推导能力，如下诊断描述是合理的：二度Ⅱ型房室阻滞合并完全性右束支阻滞，不除外双束支阻滞即三度右束支阻滞合并二度Ⅱ型左束支阻滞（右上图）。

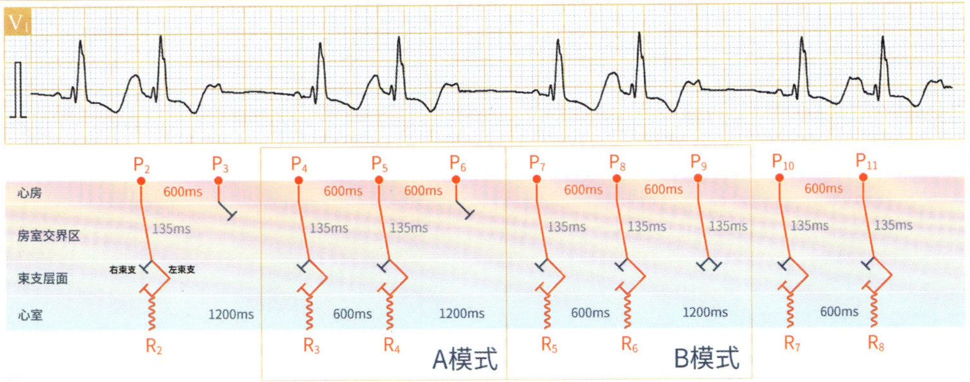

二度房室阻滞伴宽 QRS 波的心电图解释

窦性心律，频率 100 次 / 分，窦性 P-P 间期 600ms；PR 间期固定为 135ms，QRS 波呈完全性右束支阻滞形态，观察到每三个窦性 P 波中，两个下传心室，一个被阻滞，传导比例为 3：2，诊断为二度 II 型房室阻滞。此例二度 II 型房室阻滞伴完全性右束支阻滞的心电图解释有两种：A 模式示房室阻滞层面位于房室交界区上层，但合并右束支阻滞，P_4、P_5 均能下传心室，但因右束支传导障碍，出现完全性右束支阻滞图形，P_6 被阻滞于房室交界区上层。B 模式示房室阻滞发生于束支阻滞层面，右束支恒定三度阻滞，P_7、P_8 只能通过左束支下传激动心室，出现完全性右束支阻滞图形，P_9 下传时，不仅右束支不能传导，左束支也不能传导，故出现一次 QRS 波脱落；相较于右束支恒定的三度阻滞，左束支间歇性阻滞呈二度阻滞模式，故心电图可以解释为三度右束支阻滞合并 3：2 二度 II 型左束支阻滞。束支出现间歇性二度阻滞，可能是动作电位不稳定，有效不应期动态变化

前文已经介绍，完全性束支阻滞图形的发生机制有两种：①病侧束支绝对不能传导，即三度束支阻滞；②病侧束支能够传导，但传导速度比健侧束支落后≥40ms。二度房室阻滞合并束支阻滞时，可以排除第 2 种可能性，因为束支突然发生二度阻滞后，如果对侧束支还能传导，冲动仍然可以下传并激动心室，束支阻滞图形反转伴 PR 间期突然延长，不会出现 QRS 波脱落。QRS 波的脱落暗示束支的绝对阻滞。尽管我们不清楚患者阻滞的确切电生理机制，但依靠一些心电图表现仍可以推导出可能的发生的机制。

二度房室阻滞合并束支阻滞的临床

二度Ⅰ型房室阻滞伴窄 QRS 波时，阻滞层面多数位于房室结，少数位于希氏束内。二度Ⅰ型房室阻滞伴宽 QRS 波时，房室阻滞层面多数仍位于房室结，少数位于希氏束内或希氏束以下[83]。值得注意的是，急性心肌梗死时，二度Ⅰ型房室阻滞伴束支阻滞的阻滞层面 60%～70% 位于希氏束－浦肯野系统层面[84]。

无论 QRS 波的宽窄，二度Ⅱ型房室阻滞阻滞的层面多位于房室结以下，希氏束内占 30%，其余位于束支层面；若伴束支阻滞图形，则高度提示阻滞层面位于束支层面[83]。例 45 间歇传导的 PR 间期固定，诊断为二度Ⅱ型房室阻滞，已经支持推导阻滞层面位于希氏束－浦肯野系统；传导的 QRS 波呈完全性右束支阻滞形态，进一步推导阻滞层面位于双侧束支水平。

2：1 房室阻滞时，窄 QRS 波阻滞部位可能位于房室结内，而宽 QRS 波阻滞层面可能位于房室结以下，但仍有可能位于房室结层面伴束支阻滞（左表）[84, 85]。

2：1 房室阻滞的阻滞层面鉴别	房室结层面	房室结以下层面
◎ PR 间期＜160ms	+	+++
◎ PR 间期＞300ms	+++	+
◎传导的 PR 间期固定，而无论 PR 间期长度	+	+++
◎出现文氏周期	+++	－
◎宽 QRS 波	+	+++
◎注射阿托品	传导改善 +++	传导恶化 ++
◎运动	传导改善 +++	传导恶化 ++
◎注射腺苷	传导恶化 +++	传导改善 ++
◎按压颈动脉窦	传导恶化 +++	传导改善 ++

值得指出的是，鉴别 2：1 房室阻滞时，应在心电监护和心肺复苏措施完善的单位，选择血流动力学稳定的患者，由经验丰富的上级医生完成，不要盲目推注阿托品，因为阻滞部位位于希氏束－浦肯野系统层面时，推注阿托品后，窦性心律增快，房室结传导加速，而希氏束－浦肯野系统的传导功能无改变，心率骤然增快后反而恶化房室传导，2：1 阻滞进展为高度房室阻滞，患者有发生晕厥或心脏骤停的风险。

心脏电生理研究证实，二度房室阻滞伴束支阻滞图形时，不考虑二度房室阻滞类型，如果 QRS 波呈完全性左束支阻滞，阻滞层面 12% 位于希氏束近端，75% 位于希氏束远端，13% 阻滞层面无法确认；相反，如果合并完全性右束支阻滞，阻滞层面 43% 位于希氏束近端，43% 位于希氏束远端，14% 阻滞层面无法确认[86]。简而言之，二度房室阻滞时，基础传导的 QRS 波呈完全性左束支阻滞图形时，高度提示双束支阻滞。

□ 刘 彤

例 46

男，72 岁，临床诊断高血压。关于心电图诊断，以下可能正确的有（　　　）。（多选题）

A. 一度房室阻滞合并完全性右束支阻滞　　B. 一度房室阻滞合并左前分支阻滞

C. 一度房室阻滞　　D. 一度房室阻滞合并完全性右束支阻滞伴左前分支阻滞

E. 三分支阻滞：三度右束支阻滞 + 三度左前分支阻滞 + 一度左后分支阻滞

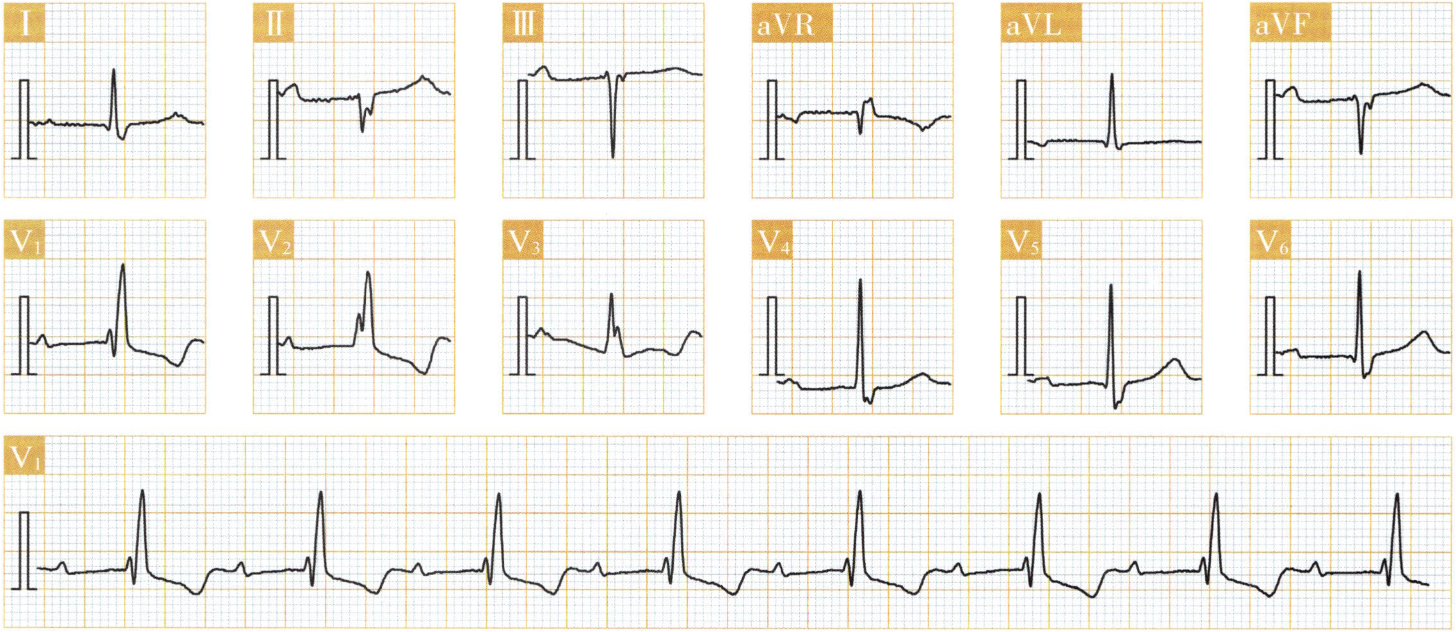

［试题答案］DE

［试题解析］例 46 和例 42 极为相似，基础诊断都有一度房室阻滞和完全性右束支阻滞，不同的是例 46 的肢体导联 QRS 波形态和电轴满足左前分支阻滞诊断，即电轴左偏程度超出 -45°，Ⅱ和Ⅲ导联 QRS 波呈 rS 形态且 $S_{Ⅲ}>S_{Ⅱ}$，Ⅰ和 aVL 导联 QRS 波呈 qRs 形且 $R_{aVL}>R_{Ⅰ}$，R_{aVL} 峰时间 45ms 等，故例 46 的心电图可以诊断为一度房室阻滞合并完全性右束支阻滞伴左前分支阻滞[87]。

房室阻滞时，无论一度阻滞、二度阻滞、高度阻滞或三度阻滞，只要合并束支阻滞图形，就要考虑阻滞层面位于束支水平的可能，即双束支阻滞或三分支阻滞。一度房室阻滞合并完全性右束支阻滞伴左前分支阻滞时，心电图的另一种解释是三度右束支阻滞＋三度左前分支阻滞＋一度左后分支阻滞（中上图）。

右束支、左前分支和左后分支都存在病变时，称为三分支阻滞，室内传导系统病变广泛，同时波及左心室和右心室。

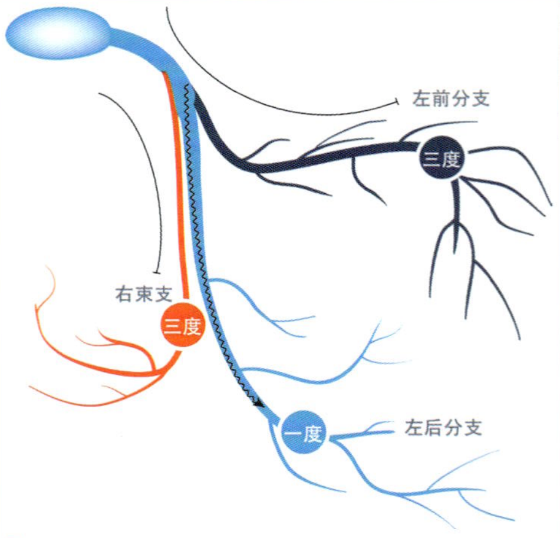

全传导型的三分支阻滞

窦性心律下传心室时，绝对受阻于右束支和左前分支，即两者发生恒定的三度阻滞；窦性冲动只能通过左后分支下传激动左侧心室，然后穿间隔激动右心室。由左后分支支配的左心室肌先激动，左前分支支配的左心室肌后激动，然后穿间隔激动右束支支配的右心室肌，心电图出现完全性右束支阻滞和左前分支阻滞图形。遗憾的是，窦性冲动虽然经由左后分支下传激动心室，但左后分支也存在病变，冲动的传导极度缓慢，室内传导时间显著延迟，PR 间期延长

室上性冲动经三分支传导时，根据传导模式分为三种情况：①一度阻滞：各分支都能传导，但传导缓慢；②二度阻滞：a. 各分支间歇性传导，间歇性阻滞，阻滞比例＜50%；b. 高度阻滞，各分支内冲动受阻的比例＞50%；③三度阻滞：各分支都不能传导冲动。这些模式可以任意组合，根据排列组合原则，理论上有 4×3×2=24 种心电图表型，不过一些心电图表型相互重叠。

三分支阻滞时，只要所有的室上性冲动都能下传激动心室，心电图无 QRS 波脱落，则为全传导型三分支阻滞，提示至少一支束支能够把所有的室上性冲动下传心室；由于能够传导冲动的束支也存在病变，传导缓慢，心电图 PR 间期延长。因此，PR 间期延长伴双分支阻滞图形是全传导型三分支阻滞的一种类型。

部分完全性左束支阻滞伴 PR 间期延长的患者也属于全传导型三分支阻滞，冲动不能经左前分支（三度阻滞）和左后分支（三度阻滞）传导，只能通过右束支（一度阻滞）下传激动右心室，然后穿间隔激动左心室[98-90]。如果一侧左分支也出现一度阻滞，QRS 波形态取决于一度右束支阻滞和一度左分支阻滞的程度，这也是临床心电图一些左束支阻滞图形不典型的原因之一[91，92]。

□ 邵　虹

例 47

难度：★★★★★

男，53 岁，临床诊断冠心病。以下心电图诊断正确的有（　　　）。（多选题）

A. 2：1 左束支阻滞　　B. 三度右束支阻滞

C. 2：1 左前分支阻滞　　D. 2：1 左后分支阻滞

E. 三度左前分支阻滞

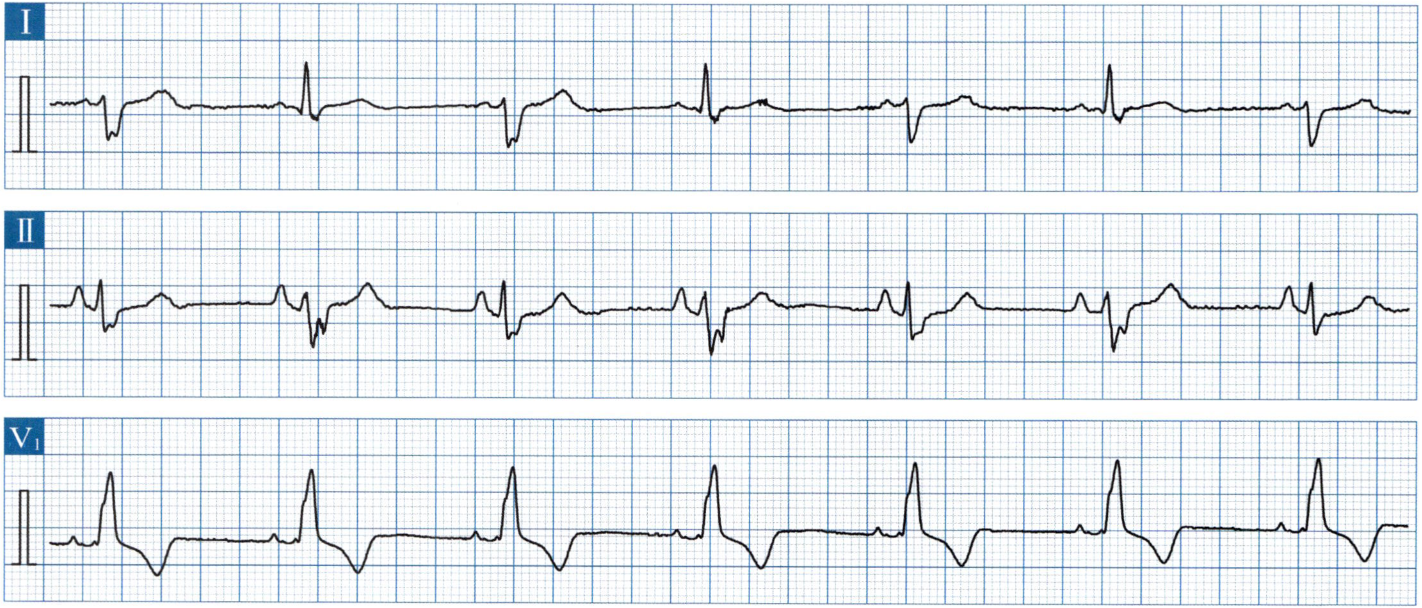

［试题答案］ BCD

［试题解析］ 心电图诊断三分支阻滞的线索见下表。初学者学习三分支阻滞心电图时，应先熟悉临床常见心电图表型，理解其背后的电生理机制，因为一些不同类型的阻滞，心电图表型是相同的，如一度右束支阻滞合并一度左前分支阻滞及一度左后分支阻滞的心电图表现为一度房室阻滞合并完全性左束支阻滞，除非阻滞动态变化，心电图无法精确推导电生理机制[93-95]。

心电图诊断三分支阻滞的线索
长 PR 间期
◎右束支阻滞合并左前分支阻滞
◎右束支阻滞合并左后分支阻滞
◎左前分支阻滞合并左后分支阻滞
◎交替性右束支阻滞和左束支阻滞
正常 PR 间期
◎右束支阻滞伴交替性左前分支和左后分支阻滞
◎右束支阻滞伴左前分支阻滞合并间歇 QRS 波脱漏
◎右束支阻滞伴左后分支阻滞合并间歇 QRS 波脱漏
◎左束支阻滞合并间歇性 QRS 波脱落
无固定 PR 间期
◎三度房室阻滞

例 47 的 V_1 导联恒定完全性右束支阻滞，Ⅰ导联 QRS 波呈 rS 形和 qRs 形交替，Ⅱ导联 QRS 波呈 rs 形和 rS 形交替，肢体导联图形呈左后分支阻滞和左前分支阻滞交替，无 QRS 波脱落，这也是一种全传导型的三分支阻滞（右上图）。

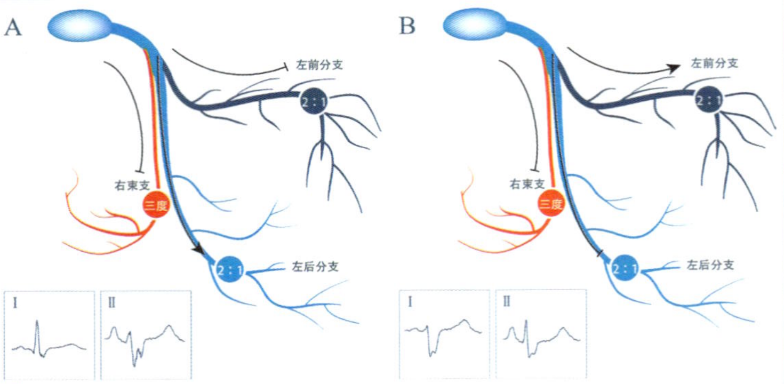

全传导型的三分支阻滞

右束支恒定三度阻滞，心电图表现有完全性右束支阻滞图形，左前分支和左后分支交替性发生 2：1 阻滞。A. 窦性冲动受阻于右束支和左前分支，只能通过左后分支下传激动心室，产生完全性右束支阻滞和左前分支阻滞图形，注意左后分支的传导一定是正常的，否则会出现 PR 间期延长；B. 其后到来的窦性冲动，受阻于右束支和左后分支，只能通过左前分支下传激动心室，产生完全性右束支阻滞和左后分支阻滞图形，注意左前分支的传导一定是正常的，否则会出现 PR 间期延长

完全性右束支阻滞合并交替性左前分支阻滞和左后分支阻滞实际是三度右束支阻滞，2：1 左前分支阻滞和 2：1 左后分支阻滞交替发生，注意 2：1 左前分支阻滞和左后分支阻滞不能同时发生，否则会出现 QRS 波脱落，属于部分传导型三分支阻滞。此外，例 47 的 PR 间期正常，提示冲动经由左前分支和左后分支下传时间正常，否则会出现 PR 间期延长。

□ 刘　彤

例 48

难度：★★★★★

男，76 岁，临床诊断高血压。关于心电图诊断，以下正确的有（　　）。（多选题）

A. 二度Ⅱ型左束支阻滞　　B. 三度右束支阻滞

C. 三度左前分支阻滞　　D. 二度Ⅱ型左前分支阻滞

E. 二度Ⅱ型左后分支阻滞

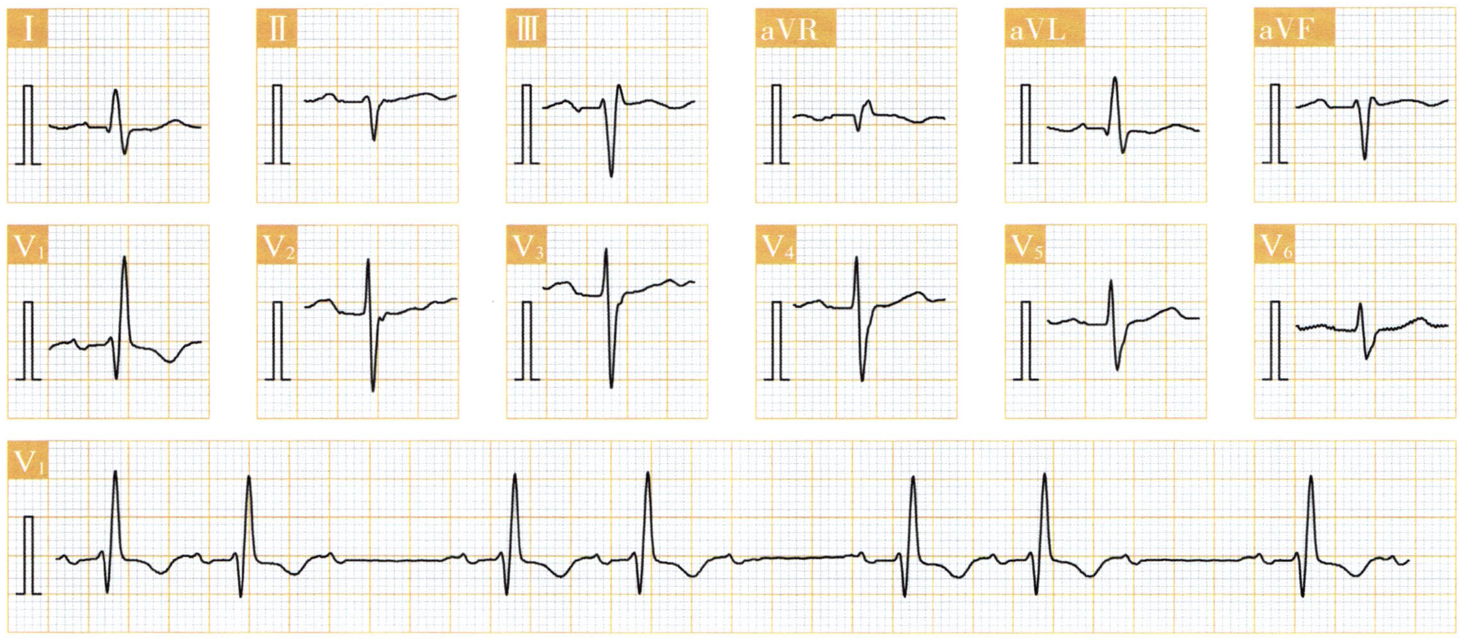

［试题答案］BCE

［试题解析］例 48 和例 46 相比，基础图形都有完全性右束支阻滞和左前分支阻滞，PR 间期延长，显著的不同点是例 46 无 QRS 波脱落，而例 48 发生了 QRS 波脱落。在三分支阻滞的基础上，一旦出现了间歇性 QRS 波脱落，提示至少一个分支发生了二度阻滞。

患者 12 导联心电图，恒定出现完全性右束支阻滞和左前分支阻滞，提示三度右束支阻滞和左前分支阻滞，窦性冲动只能通过左后分支下传激动心室。例 48 的基础 PR 间期有 240ms（Ⅱ导联测量），提示能够传导的左后分支也存在病变，传导延缓；在此基础上，出现间歇性 QRS 波脱落，提示左后分支还同时发生二度阻滞（右上图）。

需要思考的是，左后分支是否为三度阻滞呢？答案是否定的，在三度右束支阻滞和三度左前分支阻滞的背景下，如果左后分支也发生持续性三度阻滞，可以想象所有的窦性 P 波都不能下传心室，心电图出现三度房室阻滞。

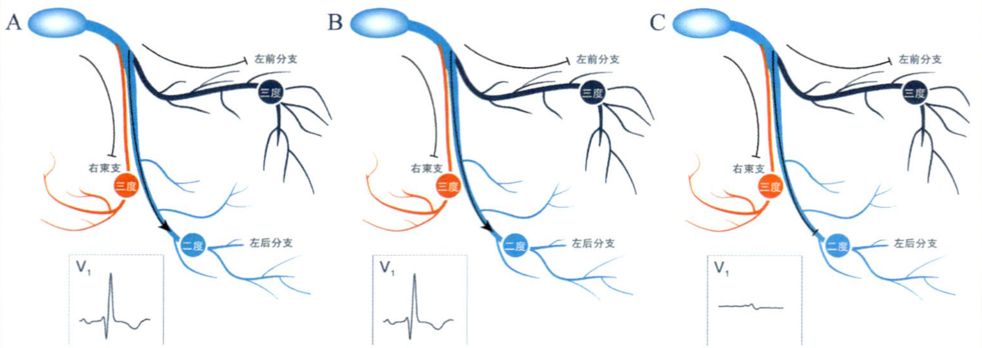

三分支阻滞

第 1 个和第 2 个窦性冲动下传并激动心室，产生完全性右束支阻滞和左前分支阻滞图形，而第 3 个窦性冲动未能下传心室，提示受阻于左后分支系统，左后分支发生二度阻滞。A. 第 1 个窦性冲动受阻于右束支和左前分支，只能通过左后分支下传心室，心电图出现完全性右束支阻滞和左前分支阻滞图形；B. 第 2 个窦性冲动受阻于右束支和左前分支，只能通过左后分支下传心室，心电图出现完全性右束支阻滞和左前分支阻滞图形；C. 第 3 个窦性冲动受阻于右束支、左前分支和左后分支，不能下传心室，出现 QRS 波脱落，左后分支呈现 3：2 二度阻滞

那么，左后分支是否为恒定的一度阻滞呢？答案也是否定的，在三度右束支阻滞和三度左前分支阻滞的背景下，恒定的一度左后分支阻滞预示每一个窦性冲动都能通过左后分支下传并激动心室，只是传导延缓而已，不会出现 QRS 波的脱落。因此，如果用三分支阻滞解释例 48，间歇性 QRS 波脱落最可能归因于二度左后分支阻滞，且传导比例为 3：2。

三分支阻滞是较为复杂的传导紊乱，心电图变化多端，初学者也可自行设计简化的三分支传导模式图进行推演，梳理各分支的传导规律，从而获得正确的心电图解释。

□ 刘　彤

例 49

难度：★★★★★

男，29 岁，临床诊断扩张型心肌病。关于心电图诊断，以下正确的有（　　　）。（多选题）

A. 一度房室阻滞合并完全性左束支阻滞

B. 一度右束支阻滞合并一度左束支阻滞

C. 三分支阻滞

D. 一度房室阻滞合并不完全性左束支阻滞

E. 一度左前分支阻滞合并一度左后分支阻滞

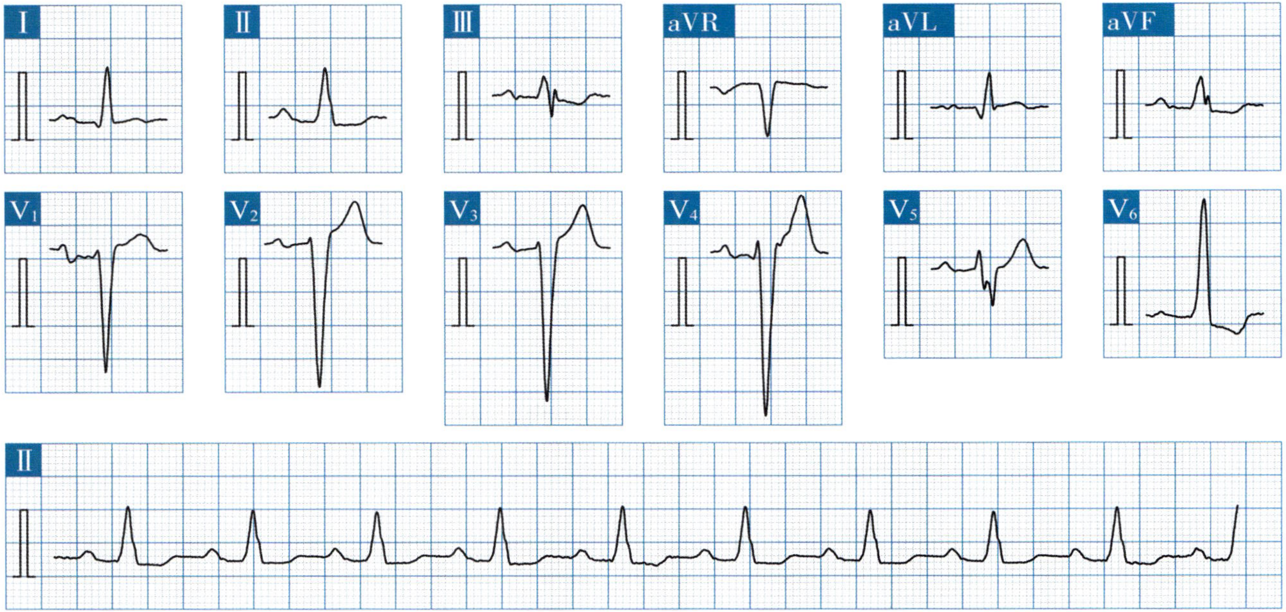

［试题答案］ABC

［试题解析］分析双分支阻滞或三分支阻滞心电图时，初学者需要了解两个非常重要的心电图术语：束支传导的同步性和等速性。

■ 束支传导的等速性

1969 年，荷兰阿姆斯特丹市的杜勒（Durrer）等发表了一篇里程碑式的论文，他们对 7 例死者的心脏进行离体电学标测，再现心脏整体激动模式，这篇论文提供的数据被各类教科书广泛引用[96]。杜勒等发现左束支比右束支略微领先 5～10ms 激动左侧室间隔，换言之，心室的激动从左心室开始。此后，右束支开始激动右心室，两个心室同步激动，产生窄 QRS 波[96]。

20 世纪初，路易斯（Lewis）等在动物实验中发现离断一侧束支时，该侧心室游离壁激动时间较健侧心室落后 40ms，这 40ms 代表冲动从健侧心室穿间隔激动束支阻滞侧心室所需时间[97]。杜勒等和当代一些电生理学者研究的穿间隔时间一致，为 35ms[98]。心室起搏研究发现人类穿

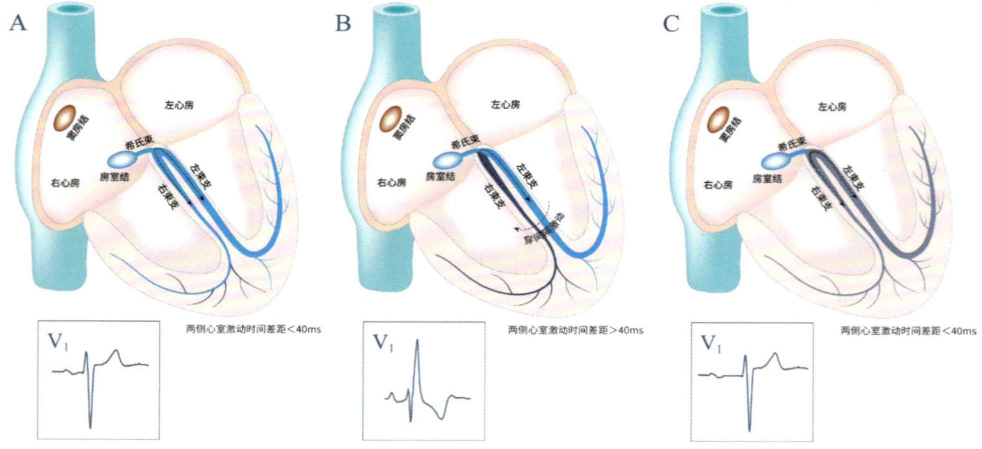

左束支和右束支传导的等速性

A. 正常情况下，左束支略微领先右束支 5～10ms 激动室间隔，然后双侧束支近乎同步激动各侧心室，产生正常窄 QRS 波，可以认为左束支和右束支的传导等速；B. 右束支病变不能传导冲动时（三度右束支阻滞），左束支先激动左心室，然后穿间隔激动右心室，右心室延后 40ms 激动，由于右心室延后左心室时间超过 40ms，产生完全性右束支阻滞图形，可以认为左束支和右束支的传导不等速；C. 左束支和右束支都存在病变，但两者仍能进行缓慢传导，左束支和右束支传导的时间差＜40ms，尽管双侧束支传导时间有差异，但差异不足以引起穿间隔激动，双侧心室仍近乎同步激动，产生正常窄 QRS 波，不会出现束支阻滞图形

间隔时间可以在 12～40ms 变动，室内传导速度、室间隔心肌厚度和瘢痕厚度等都能影响穿间隔时间[99, 100]。因此，无论左束支系统和右束支系统如何传导，只要两者传导的时间差＜40ms，就不会发生穿间隔传导，意味着两侧心室近乎同步激动，产生窄 QRS 波（上图）。

单侧束支病变或双侧束支同时病变时，只要双侧束支先后激动各侧心室的时间差＜40ms，仍可以看似两个心室同步激动，产生窄 QRS 波，简而言之双侧束支传导等速。需要指出的是，这种双侧束支传导的等速性仅仅是心电图学术语，并非双侧束支传导速度绝对相同，而是利用

穿间隔时间相对衡量，因为心电图只能区分窄 QRS 波（无穿间隔发生）和束支阻滞图形（有穿间隔发生），而不能进一步分析束支精确的传导速度。

在分析双分支阻滞或三分支阻滞心电图时，只要观察正常窄 QRS 波，我们就可以认为左束支和右束支的传导等速，而不等速则出现束支阻滞图形（右上图）。

束支传导的同步性

束支传导的同步性是指冲动沿左束支和右束支传导的比例相同且步调一致。传导比例相同是指双侧束支均遵循相同的传导模式，要么全部传导，要么 4∶3 传导，要么 2∶1 传导等；步调一致是指双侧束支要么同时传导，要么同时阻滞。当双侧束支同步阻滞时，势必产生 QRS 波脱落，反而只要一侧束支能够传导，则出现对侧束支的完全性阻滞图形（右下图）。

当双侧束支的传导比例相同、步调不同时，或者传导比例不同、步调一致，或者传导比例和步调都不一致时，心电图就会出现间歇性束支阻滞图形和 QRS 波脱

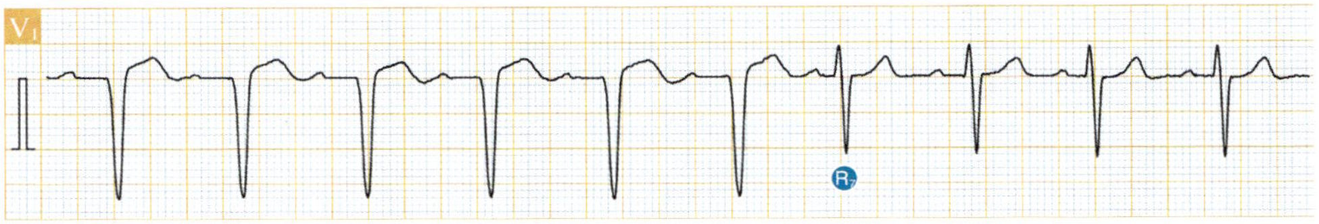

间歇性双束支阻滞

窦性心律，QRS 波有 QS 形和 rS 形两种形态。R_1-R_6 的 QRS 波呈 QS 波，时限 120ms，为完全性左束支阻滞图形。注意完全性左束支阻滞时，PR 间期延长为 240ms，心电图的解释有两种：①一度房室阻滞合并完全性左束支阻滞；②一度右束支阻滞合并一度左束支阻滞。无论哪种解释，出现完全性左束支提示左束支和右束支的传导不等速，左束支的传导速度比右束支至少落后 40ms 以上。R_7-R_{10} 的 QRS 波呈 rS 形，PR 间期正常为 165ms，传导恢复正常，左束支和右束支的传导等速，双侧心室同步激动，产生窄 QRS 波。完全性左束支阻滞图形消失后，传导恢复正常，间接提示 R_1-R_6 系双束支传导阻滞可能性大，束支传导的动作电位和不应期呈非频率依赖性变动

双束支阻滞的同步性和非同步性

窦性心律，房室结传导功能正常，左束支和右束支均呈 2∶1 阻滞。A. 左束支和右束支的 2∶1 阻滞同步。第 1 个窦性冲动从左束支和右束支顺利下传心室，左束支和右束支的传导等速，左心室和右心室同步激动，产生窄 QRS 波。第 2 个窦性冲动遭遇双侧束支的不应期未能下传心室，QRS 波脱落，整体心电图表现为正常 QRS 波—QRS 波脱落序列。B. 左束支和右束支的 2∶1 阻滞不同步。第 1 个窦性冲动通过右束支下传激动心室，受阻于左束支，产生完全性左束支阻滞图形；第 2 个窦性冲动遭遇右束支的 2∶1 阻滞，受阻于右束支，而左束支恢复传导，冲动从左束支下传激动心室，产生完全性右束支阻滞，整体心电图表现为完全性左束支阻滞—完全性右束支阻滞交替序列。左束支和右束支的同步二度阻滞，一定会产生 QRS 脱落；相反，不同步二度阻滞，有时只出现交替性束支阻滞图形，无 QRS 波脱落。可以推导的是，当左束支和右束支呈不同比例传导的二度阻滞时，不仅可以出现间歇性完全性右束支阻滞和间歇性完全性左束支阻滞，当恰巧遇双侧束支阻滞期时，还会发生 QRS 波脱落

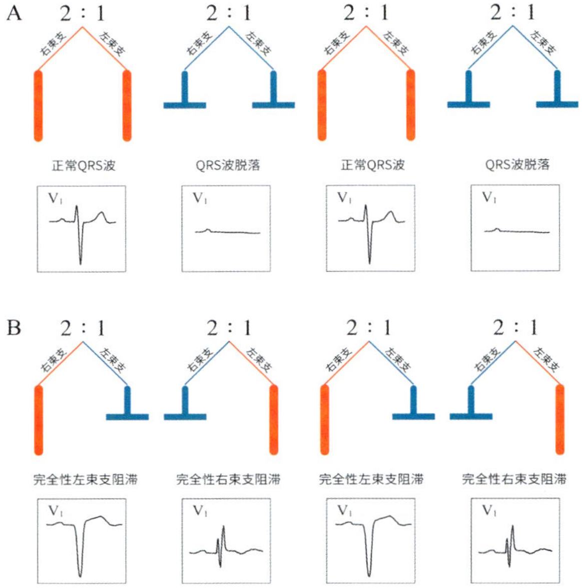

落。因此，间歇性束支阻滞图形的出现，有以下三种可能：①双侧束支传导不等速；②双侧束支传导不同步；③双侧束支传导既不等速，也不同步，这是分析双分支阻滞或多分支阻滞的线索。

特殊的三分支阻滞

例 49 的心电图诊断至少有两种基础诊断：一种诊断是一度房室阻滞伴完全性左束支阻滞，房室阻滞层面位于房室结，合并左束支阻滞；另一种诊断是一度右束支阻滞和一度左束支阻滞，右束支和左束支都能传导但传导缓慢，阻滞层面位于双束支水平，但两个束支的传导不等速，左束支传导速度明显落后于右束支，故出现完全性左束支阻滞图形，本例心电图也是双束支同步不等速传导的典型模式。

本例心电图需要读者具有更为渊博的心电图学和心脏电生理学知识，另一个比较隐晦而容易漏选的答案是三分支阻滞，如果把左束支看作双分支阻滞系统，完全性左束支阻滞也包括三度左前分支阻滞和三度左后分支这种模式。

2009 年，AHA 心电图标准化和解析指南制订了完全性左束支阻滞的心电图诊断标准，相较于右束支阻滞，左束支阻滞心电图诊断标准尚有争议（右表）[91]。建议初学者尽量采用国际指南诊断标准，因为指南建议的依据来自基础和临床研究，避免人为主观性；另外，医学是一门不断发展的学科，很多指南也在与时俱进地不断进行修订，很有可能当前采纳的一些标准以后证实是错误的。此外，不同科学组织和学会制订的指南有时会存在矛盾，这也是学习中需要注意的现象。

值得注意的是，一些有严重心脏疾病的患者，出现左心室扩大且向左后方转位，完全性左束支阻滞时，V_5、V_6 导联 QRS 波可呈 RS 或 rS 形态。既往一些心电图学教科书通常诊断为非特异性室内传导障碍，但根据 I 和 aVL 导联典型切迹粗钝 R 波，要考虑完全性左束支阻滞可能，完善后壁导联有望记录到胸导联切迹 R 波。

AHA 完全性左束支阻滞诊断标准

QRS 波间期

◎成人≥ 120ms；4—16 岁儿童及青少年＞ 100ms；4 岁以下儿童＞ 90ms

R 波模式

◎ I 、aVL、V_5 和 V_6 导联的 QRS 波增宽，R 波切迹或宽钝，但有时因心脏移位，V_5 和 V_6 导联亦可呈 RS 图形

q 波

◎ I 、V_5 和 V_6 导联的 q 波消失，但在无心肌病变的情况下，aVL 导联也可以出现窄小 q 波

R 峰时间

◎ V_5 和 V_6 导联的 R 峰时间＞ 60ms，当 V_1 ～ V_3 导联的初始小 r 波可以识别时，V_1 ～ V_3 导联的 R 峰时间正常

ST-T 改变

◎ ST-T 方向通常与同导联 QRS 主波方向相反

◎ QRS 主波正向的导联，如果出现直立 T 波（正相协调）也可能是正常的

◎ QRS 主波负向的导联，如果出现 ST 段压低伴或不伴 T 波倒置（负相协调），则是一种病理情况

电轴

◎完全性左束支阻滞的额面 QRS 电轴可以左偏，右偏或位于右上象限（无人区电轴），有时呈频率依赖性变动

□ 王永权

例 50

难度：★★☆☆☆

女，48 岁，临床未发现器质性心脏病。关于心电图蓝色圆圈标注的心搏诊断，以下正确的是（　　　）。

A. 房性期前收缩伴差异性传导

B. 交界性期前收缩

C. 室性期前收缩

D. 间歇性完全性右束支阻滞

E. 间歇性心室预激

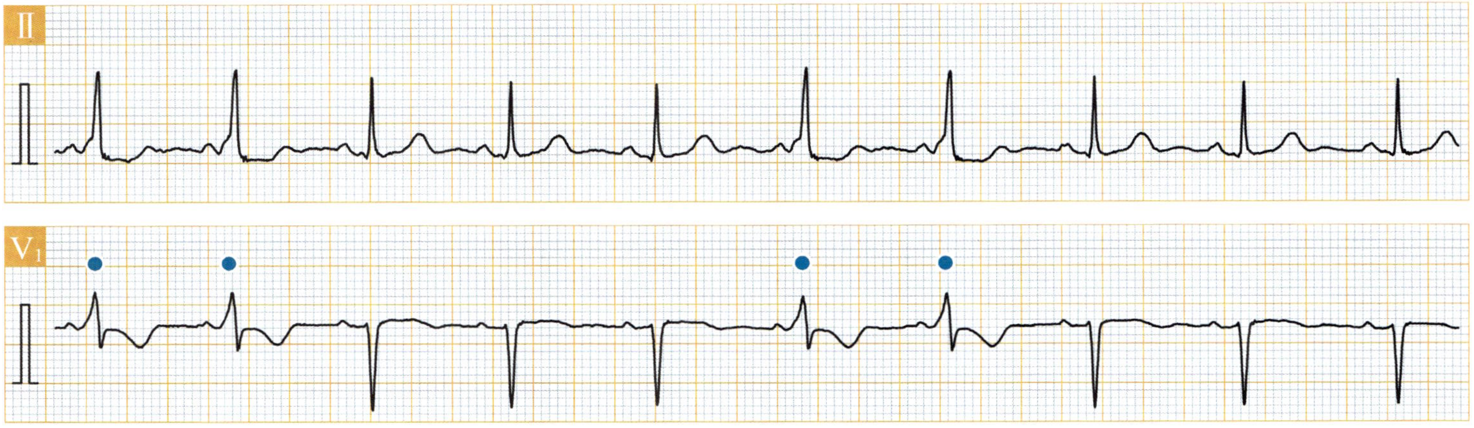

[试题答案] E

[试题解析] 分析心电图时，常见QRS波间歇性改变，分析思路是首先观察基础心动周期有无改变：①基础心动周期改变时，主要鉴别诊断有室性异位搏动和差异性传导；②基础心动周期无改变时，QRS波突变常见鉴别诊断见下表。

节律规整时QRS波间歇改变的原因
◎舒张晚期的室上性期前收缩伴差异性传导
◎舒张晚期的室性期前收缩
◎室性并行心律
◎间歇性心室起搏
◎间歇性束支阻滞
◎间歇性心室预激

例50为窦性心律，窦性周期波动于680～760ms，相当于频率波动于79～88次/分。V_1导联上，多数QRS波呈rS图形，这是V_1～V_2导联正常QRS波图形（S波为主）；间歇性出现另一种rs形态的QRS波（蓝色圆圈），需要思考QRS波变化的原因。

P波形态基本一致，尽管P-P间期略微不齐，但并无提前的异常P波，特别是也无期前收缩的代偿间期，提示本例QRS波的改变不能用房性或交界性期前收缩伴室内差异性传导解释。此外，V_1导联突变QRS形态呈rs形态，图形并非典型右束支阻滞或左束支阻滞形态，也进一步排除差异性传导的可能。

仔细观察蓝色圆圈标注的心搏，PR间期缩短为80ms，而正常QRS波形态的PR间期有140ms，PR间期的缩短要警惕间歇性心室预激的可能。此外，QRS波形态与正常rS波相比，显得增宽且增宽部分主要是QRS波起始部，特别是Ⅱ导联可见明显的Δ波，而QRS波后半部除极速度、形态和基础QRS波后半部相同，提示QRS波变化的原因主要是起始部缓慢，也支持心室预激的诊断。

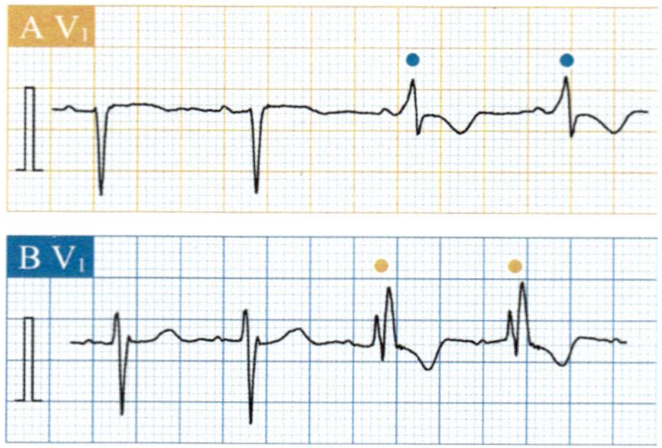

间歇性心室预激和间歇性束支阻滞

A. 蓝色圆圈所示心搏为间歇性心室预激，PR间期缩短，QRS波前半部除极缓慢，后半部除极快速，不呈典型的右束支阻滞或左束支阻滞形态；B. 橙黄色圆圈所示心搏为间歇性完全性右束支阻滞，PR间期无改变，QRS波前半部除极锐利，后半部除极缓慢，为典型的右束支阻滞图形

间歇性心室预激需要和间歇性束支阻滞图形鉴别：PR间期缩短和心室预激波、V_1导联QRS波形态不呈典型束支阻滞形态、QRS波改变主要在QRS波前半部（心室预激）等支持间歇性心室预激的诊断；而PR期间固定或无明显缩短、V_1导联QRS波形态呈典型束支阻滞图形、QRS波改变主要在QRS波后半部（穿间隔激动）等支持间歇性束支阻滞的诊断（中下图）。

□ 刘 彤

例 51

难度：★★★★★

男，43 岁，临床诊断预激综合征。关于心电图诊断，以下正确的是（　　　）。

A. A 型心室预激合并完全性右束支阻滞

B. A 型心室预激合并完全性左束支阻滞

C. B 型心室预激合并完全性右束支阻滞

D. B 型心室预激合并完全性左束支阻滞

E. 完全性右束支阻滞

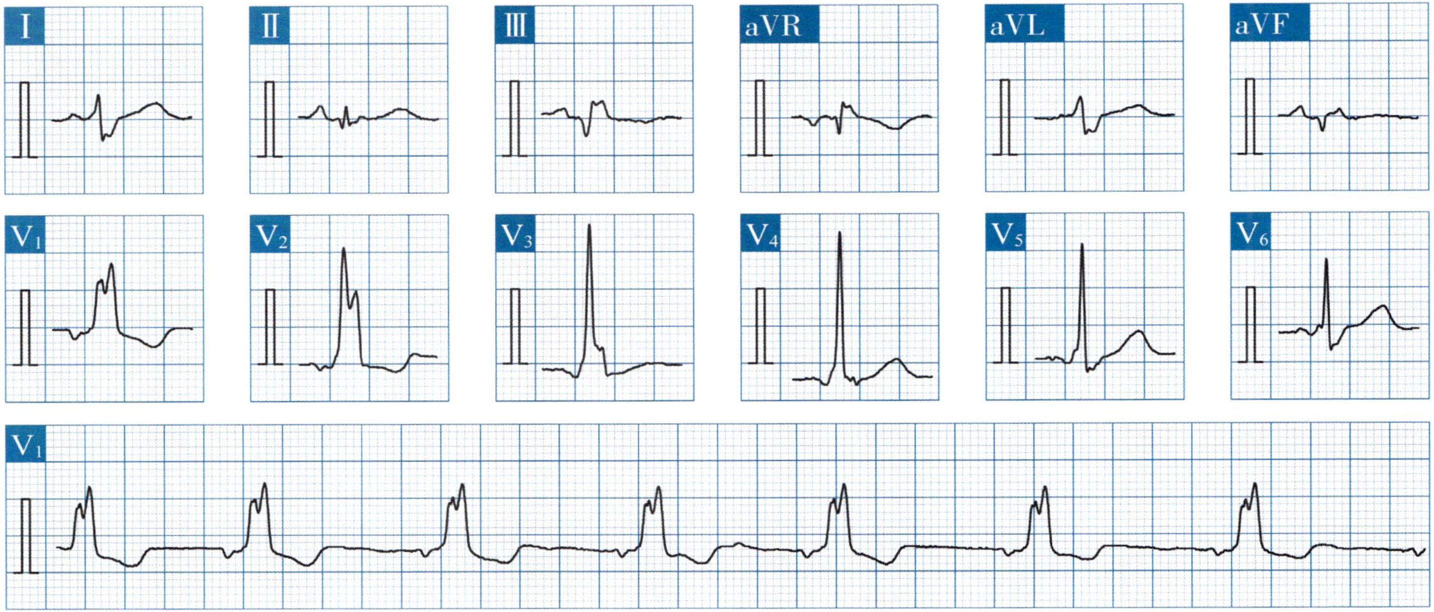

[试题答案] A

[试题解析] 典型心室预激的心电图特征是短 PR 间期和 QRS 波起始部模糊、粗钝（Δ 波）。临床上，有一些不典型心室预激，如心室预激合并心肌梗死、心室预激合并束支阻滞等是初学者的难点。

■ 心室内两种激动的相互影响

束支阻滞既可以发生于右束支（右心室），也可以发生于左束支（左心室）；相似的，心室预激的旁道既可以出现于右心室（右侧旁道，B 型预激），也可以出现于左心室（左侧旁道，A 型预激）。显然，如果患者同时存在束支阻滞和心室预激，两两组合模式如下（右图）。

①束支阻滞和心室预激均发生于同侧心室，包括完全性右束支阻滞合并右侧旁道，完全性左束支阻滞合并左侧旁道。

②束支阻滞和心室预激分别发生于对侧心室，包括完全性右束支阻滞合并左侧旁道，完全性左束支阻滞合并右侧旁道。

如何理解束支阻滞合并心室预激心

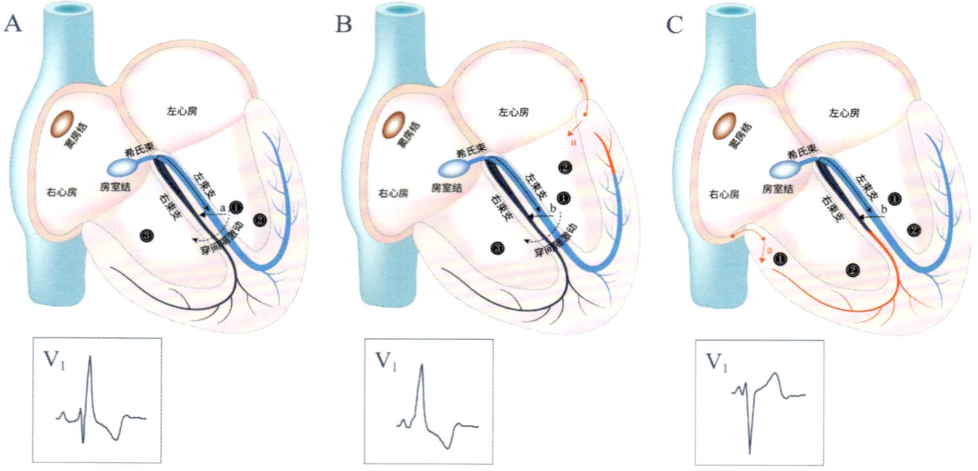

完全性右束支阻滞合并房室旁道

A. 单纯右束支阻滞时，假设右束支完全不能传导（三度右束支阻滞），窦性冲动只能通过左束支下传激动心室，左侧室间隔先除极，产生向右、向前的初始向量，形成 V_1 导联的初始 r 波；随后，左心室激动，产生向左、向后的向量，形成 V_1 导联的 S 波；最后冲动穿间隔激动右心室，右心室肌延后激动，形成终末 R' 波。完全性右束支阻滞时，心室除极包括三部分：①左侧室间隔的初始除极；②左心室激动和穿间隔激动；③右心室激动。B. 完全性右束支阻滞合并左侧旁道时，左侧旁道可以提前激动左侧心室肌，产生初始向右、向前的向量 a，然后经房室结－希浦系统下传的冲动抵达左束支，左侧室间隔开始激动，产生另一个初始向量 b，故初始 r 波取决于 a 和 b 两者的综合（均有向右、向前的成分）；然后左心室激动，左心室激动包括两部分，左束支激动、左侧旁道激动和左至右的穿间隔激动，综合左心室除极向量取决于三者控制左心室的比例，相较于单纯的完全性右束支阻滞，左心室激动模式改变；最后穿间隔激动抵达右心室，右心室最后除极形成终末 R' 波。完全性右束支阻滞合并左侧旁道时，心室除极包括三部分：①初始除极 a 和 b；②左束支、左侧旁道和穿间隔激动；③右心室激动，由于①和②部分发生改变，完全性右束支阻滞图形不典型。C. 右束支阻滞合并右侧旁道，右侧旁道可以抢先激动部分右心室，产生向前、向右的向量，随后左束支激动抵达，产生向右、向前的向量，初始 r 波取决于两者的综合；随后，左束支激动左心室并穿间隔激动，与此同时右心室已有右侧旁道开始激动，两个心室激动的同步性较单纯右束支阻滞明显恢复。完全性右束支阻滞合并右侧旁道时，心室除极包括两部分：①初始除极 a 和 b；②左心室和右心室同步激动，QRS 波可以正常化。针对具体个体，当完全性右束支阻滞合并房室旁道时，无法了解健侧束支和旁道激动心室的精确比例和方向，QRS 波变化多端电图？这里涉及心室内两种激动的相互影响，不外乎三种情况：①两种心室激动各自控制部分心室肌，除极向量叠加，产生的 QRS 波各具自身特色，容易分别识别心室内的两种激动；②两种心室激动各自控制部分心室肌，除极向量相互综合，产生的 QRS 波只具备一种特征，而另一种特征不显著或隐晦，需要仔细辨析；③两种心室激动各自控制部分心室肌，除极向量完全抵消，产生的 QRS 波正常，只能通过其他心电图指征判断。

QRS 波的宽度取决于整体心室除极时间，除极越快，全部心室肌完成除极的时间越短，QRS 波越窄；相反，除极越慢，全部心室肌完成除极的时间越长，QRS 波越宽。当患者存在一侧束支阻滞时，QRS 波时限最宽，因为阻滞侧心室肌除极需要健侧冲动穿间隔完成；束支阻滞侧心室合并同侧房室旁道时，旁道和健侧束支先后除极各侧心肌，除极时间短，QRS 波最窄；束支阻滞和房室旁道分居两侧心室时，完成整体心室肌的除极时间位于上述两种情况之间，QRS 波时限居中（右图）。

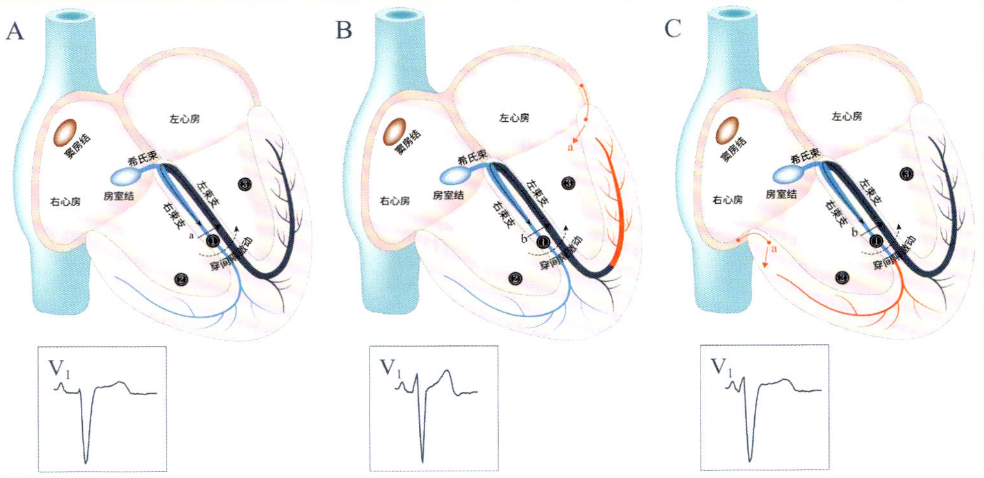

完全性左束支阻滞合并房室旁道

A. 单纯左束支阻滞时，假设左束支完全不能传导（三度左束支阻滞），窦性冲动只能通过右束支下传激动心室，右侧室间隔先除极，产生向左、向前的初始向量，形成 V_1 导联的初始 r 波或初始 q 波；随后，右心室激动和从右至左的穿间隔激动，由于穿间隔激动电势大于右心室激动电势（室间隔质量大于右心室质量），产生向左、向后的向量，形成 V_1 导联的 S 波；最后冲动穿间隔激动左心室，左心室肌延后激动，S 波逐渐恢复到等电位线。完全性左束支阻滞时，心室除极包括三部分：①右侧室间隔的初始除极；②右心室和从右至左的穿间隔激动；③左心室激动。B. 完全性左束支阻滞合并左侧旁道时，左侧旁道可以提前激动左侧心室肌，产生初始向右、向前的向量 a，然后经房室结 - 希浦系统下传的冲动抵达右束支，右侧室间隔开始激动，产生另一个向左、向后的初始向量 b，初始激动是否出现 r 波取决于 a 和 b 的综合，当 a 占强时，综合初始向量朝向 V_1 导联，初始 r 波粗钝和除极缓慢，符合心室预激特征；然后右心室激动、从右至左的穿间隔激动及左心室旁道激动，综合心室除极向量取决于三者控制心室的比例，但因右心室激动时，部分左心室已经开始激动，两侧心室的同步性较单纯左束支阻滞增加，整体心室激动时间短于单纯左束支阻滞图形，QRS 波时限减小甚至正常。完全性左束支阻滞合并左侧旁道时，心室除极包括两部分：①初始除极 a 和 b；②左心室和右心室同步激动，QRS 波可以正常化。C. 左束支阻滞合并右侧旁道，右侧旁道可以抢先激动部分右心室，产生向前、向右的初始向量 a，随后右束支激动抵达，产生另一个向左、向后的初始向量 b，初始 r 波取决于两者的综合，无论右侧旁道和右束支传导，右心室都显著领先左心室激动；随后，右心室激动穿间隔激动左心室，由于左心室激动明显落后于右心室，两个心室激动的同步性较 A 更差。完全性左束支阻滞合并右侧旁道时，心室除极包括四部分：①初始除极 a 和 b；②右心室激动；③穿间隔激动左心室；④左心室的单独激动，左心室激动时整个右心室几乎已经完成激动，缺乏向右的除极电势对抗，左心室单独激动产生显著向左、向后的向量，QRS 波进一步增宽

完全性束支阻滞合并房室旁道的心电图诊断思路

首先，房室旁道的传导速度快于房室结－希浦系统，完全性束支阻滞合并房室旁道时，心室除极可以开始于房室旁道，心电图仍出现诊断房室旁道的两个典型线索：短PR间期（PR间期＜120ms）和心室预激波（Δ波）。换言之，完全性束支阻滞不会掩盖房室旁道的心室预激波。

其次，QRS波形态取决于房室旁道、健侧束支激动和穿间隔激动三者电势的综合，形态多变而难以预估，导致典型的束支阻滞图形不典型。

最后，如果束支阻滞侧心室仍由穿间隔激动最后除极，QRS波终末部保留束支阻滞图形的特征。综上所述，完全性束支阻滞合并房室旁道时，QRS波分析的重点是起始部是否具备房室旁道特征和终末部是否具备束支阻滞特征。

临床中，其他很多心脏疾病和电学现象会干扰完全性束支阻滞合并房室旁道的心电图诊断。例如，合并房间阻滞或左心房异常时，左心房激动缓慢，P波终末部延迟出现，PR间期可能会接近120ms，通过短PR间期诊断房室旁道有时很困难（右图）。仔细观察例51的Ⅰ、V_3～V_6导联可以看到正相预激波，而Ⅱ、Ⅲ和aVF导联QRS初始部是负向预激波，提示旁道位于心室后壁。

仔细观察V_1导联QRS波形态，大体呈切迹R'波，

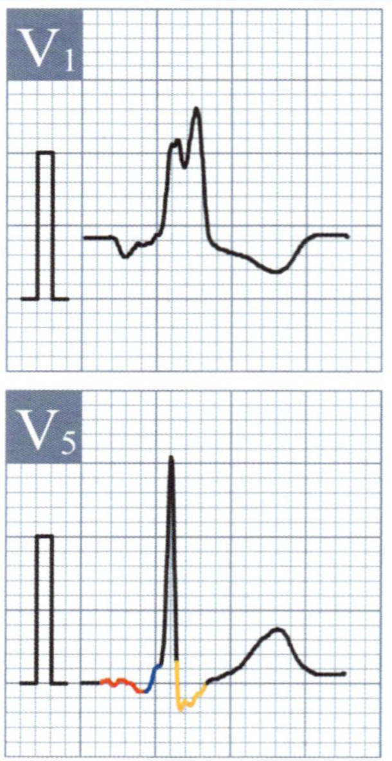

分析完全性右束支阻滞合并左侧旁道

同步记录V_1和V_5导联，PR间期有135ms，V_5导联P波增宽伴切迹，V_1导联P波终末负向部分增大，提示左心房激动异常，房间传导延缓；此外因左侧旁道，窦性冲动抵达旁道花费时间长，故PR间期仍有135ms。观察V_5导联QRS波起始部模糊粗钝，高度提示心室预激（蓝色曲线）；QRS波终末部有增宽而振幅不深的S波，高度提示完全性右束支阻滞图形

如果合并右侧旁道，右侧旁道除极部分右心室会减弱典型右束支阻滞的R'波，甚至R'波消失；此外，V_1导联初始R波振幅高大，提示有非常显著的向右、向前的除极电势，这是单纯完全性右束支阻滞初始r波和右侧旁道初始r波所不具备的，故提示例51是一例完全性右束支阻滞合并左侧旁道（A型预激）。

本例为完全性右束支阻滞，由于合并左侧旁道，左心室激动时，正常向左、向后的左束支激动部分电势被左侧旁道除极电势和从左至右的穿间隔激动电势抵消，与典型完全性右束支阻滞rSR'波形相比，V_1导联S波消失。无论完全性左束支阻滞或完全性右束支阻滞，单纯束支阻滞时，初始QRS波激动来自健侧束支，除极迅速，耗时短，初始r波或q波尖锐显窄，一旦发现束支阻滞图形的起始部模糊和粗钝，需要警惕合并房室旁道。

□ 王永权

例 52

难度：★★☆☆☆

女，35 岁，临床未发现器质性心脏病。关于心电图诊断，以下正确的是（　　）。

A. 陈旧性下壁心肌梗死　　B. 完全性左束支阻滞

C. A 型心室预激　　D. B 型心室预激

E 心室起搏

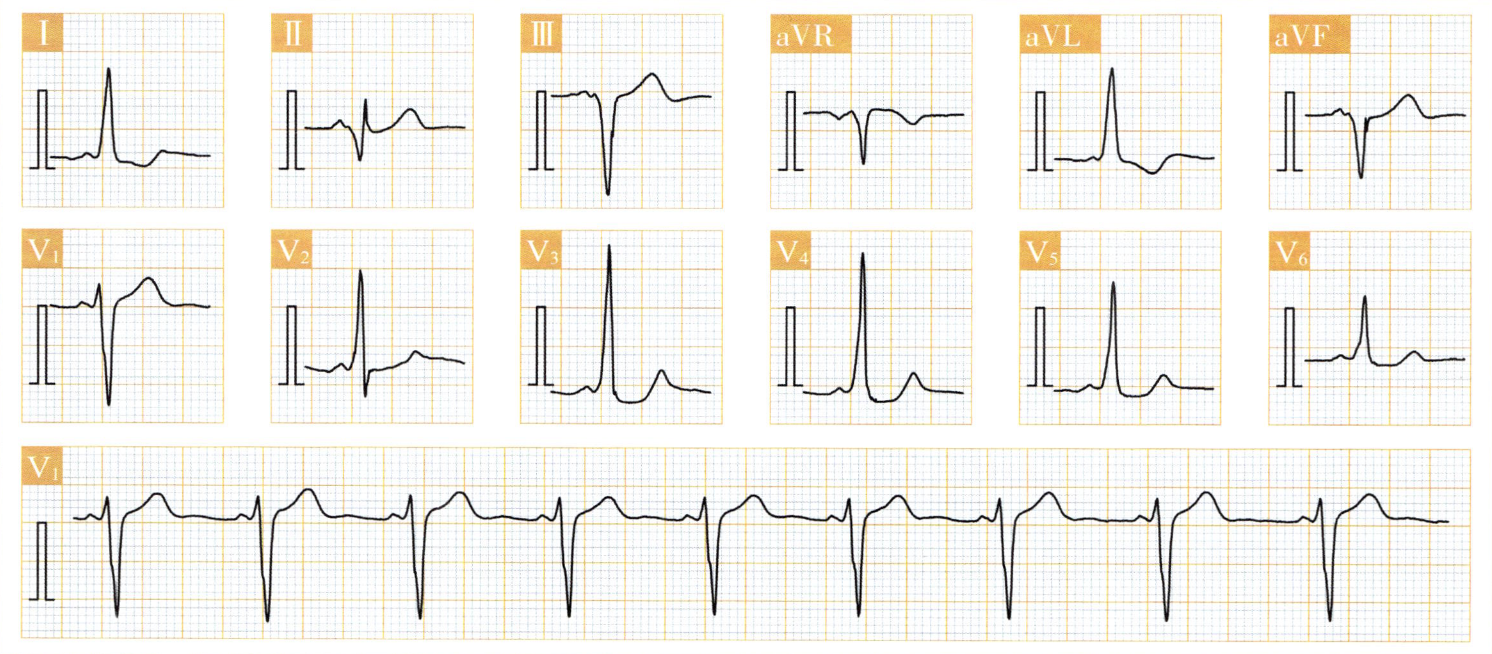

[试题答案] D

[试题解析] 房室旁道是连接心房和心室的异常导电性肌束，传导速度通常快于房室结－希浦系统，窦性冲动通过房室旁道抢先激动部分心室，形成心室预激波[101]。房室旁道可以沿二尖瓣环和三尖瓣环分布，但在主动脉瓣和二尖瓣交界部，由于存在左心室流出道解剖（主动脉根部），左心房和左心室的距离骤然增大，故左心室前间隔罕有房室旁道分布[102]。

房室旁道心室插入端的位置决定QRS波初始除极方向，即对于具体导联来说，是产生负向预激波，还是正向预激波，一个通用原理是：心室预激的除极方向背离探查电极，朝向对侧心肌（或对侧探查电极）[103]。当房室旁道的心室插入端位于后室间隔旁时，无论是左后间隔旁道还是右后间隔旁道，旁道的初始除极方向朝向上方、左方和前方，在额面导联上，该初始除极向量背离下壁导联轴，因而在下壁导联形成负向预激波（中上图）[104]。

疑诊心室预激时，通常选取QRS波

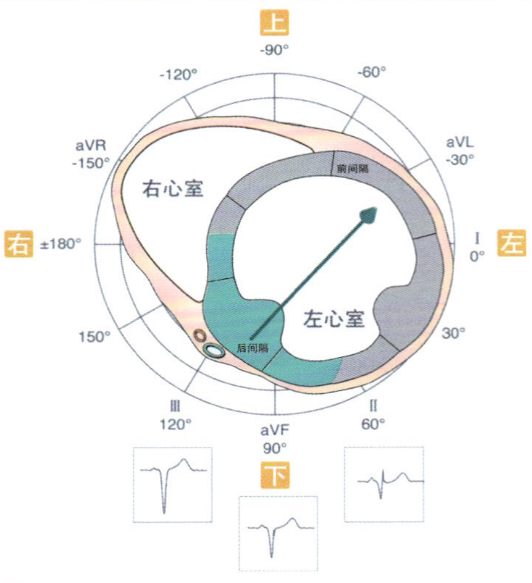

后间隔房室旁道的心室初始除极

房室旁道位于后间隔及其周围心肌时，空间上，旁道初始除极电势朝向上方、前方和左方。额面导联系统由左右方和上下方组成，后间隔及其附近的房室旁道的初始除极电势朝向左方和上方，背离下壁导联轴，在下壁导联形成负向预激波

初始20～60ms波形观察预激波极性，最好能选择20ms以内，因为此时房室结－希浦系统尚未抵达束支系统[102，104]。负向预激波可以出现于高侧壁导联组（Ⅰ、aVL）、下壁导联组（Ⅱ、Ⅲ、aVF）和右胸导联组（V_1～V_2导联），容易被初学者误判为陈旧性高侧壁心肌梗死、陈旧性下壁心肌梗死和陈旧性前间隔梗死。

青年女性，临床未发现心血管疾病，无冠心病危险因素和胸痛病史，心电图下壁导联导联出现Q波，甚至Ⅲ、aVF导联呈QS波，如果注意到Ⅱ导联窦性P波后紧随Q波，PR间期仅80ms，属于短PR间期，要考虑心室预激。继续观察其余导联，V_4～V_6导联的QRS波起始部模糊、粗钝，典型正向预激波，从而确立诊断。负向预激波本质是一种单纯的电学Q波，只是心室初始除极方向改变，与心肌实质性坏死和瘢痕形成无关。

当心室预激波特征不典型时，观察12导联心电图，以下特征支持判读心室预激：①PR间期≤120ms且各导联PR间期离散≥20ms；②aVR导联无初始r波；③胸导联的移动导联位于V_1导联及其以前[105]。

□ 张海澄

例 53

难度：★★★★☆

男，58 岁，临床诊断高血压。关于心电图诊断，正确的是（　　　）。

A. 频发室性期前收缩

B. 间歇性完全性右束支阻滞

C. 间歇性完全性左束支阻滞

D. 间歇性 A 型预激

E. 间歇性 B 型心室预激

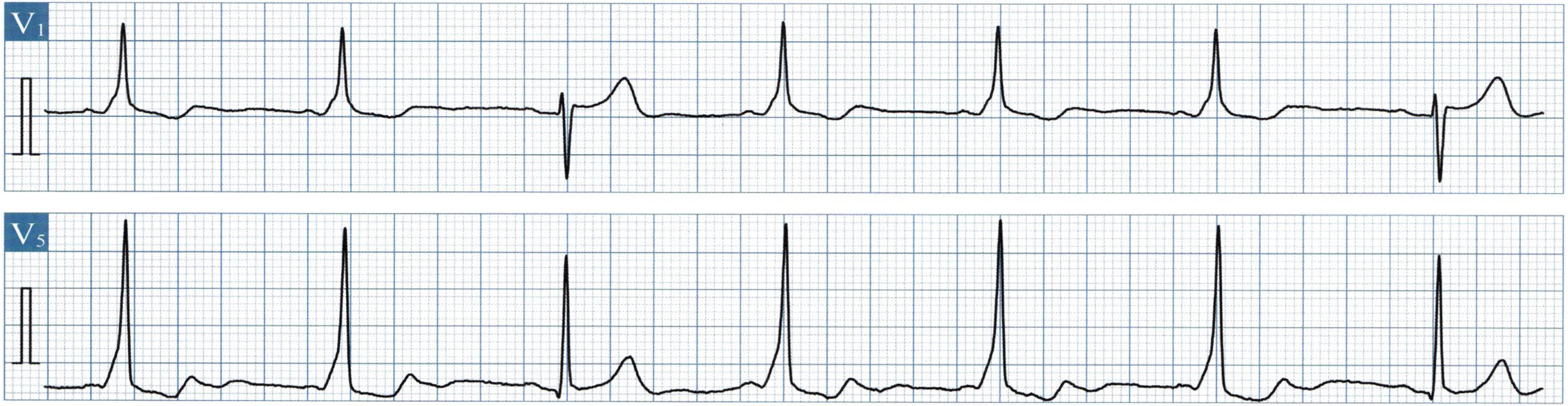

［试题答案］D

［试题解析］典型的心室预激是一种融合波，室上性冲动（如窦性冲动）产生后，将面临两条房室传导通路。

一条房室传导通路是房室旁道，由于无房室结传导延搁，冲动提前经旁道下传激动部分心室肌，旁道心室端一旦除极，冲动经由心室肌－心室肌扩布，扩布速度（0.04m/s）低于束支传导速度（2m/s）[96]。简而言之，旁道的传导特征可以概括为传导快，扩布慢，产生的心室预激波宽钝。

另一条房室传导通路是房室结－希浦系统（正道），它们代表室内激动经由左束支和右束支系统完成，由于房室结传导延搁，冲动下传心室时间晚于旁道，但只要冲动抵达希氏束，束支传导迅速，快速通过终末浦肯野纤维网激动心室其余部分。简而言之，正道的传导特征可以概括为传导慢，扩布快，产生的 QRS 波后半部较窄（中上图）。房室旁道形成的 QRS 波形态最终取决于旁道和正道除极心室肌的比例，有以下三种情况。

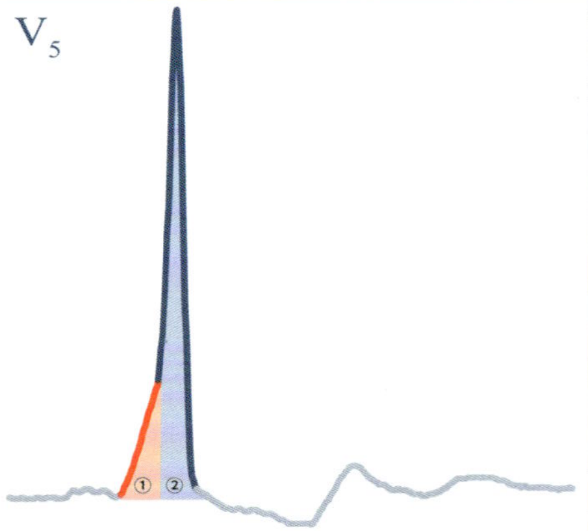

心室预激波

心室预激波是一种融合波：①房室旁道除极心室部分，除极缓慢，QRS 波振幅低，耗时长，QRS 波起始部显宽；②正道除极心室部分，除极快速，QRS 波振幅高，耗时短，QRS 波终末部显窄

（1）旁道除极比例为 0，正道除极比例 100%。旁道传导速度改变，如抗心律失常药物引起不应期延长、合并二度阻滞、慢旁道等，心室除极均由正道完成，形成正常 QRS 波，此时房室旁道特征不显，PR 间期正常，QRS 波最窄。

（2）旁道除极比例 100%，正道除极比例为 0。正道传导速度改变，如合并三度房室阻滞、钙通道阻滞药抑制房室结等，室上性冲动完全经由旁道激动心室，形成完全性预激，QRS 波最宽，

（3）旁道和正道各自激动部分心室肌，QRS 波时限和形态介于正常 QRS 波和完全性预激之间，旁道除极比例越大，QRS 波越畸形，时限越宽；相反，正道除极比例越大，QRS 波形态越正常化，时限越窄。

旁道和正道的传导特性决定心室预激可以时隐时现，即间歇性心室预激心电图的出现，对于规律的窦性心律，PR 间期突然缩短（PR 间期＜120ms），QRS 波起始部模糊粗钝和 QRS 波增宽要考虑间歇性心室预激；而间歇性束支阻滞时，QRS 波形突然改变通常不伴 PR 间期缩短（PR 间期＜120ms）。

请读者思考以下临床问题：一例房室旁道患者，心电图呈现典型的心室预激，心室激动完全由旁道完成，如果患者合并三度房室阻滞，射频消融旁道后会发生什么情况呢？　□ 张海澄

例 54

难度：★★★☆☆

男，42 岁，因阵发性晕厥 2 个月入院。关于心电图诊断，以下正确的是（　　）。

A. 心房扑动伴 1：1 心室传导

B. 房性心动过速伴完全性左束支阻滞

C. 特发性右心室流入道室性心动过速

D. 心房颤动合并心室预激

E. 尖端扭转型室性心动过速

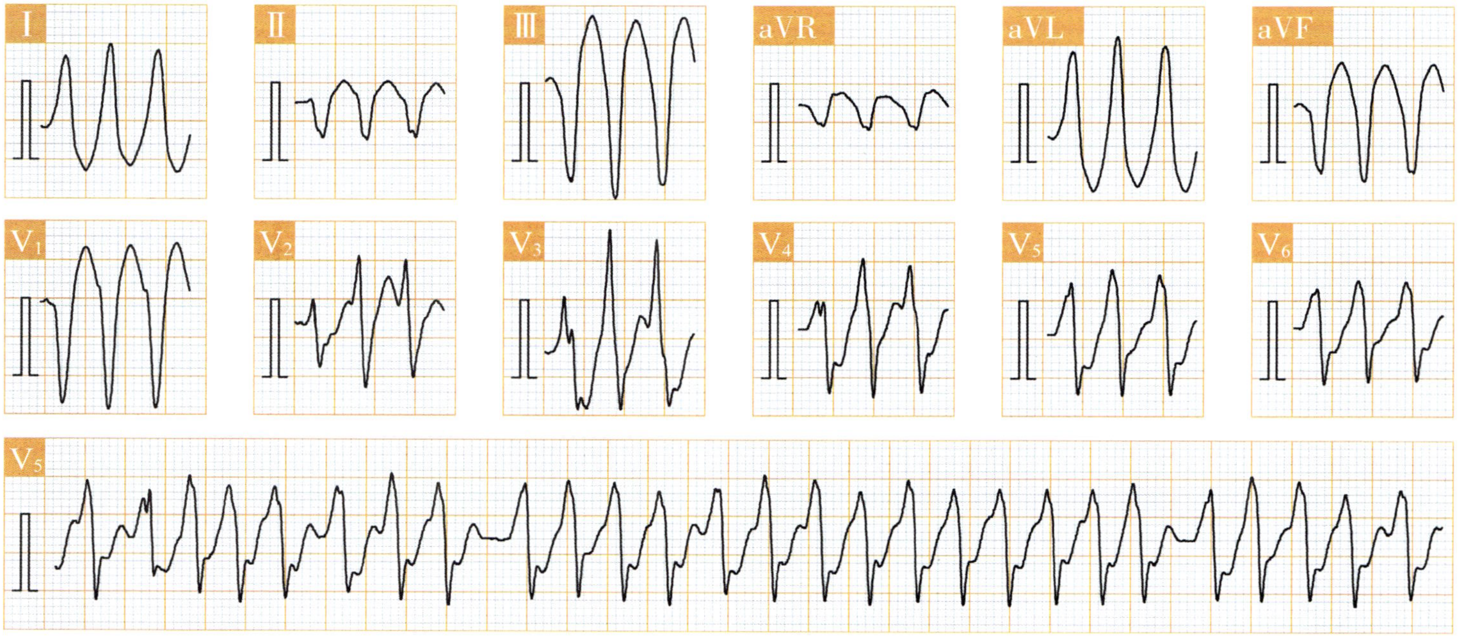

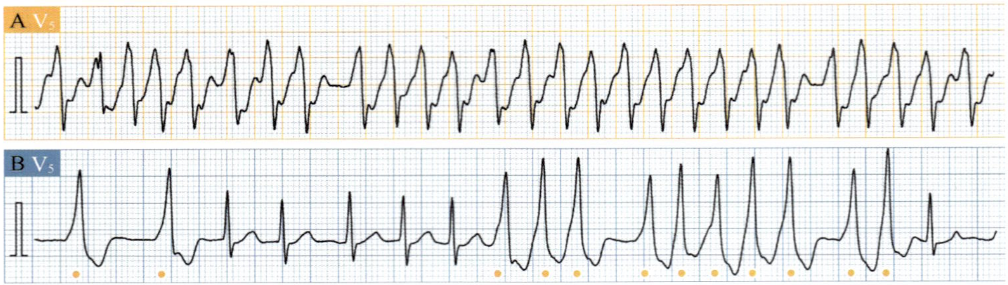

心房颤动合并心室预激

A. 心房颤动伴预激，注意宽QRS波心动过速，QRS波形态基本一致，但仔细测量R-R间期绝对不规整；B. 心房颤动伴预激（橙黄色圆圈），注意宽QRS波形态宽窄不定，有些QRS波明显，可见初始缓慢除极形成的心室预激波，R-R间期绝对不规整

[试题答案] D

[试题解析] 当心房层面发生快速型心律失常时，如房性心动过速、心房扑动和心房颤动，房室结的不应期随着心率增快而延长，避免过快的心房冲动全部传入心室，以保证心室的舒张期充盈。

房室旁道是连接心房和心室的异常心肌束，传导迅速，有效不应期可短至≤220ms，理论上可以传导≥270次/分的心房冲动，而在正常情况下人类房室结有效不应期约为300ms，多数只能传导200次/分的心房冲动，因此，房室旁道患者一旦发生心房颤动，心室率比普通心房颤动更快[106-108]。

心室每分输出量=每搏量（ml）×心率（次/分），心率适当增快能增加心输出量，以满足运动、高强度功体力活动等需要。不过，心率对心输出量的调节是有限的，正常个体当心室率>180次/分，心血管病患者心率>140次/分时，由于心室充盈时间缩短，每搏量减少，心输出量骤减，患者可以出现血压下降、黑朦、晕厥，甚至猝死等临床表现[109, 110]。

房室旁道患者一旦合并各类快速型心律失常，临床上称为预激综合征，流行病学研究随访3～10年，猝死发生率为0.15%～0.39%[42]。心房颤动若经过房室旁道传导，心室率极速，有诱发心室颤动和心脏骤停的风险[111-113]。心房颤动伴房室旁道传导时，以下指标提示高危心脏骤停风险：①无论是自发性还是电生理刺激诱发的心房颤动，最短R-R间期≤250ms；②患者既往发作心动过速时，有相关临床症状；③多旁道；④Ebstein畸形[42]。心房颤动伴房室旁道传导时，心电图特征是心室节律绝对不规整的宽QRS波心动过速，如果心搏全是完全性预激，宽QRS波形态往往比较固定，需要与室性心动过速鉴别，诊断较为困难，因为完全性预激和室性心动过速都是室内激动；而伴不完全性预激时，宽QRS波和窄QRS波间歇发生，部分QRS波有典型的心室预激特征，诊断较为容易（上图）。血流动力学不稳定的宽QRS波心动过速，需要紧急电复律，切勿纠结于心电图鉴别诊断而贻误患者救治。

□ 张海澄

例 55

彩色心电图实战图谱
难度：★★★★☆

女，57 岁，临床因反复心悸 3 个月入院。心电图中橙黄色圆圈所示心搏为（　　　）。

A. 频发室性期前收缩

B. 间歇性右束支阻滞

C. 心室预激

D. 心室起搏

E. 差异性传导

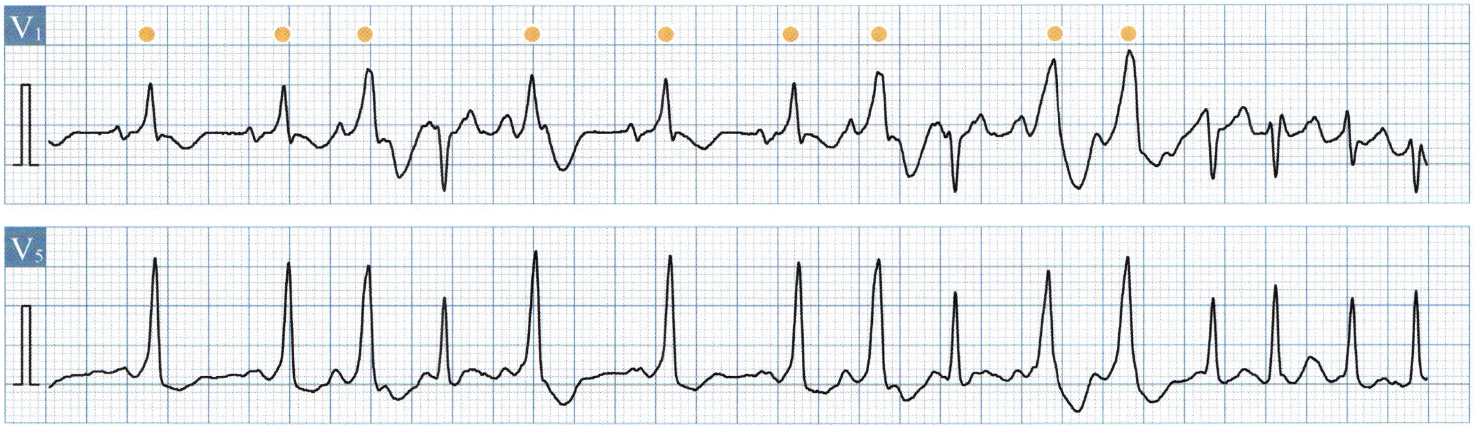

[试题答案] C

[试题解析] 房室旁道患者常常合并各种快速型心律失常，包括房性心动过速、心房扑动、心房颤动、房室折返性心动过速、心室颤动等，其中心房扑动的发生率为 4%，心房颤动为 12%～39%[102]。

例 55 的基础节律为窦性心律，Ⅱ导联 P 波时限 90ms，振幅 2mm 且 P 波顶峰有切迹（峰 – 峰间距 40ms），V_1 导联 P 波终末电势增大，这些信息提示房间传导和左心房内传导障碍，也是患者反复发生阵发性心房扑动的电生理基质（右上图）。

窦性心律时，V_1 导联 QRS 波呈 Rs 形态，R 波振幅>s 波振幅，QRS 波起始部除极缓慢（耗时 80ms），可见明显的心室预激波，而 QRS 波后半部除极较快（耗时 80ms）。患者发作阵发性心房扑动时，QRS 波宽窄不等，形态变化较大（右上图）。房性快速型心律失常伴宽 QRS 波，常见的鉴别诊断有合并固有束支阻滞、差异性传导、心室预激、室性心动过速和起搏器介导的心动过速等。

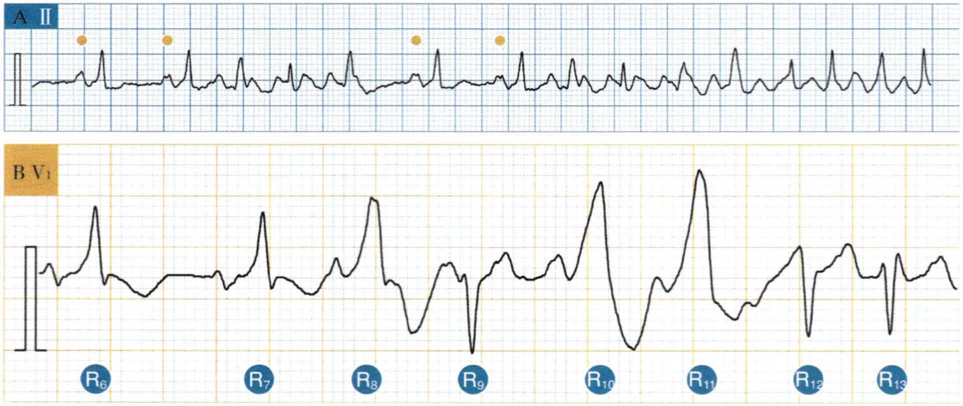

分析心房扑动合并心室预激

A.R_1、R_2、R_6 和 R_7 是窦性心律和心室预激（橙黄色圆圈）。B.V_1 导联 R_6～R_{12} 导联放大 200%。R_9、R_{12} 和 R_{13} 的 QRS 波呈 rS 波，符合正常 V_1 导联 QRS 波形态，判读心房扑动 100% 经正道下传激动心室；R_{10} 和 R_{11} 的 QRS 波宽大畸形，很难分辨心室预激部分，QRS 波均匀增快，实际是完全性心室预激，即心房扑动 100% 经由房室旁道激动心室；R_6、R_7 和 R_8 的 QRS 波形态介于上述两种 QRS 波之间，是不同比例的旁道和正道形成的融合波，可以判断在 R_8 的心室激动中，旁道占据主要比例

尽管现有各种宽 QRS 波心动过速鉴别流程，但不要忘记心电图是为临床服务的，临床心电图学一定不能脱离临床，很多心电图诊断技巧通过临床观察即可诊断，而并不是每一例宽 QRS 波心动过速都需要精细化的诊断流程。当宽 QRS 波心动过速心电图鉴别诊断很困难时，临床诊断策略有：①询问病史和患者既往有无特殊心电图诊断；②特殊的有确诊性质的心电现象；③观察治疗中和心动过速终止前的心电现象；④对比宽 QRS 波心动过速发作时、终止时和终止后的心电图。本例心房扑动发作前，窦性心搏即有心室预激特征，心房扑动伴随的宽 QRS 波首先诊断为心室预激。

□ 张海澄

例 56

彩色心电图实战图谱
难度：★★★★★

女，53 岁，临床诊断高血压。关于心电图诊断，以下正确的是（　　　　）。

A. 2：1 房室阻滞合并 B 型心室预激

B. 2：1 房室阻滞合并 2：1 左束支阻滞

C. 2：1 房室阻滞合并室性期前收缩

D. B 型心室预激合并旁道 2：1 阻滞

E. 2：1 左束支阻滞合并 2：1 右束支阻滞

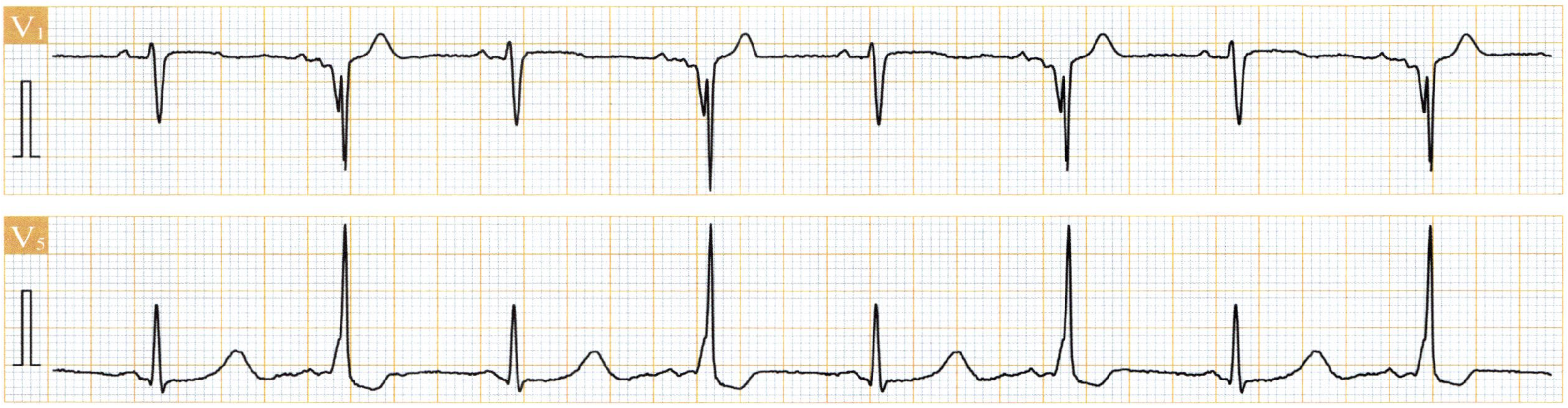

[试题答案] D

[试题解析] 窦性心律，P-P 间期匀齐为 840ms，心率 71 次 / 分。V_1 导联 QRS 波有两种形态：第一种呈 rS 形，PR 间期 140ms，形态正常；第二种呈切迹 QS 波，PR 间期 80ms，结合 V_1 和 V_5 导联的 QRS 波初始部除极缓慢，典型的心室预激图形，考虑为 B 型预激。正常 QRS 波和 B 型预激交替发生的心电图有如下两种解释。

通常，窦性冲动通过房室旁道的传导速度快于房室结－希浦系统，抢先激动心室，形成心室预激波。旁道和正道一样，也可以发生各类的传导阻滞，包括旁道的相对不应期延长，传导缓慢，若完全落后于正道，心室预激波将隐匿不显；旁道的有效不应期延长，窦性冲动遭遇旁道有效不应期，不能经由旁道下传心室，心室预激波消失，下一个窦性冲动到来时，旁道已经度过有效不应期，窦性冲动能够再度经由旁道下传心室，产生心室预激波，心室预激间插出现，相当于旁道发生 2∶1 阻滞（右上图）。

按照以上思路，例 56 是否也可以理解为正道发生 2∶1 阻滞，导致窦性冲动交替经由旁道和正道下传呢？这种可能性不大，因为旁道的传导速度比房室结－希浦系统快，这样才能抢先激动部分心室肌，形成心室预激。假设正道发生 2∶1 阻滞，窦性冲动不能经由房室结－希浦系统下传激动心室，心室激动将完全由房室旁道控制，势必会出现完全性预激图形，心电图 QRS 波出现典型心室预激－完全性心室预激交替，而非典型心室预激－正常 QRS 波交替。

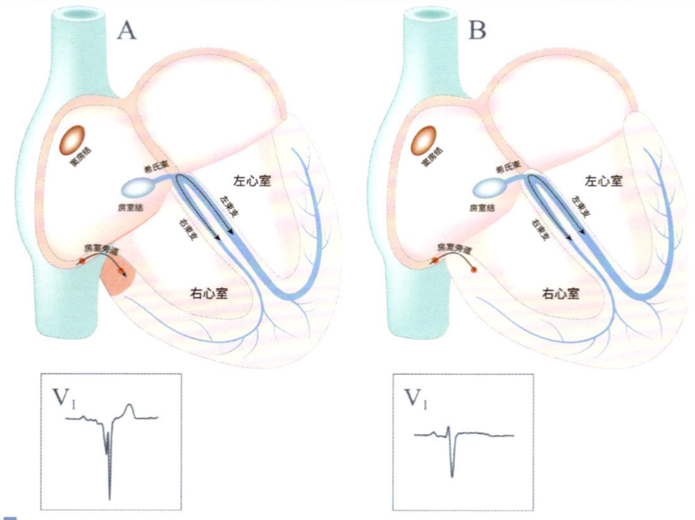

右上图房室旁道的 2∶1 阻滞

A. 窦性冲动经房室旁道下传心室，提前除极旁道心室插入端心肌，心电图出现典型心室预激图形；B. 旁道发生阻滞，窦性冲动只能通过房室结－希浦系统下传激动心室，整个心室肌的除极完全由正道控制，QRS 波正常，预激波隐匿不显

QRS 波形态交替时，可能涉及冲动起源异常或冲动传导异常或两者兼而有之，初学者尝试推导电生理机制时，尽量从简单易懂的病例开始，训练电生理推导方法、逻辑和思维，循序渐进，不断深入。切忌将时间在疑难心电图上花费过多，当基础理论和方法缺乏时，只能事半功倍。

□ 沈 灯

例 57

彩色心电图实战图谱
难度：★★☆☆☆

男，47 岁，临床诊断急性下壁心肌梗死。12 导联心电图推导罪犯血管为（　　）。

A. 左前降支 - 第 1 对角支开口近端

B. 左前降支 - 第 1 间隔支开口近端

C. 左前降支中 - 远端

D. 左回旋支 - 后降支

E. 右冠状动脉 - 后降支

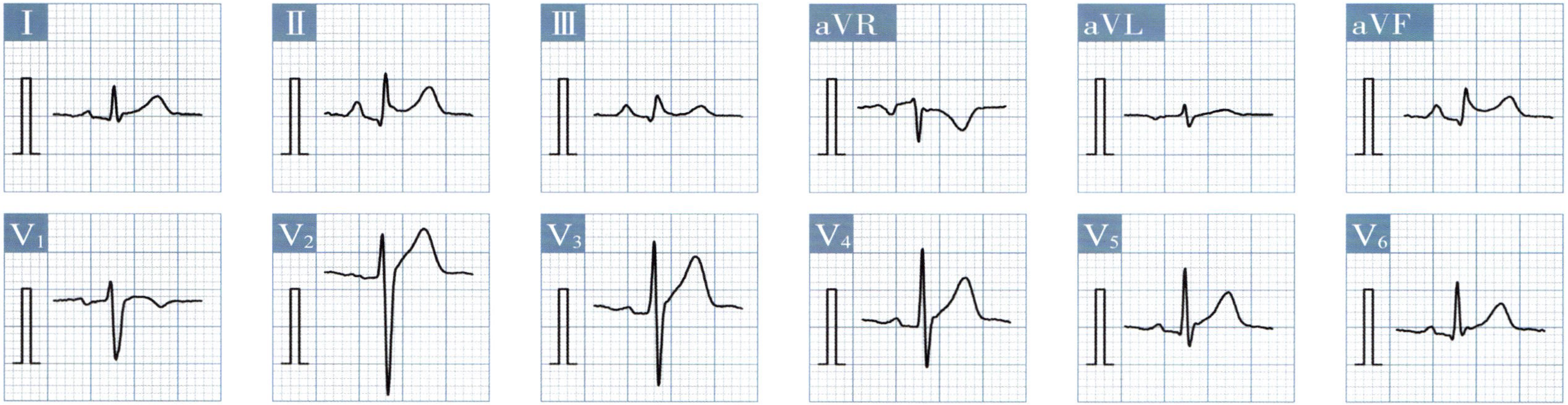

［试题答案］D

［试题解析］当前，心电图诊断 ST 段抬高型心肌梗死的目的有：①明确心肌梗死诊断；②罪犯血管推导；③冠状动脉供血权重和缺血权重的推导；④预后评估。这些能力的获得并非一蹴而就，需要系统学习心肌缺血心电图和临床等知识。

左前降支、左回旋支和右冠状动脉闭塞都能引起下壁心肌梗死，这与冠状动脉分布特性和供血心肌范围有关，可以利用心电图改变推导罪犯血管。ST 段抬高型心肌梗死的罪犯血管推导最好利用超急性期心电图或再灌注前心电图，一旦 T 波倒置，ST 段回落，推导是不准确的。此外，目前的罪犯血管推导流程都是概率性的，并非 100% 准确，罪犯血管需要通过冠状动脉影像学检查确认。

本例心电图的Ⅱ和 aVF 导联 ST 段抬高 1mm，患者有胸痛症状，高度提示急性下壁心肌梗死。首先可以排除左前降支闭塞，因为左前降支闭塞引起的下壁心肌梗死，常常合并前壁心肌梗死，本例胸导联 QRS-ST-T 形态无前壁心肌梗死图形，故罪犯血管暂不考虑左前降支。

冠状动脉造影证实下壁心肌梗死近 80% 的罪犯血管是右冠状动脉，近 20% 是左回旋支，少数系左前降支[114]。这种分配比例和人群中冠状动脉优势型比例相似，右优势型冠状动脉分布占 70%～80%，左冠优势型占 5%～10%，均衡型占 10%～20%[115, 116]。

下壁心肌由右冠状动脉供血时，多数情况下，供血权重从心脏右侧后壁至左侧后壁逐渐减少，这意味着一旦右冠状动脉闭塞引起下壁心肌梗死，右侧下壁心肌缺血权重重于左侧下壁心肌缺血，心电图Ⅲ导联 ST 段抬高振幅＞Ⅱ导联 ST 段抬高振幅；相反，下壁心肌由左回旋支供血时，一旦闭塞，左侧下壁心肌缺血权重大于右侧下壁心肌缺血，心电图Ⅱ导联 ST 段抬高振幅＞Ⅲ导联 ST 段抬高振幅（右图）。

在诸多下壁心肌梗死罪犯血管的判读指标中，判读罪犯血管是右冠状动脉还是左回旋支价值最高的是比较Ⅱ导联和Ⅲ导联 ST 段抬高振幅，敏感度 94%，特异度 14%[117, 118]。部分急性下壁心肌梗死患者的心电图，ST 段抬高不显著，或Ⅱ和Ⅲ导联 ST 段抬高振幅相等，或冠状动脉供血权重变异等，无法直接比较Ⅱ和Ⅲ导联 ST 段抬高振幅判读罪犯血管，需要启动其他下壁导联罪犯血管判读流程。

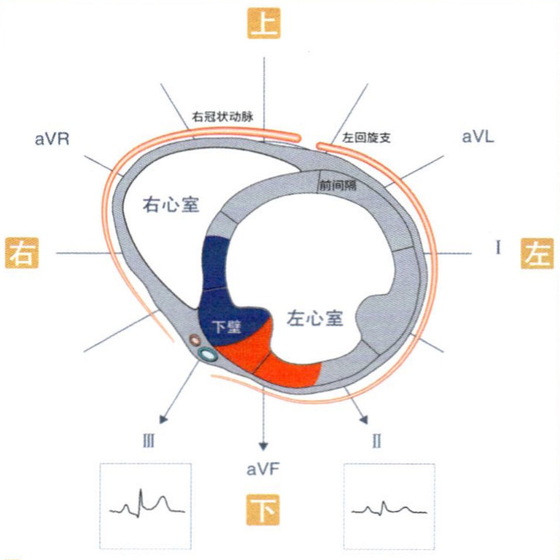

下壁的供血权重

当下壁心肌主要由右冠状动脉供血时，右侧下壁心肌的供血权重大于左侧（血管粗细），一旦右冠状动脉发生闭塞，右侧下壁梗死势必重于左侧下壁，故Ⅲ导联 ST 段抬高振幅＞Ⅱ导联。当下壁心肌主要由左回旋支供血时，左侧下壁的供血权重大于右侧下壁，一旦左回旋支动脉闭塞，左侧下壁心肌梗死势必重于右侧下壁心肌，故Ⅱ导联 ST 段抬高振幅＞Ⅲ导联

□ 张海澄

例 58

难度：★★★☆☆

女，65 岁，因胸痛 2h 入院。关于心电图诊断，以下正确的有（　　　　）。（多选题）

A. 下壁心肌梗死　　　　B. 后壁心肌梗死

C. 右心室心肌梗死　　　D. 前壁心肌梗死

E. 前侧壁心肌梗死

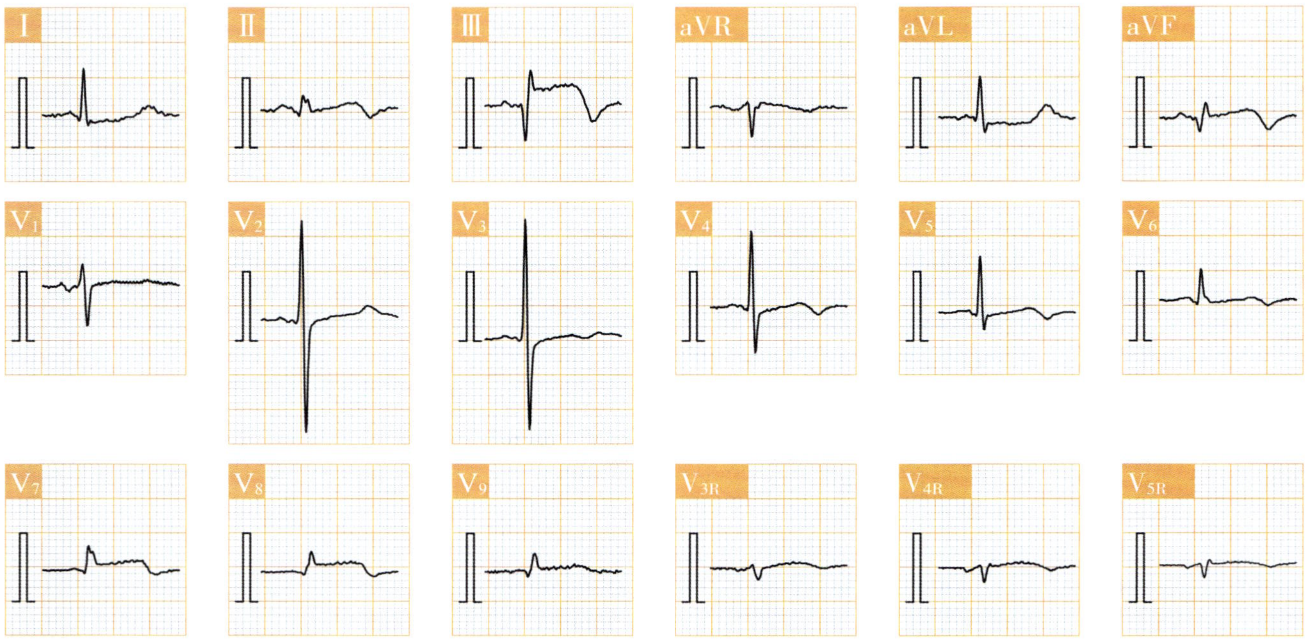

[试题答案] ABC

[试题解析] 从冠状动脉供血心肌范围看，急性下壁心肌梗死若系右冠状动脉近－中端闭塞，势必合并右心室梗死；若系左回旋支动脉近－中端闭塞，势必合并左心室侧壁和后壁梗死。

目前各种急性冠状动脉综合征的国际指南均未建议普及18导联心电图，但本系列心电图出版物仍坚持推荐接诊胸痛患者一次性采集18导联，全面评估心肌缺血范围：首先，多部位心肌缺血患者的预后差，常规12导联心电图无法探查特殊部位心肌，容易漏诊多部位心肌梗死；其次，很多初学者缺乏冠状动脉解剖、心电图推演和急性心肌缺血病理生理的相互联系，采集18导联心电图直接记录多部位心肌缺血的证据，临床价值高于间接推导；最后，接诊时一次性完成18导联心电图采集，避免反复打扰患者、有利于前期治疗策略的制订等[119-123]。

利用18导联心电图，我们很容易识别出下壁（Ⅱ、Ⅲ和aVF）、右心室（V_{3R}～V_{5R}）和后壁导联（V_7～V_9）的ST段抬高，判读为ST段抬高型下壁、右心室和后壁心肌梗死。值得注意的是，右心室梗死和后壁梗死时，ST段抬高振幅可以很轻微且持续时间短暂，故接诊患者时，尽早完善18导联心电图检查更有利于精确判读右心室梗死和后壁梗死（右表）[121]。本例Ⅲ导联ST段抬高振幅>Ⅱ导联ST段抬高振幅，罪犯血管判读为右冠状动脉，合并右心室梗死也支持之。

生理性、非心肌缺血原因和心肌缺血原因所致ST段抬高的形态学和振幅存在交织，一定要结合患者的临床实际情况，合理解释心电图，包括临床病史、胸痛性质、心肌生化标志物、其他辅助检查等。胸痛患者伴心电图ST段抬高，若要考虑急性心肌缺血，ST段抬高的导联数在同组相邻导联中应≥2个，如下壁导联中只有Ⅲ导联ST段轻微抬高时，诊断心肌梗死的可能性较低；若Ⅲ导联和aVF导联的ST段都有轻微抬高，则诊断的可能性提高。

对于下壁心肌梗死的患者，一旦伴有传导阻滞、胸导联ST段镜像性压低和右心室心肌梗死，则属于高危亚组人群[124]。

□ 沈　灯

心电图诊断ST段抬高型心肌梗死的抬高阈值

导联	性别	抬高阈值
右心室 V_{3R}～V_{5R}	女性	≥ 0.5mm
	男性	年龄< 30岁，ST段抬高≥ 0.5mm 年龄≥ 30岁，ST段抬高≥ 1mm
左心室后壁 V_7～V_9	女性	≥ 0.5mm
	男性	年龄< 40岁，ST段抬高≥ 0.5mm 年龄≥ 40岁，ST段抬高≥ 1mm
右心室 aVR	女性	≥ 1mm
	男性	≥ 1mm
前间隔和右心室 V_1	女性	≥ 1mm
	男性	≥ 1mm
前间隔 V_2～V_3	女性	≥ 1.5mm
	男性	年龄< 40岁，ST段抬高≥ 2.5mm 年龄≥ 40岁，ST段抬高≥ 2mm
前壁 V_4～V_6	女性	≥ 1mm
	男性	≥ 1mm
高侧壁 Ⅰ、aVL	女性	≥ 1mm
	男性	≥ 1mm
下壁 Ⅱ、Ⅲ和aVF	女性	≥ 1mm
	男性	≥ 1mm

例 59

难度：★★☆☆☆

男，54 岁，临床诊断急性广泛前壁心肌梗死。12 导联心电图推导罪犯血管为（　　　）。

A. 左前降支 – 第 1 对角支开口近端

B. 左前降支 – 第 1 间隔支开口近端

C. 急性左主干闭塞

D. 左前降支中 – 远端

E. 左前降支第 1 间隔支 – 第 1 对角支开口以上主干

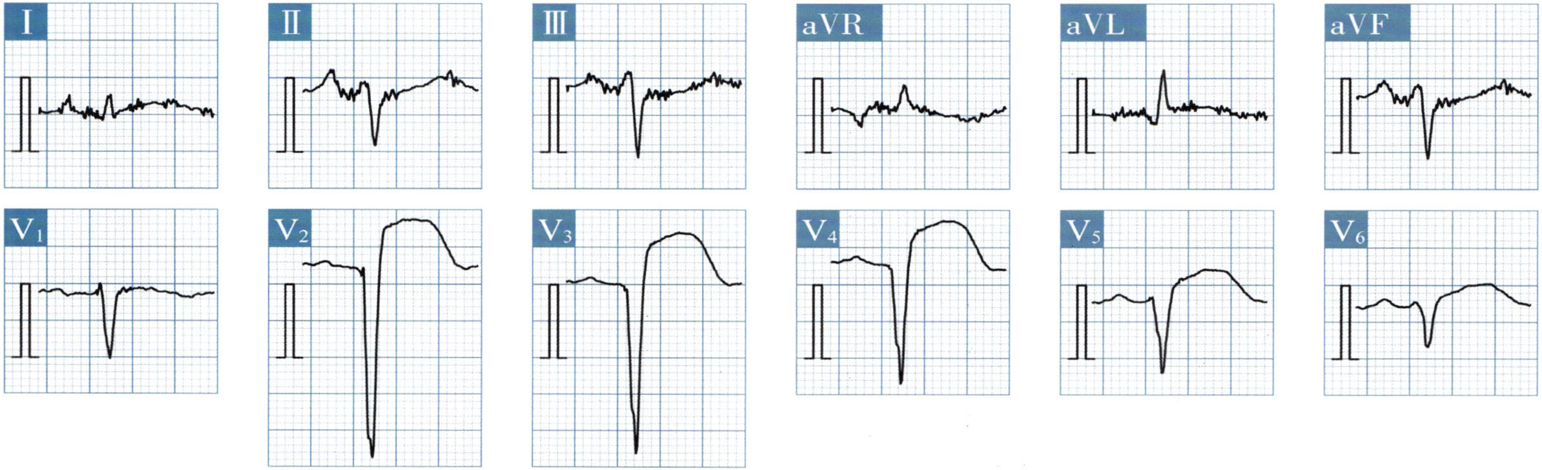

[试题答案] A

[试题解析] 一旦发现 ST 段抬高型心肌梗死患者心电图的 V_2 导联 ST 段抬高，罪犯血管可以定位于左前降支，因为 V_2 导联位于第四肋间的胸骨左缘旁，探查室间隔左侧及其周围心肌，而前室间隔独由左前降支供血[125]。

解剖上，左前降支发出间隔支和对角支等一级分支，最为重要的是第 1 间隔支和第 1 对角支。需要指出的是：①前壁心肌梗死时，心电图定位罪犯血管用于一级分支闭塞价值最高，二级分支闭塞的心电图模式和一级分支闭塞的心电图模式有所重叠，定位的可靠性下降；②双支冠状动脉闭塞和单支冠状动脉闭塞所致多部位心肌梗死的心电图模式也存在较大重叠，现有罪犯血管定位的心电图指标多数适用于单支冠状动脉闭塞模式；③心电图推导冠状动脉闭塞部位必须同时兼顾冠状动脉供血权重，否则会出现矛盾结果[126]。

左前降支第 1 间隔支开口以上，定义为近段；第 1 间隔支开口至第 2 对角支开口节段，定义为中段；第 2 对角支开口以下水平，定义为远段[129]。我们假设第 1 间隔支开口先于第 1 对角支，心电图定位的指标有：①左前降支闭塞时，一旦发现 V_1 导联 ST 段抬高，闭塞部位定位在第 1 间隔支开口水平；Ⅰ和 aVL 导联 ST 段抬高，闭塞部位定位于第 1 对角支开口水平。②Ⅰ、aVL 和 V_1 导联 ST 段同时抬高，闭塞部位定位在第 1 间隔支－第 1 对角支开口以上左前降支主干。③Ⅰ、aVL 和 V_1 导联 ST 段均无抬高，闭塞部位定位在第 2 对角支开口以下节段（右图）。

通常，左前降支闭塞的部位越高，左心室前壁心肌梗死面积越大，患者预后越差。胸导联 ST 段抬高的导联个数多少不能区分左前降支闭塞的高位和低位。

例 59 的 V_1 导联 ST 段无抬高，闭塞位于第 1 间隔支开口以下；Ⅰ、aVL 导联 ST 段抬高，闭塞位于第 1 对角支开口水平；V_2～V_6 导联 ST 段抬高，提示大面积左心室受累，推导罪犯血管应该是左前降支－第 1 对角支闭塞模式。

□ 王 军

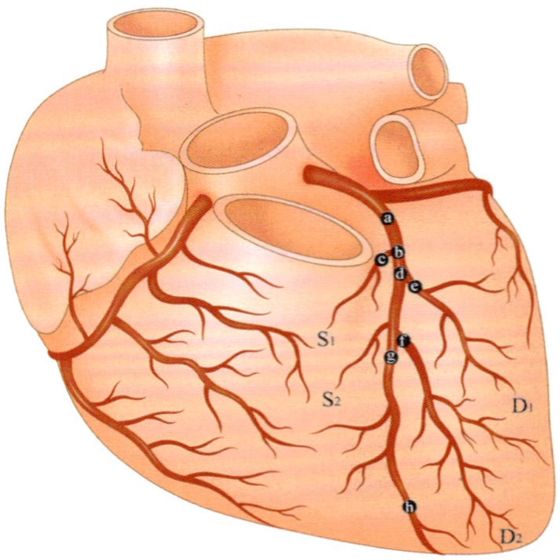

左前降支闭塞的不同模式

S_1. 第 1 间隔支，供血高位前间隔；S_2. 第 2 间隔支，供血中部前间隔；D_1. 第 1 对角支，供血左心室前上壁（高侧壁）；D_2. 第 2 对角支，供血左心室前下壁；a. 闭塞部位位于第 1 间隔支－第 1 对角支开口以上左前降支近端，引起大面积左心室心肌梗死；b. 闭塞位于左前降支第 1 间隔支开口水平，同时累及左前降支，引起前间隔梗死和第 1 间隔支以下左心室心肌梗死；c. 闭塞位于第 1 间隔支，只引起高位前室间隔梗死；d. 闭塞位于左前降支第 1 对角支水平，同时累及左前降支，引起高侧壁和较大面积的前壁心肌梗死；e. 闭塞位于第 1 对角支开口，不累及以下节段左前降支，引起局限的高侧壁心肌梗死；f. 闭塞位于第 2 对角支，闭塞引起左心室前下壁心肌梗死；g. 闭塞位于第 2 对角支开口以下的左前降支，引起左心室下部心肌梗死；h. 梗死位于左前降支更远端，只引起局限的前壁心肌梗死。本图左前降支回绕心尖供血下壁，闭塞部位也包括有限的下壁心肌

例 60

难度：★★★★☆

男，48 岁，胸痛 2h。关于心电图诊断，以下正确的是（　　　）。（多选题）

A. 心房扑动伴 2∶1 房室传导

B. 房性心动过速伴 2∶1 房室传导

C. 高侧壁心肌梗死

D. 前壁心肌梗死

E. 前侧壁心肌梗死

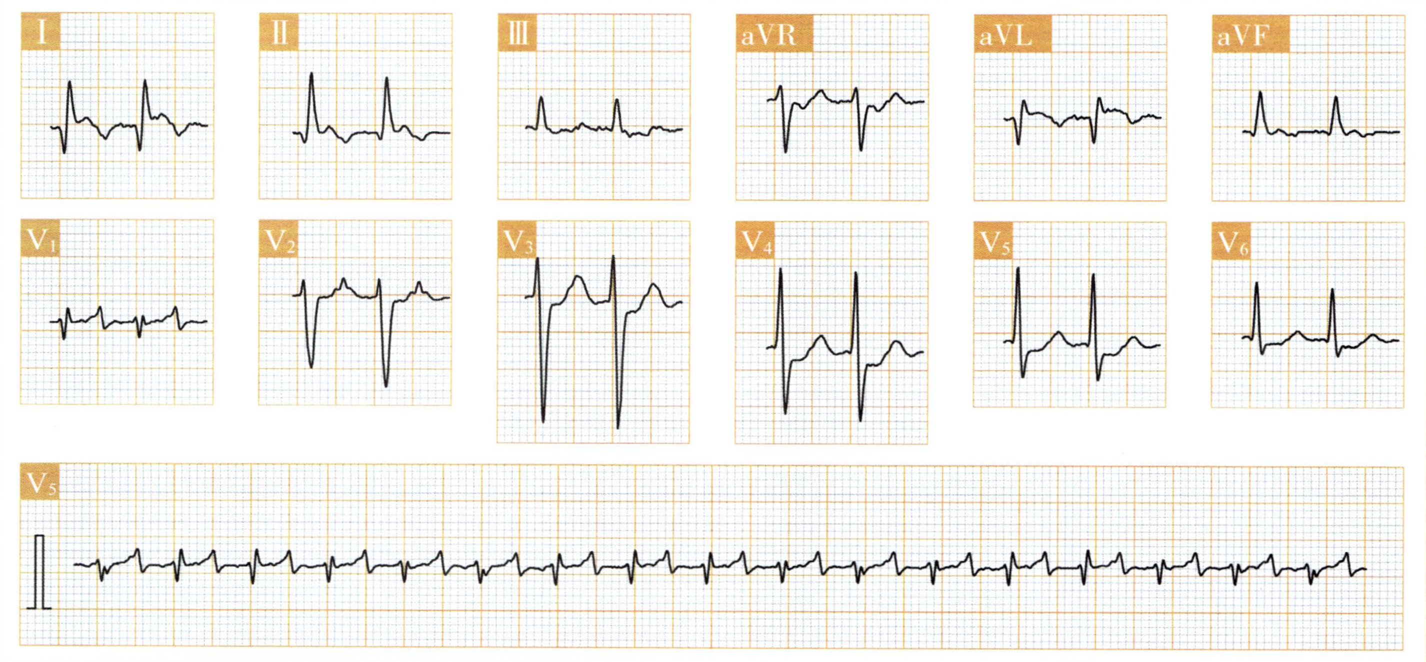

［试题答案］AC

［试题解析］本例 V_1 导联表观 P-P 间期 400ms，P 波频率 150 次 / 分，QRS 波位于两个 P 波间期正中，根据 Bix 法则，实际 P 波频率 300 次 / 分，诊断为心房扑动伴 2：1 房室传导。对于典型的锯齿样心房扑动波，心房扑动折返环的峡部缓慢除极形成锯齿波的平缓部分；当峡部缓慢除极产生的心房除极振幅极低或近乎等电位线，心房扑动缓慢传导部分的心电图表现为近乎等电位线或等电位线，貌似心电图基线存在，此时依据心房扑动波频率 300 次 / 分建立诊断。

若患者有胸痛症状，还要注意心电图是否提示存在急性心肌缺血，观察病理性 Q 波和 ST-T 改变。Ⅰ和 aVL 导联 ST 段抬高，要考虑 ST 段抬高型高侧壁心肌梗死。此时罪犯血管主要是对角支，其既可以来自左前降支或左回旋支，也可以单独从左主干发出（中上图）。

高侧壁心肌梗死（Ⅰ和 aVL 导联 ST 段抬高）在心电图中可分为两大类：孤立的高侧壁心肌梗死，罪犯血管通常系孤立

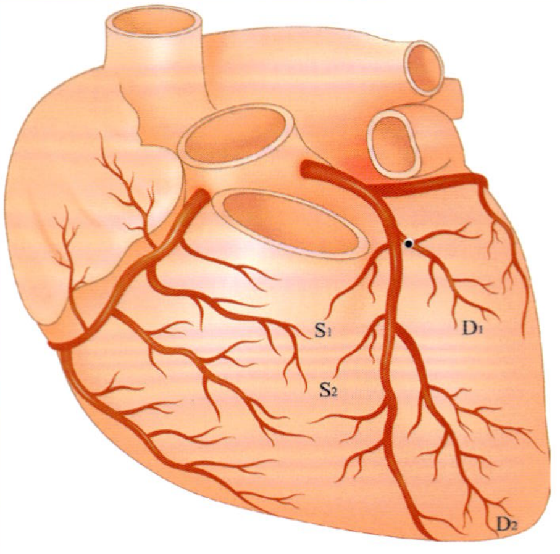

孤立的对角支闭塞

S_1. 第 1 间隔支，供血高位前间隔；S_2. 第 2 间隔支，供血中部前间隔；D_1. 第 1 对角支，供血左心室前上壁（高侧壁）；D_2. 第 2 对角支，供血左心室前下壁。孤立的对角支闭塞引起小面积的左心室高侧壁心肌梗死，心电图表现有两种：①心电图仅有Ⅰ和 aVL 导联 ST 段抬高，这是常见类型的高侧壁心肌梗死，梗死范围局限；②心电图Ⅰ、aVL 和 V_2 导联 ST 段抬高，高侧壁心肌梗死合并部分左心室中部心肌梗死，故 V_2 导联 ST 段抬高。第②种模式的梗死范围比第①种模式大，可能原因有对角支供血高侧壁及其邻近心肌面积大（供血权重大），左回旋支的第 1 钝缘支不发达，没有发出分支交叉供血左心室前中部心肌

的对角支闭塞，无论其起源；合并其他部位的高侧壁心肌梗死，如合并前侧壁心肌、下壁心肌和前壁心肌，罪犯血管的鉴别重

高侧壁心肌梗死的罪犯血管
◎前侧壁心肌梗死：侧壁心肌梗死（Ⅰ、aVL、V_5～V_6）和前间隔心肌梗死（V_1、V_2 和 V_3）
左前降支近端闭塞：第 1 对角支开口水平
◎下侧壁心肌梗死：侧壁心肌梗死（Ⅰ、aVL、V_5～V_6）和下壁心肌梗死（Ⅱ、Ⅲ和 aVF）
左回旋支近端闭塞：第 1 对角支开口水平
◎Ⅰ、aVL 导联 ST 段抬高
孤立的对角支闭塞
◎侧壁心肌梗死（Ⅰ、aVL、V_5～V_6）
左回旋支近端闭塞：第 1 对角支开口水平（多数）
左前降支近端闭塞：第 1 对角支开口水平（少数）
孤立的对角支（少数）

点是左前降支和左回旋支（见上表）[128]。由于左回旋支动脉发出左心房支供血左心房，一旦发生心房梗死，常伴各类房性心律失常，本例患者的心房扑动如果与急性心肌梗死有关，则提示其对角支起源于左回旋支。

□ 沈 灯

例 61

难度：★★★★★

男，65 岁，因胸痛 30min 入院。12 导联心电图推导罪犯血管为（　　　）。（多选题）

A. 左前降支 – 第 1 对角支开口近端

B. 左前降支 – 第 1 间隔支开口近端

C. 急性左主干闭塞

D. 左前降支和左回旋支近端同时闭塞

E. 左前降支第 1 间隔支 – 第 1 对角支开口以上共同主干

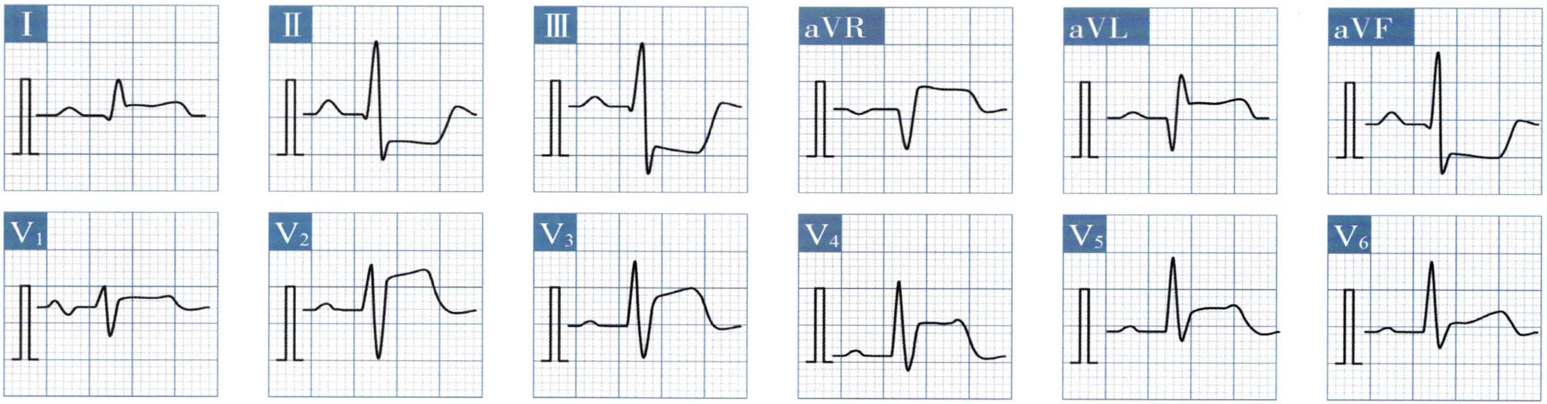

[试题答案] CD

[试题解析] 左冠状动脉从主动脉根部发出后，很快分为左前降支和左回旋支，前者主要供血前室间隔和左心室前壁，后者主要供血左心室侧壁、后壁。左冠状动脉发出左前降支和左回旋支以前的主干，称为左主干。当左主干动脉内急性血栓形成并完全堵塞管腔时，将会导致大面积左心室前壁和后壁梗死，相当于整个左心室都面临缺血和梗死的风险。

急性左主干闭塞和急性左前降支近端闭塞都会导致左心室大面积心肌梗死，根据冠状动脉供血权重分析，急性左主干闭塞引起的左心室梗死面积最大，患者预后最差，心源性休克的发生率高达60%～80%[129, 130]。

广泛前壁心肌梗死时，心电图可以表现为 V_1～V_5/V_6、V_2～V_6 导联 ST 段抬高，伴或不伴高侧壁心肌梗死（Ⅰ和 aVL 导联 ST 段抬高），如何快速识别急性左主干闭塞所致广泛前壁心肌梗死呢（中上图）？观察并比较 aVR 和 V_1 导联 ST 段抬高振幅，当 aVR 导联 ST 段抬高振幅 > V_1 导联 ST 段抬高振幅时，高度提示急性左主干闭塞，敏感度 81%，特异度 80%，准确度 81%，换言之 ST 段抬高振幅 aVR 导联 > V_1 导联还有接近 20% 的病例见于急性左前降支近端闭塞患者[131]。无论急性左主干闭塞或急性左前降支近端闭塞，一旦判读高位左冠状动脉闭塞，首先启动再灌注治疗（PCI 或溶栓），向患者家属强调患者的临床危险性。

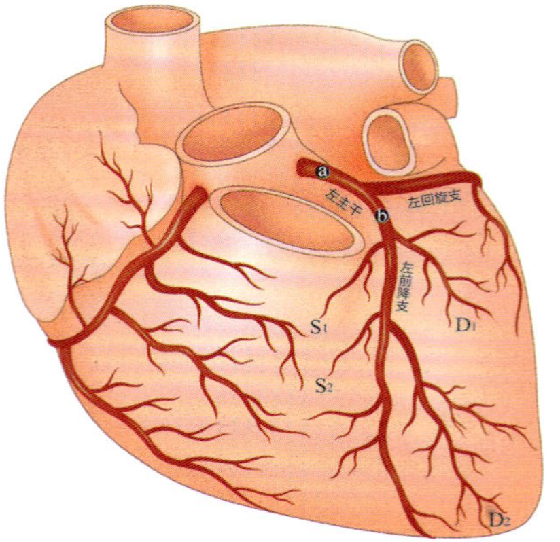

广泛前壁心肌梗死的两种模式

S_1. 第 1 间隔支，供血高位前间隔；S_2. 第 2 间隔支，供血中部前间隔；D_1. 第 1 对角支，供血左心室前上壁（高侧壁）；D_2. 第 2 对角支，供血左心室前下壁；a. 急性左主干闭塞时，相当于左前降支和左回旋支内的冠状动脉血供完全中断，梗死范围波及左心室的前间隔、前壁、侧壁、后壁，相当于包绕左心室一圈，即环左心室梗死，患者预后极差，多数发病后短期内即死于心源性休克和心脏骤停，心电图除表现为广泛前壁心肌梗死之外，aVR 导联 ST 段抬高振幅超过 V_1 导联；b. 左前降支近端闭塞，相较于急性左主干闭塞，左回旋支冠状动脉供血尚存，梗死只波及左心室的前间隔、前壁和部分侧壁

广泛前壁心肌梗死合并高侧壁心肌梗死时，要重点排查急性左主干闭塞的可能性，因为第 1 对角支可能发自于左回旋支，此时的高侧壁心肌梗死意味着在左前降支闭塞引起的前壁心肌梗死基础上，合并存在左回旋支闭塞[132]。此外，左前降支和左回旋支同时闭塞的危险程度等同于急性左主干闭塞，患者很快并发心源性休克，心电图极难鉴别，从临床角度看，两者进一步的心电图鉴别已无必要，救治患者生命为首要原则[133, 134]。病理学研究证实，10% 的急性冠状动脉综合征患者属于双支冠状动脉闭塞[135]。

□ 曹 雪

例 62

彩色心电图实战图谱
难度：★★★★★

男，36 岁，胸痛 30min 入院。关于心电图诊断，以下正确的是（　　　　）。

A. 左心室肥厚

B. 变异型心绞痛

C. 缩窄性心包炎

D. 肥厚型心肌病

E. 急性左主干病变

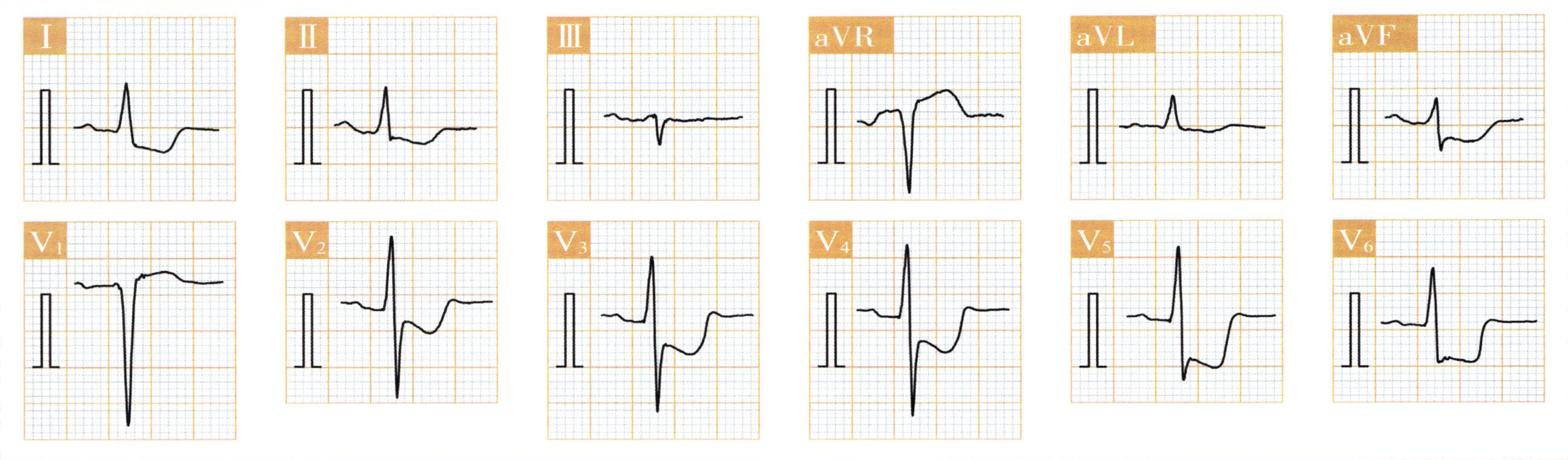

［试题答案］E

［试题解析］左主干动脉内急性血栓形成是致命性心血管事件，左心室面临大面积缺血和坏死的风险，患者甚至来不及抵达医院即死于心源性休克和心脏骤停，接近 90% 的患者都是男性，在临床心血管疾病中俗称“寡妇制造者”[129，136]。

透壁心肌缺血时，缺血从心内膜向心外膜扩展：当缺血严格限制在心内膜下层心肌时，ST 段压低，称为心内膜下心肌缺血；当缺血波及心外膜心肌时，ST 段抬高，称为透壁心肌缺血[137-140]。急性左主干闭塞致透壁心肌缺血（或 ST 段抬高型心肌梗死）的患者很多来不及抵达医院即死亡。能够抵达医院的急性左主干闭塞患者，或多或少存在缺血保护机制，如侧支循环、血栓部分自溶（血栓由完全性闭塞转变为次全闭塞）、缺血预适应、冠状动脉解剖变异等，由于心外膜心肌能够持续得到部分血供，心肌缺血局限于整个左心室心内膜下层心肌，称为环心内膜下心肌缺血（circumferential subendocardial myocardialischemia，CSM）[141，142]。

当左心室出现环心内膜下心肌缺血时，整个左心室心腔心内膜下心肌低灌注，心电图出现广泛性 ST 段压低伴 T 波正负双相或完全倒置，额面导联系统上，整体心肌缺血向量朝向右上方，故 aVR 导联 ST 段抬高（右图）[143]。

胸痛患者的心电图出现广泛性 ST 段压低伴 aVR 导联 ST 段抬高，要警惕急性左主干病变。广泛性 ST 段压低是指≥6 个导联 ST 段压低，重要的鉴别是三支冠状动脉严重病变和其他原因所致环心内膜下心肌缺血，前者同属高危冠状动脉事件，过度的心电图鉴别并无临床实用价值，后者多数无缺血性胸痛症状[144]。aVR 导联 ST 段抬高≥0.5mm 时，要怀疑急性左主干病变或三支冠状动脉病变，而抬高≥1mm 则高度提示急性左主干病变或三支冠状动脉病变，判读的准确率为 92%[145，146]。急性左主干闭塞所致非 ST 段抬高型心肌梗死时，如果 V_1 导联也出现 ST 段抬高，也会出现 aVR 导联 ST 段抬高振幅＞V_1 导联的心电图现象。

□曹　雪

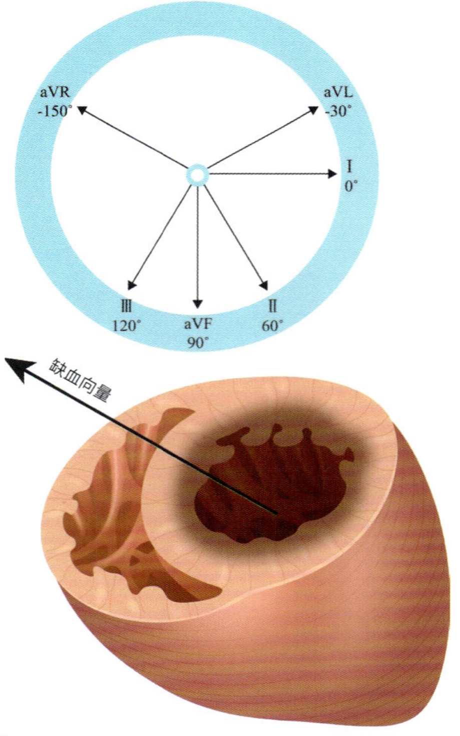

右图 环心内膜下心肌缺血向量

左心室环心内膜下心肌缺血时，在额面导联系统上，缺血向量（ST 向量）朝向 aVR 导联，aVR 导联 ST 段抬高。左侧的 aVL 导联可以分得部分向上的向量，ST 段也会出现抬高；横面导联系统上，V_1 导联分得部分向右的向量，ST 段也会出现抬高，但这两个导联的 ST 段抬高振幅不及 aVR 导联

例 63

难度：★★★☆☆

女，73 岁，因反复胸痛 3 个月入院。关于心电图诊断，以下正确的是（　　　）。

A. 左心室肥厚伴 ST-T 改变

B. Ⅰ型 Wellens 综合征

C. Ⅱ型 Wellens 综合征

D. ST 段抬高型前壁心肌梗死

E. 应激性心肌病

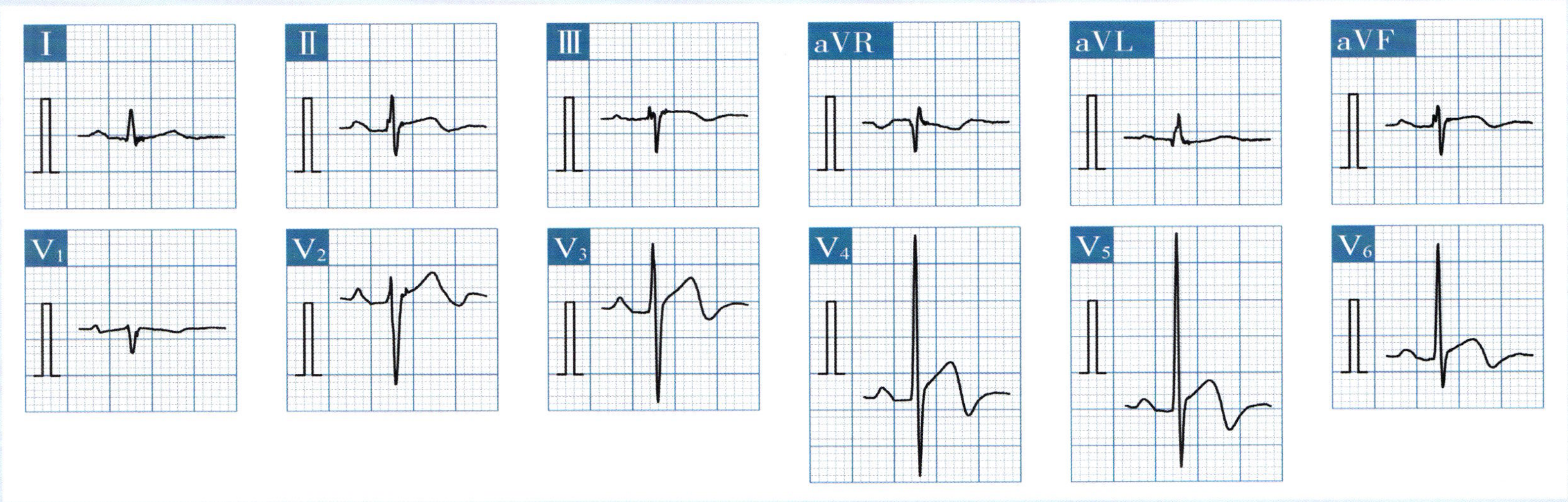

[试题答案] B

[试题解析] 心电图 ST-T 改变的分析首先要判断是缺血性或非缺血性原因，前者包括急性心肌缺血（ST 段抬高或 ST 段压低）和慢性心肌缺血（ST 段压低伴或不伴 T 波倒置），后者包括生理性（饮食、运动等）和病理性原因（心肌病、心肌炎、脑源性等）。

20 世纪 80 年代，荷兰心脏病学家韦伦斯（Wellnens）等发现，当不稳定型心绞痛患者胸导联出现正负双相 T 波或完全倒置 T 波时，冠状动脉造影证实多数左前降支近端存在严重病变，75% 的患者在数周内进展为前壁心肌梗死，是需要及时接受再血管化治疗的不稳定型心绞痛人群[147]。

随后的文献将不稳定型心绞痛、心电图胸导联 T 波改变和冠状动脉造影证实左前降支近端严重病变称为 Wellens 综合征[148]。Wellens 综合征心电图的特征性 T 波改变发生在 V_2～V_3 导联，偶尔波及 V_1、V_4、V_5 和 V_6 导联。V_2～V_3 导联是两个探查前壁心肌的胸导联，一旦出现缺血性 ST-T 改变，高度提示左前降支病变。

Wellens 综合征根据心电图模式分为两种类型，即 Ⅰ 型和 Ⅱ 型。Ⅰ 型 Wellens 综合征的 T 波改变特点是 V_2～V_3 导联 T 波正负双相，伴或不伴 ST 段抬高（通常抬高振幅＜1mm），无论患者是否有心绞痛症状，T 波负相提示患者反复发作心肌缺血，病理生理包括一过性左前降支内血栓形成、反复性血栓闭塞和自溶、左前降支痉挛等，是一种缺血再灌注的心电图改变（下图）[149, 150]。对于缺血心肌而言，T 波正负双相是不完全性再灌注的心电图标志，即病变冠状动脉供血心肌处于持续性缺血状态。

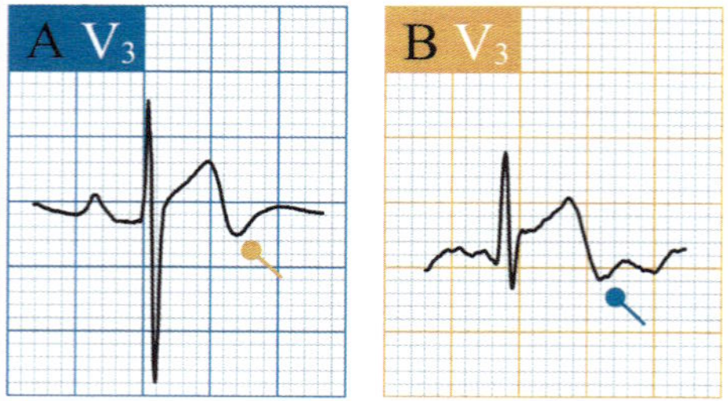

Ⅰ 型 Wellens 综合征

两例 Ⅰ 型 Wellens 综合征，注意 T 波正负双相。箭头所示 T 波负向部分。多数文献强调 Wellens 综合征的 ST 段抬高振幅应＜1mm，但临床也能观察到部分患者的 ST 段抬高振幅＞1mm，如图 B，特别多见于 Ⅰ 型 Wellens 综合征

值得注意的是，ST 段抬高型心肌梗死在超急性期和急性期，心电图 T 波高耸直立，提示心外膜心肌缺血，无论是自发性再灌注（血栓部分自溶）或接受再灌注治疗（溶栓或冠状动脉介入），心电图也会出现正负双相的不完全性再灌注 T 波，此时病程已经进展为心肌梗死，不能再诊断为 Wellens 综合征。

正负双相 T 波是一种少见的 T 波形态，一旦发生于 V_2～V_3 导联要警惕 Ⅰ 型 Wellens 综合征，这是左前降支近端严重病变的心电图标志之一。不过，临床上少数正负双相 T 波也见于其他情况，如左前降支心肌桥、非左前降支病变引起的正负双相 T 波、左心室肥厚、应激性心肌病等，称为假性 Wellens 综合征。多数心肌桥是一种良性先天性冠状动脉发育异常，也是天然的心肌缺血（收缩期冠状动脉闭塞）- 再灌注（舒张期冠状动脉开放）模型[151, 152]。

□ 曹　雪

例 64

难度：★★★☆☆

男，53岁，因反复胸痛2个月入院。关于心电图诊断，以下正确的是（　　）。

A. 左心室肥厚伴 ST-T 改变

B. Ⅰ型 Wellens 综合征

C. Ⅱ型 Wellens 综合征

D. ST 段抬高型前壁心肌梗死

E. 应激性心肌病

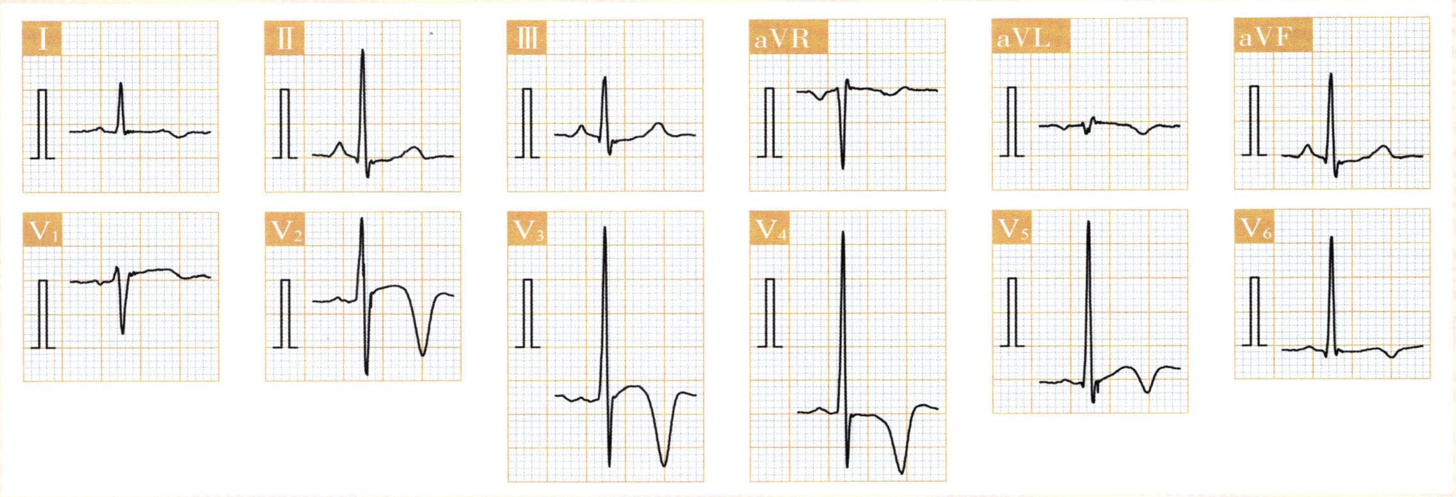

[试题答案] C

[试题解析] Ⅱ型 Wellens 综合征是指一组不稳定型心绞痛患者亚群，心电图胸导联 T 波倒置（V_2～V_3 导联），冠状动脉造影证实左前降支近端严重病变，若不及早行再血管化治疗，患者数周内将有进展为急性 ST 段抬高型心肌梗死的风险。

Wellens 综合征的诊断标准

心电图征象

◎ Ⅰ型：V_2～V_3 导联 T 波正负双相，偶尔见于 V_1、V_4、V_5 和 V_6 导联

◎ Ⅱ型：V_2～V_3 导联 T 波倒置，偶尔见于 V_1、V_4、V_5 和 V_6 导联

◎ ST 段：等电位线或抬高振幅＜1mm，但有时也可抬高 ≥1mm

◎病理性 Q 波：无

◎ R 波：胸导联 R 波递增良好

临床征象

◎心绞痛病史

◎异常心电图出现于胸痛缓解期

◎心肌酶学正常或轻度抬高

Wellens 综合征的诊断标准见左下表。

Ⅱ型 Wellens 综合征的异常 T 波特点是 T 波近乎对称性倒置，本质是一种缺血再灌注 T 波（下图）[153]。Wellens 综合征占不稳定型心绞痛住院患者的 14%～18%[154]。医护人员正确认识 Wellens 综合征有利于尽早识别高危不稳定型心绞痛患者，如果不恰当的安排患者进行运动平板试验，有诱发急性心肌梗死的风险；此外，患者胸痛发作缓解期心电图出现 T 波倒置，缺血性胸痛发作时，心电图 T 波可以直立或恢复正常，称为 T 波假性正常化，有助于理解心电图正常的心绞痛或心肌缺血发作[153, 155, 156]。

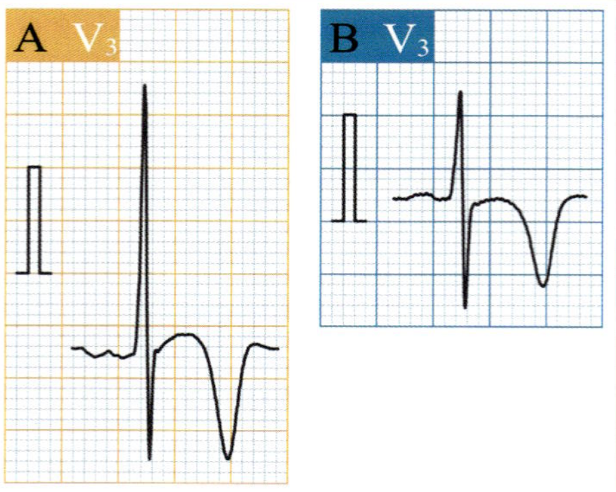

Ⅱ型 Wellens 综合征

两例Ⅱ型 Wellens 综合征，注意 T 波完全倒置，形态近乎对称，无病理性 Q 波，R 波振幅正常。图 A 的 ST 段抬高 2mm，图 B 的 ST 段位于等电位线上

Ⅱ型 Wellens 综合征占整个 Wellens 综合征心电图的 75%，T 波倒置分布导联与左前降支供血范围有关，如果该患者的左前降支绕过心尖供血部分下壁，下壁导联也会出现 Wellens 综合征 T 波模式[147]。Ⅰ型 Wellens 综合征可以缓解为Ⅱ型，持续性Ⅰ型图形是预后不佳的心电图标志。

前壁导联（V_2～V_3）T 波倒置（Ⅱ型 Wellens 综合征）判读左前降支严重病变的敏感度为 69%，特异度为 89%，阳性预测值为 86%，是缺血性心脏病罪犯血管定位价值较高的心电图指标[157]。Ⅱ型 Wellens 综合征应与其他病因所致胸导联 T 波倒置的鉴别包括左心室肥厚、肥厚型心肌病、心肌梗死再灌注期、先天性长 QT 综合征等，鉴别诊断主要结合临床综合评估[158, 159]。

□ 胡 伟

例 65

彩色心电图实战图谱
难度：★★★☆☆

男，44 岁，因胸痛 1h 入院。关于心电图诊断，以下正确的是（　　）。

A. 急性左主干闭塞

B. 左前降支近段闭塞

C. 左回旋支近段闭塞

D. 右冠状动脉近段闭塞

E. 三支冠状动脉严重病变

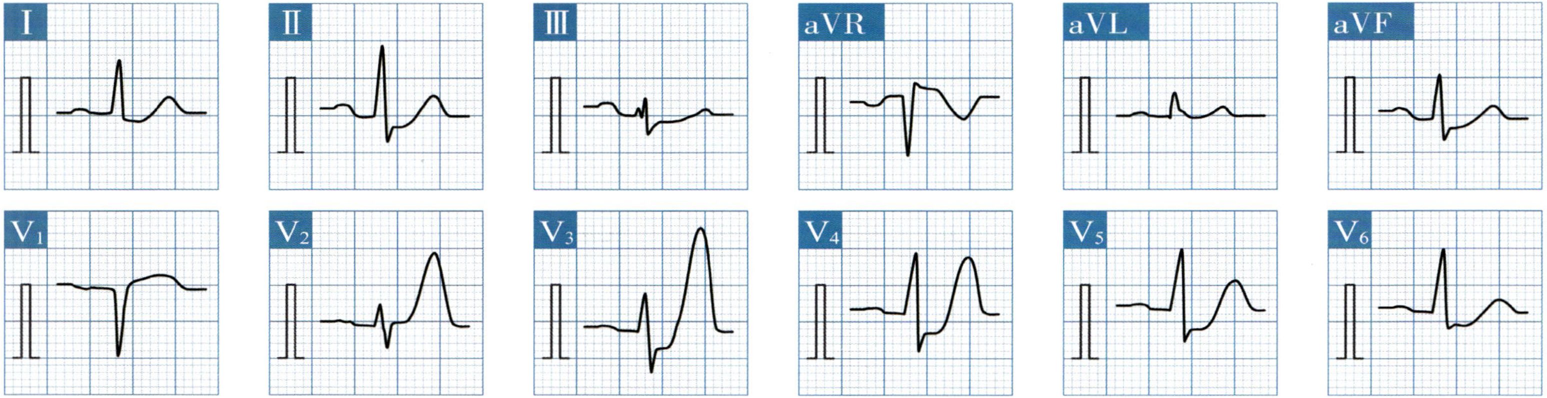

[试题答案] B

[试题解析] 急性冠状动脉综合征临床表现多样，心电图改变纷繁复杂，是很多初学者的拦路虎。实际上，分析急性缺血性心电图重点把握几个原则即可：①这是一份急性心肌缺血的心电图吗？②这份心电图提示高危心肌缺血吗？③我能从这份心电图推断出罪犯血管吗？特别是急性左主干闭塞和左前降支近端闭塞。

2008 年，荷兰心脏病学家 de Winter 等报道了一组急性冠状动脉综合征患者，患者有胸痛症状，心电图表现为 ST 段上斜型压低伴 T 波高耸直立，冠状动脉造影证实多数为左前降支近段或近 – 中段闭塞，医学文献将具有这种心电图模式的急性冠状动脉综合征称为 de Winter T 波[160]。

de Winter T 波是一种非常具有特征性和指示性的急性冠状动脉综合征心电图模式，一旦出现，高度提示左前降支近端严重狭窄，管腔内有完全闭塞性血栓形成或次全闭塞性血栓形成。de Winter T 波可见于 V_1～V_6 导联，R 波递增不良或出现病理性 Q 波，ST 段上斜型或水平型压低，有时 ST 段极短而表现为 J 点压低，T 波高耸直立，当患者左前降支绕过心尖供血部分下壁，下壁导联也会出现相应的心电图改变，当第 1 对角支从左前降支发出时，还见于高侧壁导联（上图）[160, 161]。

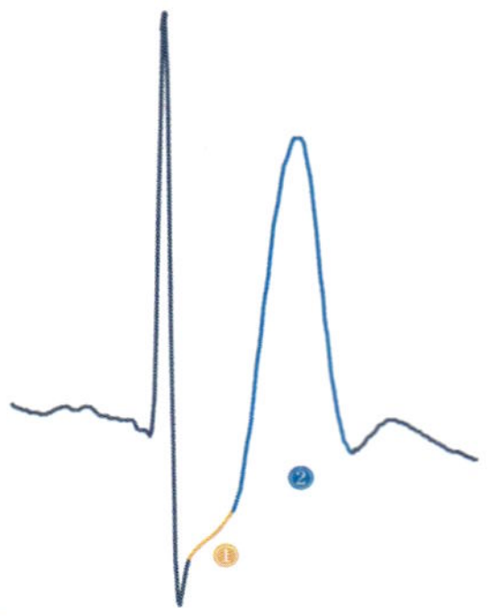

de Winter T 波

典型的 de Winter T 波心电图模式：① ST 段上斜型压低，当 ST 段较长时，也可以表现为 ST 段水平型压低，而当 ST 段缩短时，表现为 J 点压低；② T 波直立高耸，对称性增加。诊断 de Winter T 波时，T 波振幅一定要大于 ST 段压低振幅

de Winter T 波心电图模式约占前壁心肌梗死的 2%，发生机制尚未阐明，从患者的临床经过分析，这是一种左心室前壁严重心内膜下心肌缺血（ST 段压低）和心肌梗死（ST 段抬高）的中间状态，患者迟早会进展为 ST 段抬高型心肌梗死（透壁性心肌缺血）[162, 163]。

相较于急性左主干闭塞或左前降支 – 左回旋支同时闭塞引起的环心腔缺血模式，de Winter T 波是一种单支冠状动脉闭塞或近乎闭塞引起的严重节段性心肌缺血模式，根据该假说，de Winter T 波心电图尚可见于单支左回旋支闭塞或单支右冠状动脉闭塞[45]。de Winter 等研究的目的是寻找左前降支近端闭塞的心电图指标，通常典型图形位于 V_2～V_4 导联，一旦最典型的图形并非位于前壁导联，如位于 V_4～V_6 导联、V_1～V_3 导联、下壁导联等，需要考虑非左前降支相关性 de Winter T 波。这是目前临床诊断 de Winter T 波比较泛滥，甚至质疑 de Winter 研究的原因之一，需要多中心更多的病例，预期把 de Winter T 波分为典型(左前降支相关性)和不典型（非左前降支相关性）能解决当前诊断混乱的局面[164-167]。

□ 丘富程

例 66

男，45 岁，因胸痛 20min 入院。关于心电图诊断，以下正确的是（　　　）。

A. de Winter T 波

B. 超急性 T 波

C. Wellens 综合征

D. 高钾性 T 波

E. 早期复极

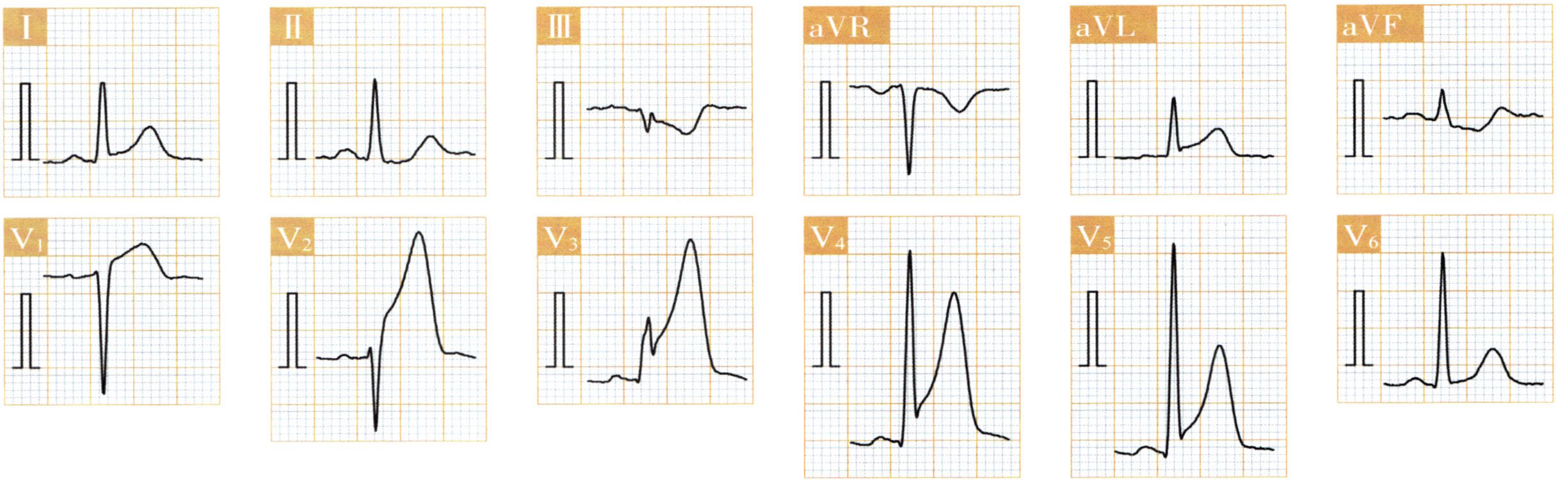

[试题答案] B

[试题解析] 中年男性，有胸痛症状，心电图 V_1～V_5 导联 ST 段抬高伴 T 波直立，直立 T 波基底部增宽，对称性增加，根据典型的临床和心电图改变，首先应考虑为超急性 T 波。

例 66 的胸导联最重要的心电图改变是 ST 段抬高和 T 波高耸直立，由此排除选项 A（de Winter T 波应该是 ST 段压低）和选项 C（Wellens 综合征应该是 T 波正负双相或完全倒置）。V_2 导联 ST 段抬高显著，T 波基底部增宽，T 波特征是宽大而非高尖，结合胸痛症状，不考虑高钾性 T 波；V_3 导联 S 波丢失，这是普通早期复极不应有的图形，除非合并逆钟向转位。

超急性 T 波和 de Winter T 波都是急性心肌缺血产生的直立 T 波，初学者很容易混淆，两者的鉴别见右上表。超急性 T 波是一种急性心肌梗死早期阶段，透壁心肌缺血已经开始波及心外膜，心电图 ST 段抬高；而 de Winter T 波是一种不稳定心绞痛和急性心肌梗死的中间状态，内层心肌缺血重于外层心肌，心电图出现 ST 段压低（上表）。

de Winter T 波和超急性 T 波的鉴别要点

临床特征	de Winter T 波	超急性 T 波
◎罪犯血管	典型：左前降支近段 不典型：非左前降支近段	任意冠状动脉
病理生理	心肌梗死前期状态	
◎相同点	透壁心肌缺血	透壁心肌缺血
◎不同点	内层心肌缺血重于外层	严重心肌缺血扩展至外层心肌
心电图		
◎典型发生导联	V_2～V_4	任何导联
◎ J 点	压低	抬高
◎ ST 段	压低	抬高
◎ ST-T 交界部形态	上斜型或水平型	弓背型或斜直型

急性心肌梗死的罪犯血管定位最好利用超急性阶段的 ST-T 形态完成，此时只有缺血进程，最能反映缺血波及的导联。值得注意的是，急性心肌梗死早期的缺血导联和最终梗死导联并非相同。例如，前壁心肌梗死急性进展期，胸导联 V_2～V_6 导联 ST 段抬高和 T 波直立，经过再灌注治疗后，最后慢性稳定期的病理性 Q 波只出现于 V_2～V_4 导联，侧支循环形成、冠状动脉交叉供血提供的缺血保护、再灌注治疗等避免了 V_5～V_6 导联探查范围内心肌的坏死。因此，急性心肌梗死早期的 ST 段抬高导联分布最能反映缺血本貌，而病理性 Q 波导联分布最能反映最终梗死的范围。

最好结合临床解释直立高耸 T 波，因为急性冠状动脉综合征患者几乎都有严重的缺血性胸痛症状或缺血性胸痛等同症状（如呼吸困难）。值得注意的是，接近 1%～6% 最终诊断为急性心肌梗死的患者，发病早期心电图正常或近乎正常，诊断更多依靠临床。

□ 丘富程

例 67

难度：★★★★★

男，68 岁，因胸痛 1h 入院。关于心电图诊断，以下正确的有（　　　　）。（多选题）

A. 完全性右束支阻滞

B. 完全性左束支阻滞

C. 下壁心肌梗死

D. 广泛前壁心肌梗死

E. 前壁心肌梗死

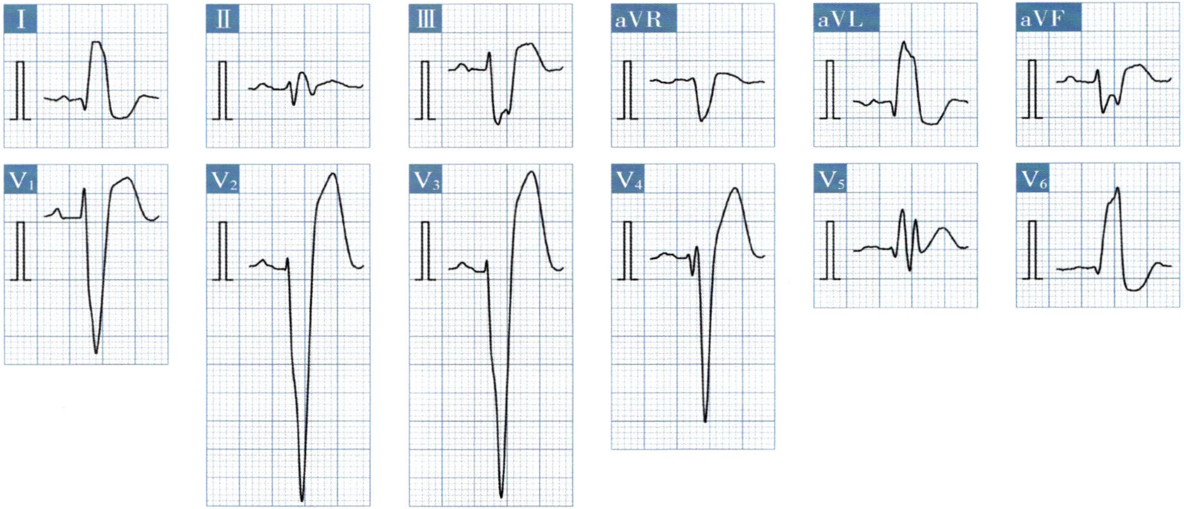

[试题答案] BCD

[试题解析] 在急性心肌梗死人群中，2.8% 的患者心电图有完全性左束支阻滞，包括两种临床情况：①患者既往心电图已有完全性左束支阻滞，新发急性心肌梗死；②患者既往心电图无完全性左束支阻滞，新发急性心肌梗死合并完全性左束支阻滞。两种临床情况的发生率相似，分别为 29% 和 35%，如果患者无既往心电图对照，接诊医生很难区分两种情况，但后者提示室间隔大面积坏死，患者有发生三度房室阻滞和全心停搏的风险[168-170]。

典型完全性左束支阻滞的 ST-T 方向与 QRS 主波方向相反，即 QRS 波主波正向的导联（V_5、V_6）伴 ST 段压低和 T 波倒置，而 QRS 主波向下的导联，ST 段抬高和 T 波直立（V_2、V_3），QRS 波极性和 T 波极性是相反的，称为完全性左束支阻滞的继发性 ST-T 改变[171]。这种宽 QRS 波主波和 T 波方向相反的心电图现象，是心室除极顺序改变引起心外膜和心内膜复极顺序改变，是一种继发性电学变化，称为 QRS 主波和 T 波方向反向或不协调。

完全性左束支阻滞时，心室初始除极改变，掩盖急性心肌梗死的病理性 Q 波和 R 波丢失；继发性 ST-T 改变掩盖原发性 ST-T 改变，无论除极和复极，完全性左束支阻滞都会掩盖急性心肌梗死的心电图模式，是临床心电图的诊断难点之一。

2020 年西班牙巴塞罗那的研究者报道了一种新的完全性左束支阻滞合并急性心肌梗死的算法，称为巴塞罗那算法（Barcelona algorithm），该算法原则是：

①任何导联 ST 段偏移方向与 QRS 主波方向同向，且 ST 段偏移振幅≥ 1mm。

②任何 RS 振幅＜ 6mm 的导联，当 ST 段与 QRS 主波反向时，ST 段偏移≥ 1mm。

两条算法中，只要满足任意一条，即为阳性，提示完全性左束支阻滞合并急性心肌梗死（右图）[172]。

文献报道的巴塞罗那算法的敏感度为 93%～95%，诊断效能 91%～94%，是一个非常优越的指标，但需要进一步的研究给予支持[172]。观察例 67，我们会发现 Ⅰ、aVL、V_6 导联满足第②个指标，Ⅱ导联满足第①个指标，可以很容易的判读 V_2～V_3 导联的 ST 段抬高中合并了原发性 ST-T 改变。

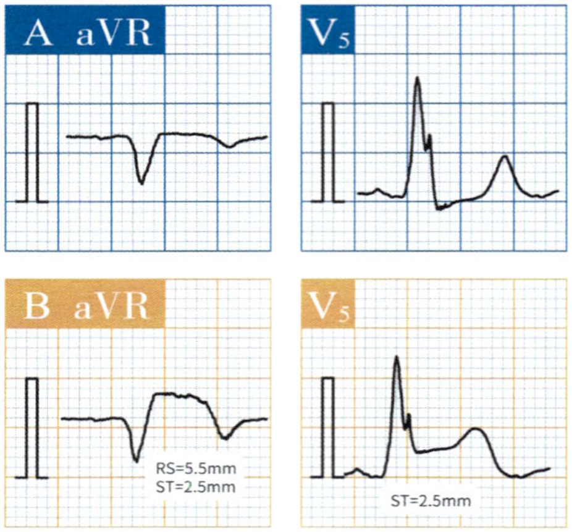

左束支阻滞合并急性心肌梗死的巴塞罗那算法

A. 无急性心肌梗死。aVR 导联主波负相，ST 段偏移＜ 1mm；V_5 导联 QRS 主波正向，ST 段抬高应＜ 1mm；B. 合并急性心肌梗死。aVR 导联 RS 振幅＜ 6mm，但 ST 段反向偏移≥ 1mm，提示合并急性心肌梗死；V_5 导联 QRS 主波正向，ST 段同向偏移≥ 1mm，提示合并急性心肌梗死。在该算法中，当 ST 段偏移方向与 QRS 主波反向时，选取 RS 振幅＜ 6mm 的导联判读：当为 rS 波或 RS 波时，振幅从 R 波顶点测量至 S 波谷点；当仅为 R 波时，振幅从 R 波起点水平测量至 R 波顶点；当仅为 S 波时，振幅从 S 波起点水平测量至 S 波谷点

□ 苏瑞英

例 68

难度：★★★★☆

男，38 岁，因胸痛 4h 入院。关于心电图诊断，以下正确的有（　　　　）。（多选题）

A. 前间隔心肌梗死　　B. 后壁心肌梗死

C. 下壁心肌梗死　　D. 完全性右束支阻滞

E. 完全性左束支阻滞

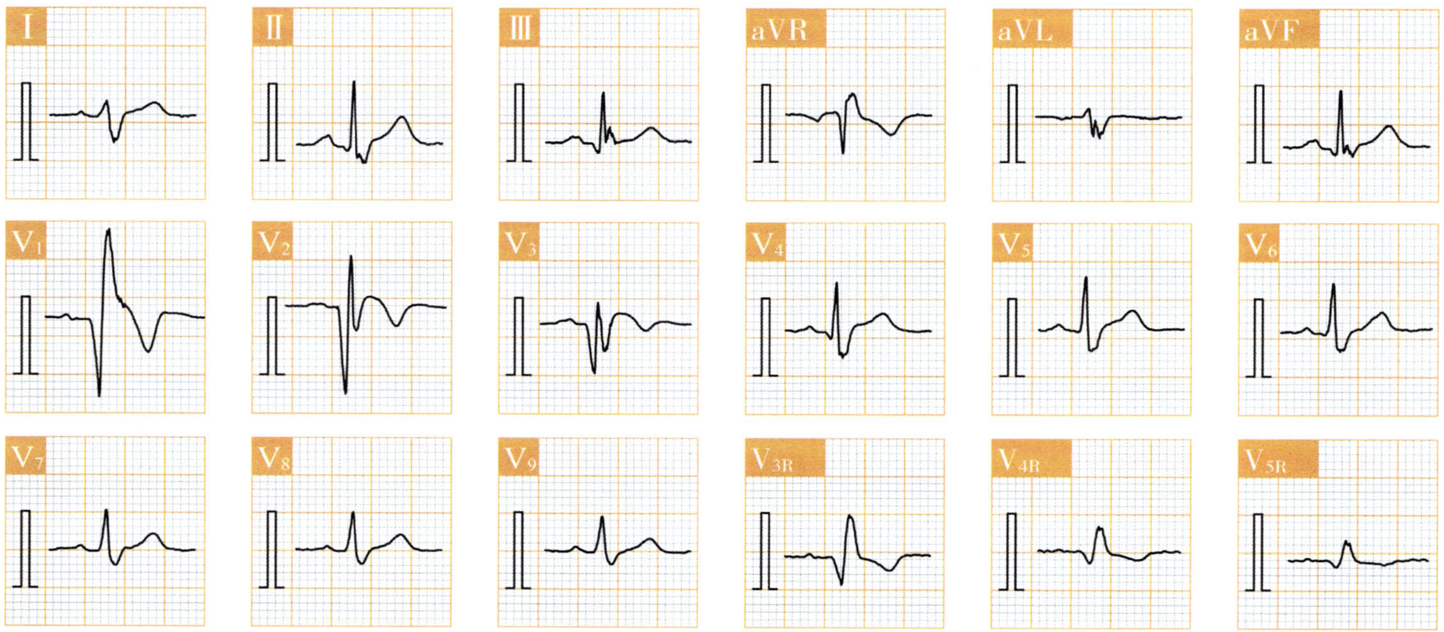

［试题答案］ AD

［试题解析］ 前间隔心肌梗死时，室间隔部位的心肌坏死，不能形成初始除极，而完全性左束支阻滞时，心室初始除极方向改变，因此单纯的前间隔心肌梗死和完全性左束支阻滞均能影响初始心室除极，两者的心电波能够相互掩盖，一旦前间隔心肌梗死合并完全性左束支阻滞，依靠 QRS 波形态有时很难诊断合并；相反，前间隔心肌梗死合并完全性右束支阻滞时，两种基础 QRS 波互不掩盖，因为前间隔心肌梗死只影响 QRS 波前半部，形成 Q 波，而完全性右束支阻滞只影响 QRS 波后半部，形成 R 波，整体形成 QR 波（左下图）。

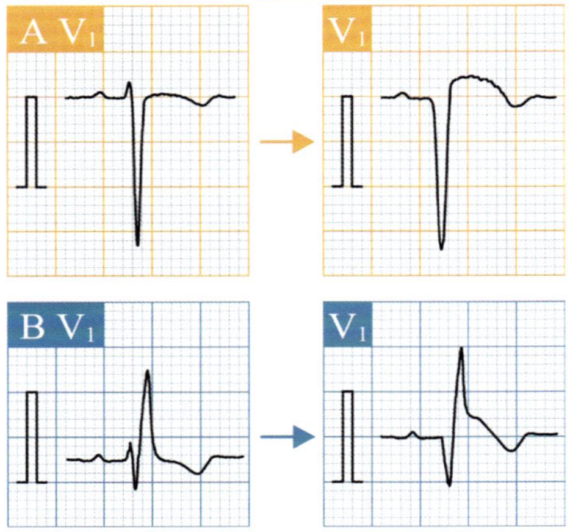

完全性右束支阻滞合并急性前间隔心肌梗死

A. 正常情况下，V_1 导联 QRS 波呈 rS 形态，合并前间隔心肌梗死时，r 波丢失，病理性 Q 波形成，V_1 导联 QRS 波呈 QS 形态；B. 完全性右束支阻滞时，V_1 导联呈 rsR' 形态，合并前间隔心肌梗死时，r 波丢失，病理性 Q 波形成，与之前的 S 波融合形成大 Q 波，后继右心室延迟除极继续形成 R 波，V_1 导联 QRS 波呈 QR 形态

一些个体的右束支近端独由左前降支第 1 间隔支供血，第 1 间隔支闭塞或左前降支 – 第 1 间隔支开口近端闭塞时，影响右束支供血，是前间隔心肌梗死合并完全性右束支阻滞的解剖基础。熟悉传导系统的血供来源，可以解释心肌梗死时合并的一些传导紊乱（右表）[173, 174]。

尽管完全性右束支阻滞不掩盖急性前间隔心肌梗死的病理性 Q 波，但会掩盖原发性 ST-T 改变（急性心肌梗死的 ST 段抬高和 T 波直立）。这是因为 V_1 导联的完全性右束支阻滞 QRS 波呈 rSR' 形态，继发性复极改变为 ST 段压低和 T 波倒置，合并急性前间壁心肌梗死时，V_1 导联的 ST-T 形态取决于继发性 ST 段压低 –T 波倒置和原发性 ST 段抬高 –T 波直立的对抗，当前者电势超过后者者，ST-T 改变无法判读心肌梗死；相反，若发现完全性右束支阻滞的 ST 段轻度抬高和 T 波直立，则高度提示合并原发性心肌缺血。

传导系统的血供来源

传导系统	供血动脉
窦房结	·右冠状动脉 73% ·左冠状动脉 4% ·双重供血 23%
房室结	·右冠状动脉 80% ·左冠状动脉 10% ·双重供血 10%
希氏束	·右冠状动脉 10% ·左冠状动脉 73% ·双重供血 17%
右束支	·右冠状动脉 10% ·左冠状动脉 40% ·双重供血 50%
左束支	·右冠状动脉 10% ·左冠状动脉 40% ·双重供血 50%

临床上，V_1 导联 QRS 波呈 QR 形态常见于前间隔心肌梗死合并完全性右束支阻滞、严重的右心室肥厚、室性心搏、心肌病等。

□ 袁晓静

难度：★★★★★

例 69

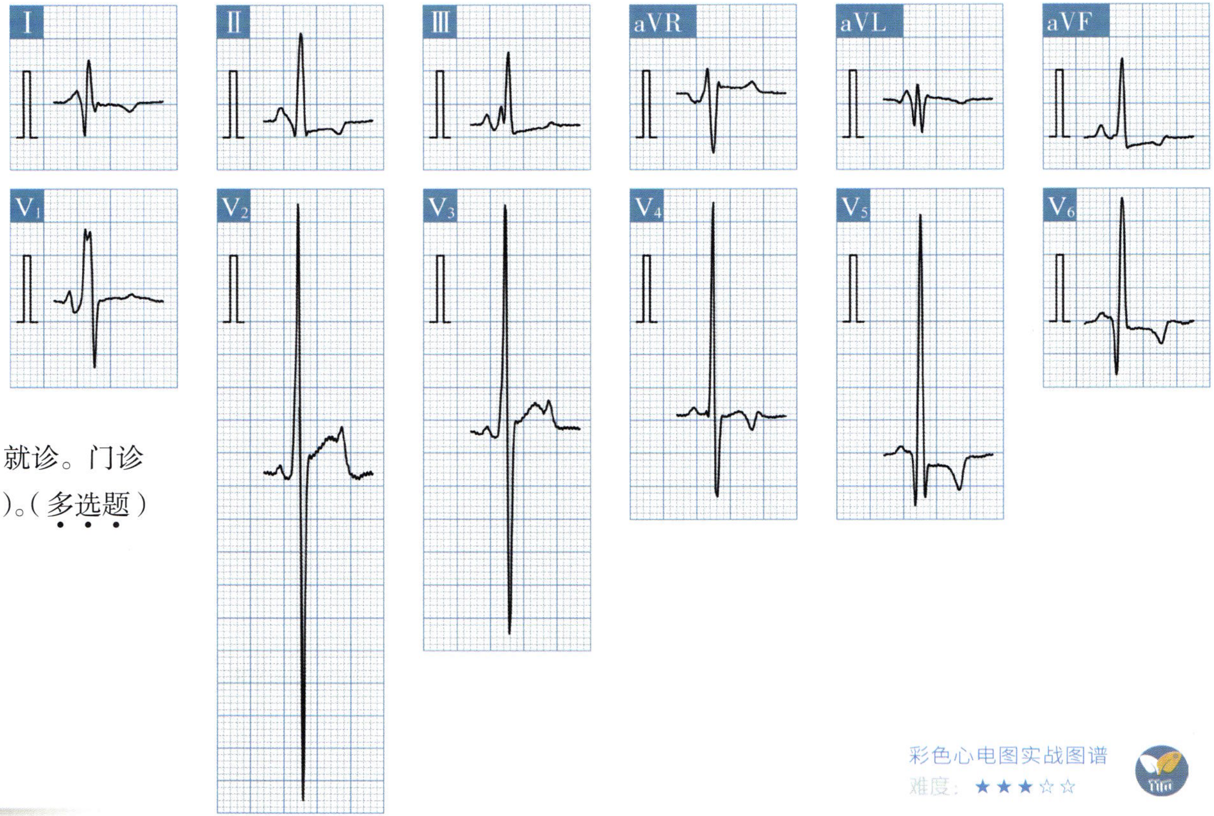

男，16 岁，因反复心悸 1 个月就诊。门诊心电图可能的诊断有（　　　）。（多选题）

A. 陈旧性侧壁心肌梗死

B. A 型预激综合征

C. 肥厚型心肌病

D. 二尖瓣狭窄

E. 房间隔缺损

[试题答案] BC

[试题解析] 例 69 是一份让人迷惑的心电图。Ⅰ、aVL、V_5 和 V_6 导联 Q 波时限 40ms，Ⅰ、aVL 和 V_6 导联的 Q 波振幅甚至超过同导联 R 波振幅的 1/4，理应诊断为陈旧性侧壁心肌梗死，但对于一位 16 岁的少年，除先天性冠状动脉发育异常、家族性高胆固醇血症、川崎病等特殊问题，不应考虑心肌梗死。此外，V_1 导联 R 波振幅 11mm，V_5 导联 R 波振幅 36mm，V_2 导联 RS 振幅 91mm，提示双心室肥厚，重点排查先天性心脏病、心瓣膜病和心肌病。

二尖瓣狭窄和房间隔缺损都是累及右心系统的心脏疾病，心电图应为右心室肥厚（除非患者同时罹患引起左心室肥厚的疾病），因此可以排除选项 D 和 E。

左心室肥厚伴异常 Q 波是肥厚型心肌病的心电图征象之一。28% 的肥厚型心肌病心电图出现异常 Q 波，其中 42% 见于Ⅰ、aVL、V_5 和 V_6 导联，腔内电图证实这种左胸导联的异常 Q 波与室间隔基底部肥厚伴或不伴心室游离壁肥厚，心室初始除极电势增大，相背于心尖导联所致（右图）[175, 176]。

尽管肥厚型心肌病的异常 Q 波有时达到传统病理性 Q 波的诊断标准（Q 波时限 40ms，Q 波振幅超过同导联 R 波振幅的 1/4），但是习惯上称为异常 Q 波，因为病理性 Q 波常用来指心肌梗死、扩张型心肌病等心肌实质性坏死情况，而肥厚型心肌病的异常 Q 波理论上可无心肌坏死，仅是肥厚心肌的电学特征。患者超声心动图确诊为肥厚型心肌病[177]。

临床上，肥厚型心肌病是一类遗传性心肌病，普通人群的发病率为 0.16%～0.29%，遗传模式包括常染色体隐性遗传和 X 连锁遗传，60% 的病例有家族聚集性[178]。一些肥厚型心肌病合并心室预激或其他类型的传导紊乱，具有初步的基因指示性。AMP 激活的蛋白激酶负责调节肌肉细胞内的糖原代谢，该酶的 γ-2 调节亚单位基因位于人类 7 号染色体上，称为 *PRKAG2* 基因，突变引起肌无力、左心室肥厚和心室预激；此外，糖原贮积症Ⅱ型（庞贝病，Pompe 病）临床也表现为左心室肥厚、心室预激和其他传导紊乱[179-183]。例 69 的Ⅱ导联 PR 间期仅有 60ms，Q 波从 P 波后半部开始出现，提示心室预激，是否属于以上基因突变类型，需要基因检测确诊，但心电图高度疑诊。

□ 蒋　勇

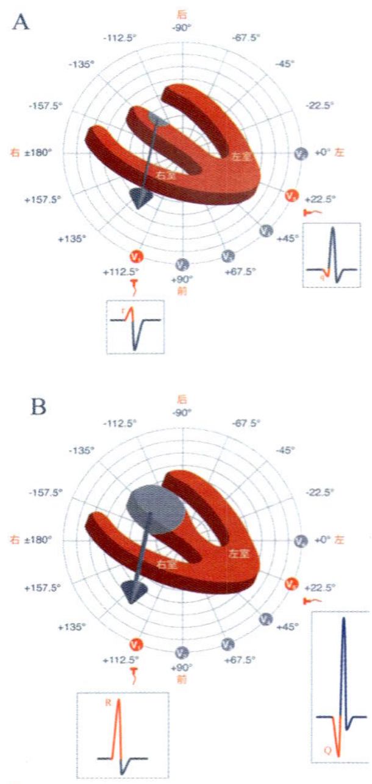

肥厚型心肌病心室初始除极

A. 正常心室初始除极从左侧室间隔朝向右前方，朝向 V_1 导联记录到初始 r 波，背离 V_5 导联记录到初始 q 波；B. 室间隔基底部肥厚时，向右前方的心室初始除极向量增大，V_1 导联初始 R 波振幅增高，同时左胸导联初始 Q 波增大。Q 波大小与室间隔左侧 / 右侧厚度比值有关

难度：★★★★☆

例 70

女，20 岁，门诊心电图显著异常，病因最大可能性是（　　　　）。

A. A 型心室预激

B. B 型心室预激

C. 心尖肥厚型心肌病

D. 法洛四联症

E. 肺动脉瓣狭窄

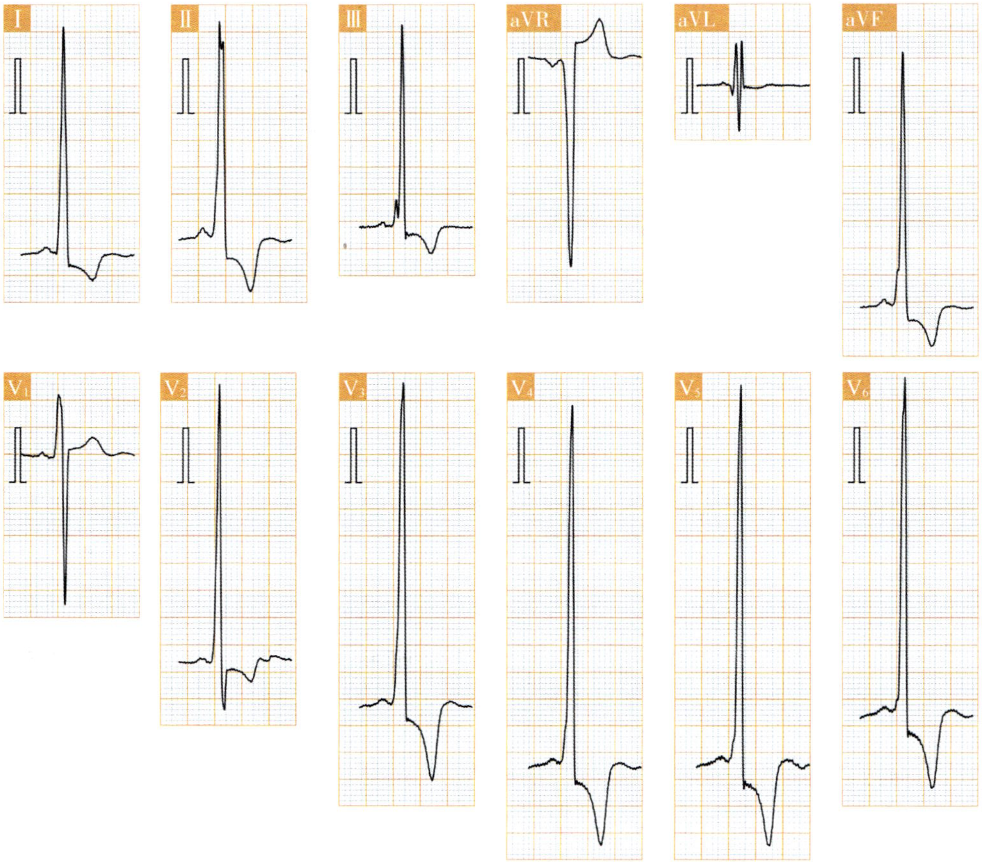

[试题答案] C

[试题解析] 心尖肥厚型心肌病是肥厚型心肌病的一个亚型，特征是左心室心尖部心肌肥厚，舒张末期心尖部心腔变窄呈扑克牌“黑桃样”形态，心电图表现为左心室肥厚和巨大T波倒置，患者临床容易发生心房颤动和心源性猝死，多数为散发病例[184，185]。

巨大T波倒置的定义为T波倒置的振幅≥10mm[186]。心尖肥厚型心肌病最常见的心电图改变是左心室肥厚（65%）和T波倒置（93%），但只有47%的患者出现巨大T波倒置（中上图）[187]。心尖肥厚型心肌病心电图T波倒置的深度与心肌厚度的关系较弱，单纯从心电图很难区分单纯型或是混合型心尖肥厚型心肌病。心尖肥厚型心肌病的ST段压低、巨大T波倒置和U波倒置多见于Ⅱ、Ⅲ、aVF、V_4～V_6导联，还可见于Ⅰ和aVL导联[188]。巨大T波倒置可以完全倒置，也可以负正双相。

心尖肥厚型心肌病的T波倒置深度并非恒定不变，而是动态改变，T波倒置深度可以在数小时、数天和数年里变化。尽管心尖肥厚型心肌病的心电图和心脏超声检查有时不相符，心电图高振幅R波（>25mm）伴巨大T波倒置（>10mm）提示病变较为严重[189]。

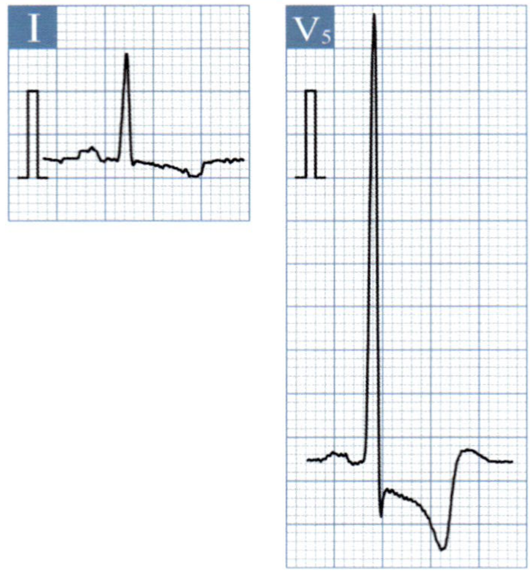

心尖肥厚型心肌病

1例35岁男性心尖肥厚型心肌病患者，Ⅰ导联T波倒置（深度2mm）和V_5导联巨大T波倒置（10mm）

值得注意的是，一部分心尖肥厚型心肌病患者具有典型的心电图改变（左心室肥厚和巨大T波倒置），但心脏超声检查可以正常，心脏磁共振有助于确诊心尖肥厚[190]。因此，心电图阳性而心脏超声阴性不能绝对排除心尖肥厚型心肌病。

心尖肥厚型心肌病患者好发各类心律失常，20%～28%有心房颤动，18%出现无症状的非持续性室性心动过速，5%存在有症状的非持续室性心动过速，3%有持续性室性心动过速，1%发生危及生命的心室颤动[185，190]。

临床上，巨大T波倒置重要的鉴别诊断有Ⅱ型Wellens综合征、ST段抬高型心肌梗死再灌注期、非ST段抬高型心肌梗死、可卡因中毒、脑血管意外和电解质紊乱等，必须结合病史、实验室检查和辅助检查综合判读，切勿脱离临床实践一味追求心电图的“鉴别”和“秒杀”，这种做法本末倒置，忽略了心电图本身是为临床工作服务的，而非“脑筋急转弯”。54%的肥厚型心肌病患者有心绞痛、不典型的胸痛和呼吸困难症状，心电图有时很容易和急性冠状动脉综合征相混淆[187]。

□王　军

例 71

难度：★★★☆☆

女，39 岁，因活动后气促、胸闷 2 个月就诊。门诊 12 导联心电图提示最可能的疾病是(　　　)。

A. 高血压性心脏病

B. 扩张型心肌病

C. 肥厚型心肌病

D. 限制性心肌病

E. 应激性心肌病

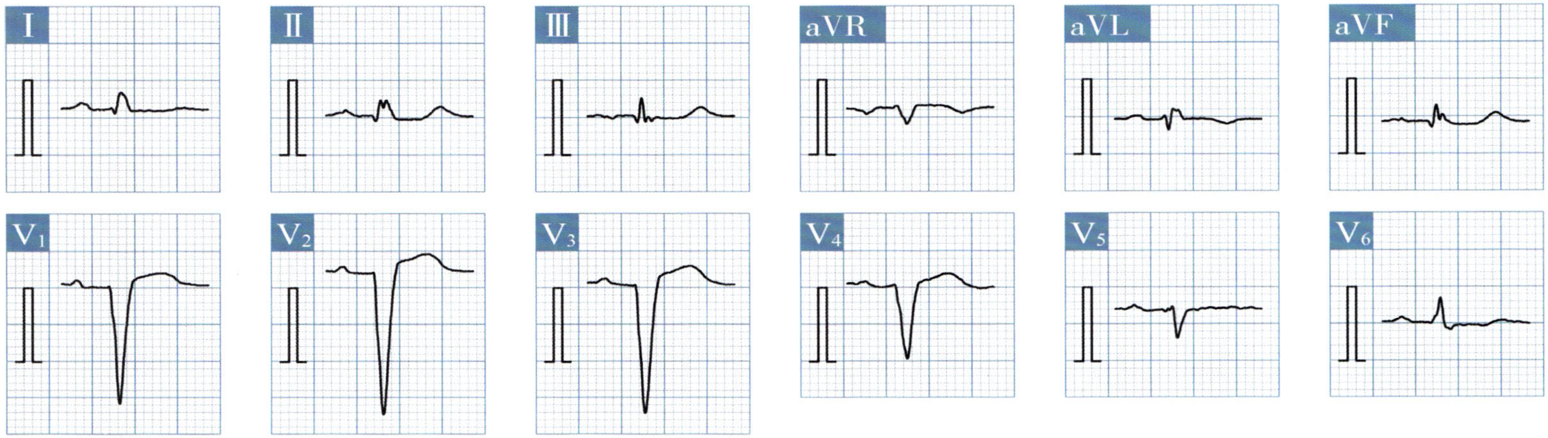

[试题答案] B

[试题解析] 我们不主张单纯依靠一张心电图去“猜”病因，因为很多疾病的心电图改变存在重叠，始终有部分心电图是“就图论图”的盲区，最终必须依靠临床解答。不过，一些疾病存在固有的心电图模式，心电图吻合的指标越多，临床也倾向于诊断某种疾病，系统学习心电图时，应注意这种技能的培养。

中年女性，有劳力性呼吸困难的症状，但心电图并无左心房异常和左心室肥厚的改变，暂不考虑左心室肥厚，排除选项 A 和 C。

限制性心肌病是一类少见的原发性心肌病，心室舒张功能障碍，常见原因有心脏淀粉样变性、心脏结节病等，99% 的患者心电图异常，最常见的心电图改变是心房异常，包括左心房、右心房和双心房异常；其他心电图异常有低电压、R 波递增不良、左心室肥厚 、传导紊乱、非特异性 ST-T 改变、心律失常等[191-194]。例 71 的 P 波形态、振幅和间期正常，无心房受累心电图改变，排除选项 D。

应激性心肌病是一类应激诱发的心肌病，心室出现一过性、可逆转的收缩功能障碍，最常波及左心室心尖部和中段心肌，患者临床有胸痛症状，肌钙蛋白可以阳性，心电图特征改变是 ST 段抬高、T 波倒置和巨大 T-U 波融合倒置、QT 间期延长等[195-199]。例 71 未见应激性心肌病典型的 ST 段抬高或 T 波倒置，排除选项 E。

例 71 的 Ⅱ 导联 P 波直立伴切迹，aVR 导联倒置，V_1 导联 P 波正负双相，判读为窦性心律。QRS 波时限 120ms，V_1～V_4 导联呈 rS 图形，R 波递增不良，肢体导联 QRS 波低电压，Ⅰ、aVL 导联 QRS 波为切迹 R 波，提示完全性左束支阻滞。完全性左束支阻滞常见于扩张型心肌病、缺血性心肌病等器质性心脏病，有时因左心室扩大并向左后方向转位，V_5、V_6 导联切迹 R 波不典型，记录后壁导联 V_7～V_9，有望记录出典型切迹 R 波[87]。

完全性左束支阻滞罕见于健康人，多数罹患器质性心脏病，特别是扩张型心肌病[200，201]。接近 30% 的扩张型心肌病

心电图预测完全性左束支阻滞患者心肌瘢痕

部位	心电图特征
间隔	· V_1 导联 R 波时限＞20ms · V_2 导联 QRS 波初始 40ms 切迹 · 敏感度 60%，特异度 77%
下壁	· aVF 导联 R/S 振幅比值≤0.5 · Ⅱ 导联 Q 波时限≥30ms · 敏感度 50%，特异度 70%
侧壁	· V_2 导联 S/S' 切迹振幅比值≥1.5 · 敏感度 40%，特异度 100%
前壁	· aVL 导联 R/S 振幅比值≤1 · Ⅰ 导联 R/S 振幅比值≤1.5 · aVL 导联 Q 波≥50ms · 敏感度 56%，特异度 77%
心尖	· Ⅰ 导联 R/S 振幅比值≤1 · V_5 导联任何 q 波 · V_6 导联 R/S 振幅比值≤2 · 敏感度 56%，特异度 77%

心电图有完全性左束支阻滞[202，203]。临床心电图和影像学研究证实可以利用完全性左束支阻滞的心电图特征，推测心肌瘢痕部位（上表）[204，205]。不同部位心肌瘢痕是引起完全性左束支阻滞图形 QRS 形态多变的一个原因。

□ 苏瑞英

例 72

女，63 岁，诊断为外伤性蛛网膜下腔出血。心电图出现的广泛性 T 波倒置，最有可能是（　　）。

A. 非 ST 段抬高型心肌梗死

B. 持续性幼年性 T 波

C. 左心室肥厚

D. Ⅱ型 Wellens 综合征

E. 应激性心肌病

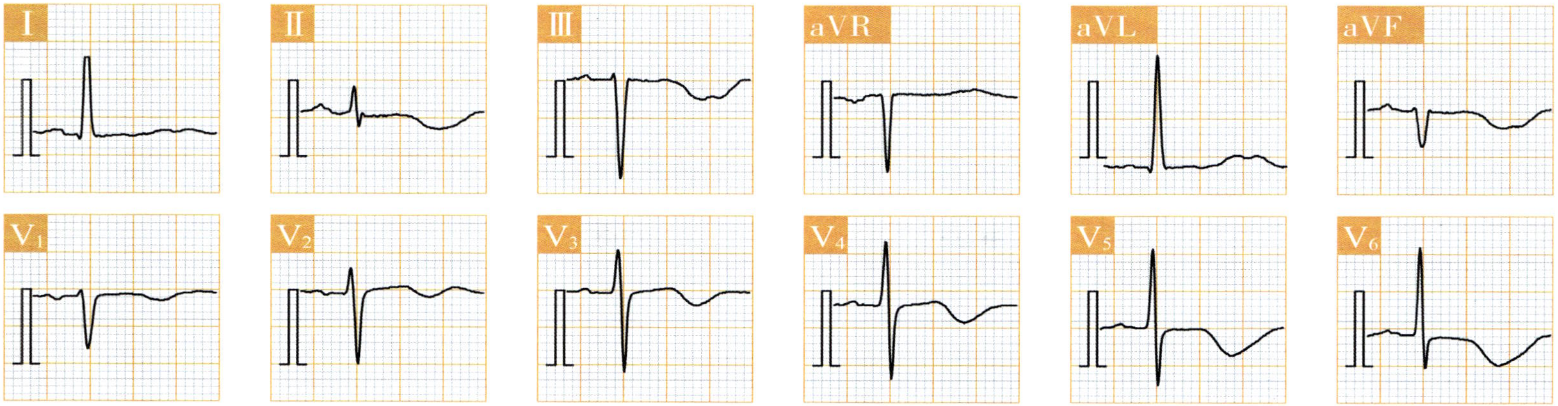

[试题答案] E

[试题解析] 心电图出现广泛性ST-T改变的原因包括缺血性和非缺血性，有时不同疾病所致异常心电图具有高度的相似性，不结合临床仅靠心电图“就图论图”很容易误诊，即使做到最大化心电图鉴别，仍需要回到临床验证结论。

就例72而言，胸痛是非ST段抬高型心肌梗死的典型症状，本例临床不支持，排除选项A。持续性幼年性T波模式多发生于V_1～V_3导联，而Ⅱ型Wellens综合征见于不稳定型心绞痛患者胸痛发作间歇，排除选项B和D。例72的胸导联和肢体导联均无R波高电压，无左心室肥厚的心电图改变，排除选项C。

应激性心肌病可能由于儿茶酚胺大量释放引起心肌损伤所致，伴有肌钙蛋白升高，当心电图出现ST段抬高时，容易误诊为ST段抬高型心肌梗死，而广泛性T波倒置则容易误诊为非ST段抬高型心肌梗死[199，206-208]。应激性心肌病最常累及左心室心尖，占70%～80%，左心室心尖部低动度，基底部高动度，左心室造影呈气球样变或类似一种名为Takotsubo的日本渔民捕章鱼的罐子，故又称为Takotsubo心肌病[209]。

InterTAK 诊断评分

标准	积分
◎女性	25分
◎情感触发	24分
◎躯体触发	13分
◎无ST段压低	12分
◎精神疾病	11分
◎神经疾病	9分
◎ QT_c延长	6分
诊断	
≥50分 诊断Takotsubo心肌病 （特异度为95%）	≤31分 诊断急性冠状动脉综合征 （特异度为95%）

Takotsubo心肌病和急性冠状动脉综合征的鉴别，单纯依靠心电图和心肌坏死标志物都是不可靠的，确诊有赖于冠状动脉影像学检查和左心室造影。2016年，国际Takotsubo心肌病注册研究开发了一套Takotsubo心肌病诊断评分系统，即InterTAK诊断评分，该评分系统包括五个临床指标和两个心电图指标，评分≥50分诊断Takotsubo心肌病的特异度为95%（见中表）[213]。InterTAK评分是一个临床评分系统，对于一些无法进行冠状动脉造影和左心室造影的医疗单位，以及无法及时转诊的患者，有助于快速鉴别诊断。

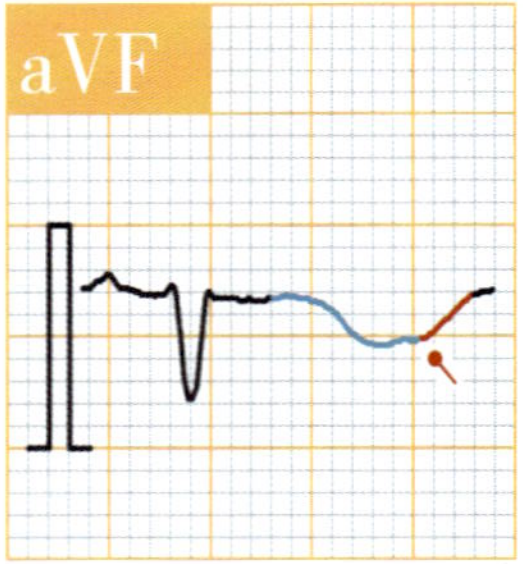

分析 T-U波倒置融合

aVF导联T波倒置，注意T波上升支出现切迹，提示倒置T波（蓝色曲线）和倒置U波（红色曲线）融合

心电图上，单纯缺血性T波倒置通常下降支和上升支光滑，一旦发现T波上升支切迹，提示合并U波倒置，这是应激性心肌病倒置T波的特征（上图）。

□ 王宏治

例 73

难度：★★★☆☆

女，50 岁，因反复活动后呼吸困难、双下肢水肿 2 年入院。关于 12 导联心电图，以下最可能的诊断为（　　）。

A. 高血压性心脏病

B. 扩张型心肌病

C. 肥厚型心肌病

D. 致心律失常右心室心肌病

E. 应激性心肌病

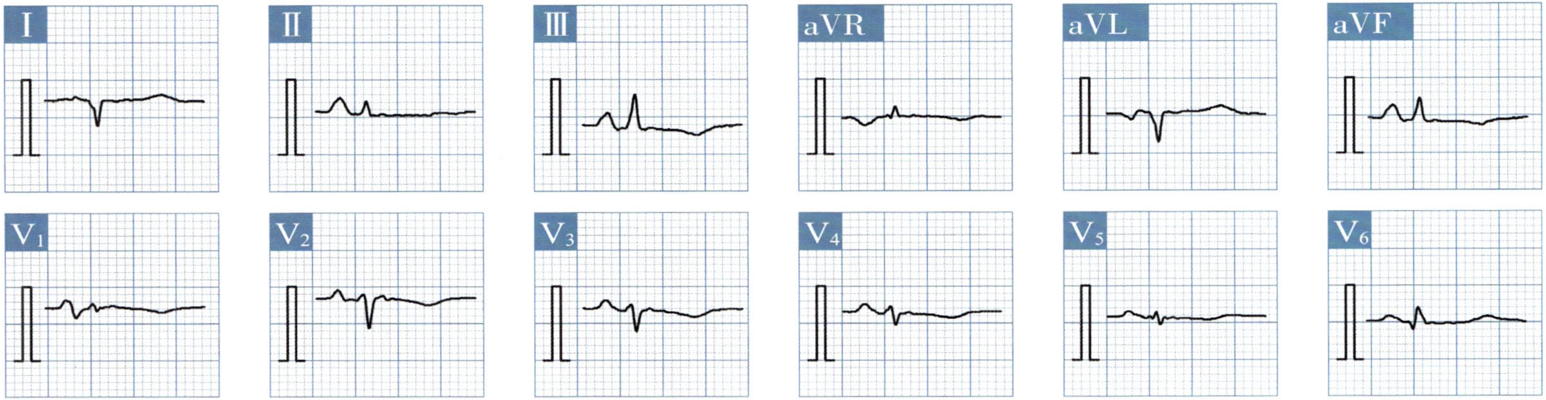

［试题答案］D

［试题解析］致心律失常右心室心肌病是一种遗传性心肌病，编码桥粒蛋白的基因突变，右心室心肌被纤维脂肪组织进行性替代，患者通常死于顽固性右心衰竭、室性心律失常和猝死[211, 212]。右心室心肌的丢失会导致可除极的右心室数量减少，右心室除极电势减弱，右胸导联记录的QRS波振幅降低；此外，右心室局部的纤维脂肪组织形成阻滞带，导致右心室局部心肌延迟除极，形成特殊的具有诊断价值的Epsilon波。

致心律失常右心室心肌病患者中，66%心电图出现≥6个导联QRS低电压，磁共振成像证实肢体导联低电压提示左心室受累后纤维化[211, 212]。Epsilon波是局部右心室心肌延迟除极波，最常见于V_1～V_3导联，尽管是致心律失常右心室心肌病的一项特征性心电图改变，但发生率较低为23%～33%[213, 214]。值得注意的是，诊断Epsilon波时勿把低振幅的QRS波看作Epsilon波，多导联同步有助于明确分析QRS波和Epsilon波（中图）。

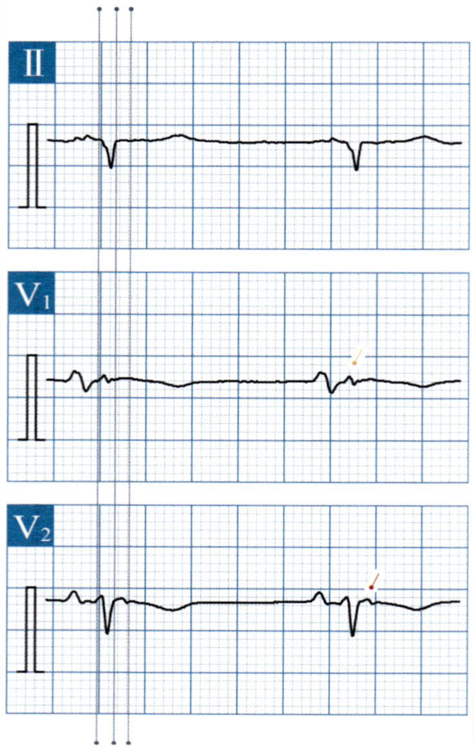

分析 Epsilon 波

三导联同步分析。V_1导联橙黄色箭头标注的是低振幅QRS波，勿诊断为Epsilon波；本例Epsilon在V_1导联不显著，而在V_2导联明显（红色箭头所示）

临床上，V_1～V_3导联出现低振幅QRS波和T波倒置需要警惕致心律失常右心室心肌病心电图。3号染色体编码的跨膜蛋白43（*TMEM43*）突变引起的致心律失常右心室心肌病最常见的心电图改变是R波递增不良，男性发生率是女性的两倍；此外，R波递增不良也见于严重右心室扩张和顺钟向转位的致心律失常右心室心肌病患者[213, 214]。Epsilon波只是右心室局部心肌延迟除极波，并非致心律失常右心室心肌病特有，还见于结节病、心肌炎等[211]。

一些健康个体的V_1～V_3导联T波倒置称为持续性幼年型T波倒置，通常R波振幅和R波递增均正常，倒置T波罕有超过V_3导联；而致心律失常右心室心肌病的胸导联T波倒置可以超过V_3导联，随着病情加重，T波倒置导联数逐渐增多，严重患者61%的胸导联T波倒置超过V_3导联，66%下壁导联T波倒置，这些都是正常变异不应有的心电图改变[215-218]。

□ 彭　军

例 74

难度：★★★☆☆

男，28 岁，因胸痛 1 天入院。12 导联心电图最可能的诊断是（　　）。

A. ST 段抬高型前壁心肌梗死

B. 早期复极

C. 急性心包炎

D. 急性心肌炎

E. 变异型心绞痛

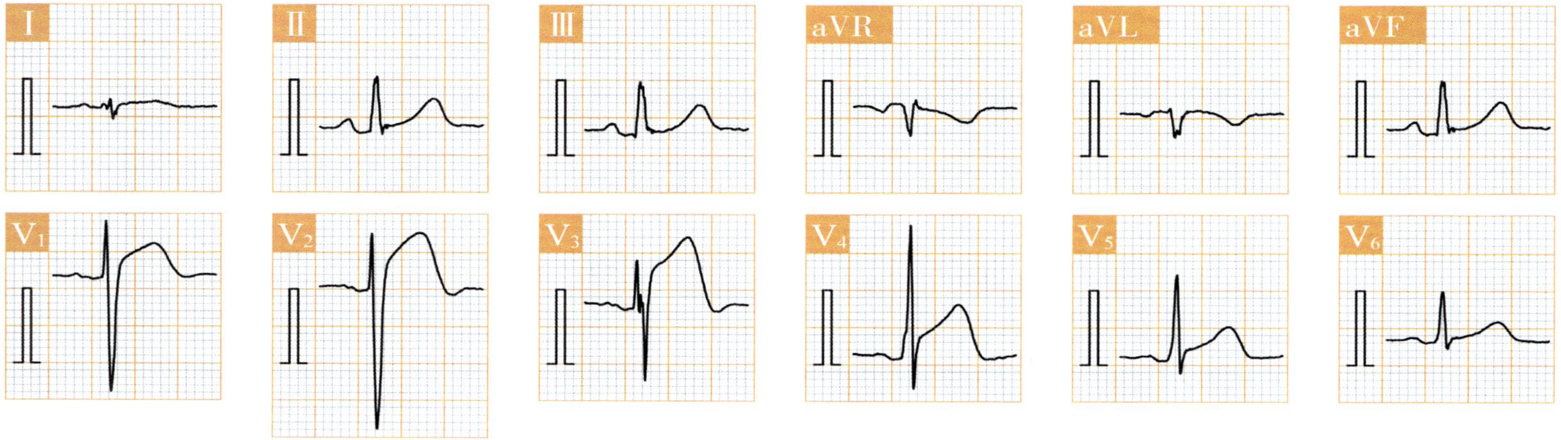

[试题答案] D

[试题解析] 当心室的心外膜动作电位 2 相缩短（平台期缩短或丢失）而心内膜动作电位 2 相无明显变化时，心外膜和心内膜动作电位 2 相差异显著，2 相期间的跨室壁复极梯度增大，复极电势从心内膜朝向心外膜，引起 ST 段抬高[219]。

ST 段抬高主要见于三种情况：①正常变异，代表是早期复极，心电图表现为 J 点抬高和 ST 段凹面向上型抬高；②心肌缺血或心室低动度引起的损伤电流，代表是 ST 段抬高型心肌梗死；③炎性疾病引起的损伤电流，代表是急性心包炎、急性心包心肌炎和急性心肌炎[186]。

急性心肌炎患者中，34%～57% 心电图出现 ST 段抬高，30% 的 ST 段正常，前者极易误诊为 ST 段抬高型急性冠状动脉综合征[220, 221]。芬兰一项多中心研究发现，入院时诊断为急性心肌炎或 ST 段抬高型心肌梗死的患者，冠状动脉造影证实前者的年龄分布较为年轻（18—29 岁），后者更多见于年龄＞30 岁的患者[222]。

鉴别诊断急性心肌炎和 ST 段抬高型心肌梗死

鉴别要点	急性心肌炎	ST 段抬高型心肌梗死
◎年龄	任何年龄，多见于 18—29 岁	任何年龄，多见于＞30 岁
◎病史	有病毒感染的前驱症状	有心绞痛发作
◎冠心病危险因素	通常无	通常有
◎抗肌球蛋白闪烁显像	超出冠状动脉分布区域	符合冠状动脉分布区域
◎心脏磁共振	心肌水肿区域不符合冠状动脉分布	心肌水肿区域符合冠状动脉分布
◎冠状动脉造影	正常	血栓形成
◎心脏超声	可无节段性运动障碍 整体低动度	节段性运动障碍
◎ ST 段抬高导联分布	多数不符合冠状动脉定位特征	多数符合冠状动脉定位特征
◎对应性 ST 段压低	通常无	通常有
◎心肌梗死 ST-T 演变	不典型	典型演变

当前我国正处于冠心病高发节段，年轻的急性心肌梗死患者并不少见，单纯依靠年龄进行鉴别诊断，有时并不可靠，部分急性心肌炎的临床经过酷似 ST 段抬高型心肌梗死，需要结合临床鉴别（上表）[223-226]。

在例 74 心电图中，V_1～V_2 导联 ST 段抬高呈斜直型，这是早期复极不应有的 ST 段形态，排除选项 B；此外，急性心包炎的 ST 段抬高导联更为广泛，排除选项 C。

V_1～V_4 导联 ST 段抬高时，Ⅰ、aVL 导联不应出现对应性 T 波倒置，V_1～V_2 导联 R 波振幅正常，下壁导联、V_5～V_6 导联 PR 段压低，注意这些心电图细节和患者年龄较年轻，应高度怀疑急性心肌炎。急性心肌炎时，一旦发现 PR 段压低≥0.5mm，高度提示心包受累[226]。

□ 苏瑞英

例 75

难度：★★★☆☆

女，36岁，二尖瓣置换术后突发胸痛采集的心电图，最有可能的诊断是（　　）。

A. 急性左主干闭塞

B. 左前降支近段闭塞

C. 暴发性心肌炎

D. 急性心包炎

E. 气胸

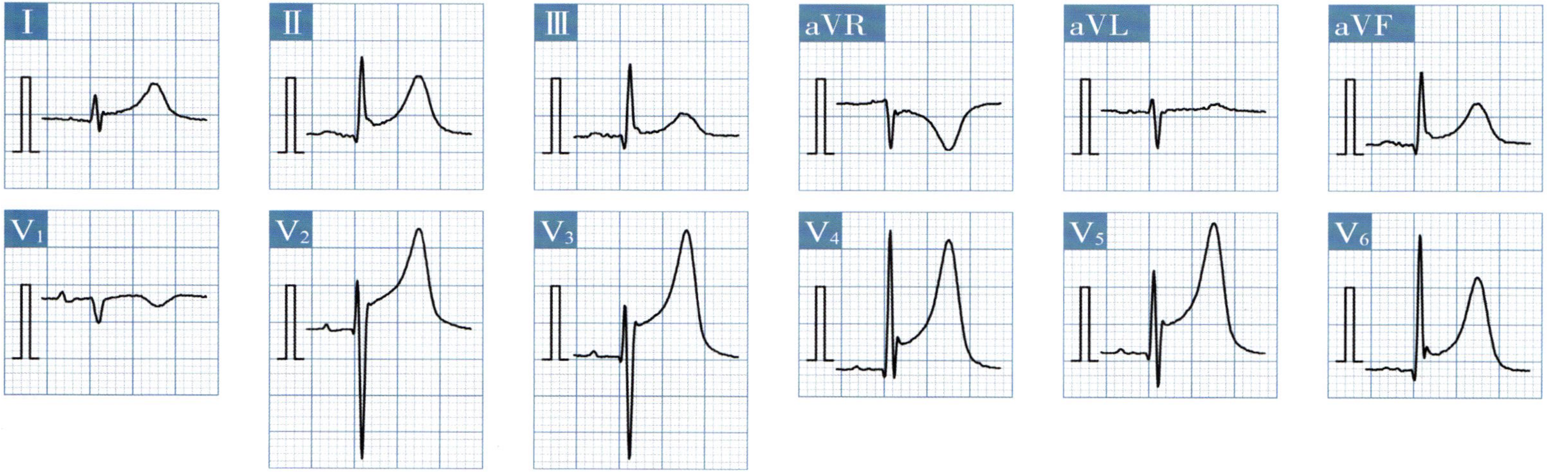

[试题答案] D

[试题解析] 本例心电图最典型的特征是广泛性 ST 段抬高伴 T 波高耸，注意 aVR 导联 ST 段压低，这与急性左主干病变常伴的 aVR 导联 ST 段抬高不符，故排除选项 A；胸 V_1～V_3 导联 R 波递增正常，V_1 导联 ST 段无抬高，ST 段抬高形态呈凹面向上形态，不考虑急性左前降支近段闭塞，排除选项 B；同理，暴发性心肌炎心电图的 ST 段抬高类似 ST 段抬高型心肌梗死，多为凹面向下型抬高，故排除选项 C；气胸引起的胸痛，不涉及损伤电流，主要是心脏受气体压迫在胸腔中发生移位，故排除选项 E。

长期以来，很多内学科和心电图学教科书强调急性心包炎的 ST 段抬高形态是凹面向上，而 ST 段抬高型心肌梗死的 ST 段抬高形态是凸面向上，但现今临床心电图研究证实 ST 段抬高型急性心肌梗死时，ST 段也可以呈现凹面向上型抬高，且发生率（31%）高于 ST 段凹面向下型抬高（15.5%）[227]。临床常见几种 ST 段抬高心电图的鉴别诊断见右上表[228]。

急性心包炎的心电图鉴别诊断

心电图鉴别要点	急性心包炎	早期复极	ST 段抬高型心肌梗死	急性心肌炎
◎ PR 段压低	常见	无	无	无
◎病理性 Q 波	无	无	常见	可有
◎ R 波振幅丢失	无	无	常见	可有
◎ ST 段抬高形态	凹面向上	凹面向上	凹面向下，凹面向上，斜直型	凹面向下，斜直型
◎对应性 ST 段压低	无	无	+++	+
◎ ST 段抬高导联定位	广泛（肢导联和胸导联）	成组导联	符合冠状动脉分布	不符合冠状动脉分布
◎ V_6 导联 ST 段抬高振幅 /T 波振幅	> 0.25	< 0.25	—	—
◎ T 波倒置与 ST 段抬高的关系	发生于 ST 段回落基线后	无 T 波倒置	发生于 ST 段抬高期间	发生于 ST 段抬高期间

在一份 12 导联的 ST 段抬高型心肌梗死心电图上，可见混合型 ST 段抬高，即某些导联呈凹面向上型，某些导联呈凹面向下型或斜直型，总之取决于缺血心肌的严重程度，抬高导联与罪犯血管供血心肌范围有关；而急性心包炎时，损伤电流波及整个心包腔，ST 段抬高导联分布广泛且 ST 段抬高形态多为单一模式。

急性心包炎是一种仅波及心外膜的 ST 段抬高疾病，而 ST 段抬高型心肌梗死是波及透壁性心肌病变的情况，前者的 T 波倒置发生于 ST 段恢复到等电位线后，后者的 T 波倒置发生于 ST 段抬高期间。ST 段抬高时伴随 T 波倒置可以迅速排除急性心包炎。

□ 王　军

例 76

难度：★★★☆☆

男，76 岁，因突发呼吸困难、胸痛 3h 入院。12 导联心电图最可能的诊断是（　　　）。

A. 急性左主干闭塞

B. Ⅱ型 Wellens 综合征

C. 急性肺栓塞

D. 持续性幼年 T 波模式

E. 急性心包炎

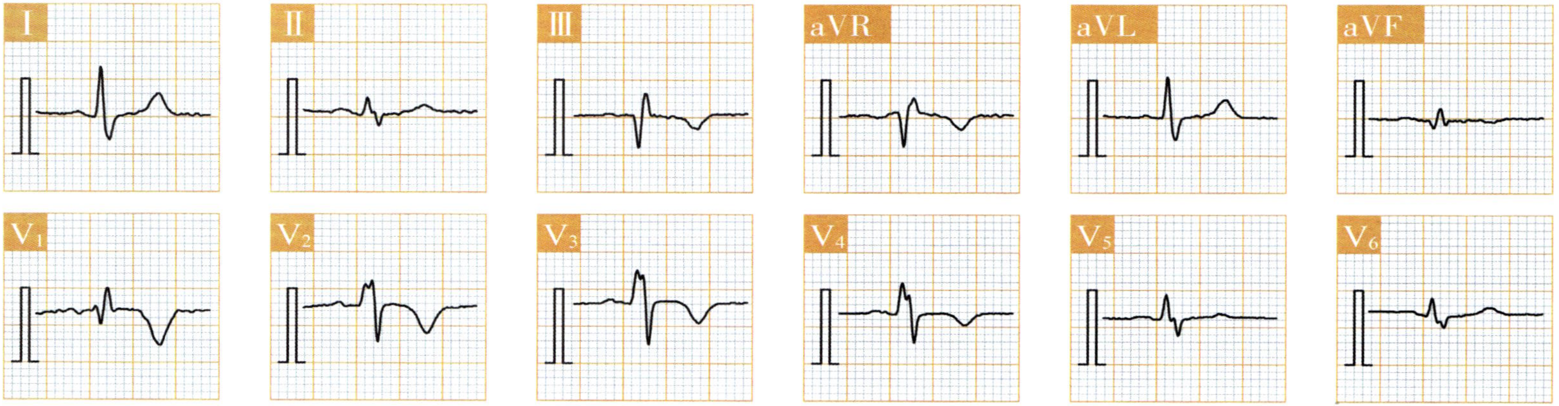

[试题答案] C

[试题解析] 急性左主干闭塞的心电图改变包括 ST 段抬高型和非 ST 段抬高型，后者常为 ST 段压低伴 T 波负正双相或完全性倒置，aVR 导联 ST 段抬高，ST-T 改变导联≥6 个（广泛性 ST 段压低）。本例患者有胸痛和呼吸困难症状，心电图特征是广泛性 T 波倒置，ST 段无偏移，不考虑急性左主干闭塞，故排除选项 A。

持续性幼年 T 波模式是一种正常变异心电图，描记心电图时受检者无症状，胸导联倒置的 T 波罕有超过 V_3 导联，故排除选项 D。

急性心包炎早期，患者出现典型胸痛时，心电图应该是广泛性 ST 段抬高伴 T 波直立，T 波倒置发生于急性心包炎恢复期，故排除选项 E。

仔细观察本例倒置 T 波形态，分布于 V_1～V_4、Ⅲ和 aVF 导联，倒置 T 波振幅从 V_1～V_3 导联逐渐变浅，提示右胸导联心肌病变重于过渡导联。Ⅱ型 Wellens 综合征是左前降支近段病变所致一过性心肌缺血后，发生的再灌注 T 波，典型 T 波倒置常见于 V_2～V_4 导联，与本例不吻合，故排除选项 B。

呼吸困难伴心电图右心室劳损模式高度疑诊急性肺栓塞[229]。急性肺栓塞是波及右心系统的急性肺源性心脏病，V_1～V_3 导联 T 波倒置是最常见的心电图改变（68%）[230]。85% 的大面积肺栓塞患者伴胸导联缺血样 ST-T 改变，仅有 19% 小面积和中等面积肺栓塞患者出现上述改变；此外，肺动脉压力＞30mmHg 时常伴 T 波倒置，而肺动脉压力＜20mmHg 时，心电图复极恢复正常，反映了心电图 T 波倒置是右心室后负荷增加的敏感心电图指标，也部分反映了病情严重性[230]。

$S_ⅠQ_ⅢT_Ⅲ$ 图形是指Ⅰ导联 S 波增深，Ⅲ导联出现病理性 Q 波（振幅＞1.5mm）和 T 波倒置，见于 11%～54% 的急性肺栓塞患者，发生率仅次于右胸导联 T 波倒置（右上图）[230-233]。

急性肺栓塞常见各种心电图异常，不过这些异常心电图改变并非急性肺栓塞特有，也见于其他疾病，只是异常心电图

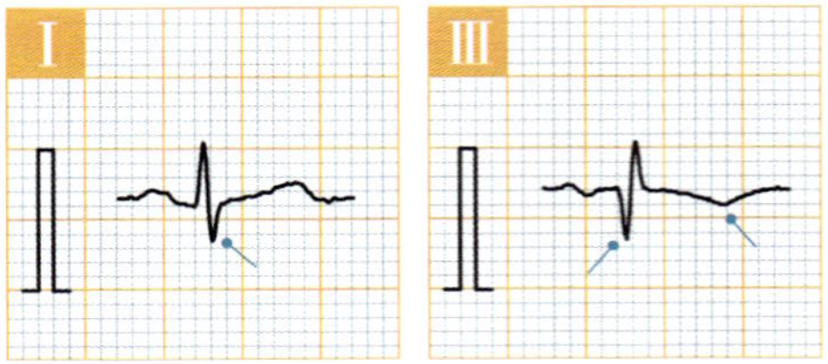

$S_ⅠQ_ⅢT_Ⅲ$ 图形

一例大面积肺栓塞患者Ⅰ导联的 S 波增深，Ⅲ导联出现病理性 Q 波和 T 波倒置，典型的 $S_ⅠQ_ⅢT_Ⅲ$ 图形

指标越多，疑诊急性肺栓塞的可能性增大。例 76 同时出现右胸导联 T 波倒置和 $S_ⅠQ_ⅢT_Ⅲ$ 图形两个急性肺栓塞心电图改变，结合呼吸困难和胸痛症状，高度提示急性肺栓塞。临床研究发现，急性肺栓塞伴右心室功能不全的患者容易同时出现以上两个异常心电图改变[234]。

值得注意的是，急性肺栓塞患者一旦Ⅲ和 aVF 导联出现病理性 Q 波，Ⅰ、Ⅱ和 V_4~V_6 导联 ST 段抬高或压低，提示严重的心室负荷过重、室壁应力过大、严重缺氧和心肌缺血等[235]。

□ 袁晓静

例 77

难度：★★★☆☆

女，56 岁，因呼吸困难 1 天入院。肌钙蛋白阴性。关于心电图诊断，最有可能的是（　　）。

A. 急性左主干闭塞

B. Ⅱ型 Wellens 综合征

C. 肥厚型心肌病

D. 急性肺栓塞

E. 后壁心肌梗死

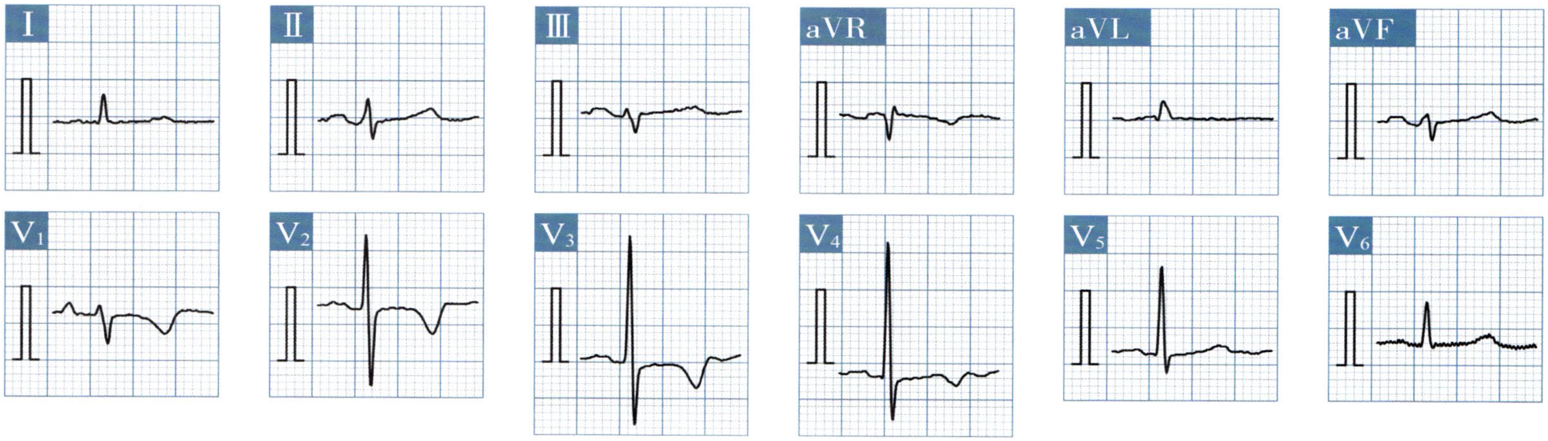

[试题答案] D

[试题解析] 无论作为心电图医师或临床医师，脱离临床实际，单纯依靠一份心电图诊断，有时会陷入进退维谷的境地，因为一些疾病的心电图图形存在重叠。不过，有时仔细推敲一些细节，仍然有助于快速解析心电图，特别是在参加心电图竞赛或在患者临床危急的情况下，这种训练能加强心电图的临床鉴别能力。

临床上，20% 的急性冠状动脉综合征患者无缺血性胸痛症状，11% 表现为呼吸困难，故以呼吸困难为主诉的患者也要警惕急性冠状动脉综合征可能[236，237]。例 77 的主要异常是胸导联 T 波倒置，局限于 V_1～V_4 导联，这与急性左主干闭塞所致广泛性 ST-T 改变不同，注意到 aVR 导联 ST 段无抬高，可以排除选项 A。

肥厚型心肌病典型的心电图模式是左心室高电压伴 ST-T 改变，主要波及左侧导联，而例 77 的 T 波改变主要发生在右胸导联且无左心室高电压，排除选项 C。

V_2 导联 R 波振幅增高伴 T 波倒置，需要考虑后壁心肌梗死，但患者肌钙蛋白阴性，故排除选项 E。如果没有肌钙蛋白检测结果，例 77 的心电图鉴别诊断难度增大。

Wellens 综合征心电图的倒置 T 波是一种再灌注 T 波，见于患者缺血性胸痛或其他症状缓解期，倒置 T 波在 V_2～V_4 导联最显著，而例 77 的倒置 T 波在 V_1～V_3 导联最显著，提示右胸导联探查的心肌病变最重，包括部分右心室前壁和右侧室间隔，结合呼吸困难症状，心电图最大可能性要考虑急性肺栓塞。

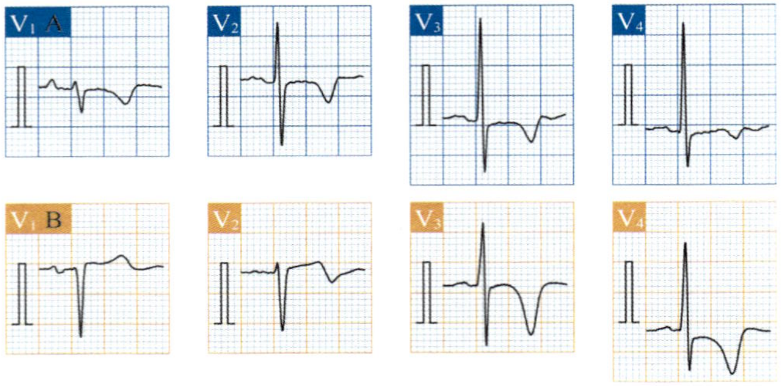

比较急性肺栓塞和 II 型 Wellens 综合征的 T 波倒置

A. 急性肺栓塞，V_1～V_4 导联 T 波倒置，但 V_1～V_3 导联 T 波倒置最显著，从右胸导联向左胸导联倒置 T 波深度呈逐渐减轻的趋势；B.1 例 II 型 Wellens 综合征，V_2～V_4 导联 T 波倒置，倒置 T 波振幅从 V_2～V_4 导联有逐渐增深趋势，V_4 导联 T 波振幅倒置明显。相比而言，Wellens 综合征倒置的 T 波比急性肺栓塞更宽大显著

虽然只是一些经验性的心电图技能，但是观察倒置 T 波分布导联能够大致预估心肌病变范围，如广泛性 ST-T 改变需警惕急性左主干病变、单支冠状动脉近段病变和心肌病等，右胸导联 T 波倒置需警惕右心系统疾病，左胸导联 T 波倒置需警惕左心系统疾病；有时结合下壁导联，观察 Ⅱ 和 Ⅲ 导联 T 波倒置振幅，也有助于判读病变心室，如 T 波振幅 Ⅲ 导联＞Ⅱ 导联，提示右下部位心肌病变重于左下部位心肌，因为肢体导联系统上，Ⅲ 导联轴位于右下方向，探查右下部位心肌（中图）。

很多患者存在多种影响 T 波形态的疾病，相互干扰，因此，异常 T 波分析需要紧密结合临床。

□ 王长溪

例 78

难度：★★★☆☆

女，40 岁，单位体检心电图。既往无器质性心脏病病史。心电图最可能的诊断是（　　）。

A. 左右手反接

B. 左心房节律

C. 镜像右位心

D. 重度顺钟向转位

E. R 波递增不良

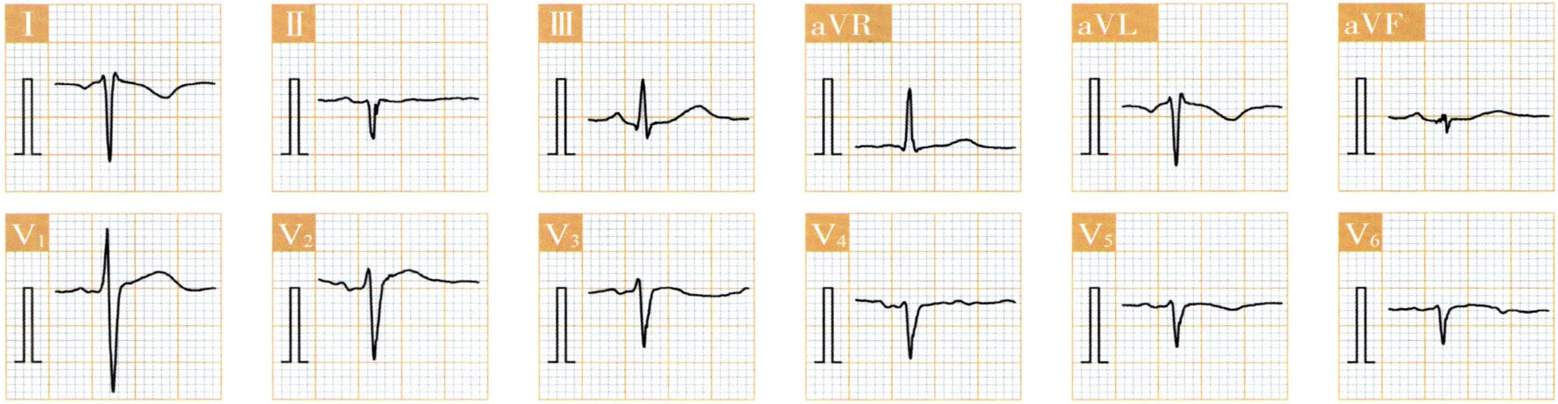

[试题答案] C

[试题解析] $V_1 \sim V_6$ 导联的安放位置从右胸的第四肋间胸骨右缘逐渐过渡到左胸的腋中线，根据经典的心电图学理论，探查心肌范围逐渐从右心室过渡到左心室，由于左心室质量远远超过右心室，从 $V_1 \sim V_6$ 导联记录的 R 波振幅逐渐增高，通常 V_4 或 V_5 导联的 R 波振幅最高。正常情况下，从右胸导联（$V_1 \sim V_2$）至左胸导联（$V_5 \sim V_6$），胸导联电极探查的左心室比例逐渐增加，不断记录到左心室增加的除极电势，故 R 波振幅从右胸导联至左胸导联呈递增趋势，这种胸导联 R 波演变模式称为胸导联的正常 R 波递增（normal R wave progression）。

当位于左侧胸腔中的左心室移位或转位到右侧胸腔时，体表左胸导联电极将面对右心室，而右胸导联电极则面对左心室，由于右心室质量明显小于左心室，心室除极的综合向量仍朝向左心室，即右侧胸腔，QRS 波振幅逐渐降低且 R 波无递增（absent R wave progression），常见于镜像型右位心、气胸引起的心脏右移、右旋心和疾病引起的病理性心腔转位等（下图）。

12 导联心电图上，观察到以下心电图异常需要警惕镜像右位心：① Ⅰ 导联 P-QRS-T 波完全性倒置，即 P 波倒置、QRS 主波负向和 T 波倒置；②电轴右偏；③ aVR 导联 R 波主波向上；④胸导联 R 波无递增，从 $V_1 \sim V_6$ 导联 QRS 波振幅逐渐降低且以 S 波为主[238, 239]。

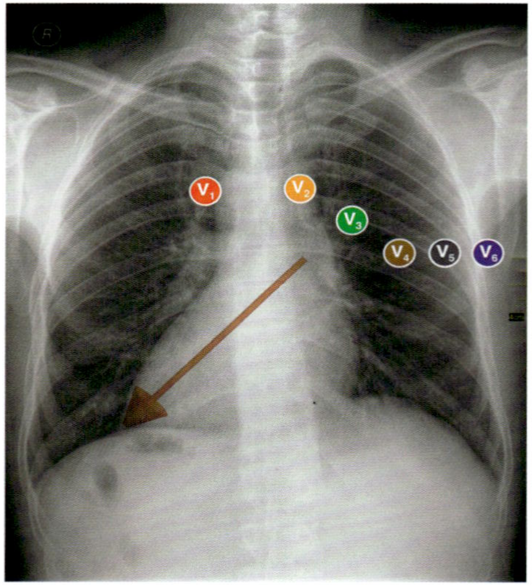

镜像右位心

1 例镜像右位心患者的前后位胸部 X 线片，心尖位于右侧胸腔。整体心室除极时，综合除极电势仍朝向左心室（右侧胸腔，橙色 3D 箭头），位于右胸的 V_1 和 V_2 导联记录到 R 波，但背离 $V_3 \sim V_6$ 导联，R 波无递增，$V_3 \sim V_6$ 导联以 S 波为主，由于左胸导联逐渐远离朝向右侧胸腔的心室除极电势，从 $V_1 \sim V_6$ 导联 QRS 波振幅逐渐降低

镜像右位心是一种罕见的先天性心脏病，发生率为 1 : 12 000，若无其他心脏或内脏结构异常，预后良好[239, 240]。镜像右位心尽管罕见，但心电图具有特征性，通常不难鉴别，如单纯的左右手反接只是 Ⅰ 导联 P-QRS-T 波倒置，但胸导联电极安放正确，通常 R 波递增正常；左房节律时，Ⅰ 导联仅有 P 波倒置而 QRS 波和 T 波仍正常，胸导联 R 波递增正常；单纯 R 波递增不良是指 $V_1 \sim V_3$ 导联 R 波振幅递增不佳，特别是 V_3 导联 R 波振幅 <3mm，但 Ⅰ 导联 P-QRS-T 波应正常；重度顺钟向转位仅是胸导联 QRS 波演变，Ⅰ 导联 P-QRS-T 波应正常。简而言之，Ⅰ 导联 P-QRS-T 波完全倒置伴胸导联 R 波无递增、QRS 波振幅逐渐降低，高度提示镜像右位心[241-243]。

□ 王长溪

难度：★★★☆☆

例 79

女，20 岁，因反复阵发性心悸 2 个月就诊。12 导联心电图诊断为（　　　　）。

A. 房性心动过速伴完全性左束支阻滞

B. 逆向型房室折返性心动过速

C. 单形性室性心动过速

D. 心房扑动伴完全性左束支阻滞

E. 窦性心动过速合并 B 型心室预激

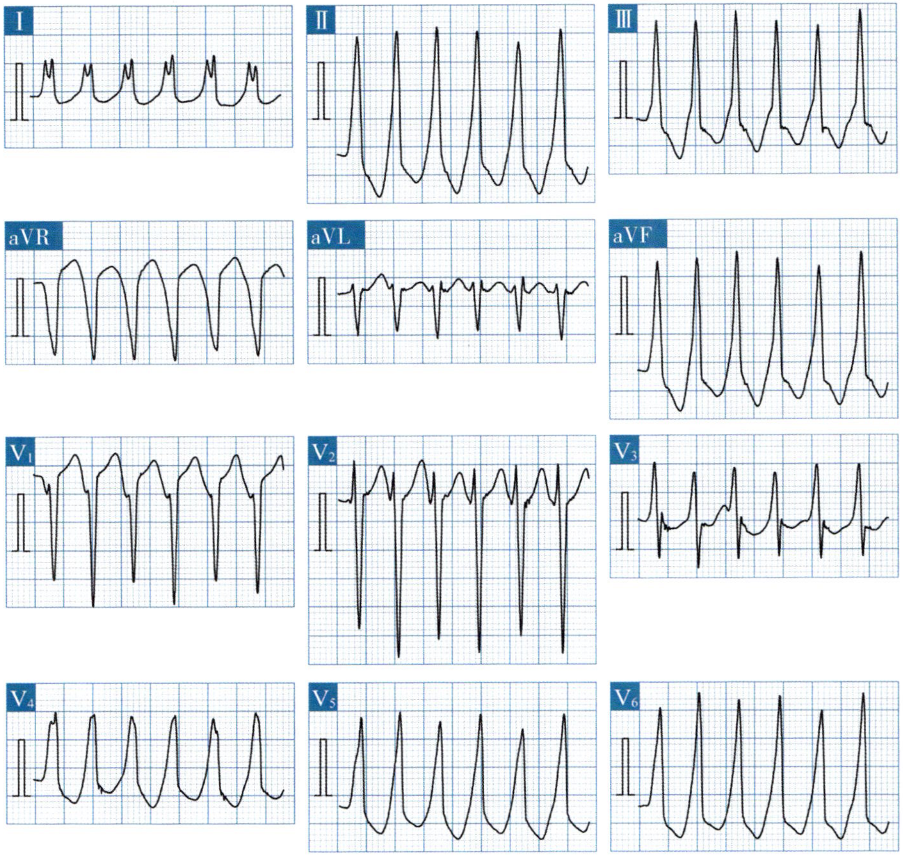

［试题答案］C

［试题解析］宽 QRS 波心动过速时，熟练的基础功能够正确识别QRS波形态，不正确的识别会导致错误解析。例 79 粗略的看，V_1 导联 QRS 波呈 rS 形态，初始 r 波时限 20ms，很容易误判为室上性心动过速伴完全性左束支阻滞图形；注意到 V_5 导联 QRS 波呈单向 R 波，R 波时限 120ms，需要两个导联同步分析 V_1 导联 QRS 波形态（中上图）。

尽管 I 导联呈切迹 R 波，但 aVL 导联主波负向，V_5、V_6 导联呈高大光滑 R 波，这些形态特征不符合完全性左束支阻滞形态，而是类左束支阻滞图形，排除选项 A。

根据前面介绍的方法，例 79 的 V_2 导联 QRS 波实际呈 qRS 形态而非 RS 形态，逆向型房室折返性心动过速通过旁道前传，希氏束 – 浦肯野系统逆转，QRS 波应具备完全性心室预激特征，而 V_2 导联 qRS 图形不属于 B 型预激应有波形，故排除选项 B 和 E。

aVR 导联 QRS 波呈 QS 形态，S 波

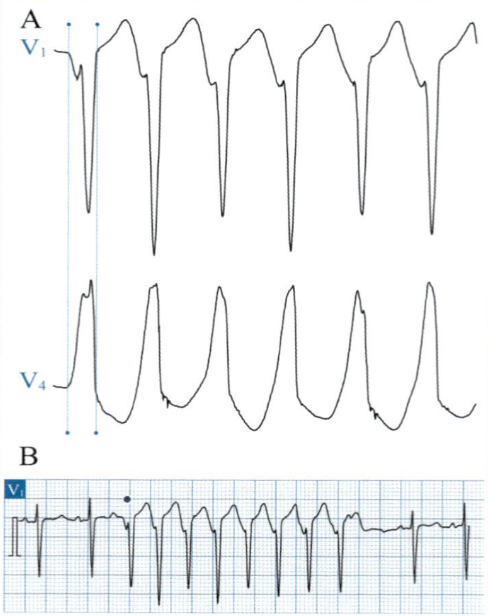

分析室性心动过速的 QRS 波形态

A. V_1 导联 QRS 波形态很容易被初学者误判为 rS 形态，同步 V_4 导联测量 QRS 波起点和终点，可见 V_1 导联起始部分承接 T 波降支，实际呈切迹 QS 波，表观 r 波只是 S 波降支切迹；B. 该患者也记录到心动过速发作初始心电图，V_1 导联窦性 QRS 波呈 rS 形态，发作室性心动过速时（天灰色圆圈）呈切迹 QS 波

下降支有钝挫，初始 40ms 振幅 –6mm，终末 40ms 振幅 –13.5mm，Vi/Vt<1，根据例 37 解析中介绍的 Vereckei 方法，能快速判读为室性心动过速。

宽 QRS 波心动过速时，最难鉴别的是室性心动过速和旁道相关宽 QRS 心动过速，因为两者的心室激动都起始于心室肌，旁道相关宽 QRS 心动过速很容易误诊为起源于旁道附近的室性心动过速，以下几个心电图指标高度提示室性心动过速：① V_4～V_6 导联 QRS 波主波负向；② V_2～V_6 导联一个或多个导联出现 QR 波；③ QRS 波个数多于 P 波个数，即房室非 1∶1 关系[244]。不过，一个常见的临床原则是旁道相关宽 QRS 波仅占宽 QRS 波心动过速的 1%～6%[245]。

宽 QRS 波心动过速时，要注意从单个导联寻找突破点，如房室分离可能仅在某个导联清晰可见，某个导联的 QRS 波形态不符合典型束支阻滞图形或预激图形，某个导联的 QRS 波符合一些特殊的室速判读标准等，但患者基础疾病所致 QRS 波形态会干扰这些技巧的应用。

□ 柳　琼

难度：★★★☆☆

例 80

男，42 岁，因反复阵发性心悸 1 年就诊。12 导联心电图诊断为（　　　　）。

A. 房性心动过速伴完全性右束支阻滞合并左前分支阻滞

B. 特发性右心室流入道室性心动过速

C. 逆向型房室折返性心动过速

D. 特发性分支型室性心动过速

E. 特发性左心室流出道室性心动过速

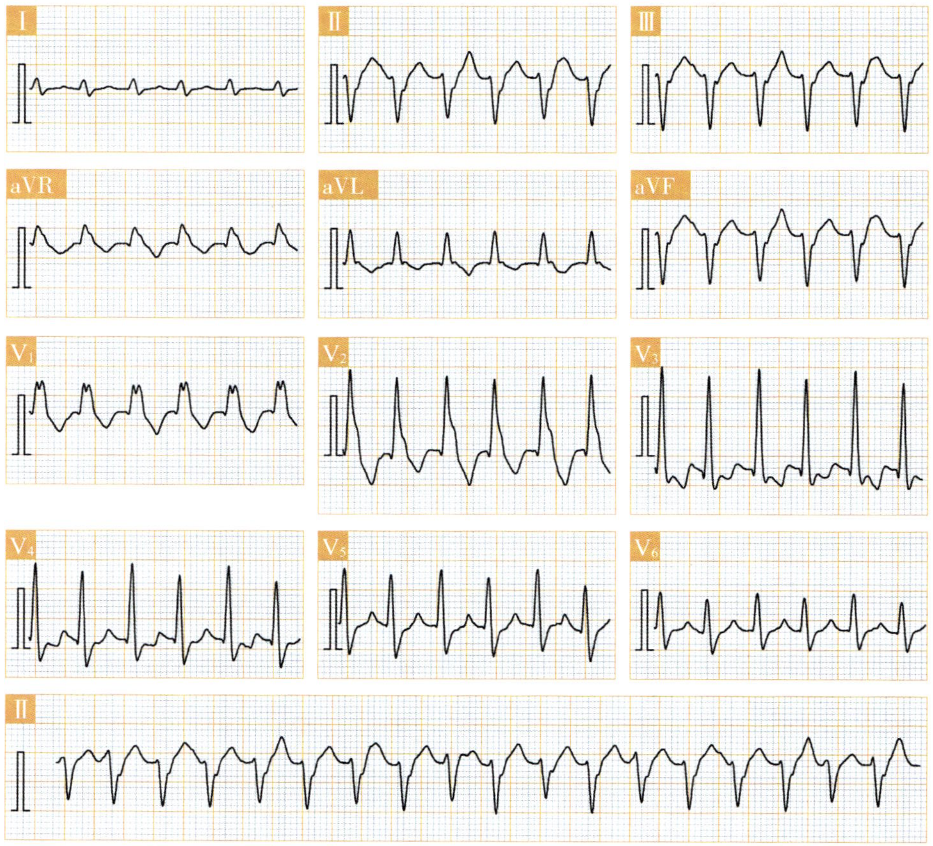

［试题答案］D

［试题解析］初学者看到例 80，可能会不假思索的诊断为室上性心动过速伴完全性右束支阻滞合并左前分支阻滞，理由是 V_1 导联 QRS 波呈 M 形，下壁导联呈 rS 形，$S_{Ⅲ}>S_{Ⅱ}$，aVL 导联呈 qR 波且 R 波振幅＞Ⅰ导联。果真如此吗？仔细观察 V_1 导联，QRS 形态实际呈 qR 形态，R 波切迹，典型的完全性右束支阻滞不会出现 q 波（除非合并右心室肥厚、间隔心肌坏死等情况），因此是类右束支阻滞图形。

特发性分支型室性心动过速是一类发生于左分支系统和浦肯野纤维之间的折返性心动过速，90%～95% 的折返环位于左后分支区域，5%～10% 位于左前分支区域[246-249]。起源于左后分支区域的特发性室性心动过速（左后分支型室性心动过速）是一类具有特征性心电图的室性心动过速：①频率 120～250 次 / 分；②电轴左偏；③ QRS 波呈类完全性右束支阻滞和左前分支阻滞图形；④ QRS 时限较窄，通常为 120～140ms；⑤ RS 时限较窄（R 波起点至 S 波底点），通常 60～80ms；⑥ V_5 和 V_6 导联 R/S 振幅比值＜1[246]。不过，一些病例并不满足全部诊断标准。

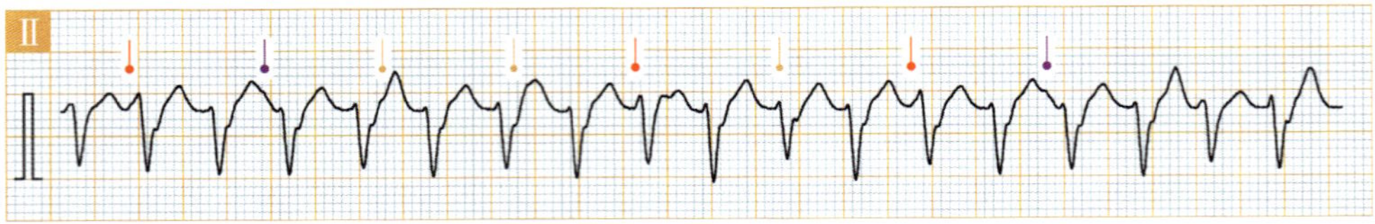

分析室性心动过速的房室分离

例 80 的长 II 导联，房室分离比较隐匿。注意到多数 QRS 波呈 rS 图形，r 极窄，但红色箭头标注的 QRS 波的初始 r 波增宽，实际是重叠了窦性 P 波的初始部分；此外，紫色箭头标注的 T 波降支隐约可见重叠的窦性 P 波切迹。利用红色箭头和紫色箭头所示的时间间期，可见大部分窦性 P 波重叠于 QRS 之中或 QRS 波终末部而不能显现

左后分支型室性心动过速极易误诊为室上性心动过速伴完全性右束支阻滞合并左前分支阻滞，鉴别重点是分析 QRS 形态是典型束支阻滞图形，还是类束支阻滞图形，寻找诊断室性心动过速的可靠指标，如例 80 的 V_2 导联 QRS 波呈 qR 形态，这是典型右束支阻滞图形不应有的波形。

房室分离是诊断室性心动过速较为可靠的心电图指标，但室性心动过速时只有 50% 发生房室分离；此外，并非每例房室分离的窦性 P 波都清晰可见，有些房室分离很隐晦，窦性 P 波重叠于 QRS 波起始部和终末部，表现为 QRS 波起始部和终末部变形，重叠于 T 波降支表现为 T 波切迹，重叠于 T 波顶峰导致 T 波振幅增高等（上图）[74，250]。

左后分支型室性心动过速时，注意以下四点心电图标准有助于快速鉴别室上性心动过速伴完全性右束支阻滞合并左前分支阻滞：① V_1 导联呈类右束支阻滞图形；② aVR 导联 QRS 主波正向；③ V_6 导联 R/S 振幅比值≤1；④ QRS 时限≤140ms，四条标准均吻合者判读室性心动过速的敏感度为 82.1%，特异度为 78.3%[241-243]。

□ 柳　琼

例 81

彩色心电图实战图谱

难度：★★★★☆

女，54 岁，因咳嗽、咯痰 2 个月就诊。关于门诊心电图诊断，以下正确的有（　　　）（多选题）。

A. R-on-T 型室性期前收缩

B. 多源性室性期前收缩

C. 多形性室性期前收缩

D. 长 QT 综合征

E. 二联律现象

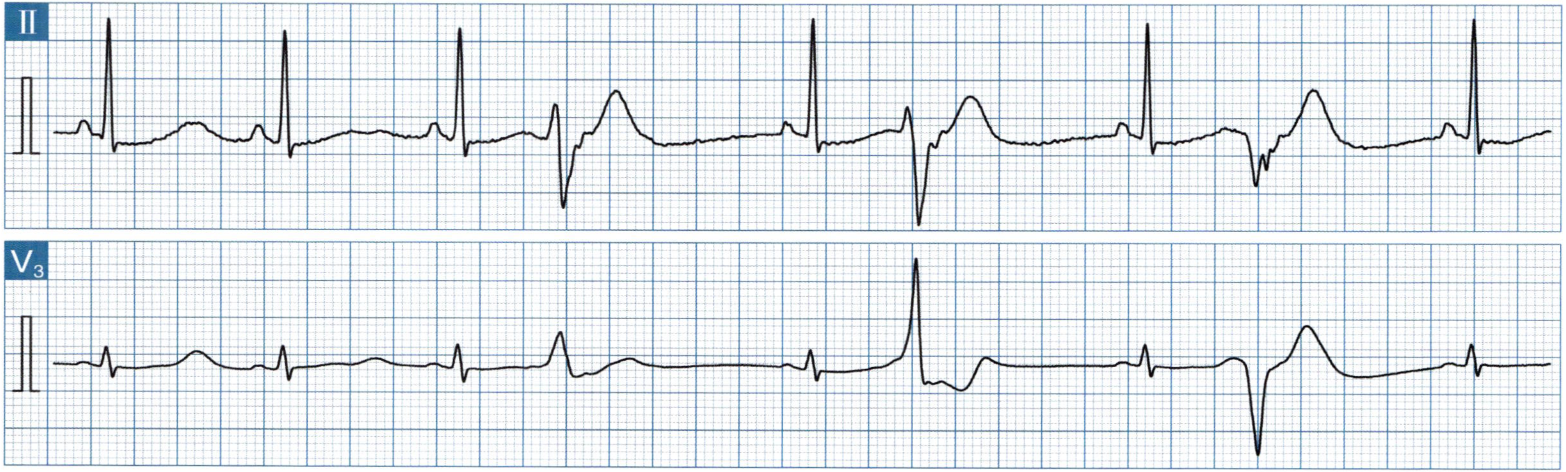

[试题答案] ACDE

[试题解析] 室性期前收缩的形态不同时，要注意区分两种情况：第一种情况是配对间期固定（差值<50ms）而室性期前收缩形态不同，称为多形性室性期前收缩。这种类型的室性期前收缩来源相同，但心室出口部位不同，故配对间期相同而 QRS 波形态不同[251]。第二种情况是配对间期不同伴室性期前收缩形态也不一致，称为多源性室性期前收缩。这种类型的室性期前收缩来源不同，心室出口部位也不同，故配对间期和 QRS 波形态均不同。

例 81 前三个心搏是窦性心搏，随后发生三次室性期前收缩二联律，测量配对间期分别是 435ms、435ms 和 480ms，配对间期基本一致，判读为多形性室性期前收缩，故排除选项 B，选择选项 C。

Ⅱ导联上，窦性心搏 R_1 和 R_2 的 T 波分别是直立高大形态和低矮双峰形态，提示存在宏观的 T 波形态交替，测量 QT 间期为 620ms，显著延长，选择选项 D。

在 V_1 导联上，前三个 QRS 波均呈 rS 形态，其前有窦性 P 波，为窦性心律；R_4、R_6 和 R_8 是室性期前收缩，QRS 波宽大畸形，其前无相关 P 波，T 波与 QRS 主波方向相反，为室性期前收缩二联律，故选择选项 E。

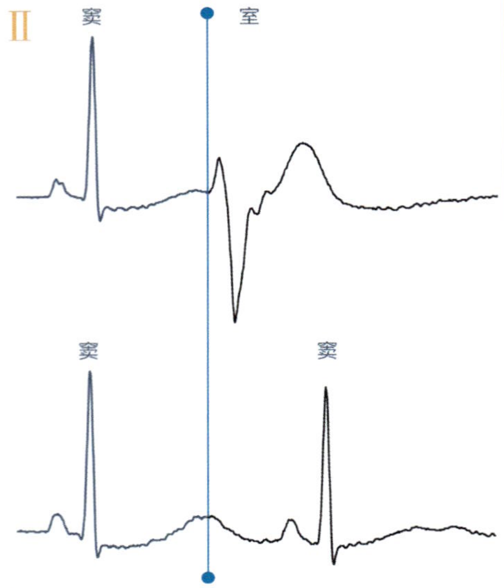

判读 R-on-T 型室性期前收缩

室性期前收缩骑跨于之前窦性心搏的 T 波上，由于 T 波显示不全，无法精确判读室性期前收缩骑跨于 T 波部位。测量室性期前收缩的配对间期，对比基础窦性心搏的 QT 间期，可见室性期前收缩位于窦性心搏的 T 波顶峰，判读为 R-on-T 型室性期前收缩

在长 QT 综合征背景下，需要警惕室性期前收缩是否为 R-on-T 型室性期前收缩。一个简单的判断方法是测量室性期前收缩的配对间期，观察该配对间期位于窦性心搏的 T 波部位，若发现室性期前收缩骑跨于 T 波顶峰或 T 波升支临近波峰附近时，判读为 R-on-T 型室性期前收缩[252]。分析例 81 的Ⅱ导联第一个室性期前收缩配对间期和窦性心搏 QT 间期的关系，证实为 R-on-T 型室性期前收缩，故应选择 A（中图）。

只有真正位于心室易损期的 R-on-T 型室性期前收缩才能诱发恶性室性心律失常，位于 T 波降支或 T 波终末部的室性期前收缩，从形态上也可以称为 R-on-T 型室性期前收缩，但远离心室易损期，通常不会诱发恶性室性心律失常。此外，心电图判读的心室易损期与心室肌电生理上的易损期并不吻合，后者代表了心室局部或透壁心室电活动的协调性，一旦这种协调性严重丢失，心室肌各处不应期差异过大，很容易诱发恶性室性心律失常。

□ 柳 琼

例 82

难度：★★★★☆

男，76 岁，临床诊断尿毒症和冠心病。突发晕厥采集的心电图，以下诊断正确的是（　　）。

A. 心房颤动合并心室预激

B. 多形性室性心动过速

C. 心室扑动

D. 心室颤动

E 心电图干扰

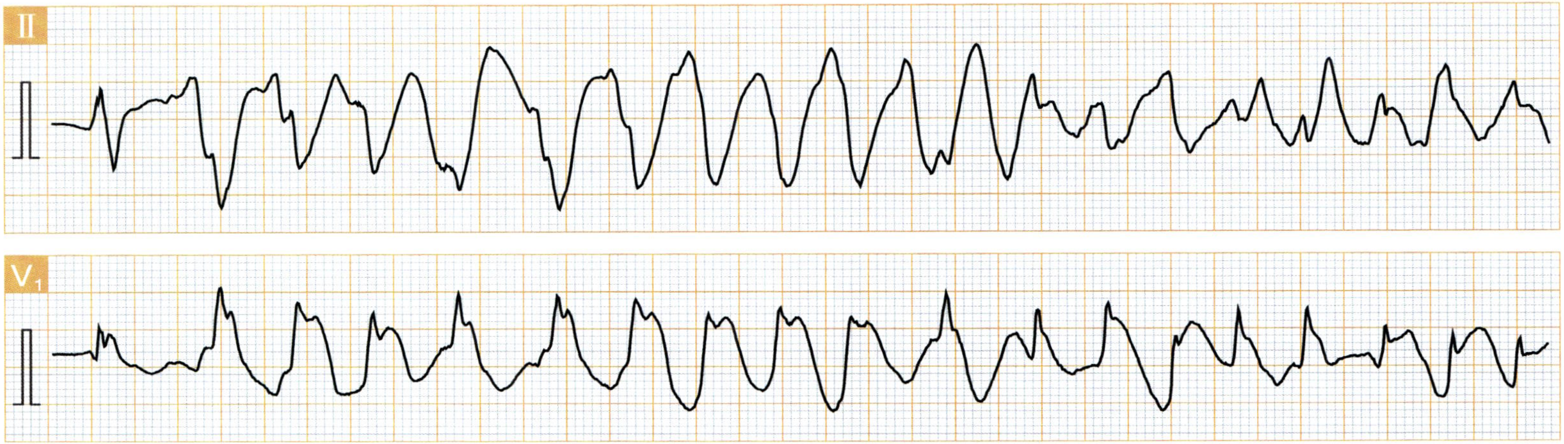

［试题答案］B

［试题解析］宽 QRS 波心动过速伴心室率绝对不规整，重点鉴别的心律失常有：心房颤动合并心室预激和多形性室性心动过速。注意例 82 的 V_1 导联仍可大致区分 QRS 波和 T 波，排除心室扑动和心室颤动。此外，晕厥患者可能因发生四肢抽搐，记录到严重的心电图干扰，基线抖动导致 QRS-T 波变形，通常可在某个或某些导联观察到规律出现的尖锐的 QRS 波组分，而仔细观察例 82 会发现尖锐的 QRS 波组分节律不规整，因此需要考虑患者的晕厥与 QRS 波节律不规整有关，换言之重点考虑恶性心律失常（右上图）。

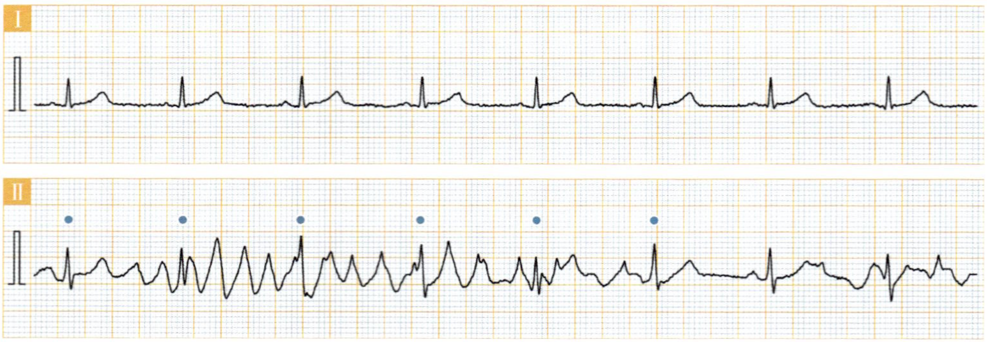

伪差性多形性室性心动过速

动态心电图和急诊心电图描记时，由于患者肢体抖动，心电图基线发生剧烈、快速漂移，等电位线消失，出现杂乱无章和形态多变的心电图干扰，掩盖正常 P-QRS-T 波形，极易误诊为多形性室性心动过速，称为伪差性多形性室性心动过速。伪差性多形性室性心动过速本质是心电图记录干扰，无临床治疗意义，患者描记期间无黑矇、晕厥等症状，循环稳定。伪差性多形性室性心动过速的心电图鉴别方法有：①观察 12 导联心电图，只要有一个导联存在清晰可辨认的、规律出现的 QRS 波，即可排除多形性室性心动过速，例 82 的 I 导联可见规律出现的窦性 P-QRS-T 波。②疑诊多形性室性心动过速的导联，仔细观察有无规律出现的 QRS 波组分，例 82 的 II 导联前半部分，尽管一些波形杂乱无章，酷似多形性室性心动过速，但仍可在这些波形中识别规律出现的 QRS 组分（蓝色圆圈），从而考虑伪差性多形性室性心动过速

心房颤动伴心室预激时，在同一个导联上，QRS 波形态波动于正常 QRS 波和完全性预激之间，尽管 R-R 间期绝对不规整，完全性预激的 QRS 波形态应保持一致或大致相同，观察例 82 的 Ⅱ 导联 QRS 波形态，中段部分宽 QRS 波为切迹 QS 波，后段为切迹 R 波，心室预激在完全性预激或大部分心室激动由心室预激完成时，不会在宽 QRS 波背景下发生如此显著的极性扭转，故排除心房颤动合并心室预激，例 82 的正确答案是多形性室性心动过速。

多形性室性心动过速的定义是室性冲动的频率＞100 次 / 分，QRS 波形态持续变化（连续相同形态的 QRS 波＜5 个），QRS 波之间无明确的等电位线，多个同步记录的导联 QRS 波具有截然不同的形态，提示心室激动序列多变，室性心动过速来源于多个部位[253, 254]。多形性室性心动过速发生时，心室的有序收缩严重受损，心输出量骤降，患者通常伴有黑矇、晕厥症状，是需紧急救治的恶性室性心律失常。

□ 柳　琼

例 83

彩色心电图实战图谱
难度：★★★★★

女，47 岁，因反复晕厥 5h 入院。心电图中橙黄色圆圈所示心搏，诊断正确的是（　　）。

A. 单形性室性心动过速

B. 多形性室性心动过速

C. 尖端扭转型室性心动过速

D. 双向性室性心动过速

E. 多源性室性心动过速

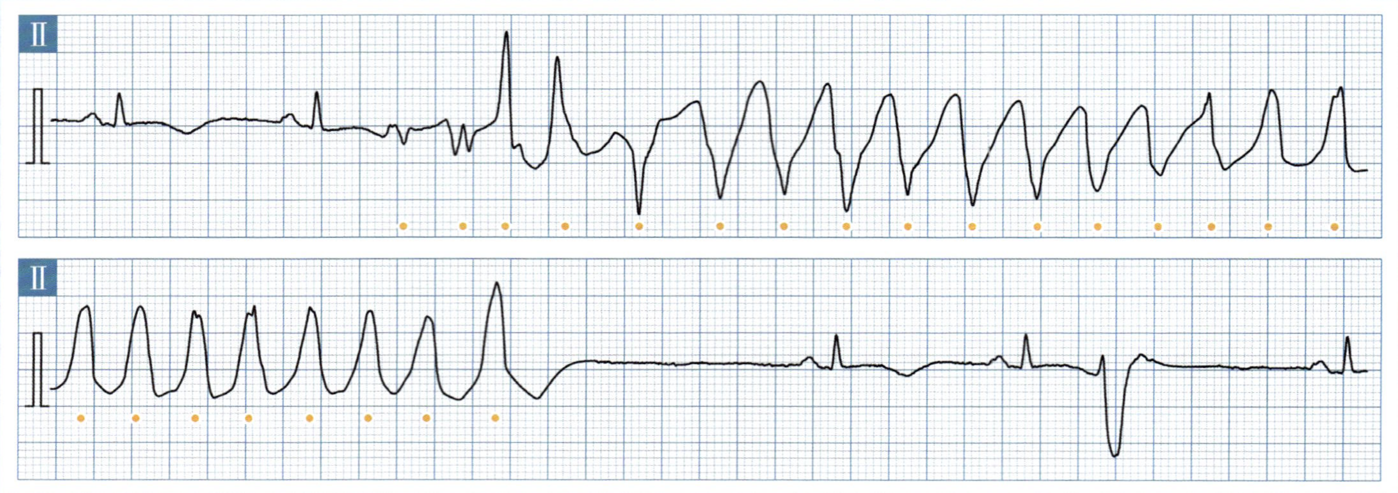

［试题答案］C

［试题解析］QT 间期延长背景下发生的多形性室性心动过速，会呈现一种特殊心电图模式，QRS 波极性围绕基线上下旋转，称为尖端扭转型室性心动过速[253]。临床上，多形性室性心动过速发作时，是否伴基础 QT 间期延长，决定抗心律失常治疗策略，因为长 QT 综合征背景下发生的尖端扭转型室性心动过速首选药物是硫酸镁[254]。根据 QT 间期延长的原因，决定是否需要长期治疗，如果是继发性长 QT 综合征，纠正诱因后心动过速

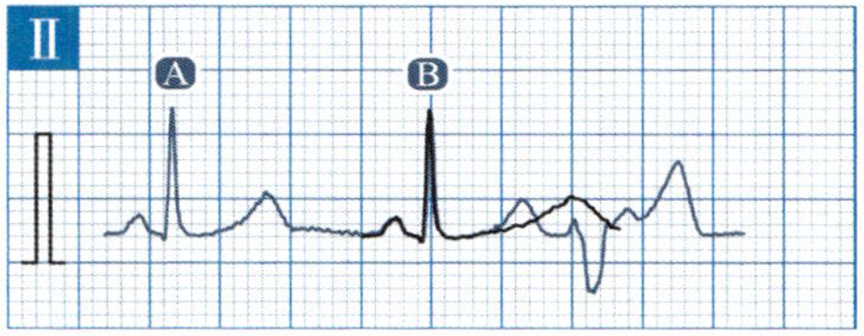

配对间期和 QT 间期行为

天灰色曲线所示 QRS 波分别为窦性心搏、窦性心搏和室性期前收缩，A 所示窦性心搏的 QT 间期正常，室性期前收缩位于 T 波结束之后，属于舒张早期的室性期前收缩。保持室性期前收缩配对间期不变，当窦性心搏的 QT 间期延长后（黑色曲线 B），室性期前收缩位于 T 波顶峰，形成 R-on-T 型室性期前收缩，提前至收缩晚期的室性期前收缩

不会复发，无须长期治疗，如低钾血症、抗心律失常药物过量、一过性心动过缓等。

临床上，尖端扭转型室性心动过速的发生包括触发因素和维持因素，前者是 R-on-T 型室性期前收缩，后者是 QT 间期延长。QT 间期延长后，心室肌延迟复极，细胞内钙离子增多，通过早期后除极产生自发性室性期前收缩，诱发心动过速；同时 QT 间期延长时，不同部位心室肌的复极差异增大，有利于折返形成和心动过速的维持（左下图）[255-257]。

并非所有的 QT 间期延长都能发生尖端扭转型室性心动过速。QT 间期＞500ms 时，尖端扭转型室性心动过速的发生风险增加 2～3 倍[258]。尖端扭转型室性心动过速有自限性，可以自行终止，或蜕变为心室颤动。

例 82 的宽 QRS 波形态和频率多变，首先排除单形性室性心动过速；双向性室性心动过速 QRS 波形态只有两种，相互交替，频率固定或逐搏变化；多源性室性心动过速是指不同室性心动过速发作阵次的形态和频率不同，而不是一次发作时

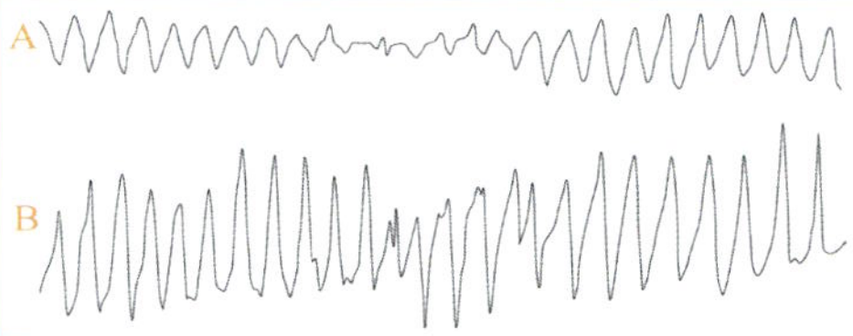

尖端扭转性室性心动过速的两种扭转模式

A. 一种极性的 QRS 波振幅逐渐降低，随后另一种极性的 QRS 波振幅逐渐增高，呈渐低—渐高模式扭转；B. 一种极性的 QRS 波突然扭转为另一种极性的 QRS 波，缺乏明显的过渡区形态

QRS 波形态和频率多变；注意第 1 个窦性心搏的 QT 间期延长，宽 QRS 波发作时 QRS 波极性扭转，故本例多形性室性心动过速应进一步诊断为尖端扭转型室性心动过速。

尖端扭转型室性心动过速的两阵 QRS 波极性扭转可以突然发生，也可以一阵 QRS 波振幅逐渐降低至等电位线，然后 QRS 波振幅逐渐增高至极性反转的另一阵波形（右上图）。无论如何，应在多导联确认尖端扭转型室性心动过速，因为某些导联可以缺乏 QRS 极性扭转特性。

□ 柳　琼

例 84

难度：★★★☆☆

女，47 岁，临床诊断乌头碱中毒。关于心电图，以下诊断正确的是（　　）。

A. 交替性束支阻滞

B. 双向性室性心动过速

C. 室性期前收缩二联律

D. 交替性 A 型和 B 型心室预激

E 心房颤动伴心室预激

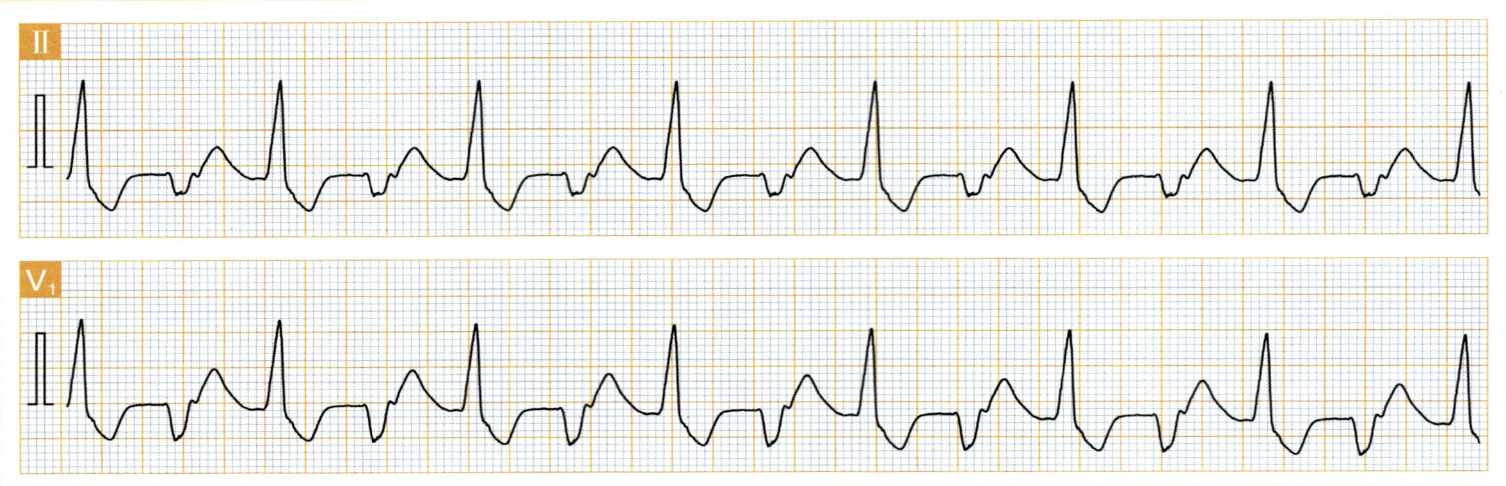

［试题答案］ B

［试题解析］ 双向性室性心动过速是一类有特征性心电图表现的室性心动过速，频率 140～180 次 / 分，室性 QRS 波两种形态交替，一些导联上 QRS 主波极性交替，额面电轴变化在 -30° ～-20° 和 +110° 之间[253，259]。

双向性室性心动过速见于严重器质性心脏病和（或）严重心电紊乱的患者，如洋地黄中毒、低钾血症、中草药中毒、左心室肥厚、心肌梗死、暴发性心肌炎和 Andersen-Tawil 综合征（7 型先天性长 QT 综合征）[259-263]。一些双向性室性心动过速能迅速蜕变为多形性室性心动过速或心室颤动，患者有发生猝死的风险，临床抢救同多形性室性心动过速（右上图）。

双向性室性心动过速的发生机制尚未完全阐明，早年认为系心肌严重受损或电学紊乱，两个方向相反的解剖部位同时出现异常自律性，或是发生于左前分支和左后分支的折返，或两者兼而有之[264]。洋地黄中毒并发的双向性室性心动过速，可能与药物抑制心室肌钠 - 钾泵，细胞内钙离子超载，产生延迟后除极有关[265]。

2011 年，美国加利福尼亚州 Alex 等提出双向性室性心动过速的“乒乓机制”：当心室率增快至一定频率后，希氏束 - 浦肯野系统通过延迟后除极机制形成室性异位灶，当只有一个局灶点时，形成室性期前收缩二联律；室性期前收缩二联律导致心室率更为快速，触发第二个室性异位局灶，形成双向性室性心动过速；若触发第三个室性异位局灶时，则形成多形性室性心动过速[266]。

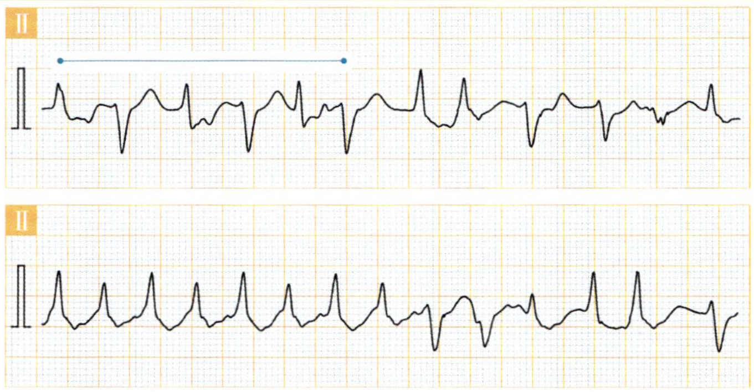

双向性室性心动过速蜕变为多形性室性心动过速

1 例乌头碱中毒患者的室性心动过速：最初 6 个 QRS 波呈切迹 R 波和 rS 波交替出现且频率逐渐增快，随后蜕变为多形性室性心动过速

双向性室性心动过速在 V_1 导联上 QRS 波上下交替时，容易误诊为交替性束支阻滞，注意到宽 QRS 波为类束支阻滞图形且其前无相关 P 波可明确诊断，故例 84 排除选项 A。测量Ⅱ导联的 R-R 间期基本整齐，不存在“提前的”期前收缩，故排除选项 C。此外，R-R 间期规整也不考虑心房颤动合并心室预激，排除选项 E。观察同步Ⅱ和 V_1 导联心电图，交替的宽 QRS 波呈均匀增宽模式，无心室预激特征，QRS 波两种形态交替，其中一种时限仅 100ms（V_1 导联 R 波），也不符合完全性心室预激特征，故排除选项 D。

□ 陈 静

难度：★★☆☆☆

例 85

女，39 岁，突发心悸 1 天入院。关于 12 导联心电图，最可能的诊断为（　　　　）。

A. 特发性右心室流入道室性心动过速

B. 特发性右心室流出道室性心动过速

C. 特发性左心室流入道室性心动过速

D. 特发性左心室流出道室性心动过速

E. 特发性分支型室性心动过速

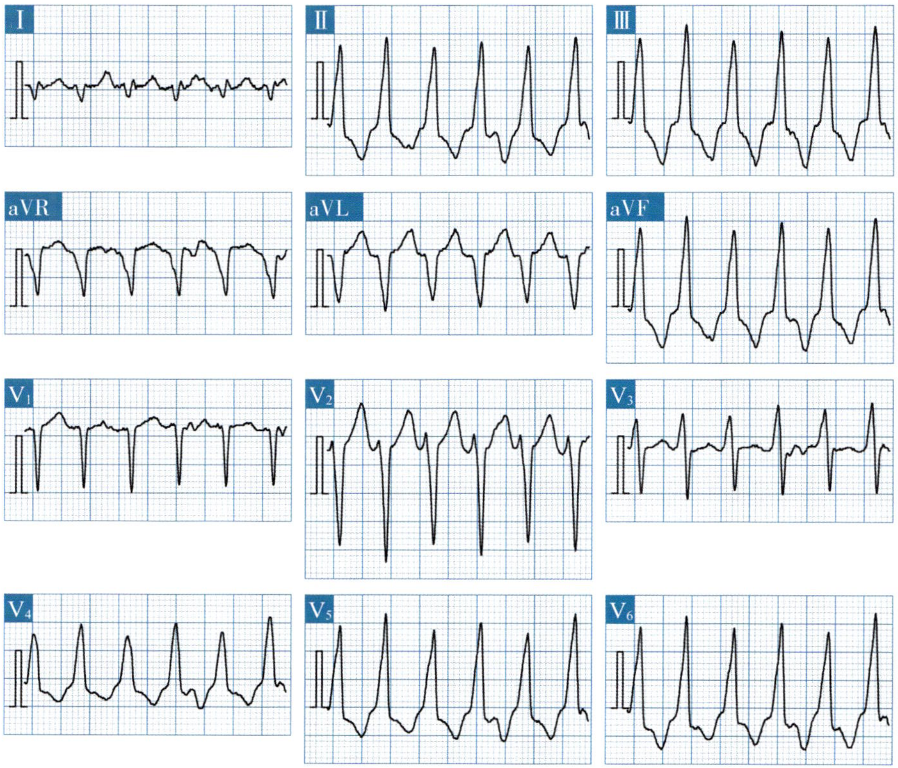

[试题答案] B

[试题解析] 发生于无器质性心脏病和心脏解剖改变个体的室性心动过速，称为特发性室性心动过速，预后良好，射频消融能够根治；而发生于心室肥厚、心肌梗死、心肌瘢痕等器质性心脏病和心脏解剖改变患者的室性心动过速，称为器质性室性心动过速，治疗重点是基础心脏病，有些室性心动过速无法根治，需要置入 ICD 预防猝死[267，268]。

目前尚无可靠的心电图指标能 100% 快速而准确地区分特发性和器质性室性心动过速，但一些心电图信息有助于特发性室性心动过速诊断的建立，由于此类患者无器质性心脏病和心脏解剖改变，心动过速发作时，整体心室除极快速（相对于病变心室肌），QRS 波时限较窄、振幅较高和切迹较少，额面电轴正常等。

当室性心动过速起源于右心室时，右心室比左心室先激动，产生类完全性左束支阻滞图形，V_1 导联 QRS 主波负向，呈 QS、rS 或 Qr 形态；当室性心动过速起源于左心室时，左心室比右心室先激动，产生类完全性右束支阻滞图形，V_1 导联 QRS 主波正向，呈 Rs、R、Rsr'、qR 形态；当室性心动过速来源于左右心室毗邻的解剖结构时，如右心室流出道的左前方部位和左心室流出道的右后方部位，V_1 导联 QRS 波正向波和负向波振幅相等，如 RS、QR 波，判读心室来源困难（下图）[269，270]。

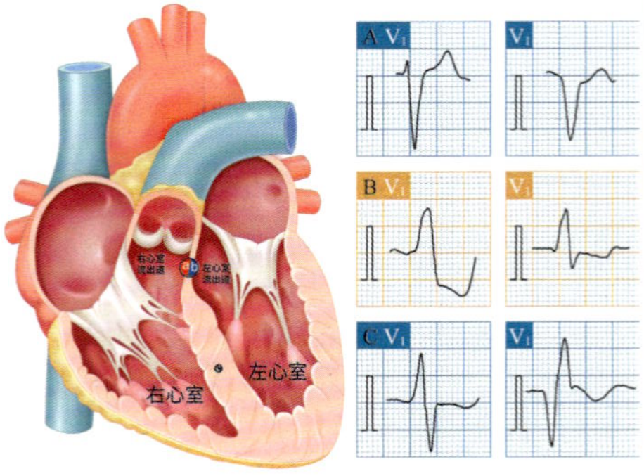

V_1 导联 QRS 波形态和室性心动过速起源心室

A.V_1 导联 QRS 波为类左束支阻滞形态，室性心动过速来源于右心室；B.V_1 导联 QRS 波为类右束支阻滞形态，室性心动过速来源于左心室；C.V_1 导联 QRS 波负相波和正相波振幅相等，无法判读室性心动过速来源心室。右心室流出道（a）和左心室流出道（b），以及同时毗邻右心室和左心室的部位（c），V_1 导联 QRS 波形态也难以确定来源部位

在特发性室性心动过速中，70% 起源于右心室，特别是肺动脉瓣下的右心室流出道，称为特发性右心室流出道室性心动过速[271，272]。右心室流出道的解剖位置较高，起源于该部位的室性心搏遵循从高位至低位的除极顺序，整体心室除极电势朝向下壁导联，Ⅱ、Ⅲ和 aVF 导联的 QRS 波呈高大直立 R 波；此外，胸部移行导联（R/S 振幅比值＞1）多数出现于 V_3～V_4 导联，V_5～V_6 导联 QRS 波出现 R 波[273，274]。

例 85 的 V_1 导联 QRS 波呈 rS 形态，r 波振幅极低，甚至一些呈 QS 形态，为类左束支阻滞图形，提示室性心动过速来源于右心室，排除选项 C、D 和 E。注意下壁导联 QRS 波均呈高大直立 R 波，提示室性搏动从上至下除极心室，进一步判读为特发性右心室流出道室性心动过速。当室性心动过速的起源点从心脏高位逐渐向低位移动时，下壁导联 R 波振幅逐渐降低，出现正负双相 QRS 波直至完全负向 QRS 波，系来源于右心室心尖部和后间隔的室性心动过速[275，276]。

□ 陈　静

难度：★★★★☆

例 86

女，33 岁，临床诊断特发性室性心动过速。12 导联心电图判读室性心动过速可能起源部位是（　　）。

A. 左心室流出道游离壁

B. 左心室流出道间隔部

C. 右心室流出道游离壁

D. 右心室流出道间隔部

E. 右心室流入道间隔部

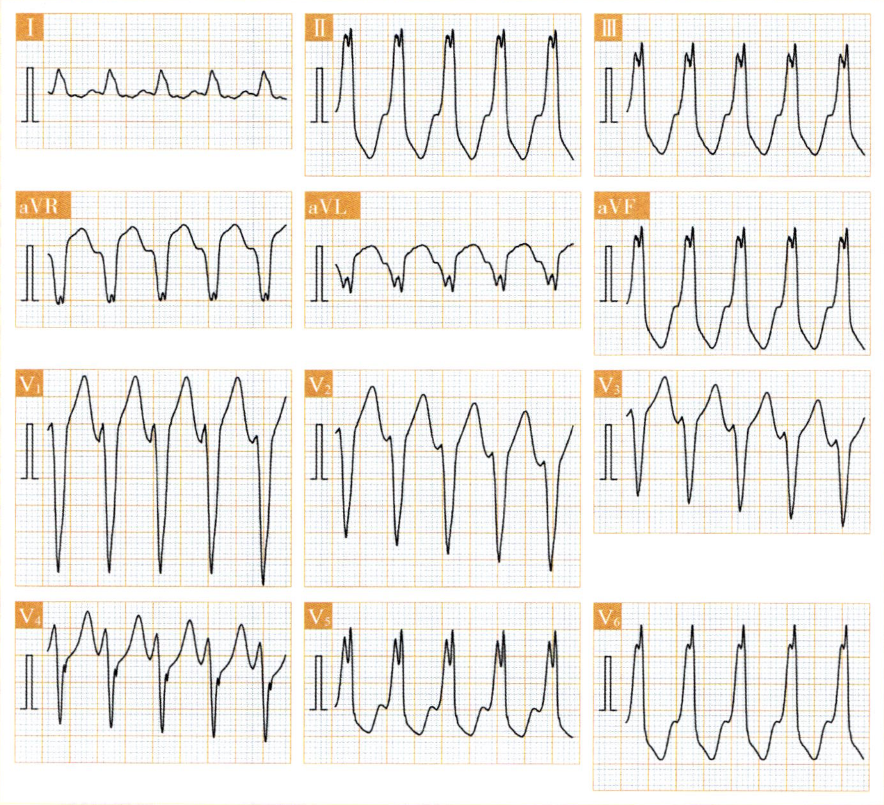

[试题答案] C

[试题解析] 例 86 也是一例特发性室性心动过速，首先观察 V_1 导联 QRS 波形态呈 rS 形，类左束支阻滞图形，考虑来源于右心室的室性心动过速，排除选项 A 和 B；注意到下壁导联的 QRS 波均高大直立，无 S 波，提示心动过速来源于心室高位，进一步考虑起源于右心室流出道的室性心动过速，排除选项 E，因为如果是来源于右心室流入道的特发性室性心动过速，下壁导联 R 波低振幅、RS 双相或完全负相，不会呈现高大直立的 R 波。

右心室流出道是一个三维解剖结构，大体可分为间隔部和游离壁部，右心室流出道不同部位起源的室性心搏（包括期前收缩和心动过速），心电图有所不同。目前的心电图指标只能大致定位心律失常来源，解剖结构邻近的不同部位，心电图极易混淆，因此，我们只介绍通用原则，它们也适用于特发性左心室流出道室性心动过速的起源部位心电图推导（中上图）。

很显然，室性冲动起源于间隔部时，

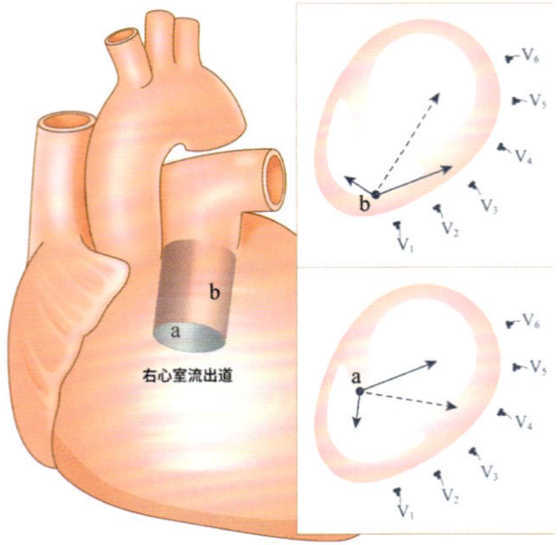

起源于右心室流出道不同部位的室性冲动

右心室流出道分为朝向右后方的间隔部（a）和朝向左前方的游离壁部（b）。间隔部起源的室性冲动，右心室流出道除极，同时室间隔从右至左除极，心室除极综合电势朝向左前方，移行导联出现早（V_3）；而游离壁部起源的室性冲动，先激动右心室，然后才穿间隔激动左心室，心室除极综合电势朝向左后方，移行导联出现晚（V_4）

右心室先除极，很快开始穿间隔激动左心室，右心室和左心室的同步激动尚可，QRS 波时限较窄，QRS 波光滑；相反，室性冲动起源于右心室游离壁时，右心室游离壁先除极，然后间隔部除极，后继穿间隔激动左心室，整体心室除极时间长，QRS 波时限较宽，右心室和左心室同步激动较差，左心室电学突破点容易形成 QRS 波切迹。特发性右心室流出道室性心动过速时，以下心电图指标支持判读冲动起源于游离壁部：① QRS 波时限≥140ms；②下壁导联 R 波切迹（RR' 波或 Rr' 波）；③ I 导联 QRS 主波正向；④胸导联移行晚（V_4 及 V_4 以后导联）[277, 278]。

对比例 85 和例 86，虽然都可以诊断为特发性右心室流出道室性心动过速，但例 86 的 QRS 波时限明显比例 85 宽，下壁导联 R 波和 V_5、V_6 导联 QRS 切迹，V_4 导联移行，I 导联 QRS 主波正向，提示室性心动扩布遵循从右方至左方的顺序，进一步提示例 86 的室性心动过速起源于右心室流出道游离壁部。无创电学标测证实，特发性室性心动过速起源于游离壁时，右心室心外膜先除极，右心室完成大部分除极后，冲动才开始穿间隔激动左心室，左心室较晚除极，故胸导联移行导联出现较晚[278]。

□ 湛雅莎

难度：★★★☆☆

例 87

男，11 岁，临床诊断特发性室性心动过速。12 导联心电图推导室性心动过速最有可能的来源部位是（　　　　）。

A. 右心室流入道室性心动过速

B. 右心室流出道室性心动过速

C. 左心室流入道室性心动过速

D. 左心室流出道室性心动过速

E. 左后分支区域

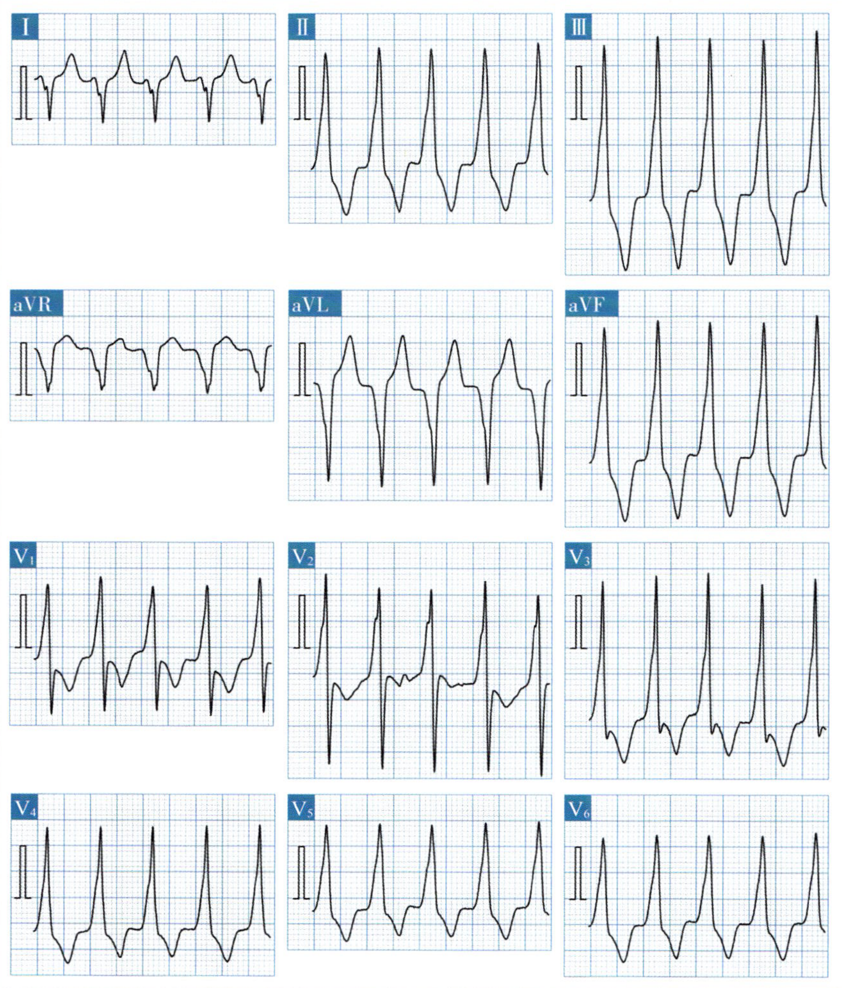

[试题答案] D

[试题解析] 室性心动过速时，V_1 导联 QRS 主波向上，包括 R 波、Rs 波、qR 波、Rsr' 波等，称为类右束支阻滞图形，室性冲动从左心室向右心室扩布，提示起源于左心室。例 87 的 QRS 波呈 RS 形态，R/S 振幅>1，首先判读为起源于左心室的室性心动过速，排除选项 A 和 B。

来自左后分支区域的特发性室性心动过速，室性冲动从左后下方向至左前上方向扩布，肢体导联呈类左前分支图形，Ⅱ、Ⅲ和 aVF 导联 QRS 主波负向，本例下壁导联呈高大直立 R 波，故排除选项 E。

左心室流出道是指二尖瓣前瓣至室间隔的解剖区域，包括主动脉根部、室间隔和部分二尖瓣结构[279]。特发性左心室流出道室性心动过速占整个流出道室性心动过速的 5%～10%，好发于主动脉根部的冠状窦和二尖瓣前间隔，由于左心室流出道相对于心室其他解剖部位高，在额面导联系统上，室性冲动大致遵循从上方至下方的心室除极顺序，朝向下壁导联，产生直立高大 R 波，结合例 87 的下壁导联 QRS 波特点，判读为特发性左心室流出道室性心动过速，选择答案 D[280]。

室性心动过速无论是来自右心室流出道或左心室流出道，下壁导联 QRS 波呈高大直立 R 波或切迹 R 波是其共性特点，对于初学者或基层医师，能够判读出特发性流出道室性心动过速即能满足临床工作需求。精细判读见右表，这种精细推导需要心电图阅读者具有丰富的心脏解剖学、心电图学和心脏电生理理论知识储备[281]。

特发性流出道室性心动过速起源部位精细判读的关键心电图特征

右心室流出道	特发性心电图
◎游离壁	下壁导联 QRS 波切迹，胸导联移行晚
◎右肺动脉瓣	Ⅰ导联高振幅 R 波，aVL/aVR 导联 QS 波振幅比值小
◎左肺动脉瓣	Ⅰ导联 QRS 主波负向，下壁导联高振幅 R 波
◎后间隔	Ⅰ导联 QRS 主波正向，QS 波振幅 aVR 导联＞aVL 导联
◎希氏束旁	类左束支阻滞图形（窄 QRS 波）；R 波振幅Ⅱ导联＞Ⅲ导联
左心室流出道	**特发性心电图**
◎右冠状窦	V_1 导联 QRS 波为 rS 形态，胸导联移行早
◎左冠状窦	V_1 导联 QRS 波为 W 或 M 多相波形态
◎右冠状窦－左冠状窦交界部	V_1 导联 QRS 波为切迹 QS 波，胸导联移行位于 V_3 导联
◎主动脉－二尖瓣交界部	V_1 导联 QRS 波为 qR 形态，胸导联正向一致性
◎左心室 summit 区	V_2 导联 r 波丢失；Ⅰ导联 QRS 主波负向，负向波振幅 aVL 导联＞aVR 导联
◎左心室间隔部	QRS 波为较窄的类左束支阻滞形态，Ⅱ/Ⅲ导联 QS 比值＞1
◎二尖瓣前间隔	下壁导联 QRS 波晚发切迹

□ 陈　静

例 88

难度：★★★★☆

男，24 岁，临床诊断急性胰腺炎。阵发性心悸后描记的 12 导联心电图，有关 T 波倒置最可能的诊断是(　　　)。

A. 急性肺栓塞

B. 不稳定型心绞痛

C. 非 ST 段抬高型心肌梗死

D. 应激性心肌病

E. 心脏记忆现象

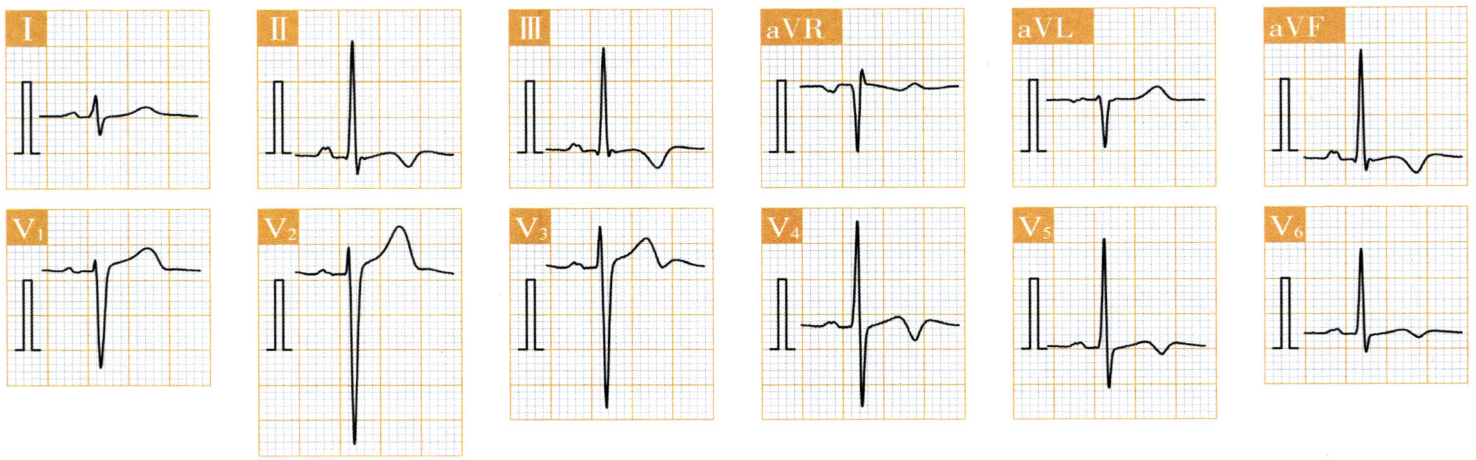

［试题答案］ E

［试题解析］ 在 12 导联心电图上，T 波倒置导联≥6 个时，称为广泛性 T 波倒置，是常见的临床心电图现象，包括生理性（少数）和病理性原因（多数），病理性原因主要分析思路是缺血性和非缺血性。诊断广泛性 T 波倒置应紧密联系临床。

急性肺栓塞是波及右心系统的疾病，主要症状是胸痛、呼吸困难和咯血，心电图 T 波倒置主要波及 V_1～V_3 导联，大面积肺栓塞还可以波及 V_4 以后导联，但无论如何应有右胸导联 T 波倒置。例 88 的患者无论症状或心电图 T 波倒置模式，都与急性肺栓塞不同，故排除选项 A。

年轻男性，无冠心病危险因素，临床无缺血性胸痛发作症状，仔细分析 12 导联心电图，Ⅱ、Ⅲ、aVF 和 V_4～V_6 导联 T 波倒置时，ST 段正常，不考虑缺血性 T 波倒置，排除选项 B 和 C。

患者临床诊断为急性胰腺炎，是否合并应激性心肌病呢？应激性心肌病所致 T 波倒置，往往波及导联更多伴 QT 间期延长、ST 段抬高等，T 波倒置振幅深，这些特征与例 88 的 T 波倒置特征不符，后者主要分布于下壁和左胸导联，T 波倒置浅，ST 段和 QT 间期正常，故排除选项 D。

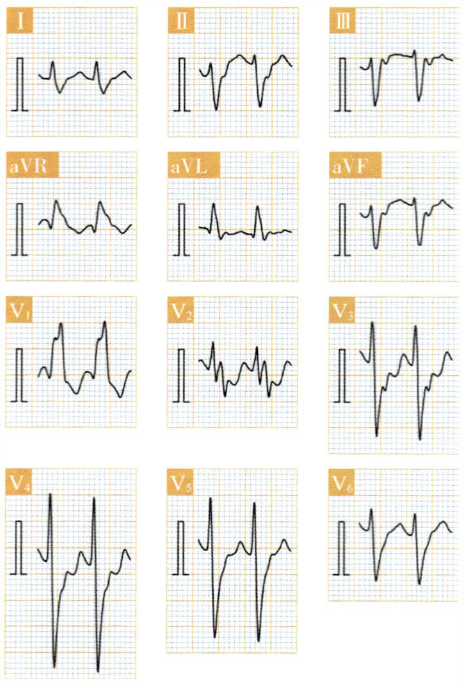

室性心动过速

例 88 的患者发生室性心动过速时的 12 导联心电图，注意 QRS 波主波负向的导联，如Ⅱ、Ⅲ、aVfF、V_4～V_6 导联，也是室性心动过速终止恢复为窦性心律后，窦性心搏 T 波倒置的导联，从而判读例 88 的 T 波倒置属于心脏记忆现象

心电图间歇性宽 QRS 波或宽 QRS 波心动过速发作后，心电图 T 波会“记忆”宽 QRS 波 QRS 主波方向，如某导联宽 QRS 主波正向，恢复窦性心搏后，窦性心搏的 T 波直立；而某导联宽 QRS 主波负相，恢复窦性心搏后，窦性心搏的 T 波倒置，常见于间歇性心室预激、间歇性束支阻滞、间歇性心室起搏和宽 QRS 波心动过速等。T 波倒置发生于阵发性心悸后，要警惕临床有宽 QRS 波心动过速发作（中图）。

2018 年，《心肌梗死的通用定义（第四版）》新增了心脏记忆现象是心肌缺血的重要鉴别诊断[121]。心脏记忆现象的确切机制尚未阐明，目前认为是一种电学重构现象，可能与宽 QRS 波引起的心脏除极顺序改变，继发动作电位的离子流改变，即使恢复为正常心室激动顺序后，复极电流仍持续异常[282]。

□ 蒋　勇

难度：★★★★★

例 / 89

女，28 岁，临床诊断扩张型心肌病。关于 12 导联心电图，最有可能的诊断是（　　　　）。

A. 加速的交界性自主心律伴非特异性室内传导障碍

B. 阵发性室上性心动过速伴非特异性室内传导障碍

C. 逆向型房室折返性心动过速

D. 加速的室性自主心律

E. 阵发性室性心动过速

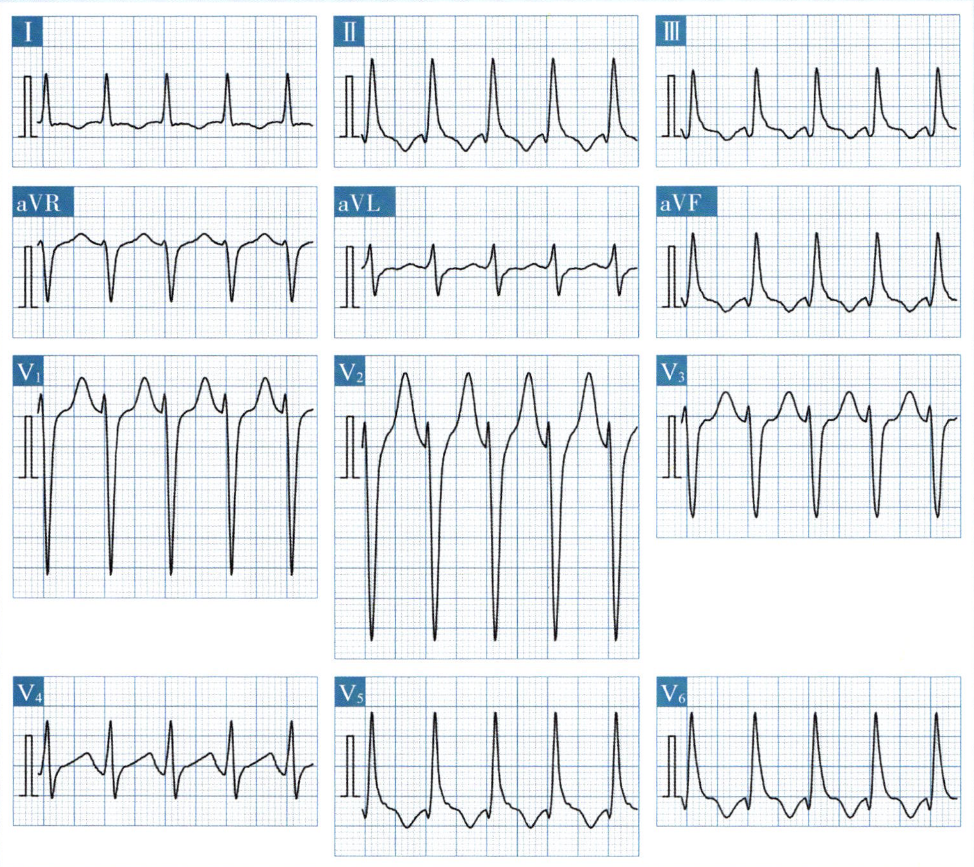

[试题答案] B

[试题解析] 宽 QRS 波心动过速是 QRS 时限＞120ms 且心室率＞100 次 / 分的心动过速[283]。在宽 QRS 波心动过速中，室性心动过速占 80%，各种室上性心动过速伴室内阻滞占 15%，其他原因（旁道、电解质紊乱、药物和心室起搏相关等）占 5%[284，285]。

除了房室分离、心室夺获和室性融合波等诊断室性心动过速可靠性较高的心电图指标外，其他宽 QRS 波心动过速的诊断流程多数基于室上性心搏和室性心搏两种不同的室内激动和传导模式，如 QRS 初始除极向量、V_1 导联 QRS 波形态、QRS 时限、异常 Q 波等，鉴别核心是利用 12 导联心电图 QRS 波特征区分真性束支阻滞和类束支阻滞图形（见下页表）。

■ 心电图无法确诊的宽 QRS 波心动过速

对于初学者，记忆下表全部内容的意义并不大，关键是理解表格中每一个指标的临床意义和使用方法。这些指标都有局限性，都无法 100% 准确的区分室上性心动过速和室性心动过速，正确的应用是一种综合性的推理和判读。

不过，一些临床情况会干扰室上性冲动在心室内的传导，如高钾血症、抗心律失常药物过量、三环类抗抑郁药中毒、非特异性室内传导障碍等，导致一些室上性心搏的室内激动酷似室性心搏，心电图极难或甚至无法鉴别。典型的例子就是完全性心室预激，其本身即为纯粹的室性心搏，很难与另一种室性心搏进行鉴别。

基于概率的原则，心电图鉴别诊断困难的宽 QRS 波心动过速，可以优先诊断室性心动过速，然后给出第二种诊断可能性，生命体征不稳定的宽 QRS 波心动过速，心电图诊断不明，优先按室性心动过速原则处置患者，切勿因追求苛刻的心电图分析而延误患者救治。即使经验丰富的心电图阅读者鉴别诊断宽 QRS 波心动过速时，仍有 10% 的误诊率，因此，一些宽 QRS 波心动过速的确诊需要依靠临床及心脏电生理检查[286]。

■ 假性心房除极波

宽 QRS 波心动过速时，QRS 波的初

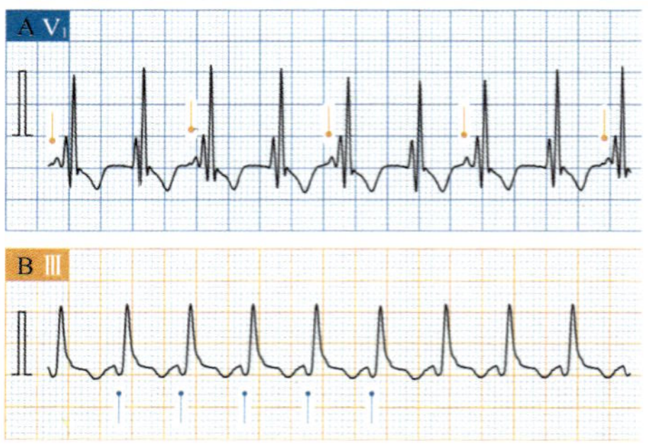

真性心房除极波和假性心房除极波

A. 尽管 V_1 导联 QRS 波呈 rSR′ 形态，典型的完全性右束支阻滞形，但 QRS 波前可见时隐时现的圆钝小波（橙黄色箭头），与 QRS 波的间期不固定，提示房室分离，诊断为室性心动过速；B.QRS 波之前的负向小波（蓝色箭头），很容易误诊为逆行 P 波，实际为Ⅲ导联 QRS 波初始负向除极的 q 波。宽 QRS 波心动过速时，多导联同步分析 QRS 波和 T 波形态，比较时限，可减少假性心房除极波的误判

始 q 波、切迹、延迟除极波、QRS-ST 段交界处、T 波终末部、记录伪差等很容易误诊为心房波，故宽 QRS 波心动过速时，如果没有确切依据，不要单纯依据波形形态贸然诊断心房波（上图）。

■ 寻找心房除极波

经验告诉我们应在Ⅱ导联和 V_1 导

一些提示室性心动过速的心电图指标

房室关系	aVR 导联 QRS 波特征
◎房室分离	◎初始高振幅 R 波
◎心室融合波	◎初始 r 波或 q 波时限＞40ms
◎心室夺获波	◎ QRS 主波负向（QS 波）时，S 波降支切迹
◎心房率＜心室率	◎ $V_t/V_i \leqslant 1$
QRS 间期	右束支阻滞图形的宽 QRS 波心动过速
◎左束支阻滞模式＞160ms	V_1 导联
◎心室融合波	◎单相 R 波
◎宽 QRS 波心动过速时，QRS 波时限比窦性心搏更窄	◎双相 qR、Rs 和 Rr' 波
QRS 电轴	◎宽初始 R 波：初始 R 波时限≥40ms
◎宽 QRS 波心动过速额面电轴与窦性心律时相比，相差＞40°	◎兔儿征：双峰 R 波时，第一峰振幅＞第二峰振幅
◎电轴右上偏移（无人区电轴，-90°～±180°）	V_6 导联
◎左束支阻滞图形时，电轴右偏	◎ QRS 波呈 rS、QS、QR 或 R 等形态
◎右束支阻滞图形时，电轴左偏	◎ R/S 振幅比值＜1
胸前导联 QRS 波一致性	左束支阻滞图形的宽 QRS 波心动过速
◎正向一致性	V_1/V_2 导联
◎负向一致性	◎宽初始 R 波：初始 R 波时限≥40ms
QRS 波形态	◎ RS 间期＞60ms
◎窦性心律时为左束支阻滞形态，宽 QRS 波心动过速时为右束支阻滞形态	◎宽 QRS 波心动过速的 R 波振幅＞窦性心律的 R 波振幅
◎窦性心律时为右束支阻滞形态，宽 QRS 波心动过速时为左束支阻滞形态	◎ S 波降支缓慢（S 波降支出现切迹）
◎胸导联无 RS 波形	V_6 导联
◎呈现 RS 波形的胸导联，RS 间期（R 波起点至 S 波谷点）＞100ms	◎出现任何 Q 波或 QS 波
◎Ⅱ导联 R 峰时间≥50ms	

联分析心房除极波，因为这两个导联的心房除极波通常代表肢体导联和胸导联心房振幅最高的导联。然而，宽QRS波心动过速时，各种心房除极波往往隐藏于增宽的QRS波和T波中，有时很难在Ⅱ导联和V_1导联识别出心房除极波。宽QRS波心动过速时，不要企图在QRS波和T波振幅高大的导联寻找和分析心房除极波（除非依据确凿），而应在QRS波和T波振幅较低的导联仔细辨识心房除极波（左上图）。有时，即使有经验的心电图阅读者也可能误判宽QRS波组分性质。

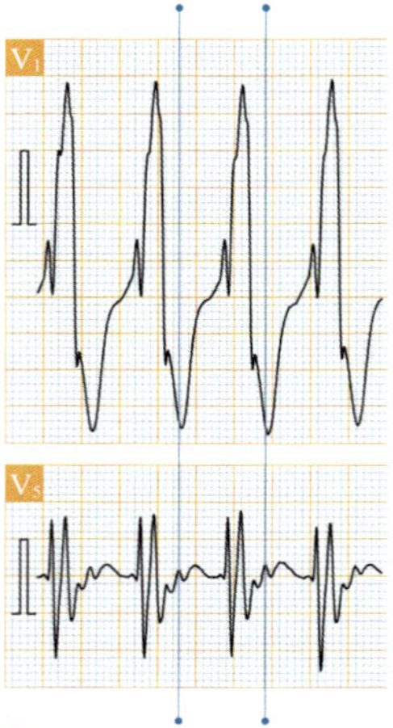

寻找P波

1 例宽QRS波心动过速，V_1导联QRS波和T波振幅极为高大，很难判读心房除极波；但V_5导联QRS波和T波振幅较低，QRS波终末部和ST段交界部可见有QRS波时限之外的额外切迹（蓝线标注），判读为逆行P波

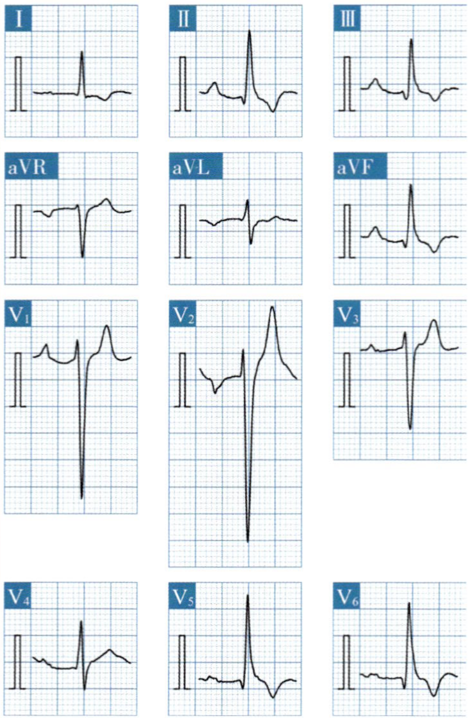

非特异性室内传导障碍

例89患者为窦性心律时，12导联心电图呈现非特异性室内传导障碍，注意QRS波形态和宽QRS波心动过速时完全一致，V_5、V_6导联有q波，从而判读例89是室上性心动过速合并非特异性室内传导阻滞。病史也是宽QRS波心动过速的重要临床鉴别诊断手段

不可靠的经验

典型左束支阻滞图形的V_6导联不应出现Q波，一旦宽QRS波心动过速呈类左束支阻滞图形，V_6导联出现Q波，高度提示室性心动过速，Q波的出现进一步提示心肌瘢痕相关室性心动过速，常见于心肌梗死患者。伴有QR波的室性心动过速，接近40%为心肌梗死相关室性心动过速[287]。

例89的QRS时限160ms，V_1导联呈rS图形，类左束支阻滞图形，V_5和V_6导联为qR波，按照一般经验，应诊断为室性心动过速。该患者罹患扩张型心肌病，此类患者既是室性心动过速的高发人群，也是各种室上性心动过速合并室内阻滞的高发人群，特别是扩张型心肌病患者的窦性心律，也常见病理性Q波，反映了严重的心肌瘢痕（中图）。此外，扩张型心肌病患者心电图常见非特异性室内传导障碍，基础QRS波形态与典型束支阻滞图形不同，合并室上性心动过速时，更易误诊为室性心动过速。

□ 王宏治

难度：★★★★☆

例 90

男，44 岁，临床诊断冠心病。关于 12 导联心电图,最可能的诊断为(　　　　)。

A. 单源性单形性室性心动过速

B. 多形性室性心动过速

C. 多源性单形性室性心动过速

D. 单源性多形性室性心动过速

E. 双向性室性心动过速

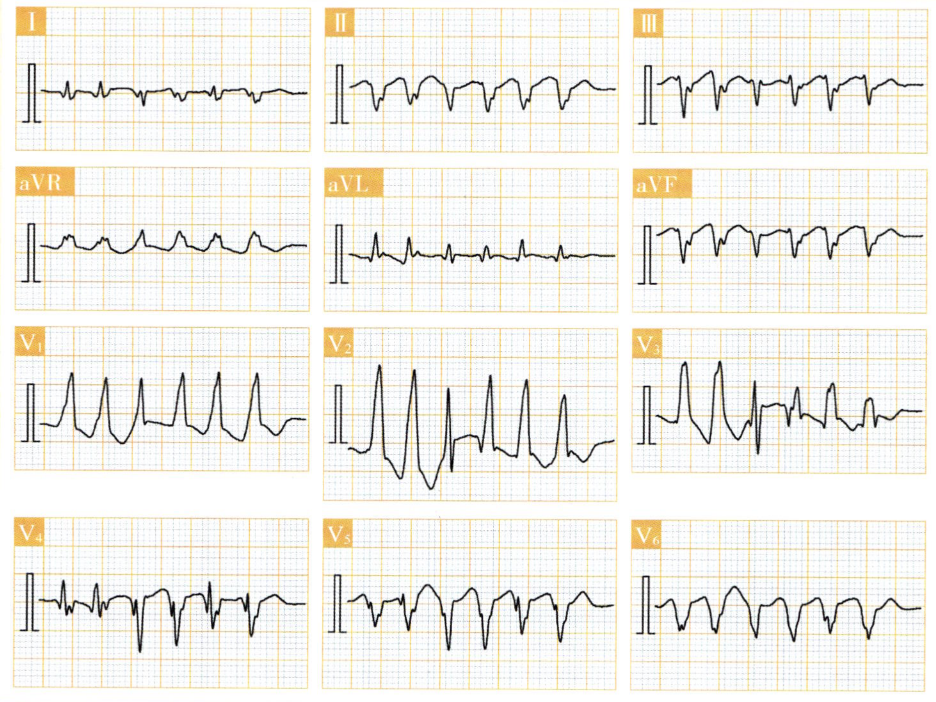

[试题答案] A

[试题解析] 阅读室性心动过速心电图时，需要评估 QRS 波形态：室性心动过速的 QRS 波形态是一致的，还是多变的？多形性室性心动过速的预后比单形性室性心动过速差，患者血流动力学不稳定，随时有蜕变为心室颤动的风险。

单源性单形性室性心动过速的 QRS 波形态稳定呈单一模式，逐搏 QRS 波形态不会发生显著变化或逆转，心室内不仅只有一个心律失常起源灶且心动过速在心室内也只有一个出口，心室除极顺序遵循相同模式。单形性室性心动过速可见于特发性室性心动过速，如特发性右心室流出道室性心动过速，亦可见于器质性室性心动过速，如心肌梗死后室性心动过速[288]。

多源性单形性室性心动过速是指不同时间点发作的室性心动过速的 QRS 波形态不同，但每阵室性心动过速的 QRS 波形态相同，产生原因是心室内有≥2 个室性心动过速起源灶，每个灶点的心动过速出口不同，故不同灶点产生的室性心动过速形态不同，但每一阵发作 QRS 波形态相同。例 90 只是一阵室性心动过速发作，无法确定室性心动过速是否为多源性，故排除答案 C。

多形性室性心动过速是室性心动过速的QRS波逐搏变化，相同 QRS 波不会连续出现超过 5 次，逐搏频率变异显著，QRS 波之间无等电位线；而双向性室性心动过速是 QRS 波形态交替变化，例 90 的 QRS 波特点与此不同，排除 B 和 E[253, 284]。

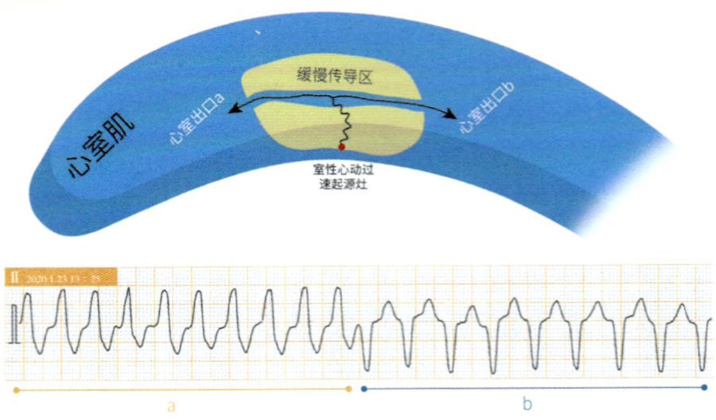

单源多形性室性心动过速的发作机制

心室肌内只有一个室性心律失常起源灶点，但该灶点向心肌内传导时，会遭遇两个不同的出口，每一个出口产生相同形态的 QRS 波，于是可以在同一阵室性心动过速发作时，观察到 QRS 波形态的突变，强调的是这种变化只是一种 QRS 波形态突变成另一种，每种 QRS 波形态仍然稳定，而非多形性室性心动过速的 QRS 波逐搏变化

单源性多形性室性心动过速是指室性心动过速只有一个起源灶点，但有≥2 个心室出口，同一阵次发作时，可以出现截然不同的 QRS 波形态，但 QRS 波无逐搏变化特征，相同形态的 QRS 波连续出现，这是与多形性室性心动过速重要的鉴别点（右上图）。此外，如果一次单源多形性室性心动过速发作时，QRS 波形态保持一致，而另一次发作时，保持另一种 QRS 波形态一致，则两次心电图很难鉴别多源性单形性室性心动过速，需要心内电生理检查确认。

单源性单形性室性心动过速发作时，心率骤然增快，心肌动作电位或室内传导随心率不断调整，数个或十余个心搏后逐渐稳定。在此期间，QRS 波会逐渐变化，但总体形态、极性和频率不会显著改变，多数波形振幅逐渐增高直至稳定，不要误诊为多源性或多形性室性心动过速。

□ 王宏治

例 91

难度：★★★☆☆

男，20 岁，扩张型心肌病换着。心电图标注的 A 和 B 心搏，以下诊断正确的是（　　　）。

A. 都是心室夺获　　B. 都是心室融合波

C. A 为心室融合，B 为窦性夺获　　D. A 为窦性夺获，B 为心室融合

E. A 为窦性夺获，B 为差异性传导

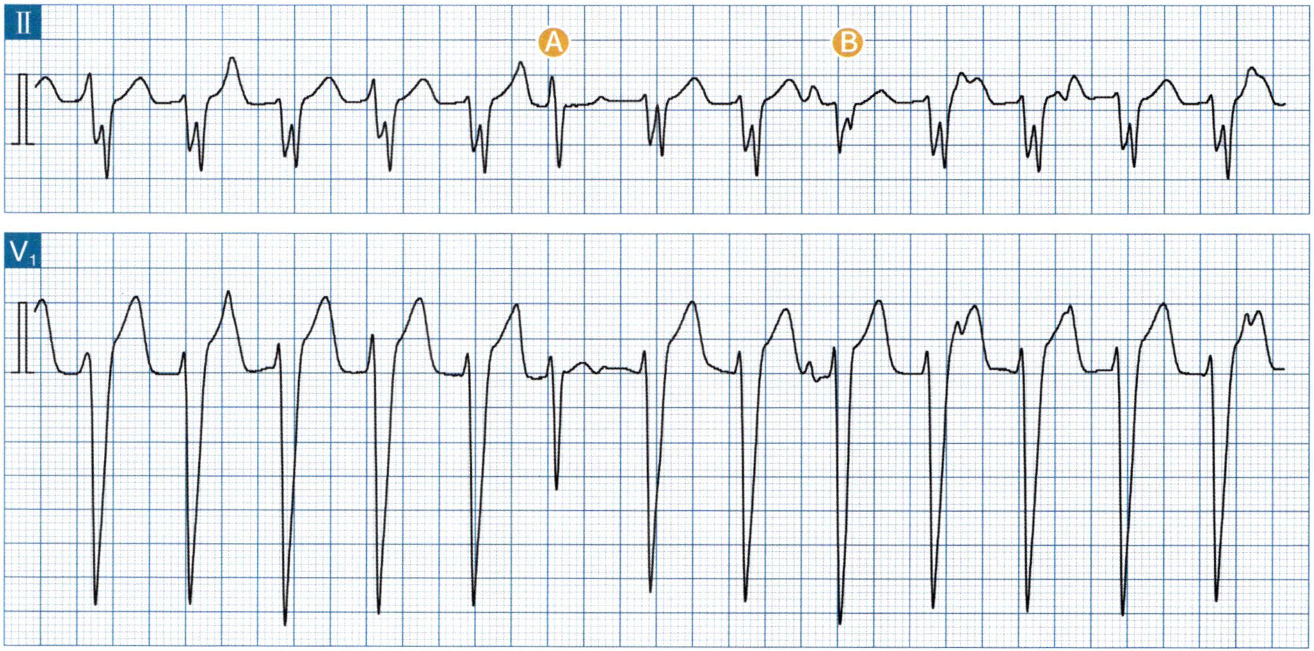

[试题答案] D

[试题解析] 例 91 的基础心室节律为宽 QRS 波，QRS 时限 160ms，R-R 间期 520～530ms，频率 113～115 次 / 分，Ⅱ和 V_1 导联均可见明显的房室分离，心房节律为窦性心律，心室节律为频率较慢的室性心动过速。

心室夺获波（ventricular capture）和心室融合波（ventricular fusion）是诊断室性心动过速高特异度心电图指标（接近 100%），但发生率很低（5%～10%）[289]。2016 年，在日本一个纳入 102 例非持续性室性心动过速患者的研究中，心室夺获波的发生率为 3%，心室融合波的发生率为 10%，故大部分室性心动过速发作时，心电图并无心室夺获波或心室融合波[290]。此外，心室夺获波和心室融合波多见于慢频率的室性心动过速。

虽然如此，宽 QRS 波心动过速时，一旦发现心室夺获波和或心室融合波，则高度提示室性心动过速。另外，心室夺获波和心室融合波多见于频率较慢的室性心动过速中。当室性心动过速控制心室时，室上性冲动若想控制心室，包括窦性心律、房性心律、房性心动过速、心房扑动或心房颤动，所需条件是下传的室上性冲动必须比室性心搏抢先完成心室激动，否则心室仍被室性心动过速控制，心电图上表现为突然提前出现的窄 QRS 波，提前意味着室上性冲动暂时领先室性心搏激动心室，窄 QRS 波意味着这次心室除极经由正常室内传导系统完成（右上图）[291]。心室夺获波的 QRS 波室性心搏相比，QRS 时限突然变窄，形态为正常 QRS 波。

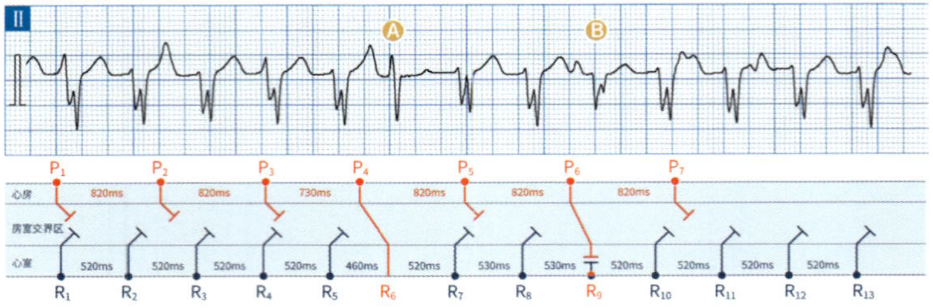

分析心室夺获和心室融合

室性心动过速的 R-R 间期基本整齐，波动于 520～530ms，QRS 波呈 rS 形，S 波切迹。R_6 突然提前出现，R_5-R_6 间期仅 460ms，QRS 波呈光滑的 rS 形，其前的室性心搏 T 波上重叠有窦性 P 波（P_4），R_6 为窦性冲动产生的心室夺获。R_9 整体呈切迹 QS 波，畸形度较基础室性心搏明显减轻，但又和 R_6 不同，其前有窦性 P 波（P_6），PR 间期 160ms，考虑心室融合波，因和窦性夺获波形相比，相差悬殊，融合波以室性心搏为主，注意 R_8-R_9 间期为 530ms，相较于基础室性心动周期并无提前

心室融合波发生的条件是室上性冲动和室性冲动共同激动心室，心室融合波和之前室性心搏的 R-R 间期等于基础室性心动间期，只有相等，室上性冲动才能和室性冲动共同控制心室。心室融合波的另一个重要特点是 QRS 波形态多变，大体形态介于室性心搏（完全性室性 QRS 波）和心室夺获波（完全性室上性 QRS 波）之间：融合波形态靠近室性心搏时，提示室性心搏除极心室比例大于室上性心搏，而靠近心室夺获波时，提示室上性冲动除极心室比例大。

□ 袁晓静

难度：★★☆☆☆

例 92

男，36 岁，临床诊断扩张型心肌病。12 导联心电图采集到室性心动过速，其室性心动过速的来源部位最可能为（　　）

A. 右心室，流出道

B. 左心室，流出道

C. 右心室，流入道

D. 左心室，流入道

E. 左心室，心尖部

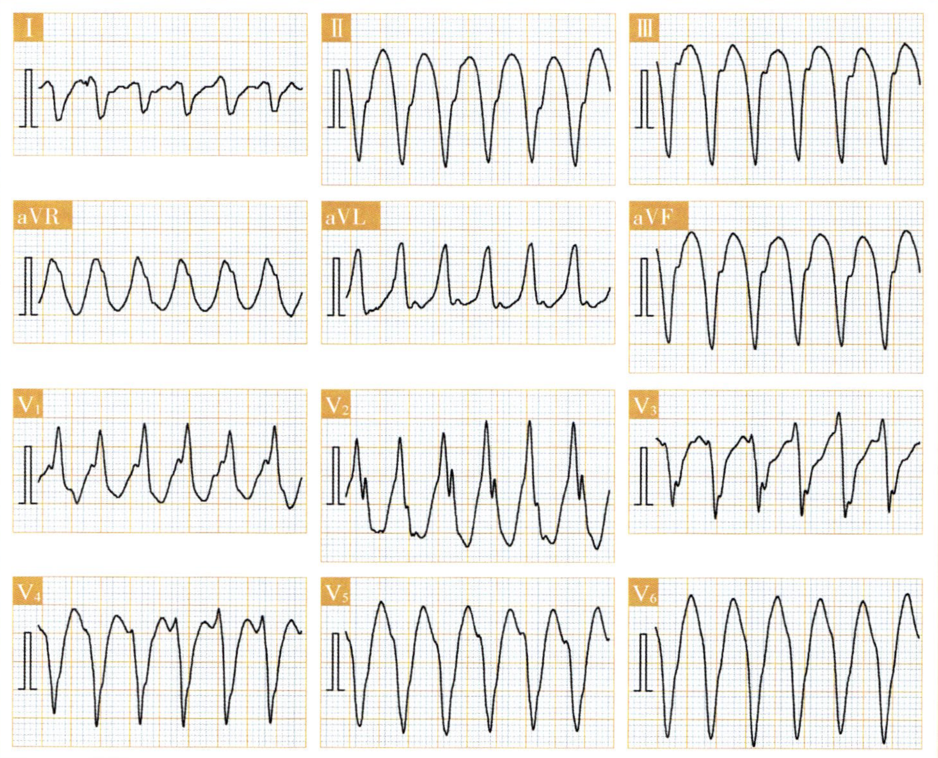

[试题答案] E

[试题解析] 室性心动过速时，可以利用 12 导联心电图粗略推导心动过速的起源部位。首先，观察 V_1 导联 QRS 波形态，类左束支阻滞图形提示来源于右心室，类右束支阻滞图形提示来源于左心室。

其次，观察下壁导联 QRS 主波方向，正向提示起源于心室高位，包括流出道和高位室间隔；负向提示起源于心室低位，包括流入道、乳头肌和心尖等部位（中图）。

最后，下壁导联 QRS 主波负向时，观察胸导联 R 波递增情况，进一步判读室性心律失常来自心室流入道或心尖部，由于心室流入道比心尖部更靠近后方，胸导联 QRS 波容易出现高大直立 R 波，如起源于二尖瓣环附近的室性冲动，V_2～V_6 导联均为 R 波或 Rs 波，V_6 导联应为 R 波（QRS 主波正向）；而来自乳头肌或心尖部的室性心律失常，由于激动点靠近心室前方，冲动扩布朝向心室背面，背离 V_4～V_6 等左胸导联，常见胸导联 R 波模式为 V_1～V_2 导联 QRS 主波正向伴 V_5～V_6 导联 QRS 主波负向[253, 292]。

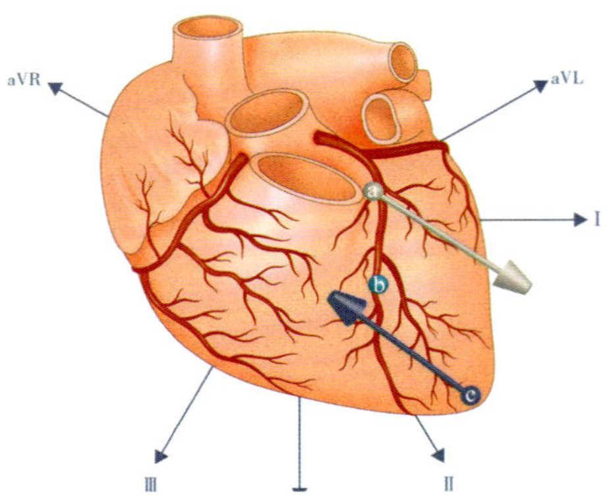

室性心律失常起源部位和下壁导联

a. 室性心律失常起源于心脏高位，整体心室除极电势朝向下方，朝向下壁导联轴，下壁导联 QRS 主波正向且振幅高大；b. 室性心律失常起源于心脏中间位置，冲动分别向上和向下扩布，QRS 波双相或单相低振幅；c. 室性心律失常起源于心室低位，整体心室除极电势朝向上方，背离下壁导联轴，下壁导联 QRS 主波负向且振幅高大

例 92 的室性心动过速，V_1 导联 QRS 波为切迹 R 波或 RR' 波，类右束支阻滞图形，提示室性心动过速来自左心室，排除右心室来源，即选项 A 和 C；此外，下壁导联 QRS 主波均负向，提示室性心动过速来自左心室低位，排除流出道起源部位，即选项 B；继续观察胸导联 QRS 波形态，V_1 导联呈切迹 R 波，主波正向，而 V_6 导联 QRS 波为 QS 形态，主波负向，且 V_3～V_6 导联 QRS 主波均负向，提示室性心动过速背离左胸导联，最终判读为左心室心尖部起源。

扩张型心肌病的室性心动过速来源部位从左心室基底部扩展至心尖部的范围，致心律失常机制是心肌瘢痕，心电图上，室性心动过速主要分为两大类：第一类，起源于前间隔部位的室性心动过速，心电图特点是：①类左束支阻滞图形时，下壁导联 QRS 主波正向，胸导联移行早 V_1～V_3 导联；②类右束支阻滞图形，下壁导联 QRS 主波正向，胸前导联均为正向波（正向一致性）。第二类，起源于心尖部位（下壁侧）的室性心动过速，心电图特点是：①类左束支阻滞图形，胸导联移行晚（V_5～V_6 导联），V_5～V_6 导联 QRS 波正向；②类右束支阻滞图形，胸导联移行早（V_1～V_3 导联），然后过渡到负相波（V_5～V_6 导联 QRS 波正向）。

□ 胡 伟

例 93

难度：★★★☆☆

男，72 岁，临床诊断为三度房室阻滞。关于 12 导联心电图，诊断正确的是(　　　　)。

A. 阵发性室性心动过速　　　　B. 心房扑动伴 2：1 心室传导

C. 逆向型房室折返性心动过速　　　　D. 起搏器介导的心动过速

E. 房室结折返性心动过速伴完全性左束支阻滞

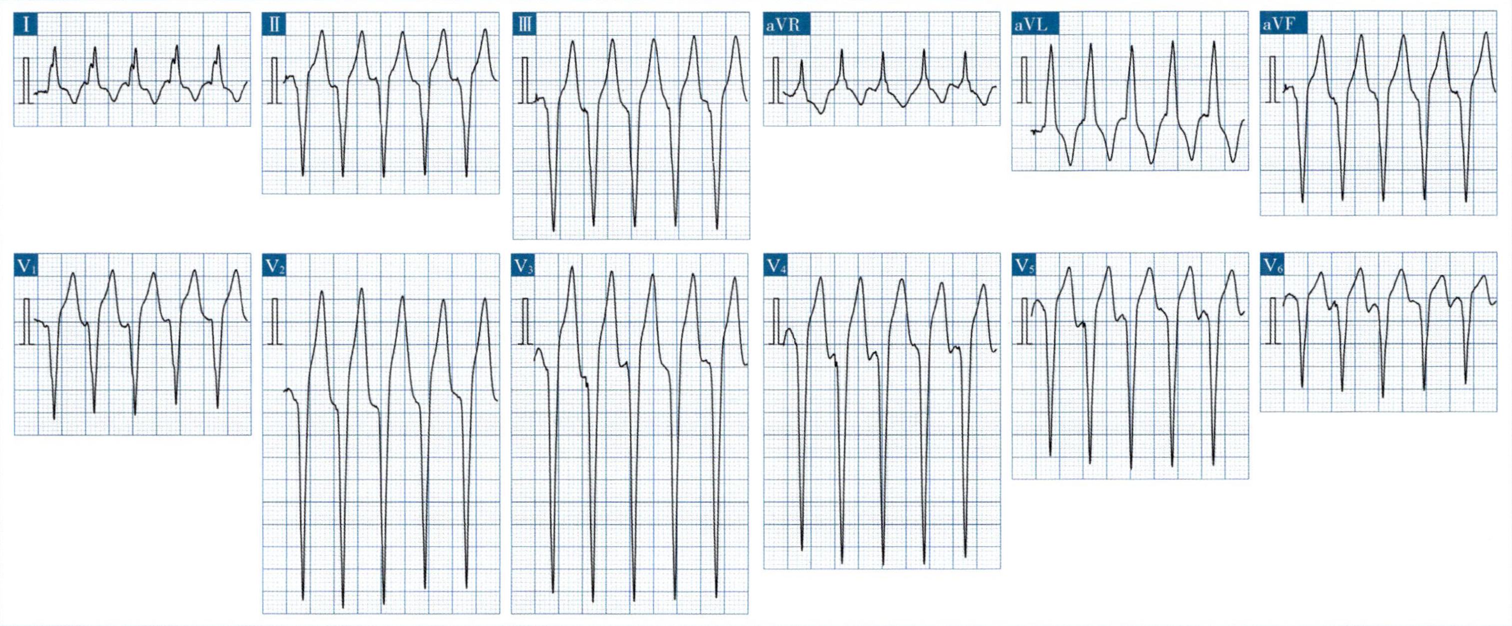

[试题答案] D

[试题解析] 很多初学者阅读宽QRS波心动过速心电图时，总觉得无从入手，掌握以下两个原则，可以诊断多数宽QRS波心动过速：①紧密结合病史；②寻找心电图诊断突破点。

例93的QRS波时限为120ms，V_1导联为rS波（r波振幅极低），V_1～V_6导联QRS波均为rS或QS形态，胸导联负向一致性，高度提示室性来源，可以排除各类室上性心动过速伴差异性传导或束支阻滞，故例93根据胸导联QRS主波负向一致性排除选项B和E。

完全性心室预激从QRS波形态上，很难和室性心搏鉴别，因为完全性心室预激本身也是一种室性激动，不过心室预激的电解剖基质是连结心房和心室的异常肌束（旁道），无论旁道位于心脏何处，心室肌的激动从旁道端开始，从心室高位至低位扩布，无论如何，胸导联都应记录到R波，而不是全部负向波，因此，例93不考虑完全性心室预激，排除选项C。

例93的答案范围缩小至阵发性室性心动过速和起搏器相关心动过速。注意患者的病史，临床诊断为三度房室阻滞，此类患者由于心室率缓慢，同时伴有先天性长QT综合征、继发性电解质紊乱等，常常合并室性心动过速；另外，三度房室阻滞患者最终接受永久性心脏起搏器治疗，宽QRS波心动过速是否与起搏器有关？

起搏器相关心动过速：第一种是心室起搏跟随过快的室上性冲动，如窦性心动过速、房性心动过速、心房扑动和心房颤动等；第二种是双腔起搏器置入后，心室起搏产生室房逆转，心房提前激动后，触发心室起搏，形成无休止性环形心动过速；第三种是起搏器电池耗竭时，起搏功能障碍，以非常快速的频率起搏心脏，称为起搏器频率奔放[293]。

通常，三度房室阻滞患者的心室起搏电极置于右心室，右心室起搏产生类左束支阻滞图形，下壁导联QRS主波极性取决于起搏电极置于心尖部（负向）或流出道（正向）。寻找起搏信号是诊断起搏器相关心动过速的确诊性依据，不过很多

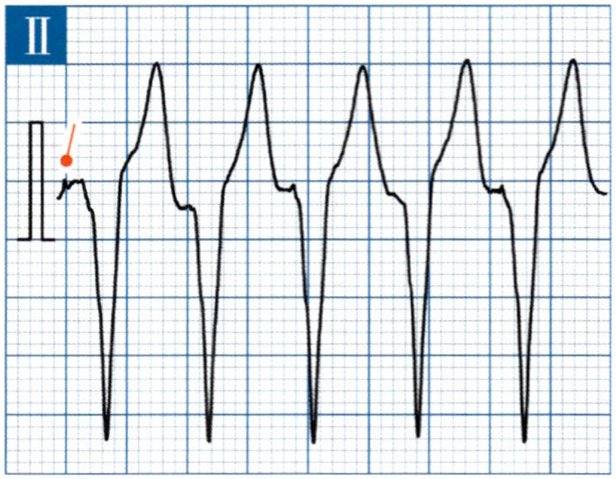

观察起搏脉冲信号

II导联第1个QRS波前可见振幅低矮的心室起搏信号，推测患者置入的是双腔起搏器（单极起搏时起搏信号振幅高大）。宽QRS波心动过速时，振幅低矮的起搏信号容易误诊为心电图干扰和伪差，同步观察多个导联，若在相同时间点也能观察到钉样信号，则高度提示起搏信号

双腔起搏器的起搏信号振幅极低或起搏信号隐藏于振幅高大的QRS-T波群中不显（上图）。把一块磁铁放置于起搏器脉冲发生器部位，起搏器会按照出厂设置进行起搏，如果发现起搏QRS波与宽QRS波形态一致，则可以明确起搏器相关的宽QRS波心动过速；同时，磁铁试验能终止起搏器介导的环形心动过速。

□ 陈 静

难度：★★★★☆

例 94

女，45 岁，突发心悸 1 天入院。关于 12 导联心电图，最可能的诊断为（　　）。

A. 特发性右心室流入道室性心动过速

B. 特发性右心室流出道室性心动过速

C. 特发性左心室流入道室性心动过速

D. 特发性左心室流出道室性心动过速

E. 致心律失常右心室心肌病室性心动过速

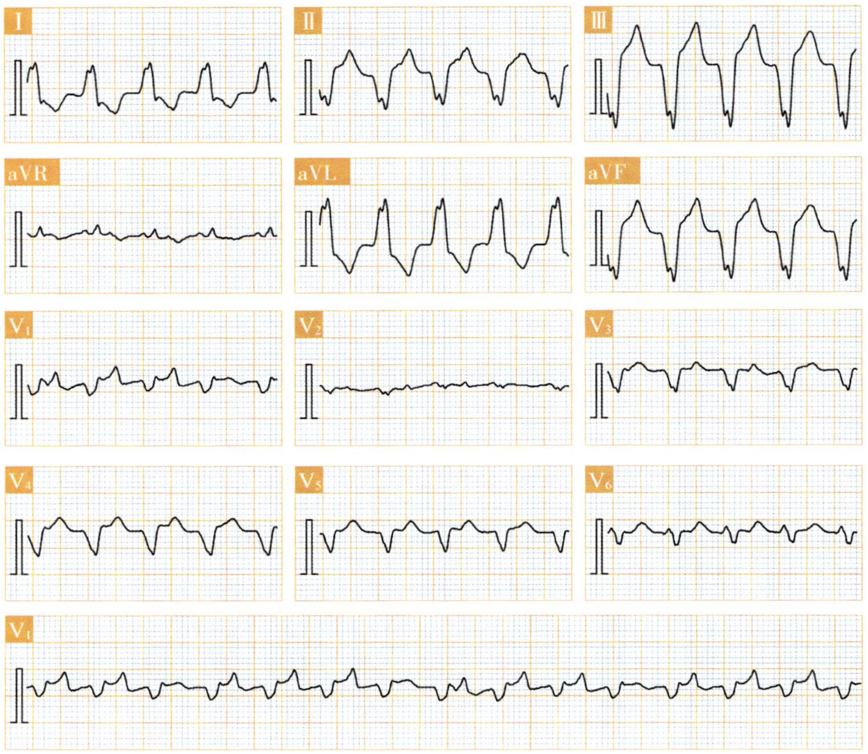

[试题答案] E

[试题解析] 这份室性心动过速心电图，V_1 导联 QRS 波呈 Qr 形态，终末 r 波振幅不足 1mm，判读为类左束支阻滞形态，排除起源于左心室的室性心动过速；Ⅱ导联 QRS 时限 160ms，Ⅱ、Ⅲ和 aVF 导联 QRS 波呈 QS 形态，主波负向，排除流出道或心室高位起源的室性心动过速，结合以上两个判读条件，可以排除选项 B、C 和 D。

室性心动过速时，可以利用 12 导联心电图 QRS 波特征，大致预测该心动过速属于特发性或器质性：前者心室肌无结构异常或改变，产生的 QRS 时限较窄（<160ms），振幅高大，波形光滑，即使有切迹也常见于特定导联组，不会广泛分布；而器质性室性心动过速来自组织学、解剖学病变的心室肌，产生的 QRS 时限较宽（≥160ms），振幅低矮，多导联 QRS 波出现切迹，QRS 波形态怪异等（右表）[294，295]。

一个不成文的经验是，特发性室性心动过速通常来自流出道或心室高位，在横面导联系统，总有一个胸导联会记录到从前至后、从右至左（起源于右心室的室性心动过速）或从左至右（起源于左心室的室性心动过速）的除极电势，≥1 个胸导联会记录到 QRS 主波正向（R、Rs、qR 等波形），而器质性室性心动过速多来自游离壁或心室低位，除极电势可以完全背离胸导联，胸导联 QRS 主波均负向。

心电图鉴别特发性和瘢痕相关性右心室室性心动过速

心电图鉴别要点	特发性	瘢痕相关
◎窦性心律时	心电图正常	心电图异常
◎室性心动过速时的 QRS 形态	振幅高，波形光滑	振幅低，多切迹
移行导联位于 V_4 以后	罕见	常见
V_1～V_2 导联 S 波降支切迹	罕见	常见
V_1 导联 S 波谷底延迟出现	罕见	常见
QRS 波时限	较窄（<160ms）	较宽（≥160ms）
QRS 波振幅和形态	高大光滑	低矮切迹
◎多源性室性心律失常	罕见	常见

致心律失常右心室心肌病的右心室心肌被纤维脂肪组织替代，容易通过折返机制形成室性心律失常，动态心电图研究发现 2/3 的患者有室性心律失常，人群中，年龄<65 岁者的猝死 5%～10% 归因于致心律失常右心室心肌病[295，296]。致心律失常右心室心肌病的室性心律失常可以来自右心室游离壁，流入道和流出道，后两者很容易和特发性右心室室性心动过速混淆，电生理研究证实与特发性右心室室性心动过速不同的是，致心律失常右心室心肌病的室性心动过速多数起源于右心室游离壁，心电图有 QRS 时限较宽，Ⅰ导联 QRS 时限≥120ms，QRS 波最早激动点位于 V_1 导联，QRS 波切迹和胸导联移行晚（超过 V_5 导联）等特征，支持判读为致心律失常右心室心肌病相关室性心动过速[273，297]。本例患者临床诊断为致心律失常右心室心肌病。

□王　军

难度：★★★★☆

例 95

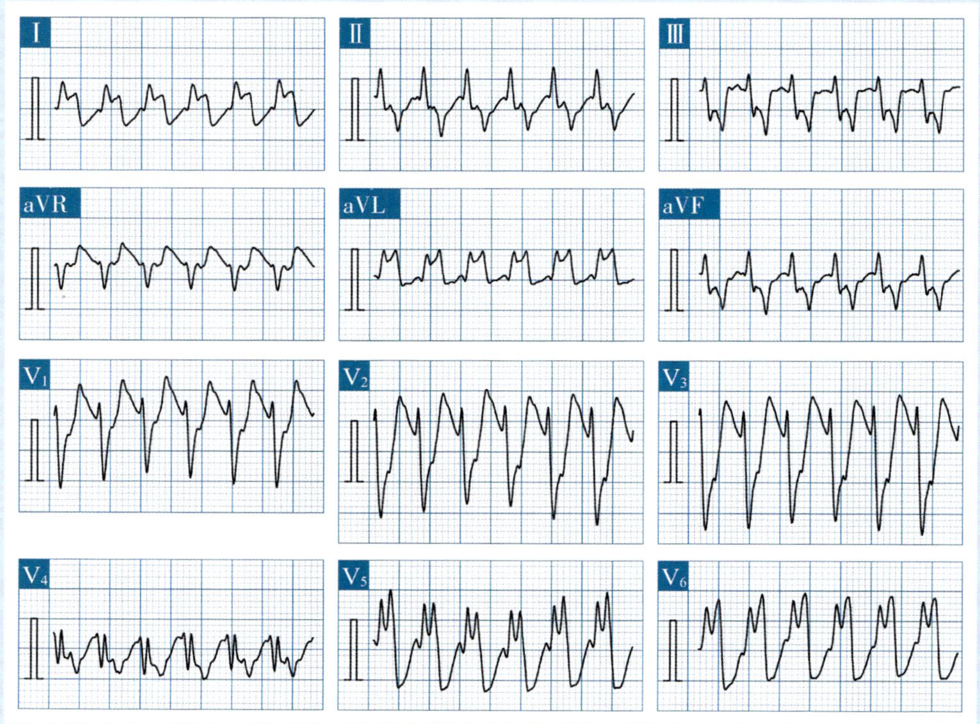

女，35 岁，因心悸 1 天就诊。关于 12 导联心电图，诊断正确的是(　　　)。

A. 特发性右心室流出道室性心动过速

B. 房性心动过速伴完全性左束支阻滞

C. 逆向型房室折返性心动过速

D. 扩张型心肌病室性心动过速

E. 分支型室性心动过速

［试题答案］ B

［试题解析］ 宽QRS波心动过速，QRS时限V_1导联120ms，V_6导联140ms，R-R间期280ms，折算心室率为214次/分，V_1导联QRS波呈rS形，呈左束支阻滞形态，但究竟是类左束支阻滞图形（代表室性心搏）还是典型完全性左束支阻滞图形呢（代表室上性心搏伴差异性传导）？

分析宽QRS波心动过速心电图，首先通过浏览12导联心电图QRS波形态，形成初步印象：这份图能排除哪些诊断，然后鉴别诊断集中于哪些？例95的V_1导联呈完全性左束支阻滞图形，即使考虑室性心动过速，也应该起源于右心室，排除分支型室性心动过速，即选项E。

仔细观察例95，Ⅰ、aVL、V_5和V_6导联QRS波形态呈增宽的切迹R波，切迹位于R波顶峰，这种图形是典型的完全性左束支阻滞图形。另一个支持依据是QRS时限<160ms，V_1导联QRS波呈左束支阻滞图形时，QRS时限>160ms提示室性心动过速，不过这个指标不适合特殊条件下的宽QRS波室上性心动过速，如旁道相关心动过速、钠通道阻滞药抑制心室肌传导、$Ⅰ_A$和$Ⅰ_C$类抗心律失常药物等[283，298]。

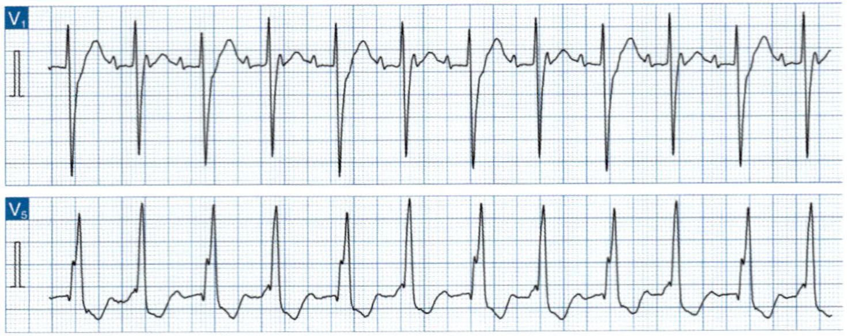

房性心动过速伴2∶1心室传导

例95的患者经抑制心室率治疗后，V_1导联清晰可见房室呈2∶1传导关系，心房率214次/分，心室率107次/分，QRS波形态呈完全性左束支阻滞图形，但畸形度不及例95，从而判读例95为房性心动过速伴1∶1房室传导，心室率过快，合并完全性左束支阻滞

室上性心动过速伴差异性传导时，一侧束支发生电学阻滞，心室初始除极开始于另一侧束支，除极快速，QRS波初始部分（小r波或小q波）时限较窄，完全性左束支阻滞时不应>30ms，>30ms时需要考虑初始除极经由心室肌－心室肌完成，而非束支系统完成，是心室预激或室性心搏的初始除极特征[42]。

完全性左束支阻滞伴V_1导联rS波形时，r波快速形成（束支激动），S波缓慢形成（心室肌－心室肌穿间隔激动），整个QRS波形态呈典型的“前窄后宽”模式；而室性心动过速或完全性心室预激时，QRS波均为心室肌－心室肌缓慢除极完成，V_1导联QRS波即使呈rS波形，r波时限>30ms，RS间期（R波起点至S波谷点）>60ms，整个QRS波呈“前宽后宽”特点[42]。仔细测量例95的V_1导联QRS波的时间参数，初始r波，时限20～30ms，RS时限55ms，支持判读为完全性左束支阻滞而非类左束支阻滞（上图）。

□ 杨 娜

难度：★★★☆☆

例96

男，69岁，临床诊断肺心病。关于12导联心电图，诊断正确的是（　　　）。

A. 特发性右心室流出道室性心动过速

B. 特发性分支型室性心动过速

C. 逆向型房室折返性心动过速

D. 心房颤动合并完全性左束支阻滞

E. 致心律失常右心室心肌病室性心动过速

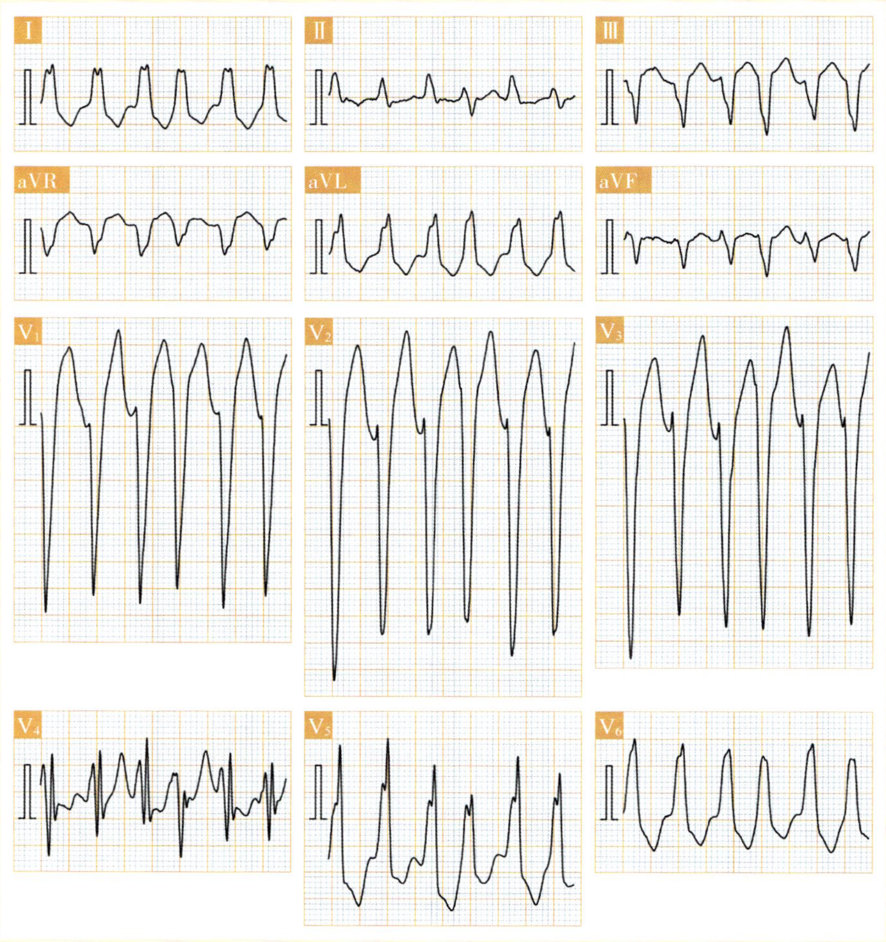

[试题答案] D

[试题解析] 宽 QRS 波心动过速，V_1 导联 QRS 波呈 rS 形态，左束支阻滞形态，时限 140ms，重点是鉴别各类室上性心动过速伴完全性左束支阻滞和起源于右心室的室性心动过速，故首先排除选项 B。

特发性右心室流出道室性心动过速起源于心室最高位，整体心室除极遵循从上至下的模式，在下壁导联产生高大直立 R 波，而例 96 的下壁导联仅Ⅱ导联 QRS 主波正向且振幅较低，Ⅲ和 aVF 导联 QRS 主波负向，不支持判读为特发性右心室流出道室性心动过速，排除选项 A。

很多初学者阅读宽 QRS 波心动过速心电图时，总觉得难以入手，掌握一个原则：观察 V_1 导联 QRS 波形态，判读是否属于右束支阻滞图形、左束支阻滞图形或无法确定类型，然后根据图形选择相应的鉴别方法；紧密结合临床病史，如患者罹患致心律失常右心室心肌病，首先应考虑器质性室性心动过速。

对比例 95 和例 96，我们会发现两份左束支阻滞图形有一些相同点（在不清楚是典型左束支阻滞图形或类左束支阻滞图形情况下，姑且笼统描述为左束支阻滞图形）：QRS 时限均≤160ms，Ⅰ、aVL、V_5 和 V_6 导联 QRS 形态高度一致（增宽切迹 R 波且切迹出现于 R 波顶峰），左胸导联 QRS 波无任何 q 波，这些信息高度提示典型完全性左束支阻滞图形。

宽 QRS 波心动过速呈左束支阻滞图形时，观察 V_1 导联 QRS 波的初始除极形态和时限有助于区分典型完全性左束支阻滞和类左束支阻滞形态（右图）。值得注意的是，当 V_1 导联初始 r 波振幅极低时，容易受到复极波和心房除极波干扰，如振幅高大的心房颤动波伪装成假性宽 r 波、负向心房扑动波导致初始 r 波丢失等，初始 r 波形态多变要警惕心房除极波干扰。

分析宽 QRS 波心动过速时，测量 R-R 间期，了解心室节律是否规整也是重要的分析指标。尽管例 96 只有 6 个 QRS 波，即使目测，我们也能观察到心室节律极度不规整，如 R_1-R_2 间期最长，R_3-R_4 间期最短，两者相差较为悬殊，不考虑折返机制相关

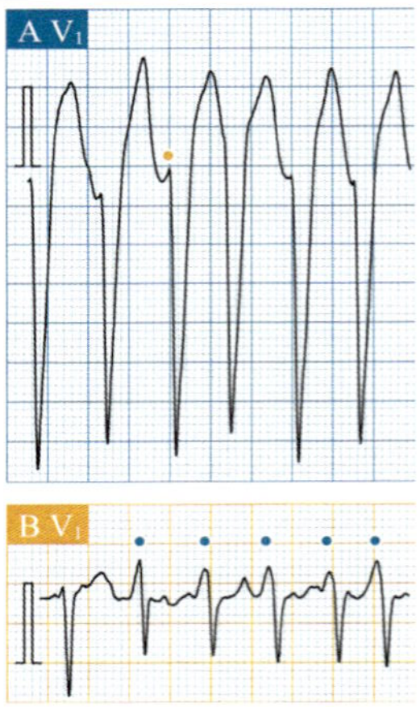

观察 V_1 导联初始 r 波

A. 例 96 的 V_1 导联，除外第 3 个 QRS 波（橙黄色圆圈）初始除极增宽至 40ms 外（考虑心房颤动波重叠），其余初始除极非常窄（< 20ms），初始除极快速，这样窄的初始 r 波足以排除心室预激和室性心搏；B. 蓝色圆圈标注的室性心动过速，尽管 QRS 时限仅 120ms，但初始 r 波时限接近 60ms，初始除极缓慢，支持判读为心室肌 – 心室肌传导的室性冲动

心律失常，因为此类机制参与的心动过速，通常 R-R 间期规整，故排除逆向性房室折返性心动过速，即选项 C。

尽管左胸导联 QRS 波呈切迹 R 波，但右胸导联 QRS 波振幅高大，波形光滑，QRS 波特点指向典型的完全性左束支阻滞，R-R 间期不规整，综上所述，例 96 最可能的答案是心房颤动合并完全性左束支阻滞。

□ 杨 娜

难度：★★★☆☆

例 97

女，24 岁，因心悸 3h 就诊。关于 12 导联心电图，诊断正确的是（　　　　）。

A. 窦性心动过速

B. 房性心动过速

C. 心房扑动伴 2：1 房室传导

D. 房室结折返性心动过速

E. 房室折返性心动过速

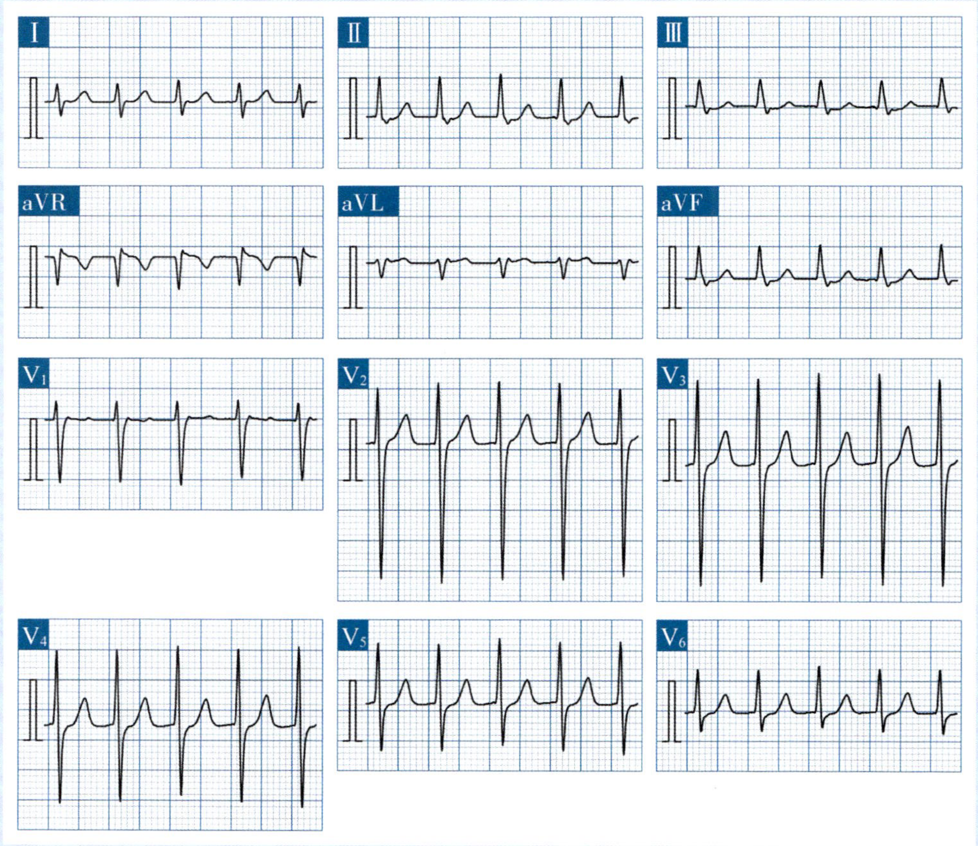

[试题答案] D

[试题解析] 分析心律失常心电图时，第一步观察是缓慢性还是快速性心律失常；第二步观察 QRS 波形态，测量 QRS 时限，分析是窄 QRS 波还是宽 QRS 波心律失常。例 97 的心房除极波不明显，测量 R-R 间期 400ms，节律规整，心室率 150 次 / 分，首先判读为快速性心律失常，其次 V_1 导联 QRS 波呈 rS 形态，时限 80ms，属于窄 QRS 波心动过速，相关鉴别诊断主要围绕各类房性快速性心律失常和阵发性室上性心动过速。

窄 QRS 波心动过速的鉴别诊断并非无的放矢，观察 12 导联心电图，可以初步排除哪些诊断，然后集中于哪些心律失常进行鉴别。频率 150 次 / 分的窦性心动过速，窦性 P 波通常重叠于前一个心搏 T 波的顶峰或降支，形成 T 波切迹，切迹波形满足 Ⅱ 导联 P 波直立，aVR 导联 P 波倒置等窦性 P 波特征，但例 97 的 T 波光滑无切迹，T 波至 QRS 波起点部分心电图观察不到窦性 P 波的踪迹，因此，排除选项 A（窦性心动过速）。同理，例 97 也观察不到房性 P 波的踪迹，排除选项 B（房性心动过速）。

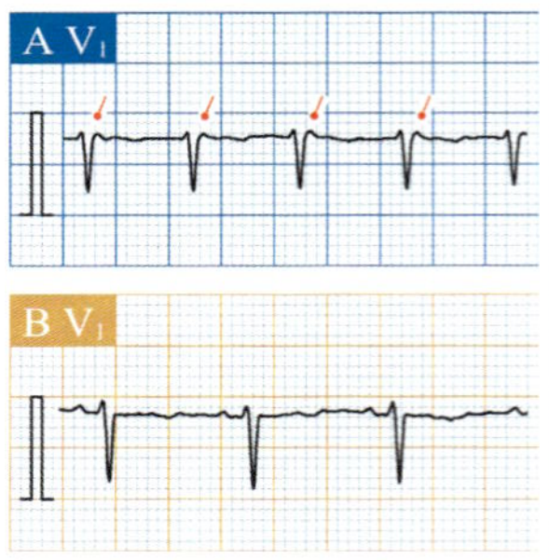

假性 r 波

A.1 例房室结折返性心动过速发作时，V_1 导联 QRS 波呈 rsr' 波，表观 r' 波（红色箭头）实际为逆行 P 波；B. 患者心动过速终止，恢复窦性心律后，V_1 导联 QRS 波呈 rS 形，注意假性 r 波消失

仔细观察 12 导联心电图，例 97 的下壁导联 QRS 波呈 Rs 形态，有一个小小的 s 波；V_1 导联呈 rSr' 波，有一个小小的终末 r' 波，这是房室结折返性心动过速的心电图标志。典型的房室结折返性心动过速，又称为慢 – 快型房室结折返性心动过速，冲动通过慢径路顺传激动心室，产生 QRS 波；同时，通过快径路逆转心房，产生逆行 P 波，由于逆传速度快，逆行 P 波可以重叠于 QRS 波隐匿不显，可以出现于 R 波之前，形成假性 q 波或重叠于 R 波终末部，形成假性 s 波（下壁导联）和假性 r' 波（V_1 导联），His 束部位记录的 VA（室房逆传）时间≤60ms，体表心电图 RP 间期≤90ms（中图）[283，299]。

房室结折返性心动过速是最常见的阵发性室上性心动过速，占 56%，其次为房室折返性心动过速（27%）和房性心动过速[300]。房室结折返性心动过速通常呈阵发性发作和终止（心动过速突发突止），心室率 140～280 次 / 分，可以是窄 QRS 波心动过速，也可以是宽 QRS 波心动过速（合并 3 相束支差异性传导或既往恒定束支阻滞），节律通常规整[283，300，301]。心室率 150 次 / 分的房室结折返性心动过速重点与心房扑动伴 2：1 房室传导鉴别，心室率≥180 次 / 分时重点与房室折返性心动过速鉴别，后者心电图若能观察到逆行 P 波，通常 P 波距离 QRS 较远，即室房逆传时间 >60ms，心房逆行激动由于系房室旁道的心房插入端开始，呈偏心性激动，逆行 P 波宽大，重叠于 ST 段上造成 ST 段显著压低。

□ 蒋 勇

例 98

彩色心电图实战图谱
难度：★★★☆☆

女，28 岁，临床诊断肾病综合征。关于心电图，可能诊断有（　　　）。（多选题）

A. 房性期前收缩二联律

B. 交界性期前收缩二联律

C. 房性心动过速伴 2：1 传导

D. 1：2 房室传导

E. 心房扑动 2：1 传导

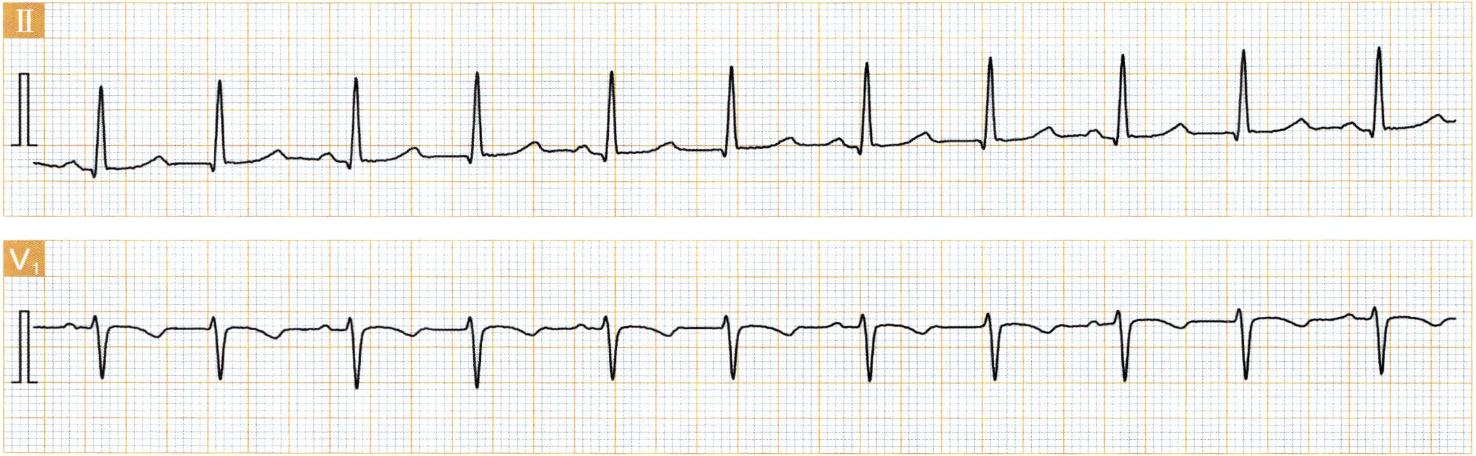

［试题答案］BD

［试题解析］例 98 是一份成组搏动的心律失常，每一组包括一个窦性 P 波和两个 QRS 波，QRS 时限 80ms 为室上性来源，形态正常，PR 间期 150ms，第 1 个 QRS 波考虑为窦性 P 波下传激动心室，第 2 个 QRS 波的来源值得探讨。

测量 R-R 间期不规整，短 R-R 间期 580ms，长 R-R 间期 670ms，QRS 形态完全一致，第 2 个 QRS 波如果判读为提前发生，但其前无 P 波，不考虑房性期前收缩，排除选项 A；同理，由于第 2 个 QRS 波前无相关 P 波或心房扑动波，也不考虑房性心动过速和心房扑动，排除选项 C 和 E。

纵览全程心电图，每组搏动的第 2 个 QRS 波可以看作是一个提前发生的心搏，QRS 波形态与窦性 QRS 波完全一致，可能是一个交界性期前收缩，由于无基础恒定的窦性周期作为参照，无法了解该期前收缩的代偿间歇是否完全，如果用交界性期前收缩解释例 97，则心律失常可以解释为窦性心律，交界性期前收缩二联律，答案 B 是可能的机制之一。

10%～35% 的个体存在房室结双径路[303]。房室结存在快径路和慢径路两条传导通路，快径路传导速度快而不应期长，慢径路下传速度慢而不应期短。正常情况下，窦性冲动通过快径路优先把冲动传递给心室，慢径路下传时，下游传导系统尚未从快径路传导产生的不应期中恢复，慢径路冲动随机湮灭，1 个窦性 P 波只产生 1 个 QRS 波；罕见情况下，当慢径路下传的冲动恰遇下游传导系统已恢复传导功能，慢径路冲动也顺利下传激动心室，将产生第 2 个 QRS 波，这种电生理现象称为单个心房除极的双重心室反应（double ventricular response 或 double fire）（上图）。

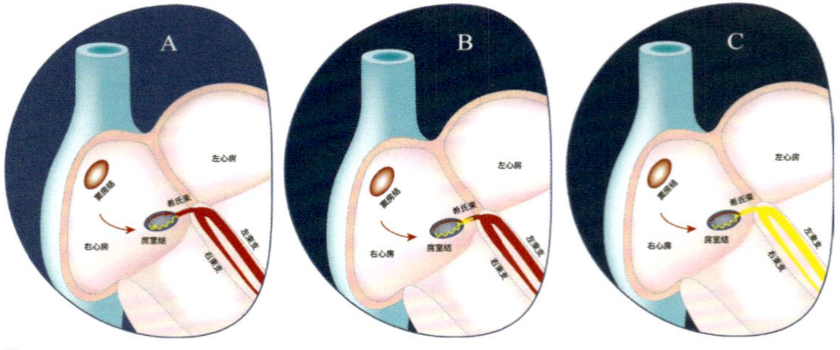

房室结双径路和双重心室反应的电生理机制

A. 房室结双径路时，窦性冲动可以沿快径路（红色）和慢径路（黄色）分别在房室结中传导。窦性冲动优先通过快径路下传激动心室，产生第 1 个 QRS 波。B. 慢径路下传冲动遭遇快径路激动在下游传导系统产生的不应期而湮灭，1 次窦性冲动只产生 1 个 QRS 波。C. 偶尔，快径路下传激动，下游传导系统不应期恢复快，慢径路下传时，传导系统恢复应激性，慢径路冲动也能顺利下传激动心室，产生第 2 个 QRS 波

电生理研究证实房室结双径路生理产生的双重心室反应慢径路和快径路的传导时间差异波动在 265～520ms，更为重要的是下游传导系统（希浦系统）的有效不应期要短于两条径路传导的时间差[303]。房室结双径路生理产生的双重心室反应是临床极易误诊的心律失常，误诊率高达 70%[304]。遗憾的是，确诊需要心内电生理检查，心电图仅能达到疑诊，或诊断需动态观察到双径路传导现象。

□ 彭　军

难度：★★★☆☆

例 99

男，42 岁，因心悸 1h 就诊。关于 12 导联心电图，诊断正确的是（　　）。

A. 窦性心动过速

B. 房性心动过速

C. 心房扑动伴 2：1 房室传导

D. 房室结折返性心动过速

E. 顺向型房室折返性心动过速

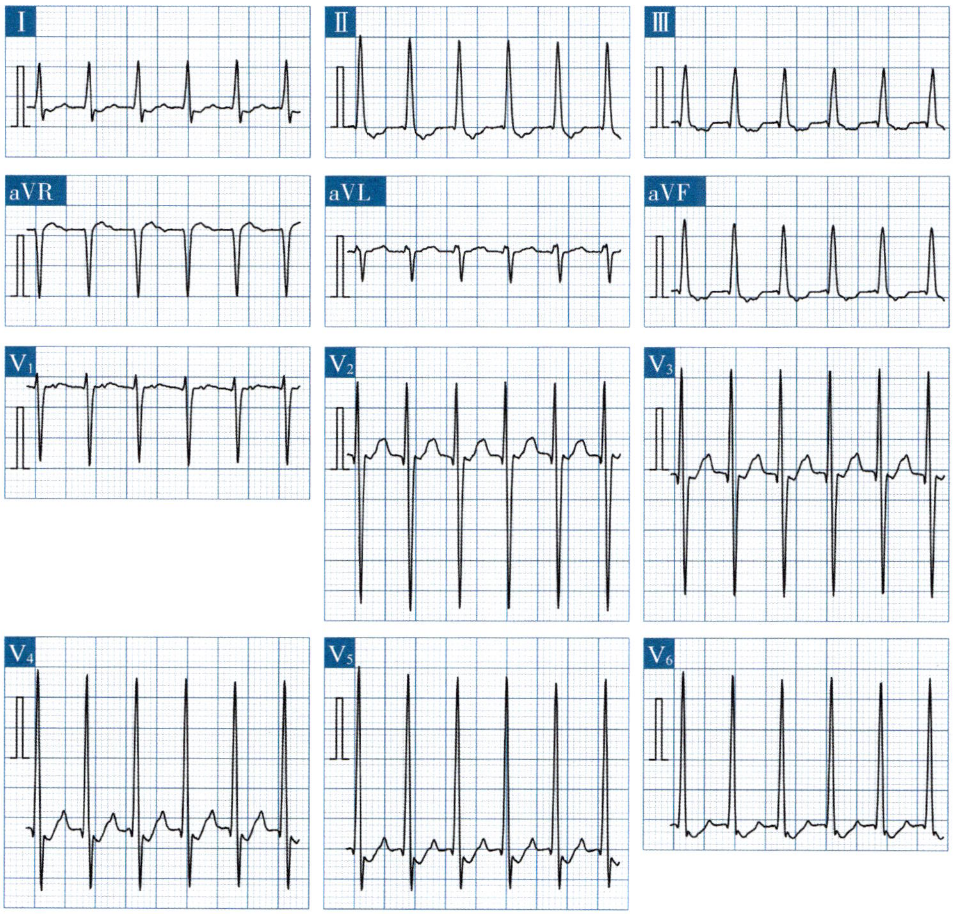

[试题答案] E

[试题解析] 例 99 给我们的印象是心率快，目测 R-R 间期未超过三中格（心率＞100 次 / 分），首先判读为心动过速；QRS 波时限 80ms，进一步判读为窄 QRS 波心动过速，鉴别诊断集中在房性快速性心律失常、阵发性室上性心动过速和特殊的室性心动过速（起源于希氏束附近或分支型室性心动过速）。

仔细观察 12 导联，T-P 段稳定无偏移，说明心电图等电位线存在，可以排除心房扑动（选项 C）；此外，R-R 间期规整，也不考虑心房颤动。观察 Ⅱ 导联和 V_1 导联，QRS 波前并未发现相关 P 波，反而在 ST 段位置观察到负向波（Ⅱ 导联）和正负双相波（V_1 导联），提示 QRS 波后跟随逆行 P 波，排除窦性心动过速（选项 A）和房性心动过速（选项 B），最终的鉴别诊断集中于房室结折返性心动过速和房室折返性心动过速。

具有房室旁道的个体，正常传导系统（房室结－希浦系统，俗称正道）和房室旁道（心房和心室的异常连接肌束，俗称旁道）之间可以形成环路，是房室折返性心动过速的电生理机制，最常见的形式是心房冲动通过正道下传激动心室，心室激动通过旁道逆行激动心房，如此反复，称为顺向型房室折返性心动过速，占整个房室折返性心动过速的 90% 以上[283]。心室激动由正常传导系统完成，形成窄 QRS 波心动过速。顺向性房室折返性心动过速的频率通常＞150 次 / 分，＞220 次 / 分罕见，心电图特点有：① RP 间期通常保持恒定，但也可以变动，RP 间期＜1/2 R-R 间期；②窄 QRS 波心动过速；③可以合并功能性束支阻滞，特别是年龄＜40 岁年轻人；④ ST 段压低[283]。

心动过速频率、RP 间期、QRS 电交替、ST 段压低导联数和压低程度、aVR 导联 ST 段抬高等心电图指标，尽管可鉴别诊断房室结折返性心动过速和房室折返性心动过速，但两种类型心动过速的心电图可以完全相似，有时只能采取折中原则：当判读指标冲突时，满足指标越多，越倾向于诊断某种特定的折返性室上性心动过速。

房室结折返性心动过速的折返环位于房室结交界区的小结构，逆行 P 波紧随 QRS 波，心房逆行激动和心室顺向激动近乎同步，逆行 P 波紧随 QRS 波出现，而房室折返性心动过速的逆行心房激动出现于心室激动之后，逆行 P 波远离 QRS 波。窄 QRS 波心动过时，若观察到逆行 P 波，RP 间期（QRS 波起点至逆行 P 波起点）≤90ms 倾向于诊断房室结折返性心动过速，＜70ms 排除房室折返性心动过速，该指标的敏感度 57%，特异度 81%（上图）[283, 299]。

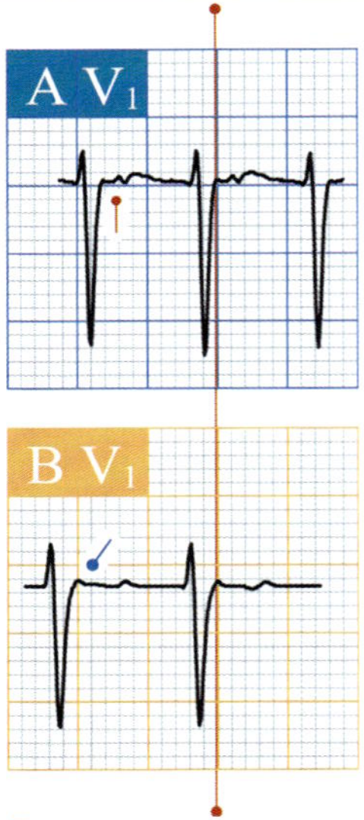

分析 RP 间期

A. 例 99 的 V_1 导联 RP 间期 115ms，红色箭头所示为逆行 P 波；B. 例 97 的 V_1 导联 RP 间期 80ms，蓝色箭头所示为逆行 P 波

□ 孙娴超

难度：★★★☆☆

例 100

男，30 岁，既往心电图诊断为 B 型心室预激。突发心悸 30min，关于 12 导联心电图，诊断正确的是（　　　　）。（多选题）

A. 窦性心动过速伴 B 型心室预激

B. 致心律失常右心室心肌病室性心动过速

C. 逆向型房室折返性心动过速

D. 特发性右心室流出道室性心动过速

E. 心房扑动伴 2：1 旁道传导

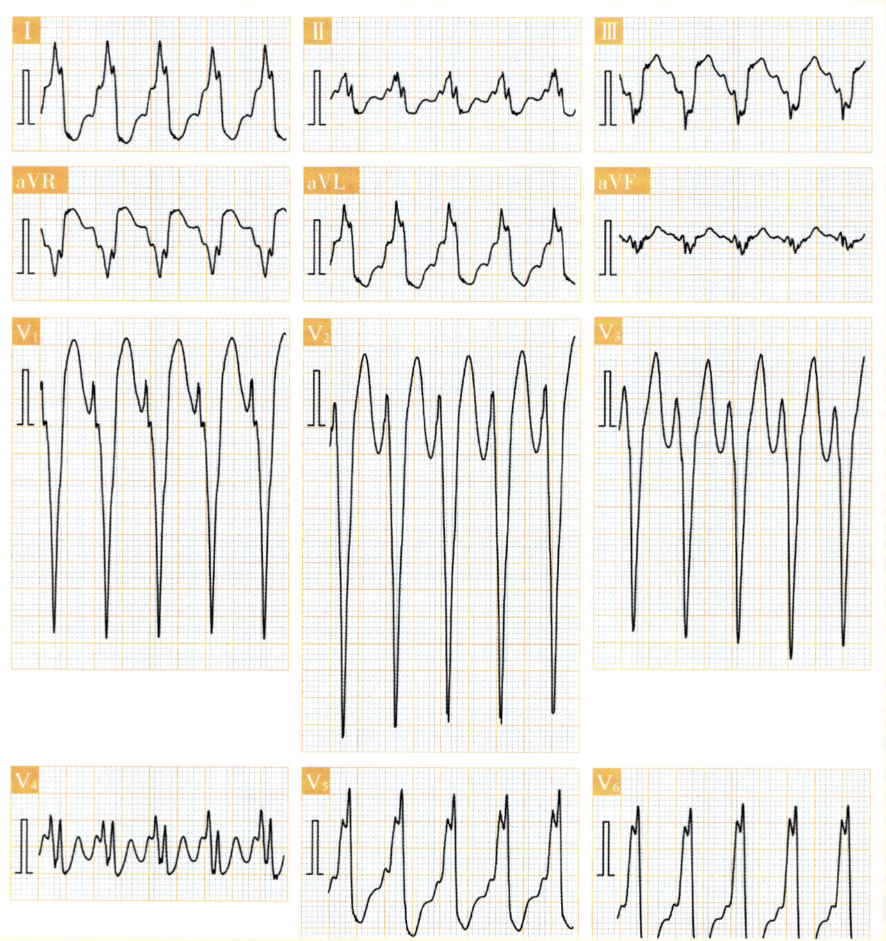

[试题答案] CE

[试题解析] 具有房室旁道的个体，当正道和旁道形成电学环路时，心房冲动通过旁道下传激动心室，心室激动后，冲动再次通过正道逆行激动心房，如此反复，称为逆向型房室折返性心动过速。逆向型房室折返性心动过速时，心室激动由旁道前传完成，QRS 波为完全性预激，宽大畸形，形成宽 QRS 波心动过速，逆向型房室折返性心动过速占房室折返性心动过速的比例为 3%～8%[283，305]。

逆向型房室折返性心动过速

折返性心动过速形成的三个必备条件是：两条传导通路、单向阻滞和缓慢传导。两条传导通路形成折返环；单向阻滞促使激动只能通过一条径路传导（激动受阻于另一条径路的不应期）；缓慢传导为另一条径路的不应期提供充足的时间窗，有利于逆行传导的发生，折返由此形成。

房性期前收缩和室性期前收缩都可以诱发逆向型房室折返性心动过速。房性期前收缩诱发时，房性冲动前向传导受阻于正道，通过旁道下传激动心室后，再通过正道逆传，形成环路；而室性期前收缩诱发时，室性期前收缩逆向受阻于旁道，通过正道逆传激动心房，再通过旁道前传激动心室，形成环路（上图）。

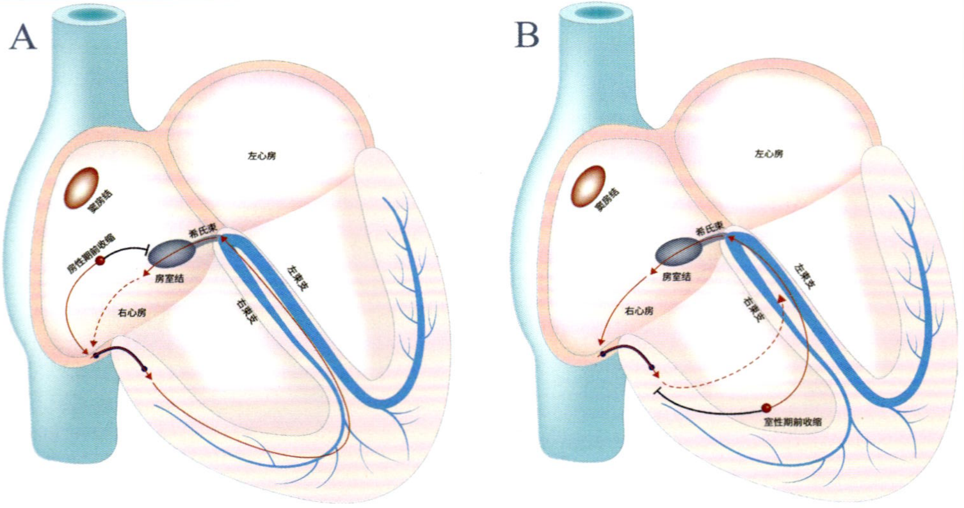

逆向型房室折返性心动过速的发生机制

无论由房性期前收缩或室性期前收缩诱发，逆向型房室折返性心动过速产生的前提是心室激动由旁道前传完成，心房激动由正道逆传完成。A. 房性期前收缩诱发逆向型房室折返性心动过速，房性冲动前传受阻于正道，只能通过旁道激动心室，心室激动后，冲动经正道逆传激动心房，如此反复；B. 室性期前收缩诱发逆向型房室折返性心动过速，室性冲动逆传受阻于旁道，只能经正道逆传激动心房，心房激动后，经旁道前传激动心室，如此反复

逆向型房室折返性心动过速的心电图特点有：①宽 QRS 波心动过速，QRS 波群为完全性心室预激；②逆行 P 波多数隐藏于 ST-T，难以评估 RP 间期；③心室率 170～280 次 / 分，频率快于顺向型房室折返性心动过速；④心动过速可以自发终止，或蜕变为心房颤动[283，305]。

诊断难题

宽 QRS 波心动过速时，室性心动过速和逆向型房室折返性心动过速是极难鉴别的两种心律失常，这是因为两者的心室激动都是心室肌－心室肌完成的，不经由正常希氏束－浦肯野纤维。当室上性冲动通过房室旁道开始激动心室肌时，产生心室预激，可以想象，心室预激将非常类似或完全相同于起源旁道心室插入部位的室性心动过速，这是两种宽 QRS 波 12 导联心电图鉴别诊断极为困难的原因。

另外，临床上通过 12 导联心电图诊断的心室预激，通常是旁道和正道共同激动心室形成的融合性预激波，旁道初始激动形成心室预激波，构成 QRS 波缓慢除极的前半部，正道随后激动形成 QRS 波快速除极的后半部，而逆向型房室折返性心动过速时，心室激动都由旁道完成，产生完全性心室预激波，QRS 波宽大畸形，形态有时与融合性预激波明显不同。

当患者窦性心律时的心电图有显性心室预激时，发生逆向型房室折返性心动过速的完全性心室预激波如果与融合性预激波差别较大，更容易误诊为室性心动过速，掌握一个分析原则是无论完全性心室预激波如何畸形，QRS 波初始激动向量应与融合性预激波一致，即窦性心律时，Ⅱ导联融合性预激波负向，则逆向型房室折返性心动过速时，完全性预激波的Ⅱ导联初始除极向量也应该负向，因为心室旁道的解剖位置是固定的（除外多旁道患者）。

既往有明确心室预激诊断病史的患者，发作宽 QRS 波心动过速时，如果与 12 导联基础心室预激心电图进行比较，不要求 12 导联 QRS 波形态完全相同，只要 QRS 波初始除极向量完全一致，可以立即诊断宽 QRS 波心动过速为逆向型房室折返性心动过速（除非多旁道患者）。例 100 患者既往有 B 型预激诊断史，观察宽 QRS 波心动过速和窦性心律的 12 导联 QRS 波初始除极向量方向完全一致，提示例 100 患者在发作逆向型房室折返性心动过速，由于是完全性心室预激，QRS 波畸形度更大，时限也更宽（右图）。

诊断流程

1994 年，西班牙心脏病学家 Brugada

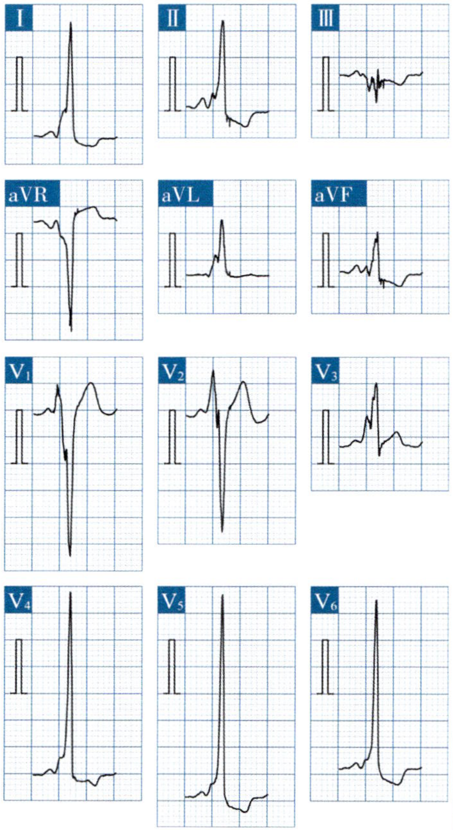

B 型心室预激

例 100 患者恢复窦性心律后，心电图为 B 型心室预激。虽然心动过速时，QRS 波的形态更为宽大畸形（完全性心室预激），注意窦性心律时，融合性预激波的 QRS 波初始部分极性和宽 QRS 波心动过速时完全相同等人提出了宽 QRS 波心动过速时，鉴别诊断室性心动过速和逆向型房室折返性心动过速的三步法（中图）[244]。

第一步，V_4～V_6 导联 QRS 主波负向，诊断室性心动过速的特异度为 100%，这是因为无论右心室旁道或左心室旁道，旁道心室插入端位于心室基底部，除极朝向心尖导联（V_4～V_6 导联），QRS 主波多数直立。

第二步，如果 V_4～V_6 导联的 QRS 主波正向，进一步观察 V_2～V_6 导联的 QRS 波群是否为 qR 形态，≥2 个导联出现 qR 波或 QR 波，支持判读为室性心动过速，特异度 100%，除非患者合并器质性心脏病，单纯的心室预激不会在这些导联形成 qR 波或 QR 波。

第三步，V_2～V_6 导联未观察到 qR 波或 QR 波，进一步评估房室关系，如果发现心室波多于心房波，支持诊断室性心动过速，特异度 100%。

当鉴别诊断集中于室性心动过速和逆向型房室折返性心动过速之间时，如果 12 导联心电图未观察到 Brudaga 流程提及的特征，倾向于诊断逆向型房室折返性心动过速。强调的是，诊断的可靠性并非 100%，因为另有 25% 的室性心动过速也观察不到鉴别流程提及的心电图特征[244]。

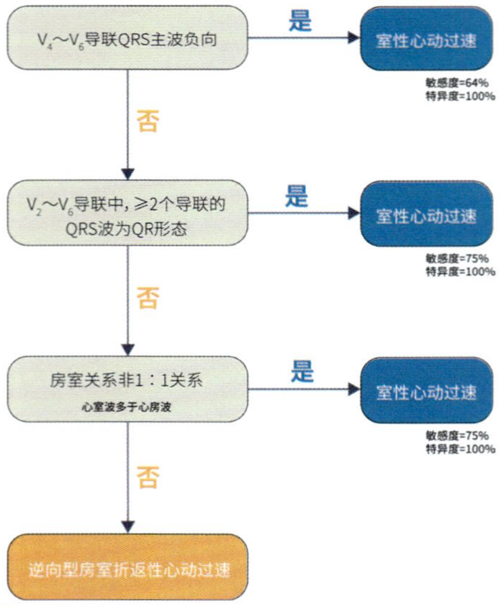

Brugada 三步法鉴别流程

根据胸导联宽 QRS 波心动过速的 QRS 波形态，鉴别室性心动过速和逆向型房室折返性心动过速，称为 Brugada 三步流程。该鉴别诊断流程的特异度高，敏感度一般，即相当一部分波形在这些鉴别指标之外

例 100 我们可以根据病史快速诊断，也可以利用 Brugada 三步法流程判读，V_4～V_6 导联 QRS 主波正向，无 qR 波或 QR 波，无房室分离等支持判读逆向型房室折返性心动过速。

V_1 导联 QRS 波尽管为 RS 波，下壁导联Ⅲ和 aVF 导联 QRS 主波负向，排除特发性右心室流出道室性心动过速（选项 D）；Ⅱ导联 QRS 波前有恒定的负向波，可能是心房扑动波或逆行 P 波，但肯定不会是窦性 P 波，排除窦性心动过速伴 B 型心室预激（选项 A）；尽管 QRS 波宽大畸形，多导联切迹，但 V_1～V_3 导联 QRS 波振幅高大，V_4～V_5 导联 QRS 主波直立，患者无心肌病病史，不考虑致心律失常右心室心肌病（选项 B）；测量 R-R 间期 380ms，节律规整，频率 158 次 / 分，诊断最后集中于逆向型房室折返性心动过速或心房扑动伴 2：1 旁道传导。

□ 孙娴超

难度：★★★☆☆

例 101

男，44 岁，阵发性心悸 3 年。关于 12 导联心电图，诊断正确的是（　　　　）。

A. 特发性左心室流出道室性心动过速

B. 特发性左后分支型室性心动过速

C. 房性心动过速伴 1∶1 房室旁道传导

D. 特发性右心室流出道室性心动过速

E. 器质性室性心动过速

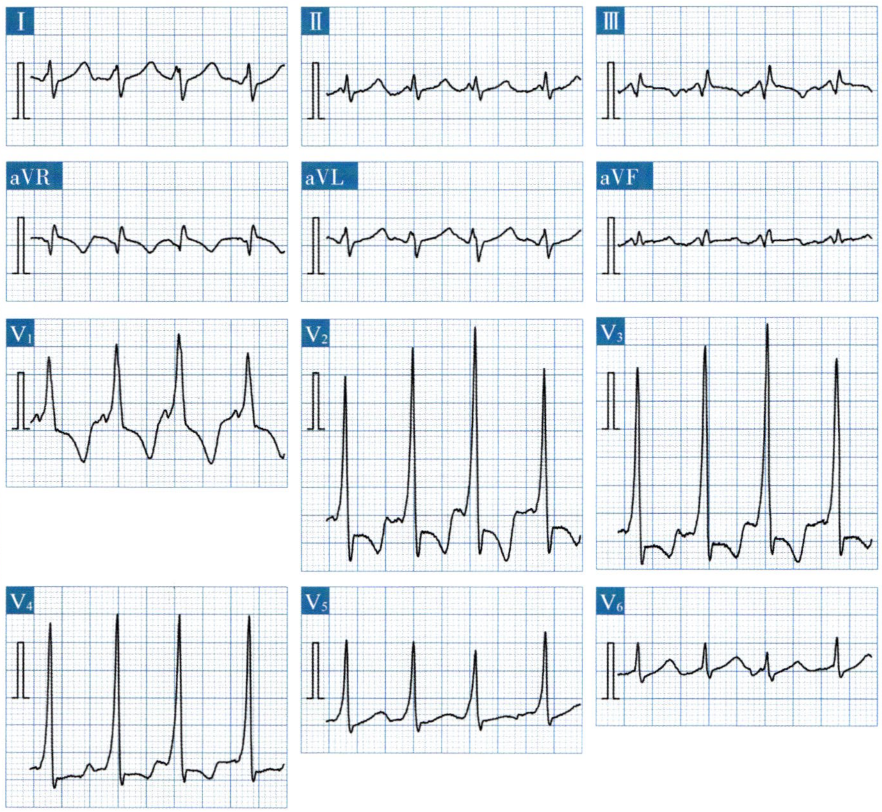

［试题答案］ C

［试题解析］ 很多初学者阅读宽 QRS 波心动过速心电图缺乏自信，其实多数宽 QRS 波心动过速能通过心电图正确诊断。分析宽 QRS 波心动过速的三大原则是：结合病史、分析 QRS 波形态和分析房室关系。文献提及的宽 QRS 波心动过速诊断流程，多数也是基于以上三原则。

宽 QRS 波心动过速时，胸导联 QRS 主波极性完全一致（完全正向或完全负向）称为胸导联 QRS 一致性，是诊断室性心动过速特异度高（90%）的心电图指标，但敏感度很低（<20%），意味着大多数宽 QRS 波心动过速观察不到胸导联 QRS 一致性现象[245]。此外，胸导联 QRS 一致性并非室性心动过速所特有，A 型预激、非特异性室内传导障碍和重度钟向转位等都可以出现胸导联 QRS 一致性。

例 101 的 V_1 导联 QRS 波呈 R 形态，时限 120ms，R-R 间期 445ms，心室率计算为 134 次 / 分，首先判读为宽 QRS 波心动过速。V_1 导联 QRS 波呈类右束支阻滞图形，提示心动过速起源于左心室，排除特发性右心室流出道室性心动过速（选项 D）。此外，下壁导联 QRS 呈振幅低矮的 Qr 波，这些形态与左心室流出道室性心动过速（高振幅 R 波）和左后分支型室性心动过速（类左前分支阻滞图形）等不同，故根据下壁导联 QRS 波形态排除选项 A 和 B。

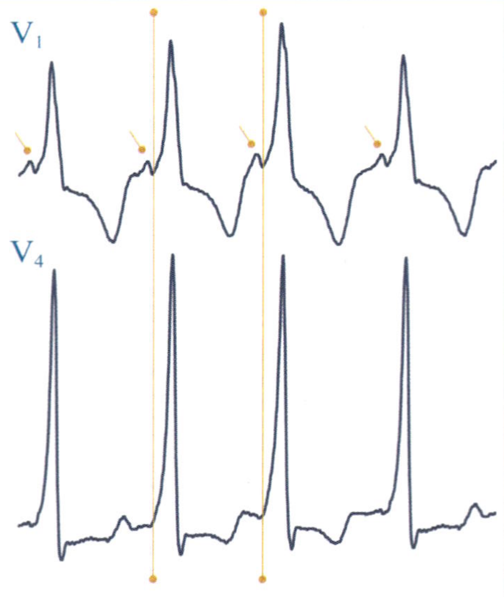

分析宽 QRS 波的心房组分和心室组分

V_1 导联 QRS 波之前的切迹（橙黄色箭头）可能是一个心房除极波，也可能是心室缓慢除极波。同步分析 V_1 和 V_4 导联 QRS 波形态，沿 V_4 导联 QRS 波起点做垂线，可见 V_1 导联小切迹完全位于 V_4 导联 QRS 波之外，判读为 P 波

我们仅仅通过分析 QRS 波形态，例 101 的答案就集中在房性心动过速伴 1∶1 旁道传导（选项 C）和器质性室性心动过速（选项 E）。继续分析 V_1 导联 QRS 波形态，会发现直立 R 波之前有一个低矮的小切迹，这个切迹是心房除极波？抑或室性心搏初始缓慢除极波？同步比较 V_1 和 V_4 导联 R 波形态，可以认为 V_1 导联 R 波之前的低矮切迹为心房除极波（右图）。

通过对比分析 V_1 和 V_4 导联宽 QRS 波形态，能够区分心房除极波和心室除极波，房室关系呈 1∶1，故本例的正确解答是选项 C，即房性心动过速伴 1∶1 房室传导，患者存在左侧旁道，房性心动过速每次都通过旁道下传激动心室，产生宽 QRS 波；此外，V_1 导联房性 P 波正向，提示来自左心房的房性心动过速；下壁导联 P 波负向，进一步提示来自左心房下部的房性心动过速。

□ 杨　娜

难度：★★★★★

例 102

女，28 岁，临床诊断扩张型心肌病。关于 12 导联心电图，诊断正确的是（　　　　）。

A. 房性心动过速合并室性心动过速

B. 心房颤动合并室内非特异性传导障碍

C. 心房扑动合并室性心动过速

D. 心房扑动合并非特异性室内传导障碍

E. 室性心动过速

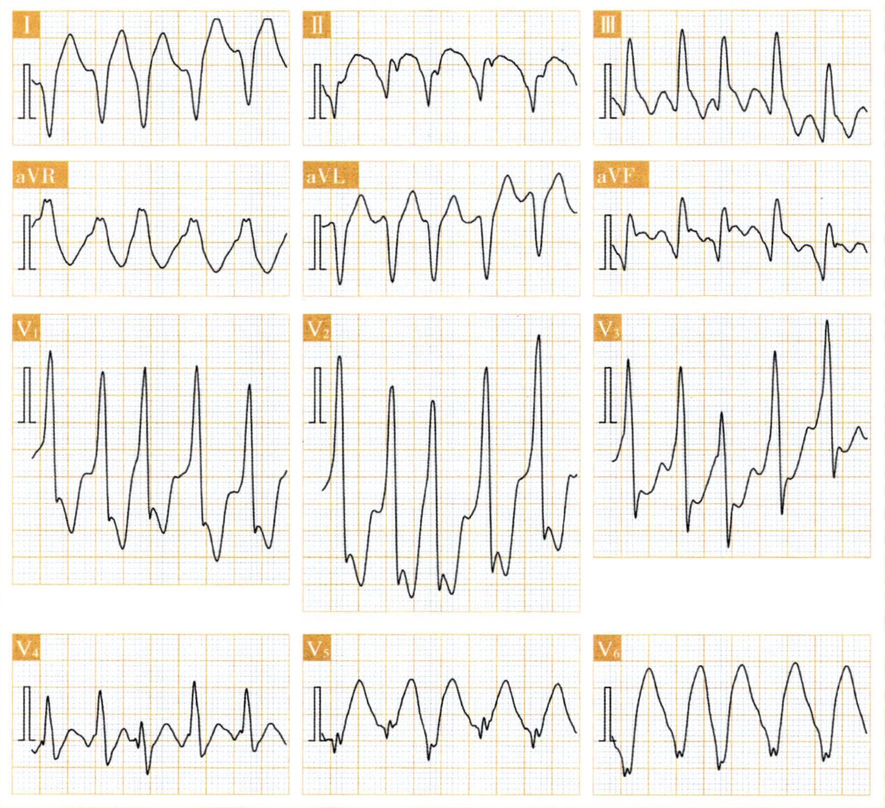

［试题答案］ E

［试题解析］ 扩张型心肌病患者发生的宽 QRS 波心动过速，主要有四大类：①室性心动过速；②各类室上性心动过速伴室内阻滞；③旁道相关宽 QRS 波心动过速；④起搏器相关宽 QRS 波心动过速。

在心电图例 102 中，V_1 导联 QRS 波呈 R 形态，QRS 时限 130ms，R-R 间期 300～375ms，心室率 162～200 次 / 分，初步诊断为宽 QRS 波心动过速。V_1 导联 QRS 波呈类右束支阻滞图形，V_5 和 V_6 导联呈切迹 QS 波，下壁导联 QRS 波负向，整体 QRS 波模式遵循从左心室心尖部向心底部除极的顺序，不支持判读为旁道相关宽 QRS 波心动过速，也非典型束支阻滞图形和起搏器心电图，重点鉴别宽 QRS 波为室性心动过速或室上性心动过速伴非特异性室内传导障碍。

26%～36% 的扩张型心肌病患者心电图有病理性 Q 波，多见于前壁、侧壁、下壁和后壁，是心肌瘢痕的一种心电图标志[306]。窦性心律时，V_4～V_6 导联 QRS 波为 QS、Qr、QR 等形态，发生室上性心动过速时易误诊为室性心动过速；有时，扩张型心肌病的室性 QRS 波的缓慢起始部和 T 波终末部融合，形成假性心房除极波，易误诊为室上性心动过速伴室内阻滞。

例 102 给我们很多假象，如Ⅲ和 V_4 导联的 QRS 波群前可见明显负向波，除外第 3 个 QRS 波之前的负向波略微提前外，其余负向波 - 负向波间期均相等，为 180ms，频率 330 次 / 分，正好是 QRS 波频率两倍，提示房室关系多数为 2∶1，结合心房频率，可能诊断为心房扑动伴 2∶1 心室传导，QRS 波宽大畸形的原因是非特异性室内传导障碍。情况果真如此吗？

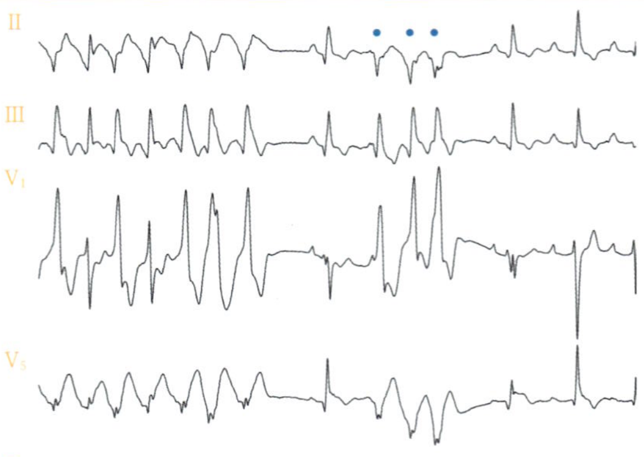

心动过速终止时

抗心律失常治疗后，例 102 的宽 QRS 波心动过速终止时记录下的心电图。前半段为室性心动过速，室性心动过速终止后，恢复窦性心律后，跟随短阵室性心动过速（蓝色圆点）。注意宽 QRS 波心动过速发作时，Ⅲ导联貌似存在心房扑动波，实际是心率增快后，部分 q 波和 T 波形成的假性心房扑动波

宽 QRS 波心动过速时，如果鉴别室性心动过速和室上性心动过速伴室内阻滞困难，根据心电图严重程度优先原则，优先判读为室性心动过速，因为室性心动过速占据宽 QRS 波的 80%[245]。接诊心电图诊断困难的宽 QRS 波心动过速患者，优先按室性心动过速治疗，避免无意义的心电图分析延误患者救治。此外，12 导联心电图的 QRS 波形态，通常能第一印象指示心动过速本质，应放在分析的第一位，只有第一原则诊断困难时，才考虑次要原则（上图）。

宽 QRS 波心动过速鉴别诊断困难时，心电图确诊可以放在事后，即通过观察治疗中和治疗后的心电图变化来确诊。

□ 杨　娜

例 103

难度：★★☆☆☆

男，19 岁，临床诊断为大叶性肺炎。关于 12 导联心电图，最有可能的诊断是（　　　）。

A. 低钾血症

B. 高钾血症

C. 低钙血症

D. 高钙血症

E. 低钾血症合并低钙血症

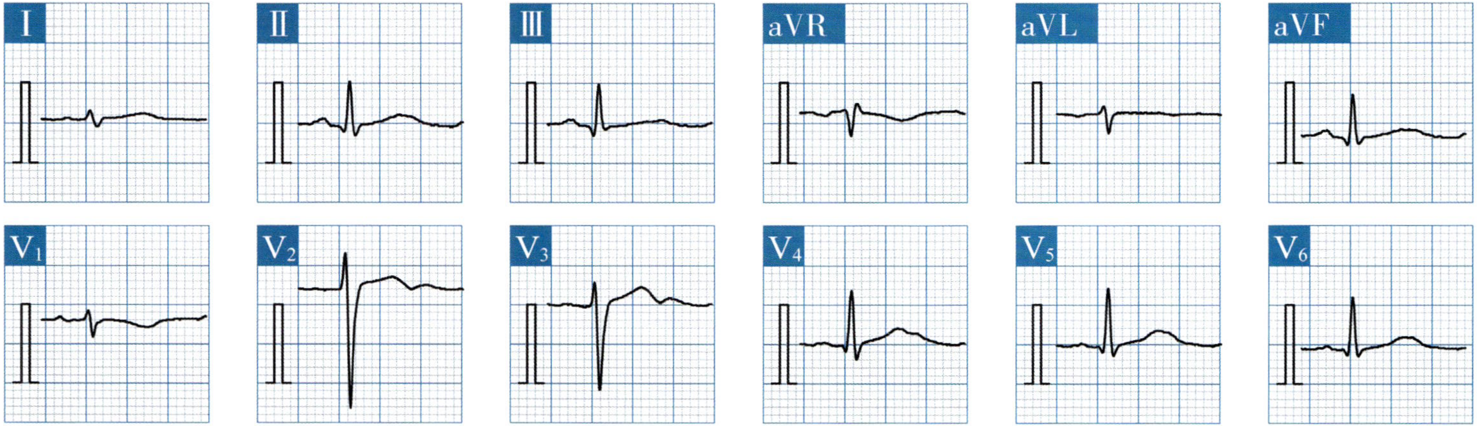

[试题答案] A

[试题解析] 心肌细胞膜两侧的离子流动形成动作电位曲线。这里离子通道的工作状态依赖于膜电位和膜两侧的离子浓度差，电解质紊乱时，对于心肌细胞而言，细胞膜外离子浓度改变，势必影响膜电位和离子通道的电导率，影响心肌除极和复极，动作电位曲线改变，心电图改变。

临床上，血清钾<3.5mmol/L 定义为为低钾血症，3.0～3.4mmol/L 为轻度低钾血症，2.5～3.0mmol/L 为中度低钾血症，<2.5mmol/L 为重度低钾血症，能发生威胁患者生命的临床事件[307]。14% 门诊患者有低钾血症，20% 住院患者有低钾血症，后者有临床意义的低钾血症发生率为 5%[308, 309]。

低钾血症时，尽管细胞内和细胞外的钾离子浓度比值增大，根据能斯特方程式，看似应该更多的钾离子外流；然而，低钾状态时，钾通道的功能下降，钾离子外流速度减慢，复极减慢，心电图 T 波振幅降低，QT 间期延长[310, 311]。尽管心电图改变与血钾水平降低并不同步，即血钾越低，心电图改变越显著，但心电图改变时，多提示血钾水平已经<3.0mmol/L，故心电图仍是快速识别和随访低钾血症的诊断工具[311, 312]。

正常 U 波是跟随于 T 波之后的低矮圆钝小波，振幅<1mm，平均 0.3mm，时限 140～200ms，通常 V_2～V_3 导联最明显，肢体导联不容易识别[313, 314]。当 U 波振幅≥1.5mm 时，称为 U 波振幅增高，要警惕有无低钾血症，当 U 波振幅超过 T 波振幅时，提示血钾水平<2.7mmol/L[186]。低钾血症时，观察 U 波振幅改变最好的导联是 V_2 和 V_3 导联，当 V_3 导联 U 波振幅 7mm 时，Ⅱ 导联 U 波振幅平均 3mm（右图）[310]。

T 波振幅降低，U 波振幅增大，T-U 波融合，QT 间期延长、ST 段压低和 P 波振幅增高等是低钾血症常见的心电图改变。强调的是，T-U 波融合可见于任何低钾血症水平，并非严重低钾血症所特有[310]。

例 103 心电图的主要特点是 T 波和 U 波融合，特别见于肢体导联和 V_4～V_6 导联。V_4～V_6 导联的 T 波振幅 2mm，注意到同导联 R 波振幅较低，T 波振幅 2mm 仍超过同导联 R 波振幅 1/10，相对于 R 波振幅而言，T 波振幅仍正常（选项 B）。T 波形态和振幅明显不支持判读为高钾血症；此外，血钙异常主要影响心电图的 ST 段，故排除低钙血症（选项 C，应有 ST 段延长）和高钙血症（选项 D，应有 ST 段缩短）。由于 ST 段无延长，不考虑低钾血症合并低钙血症，排除选项 E。本例患者血钾浓度为 2.8mmol/L。

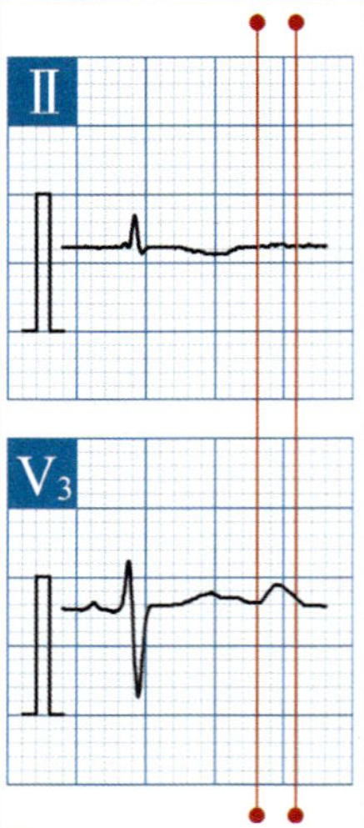

低钾血症

1 例低钾血症患者的心电图，V_3 导联的 U 波振幅增高且明显高于 T 波振幅，但 Ⅱ 导联的 U 波仍很难识别

□ 胡雀辉

例 104

难度：★★☆☆☆

女，29 岁，临床诊断二尖瓣狭窄伴关闭不全。关于 12 导联心电图，最有可能的诊断是（　　　）。

A. 低钙血症

B. 高钙血症

C. 低钾血症

D. 高钾血症

E. 低钙血症合并高钾血症

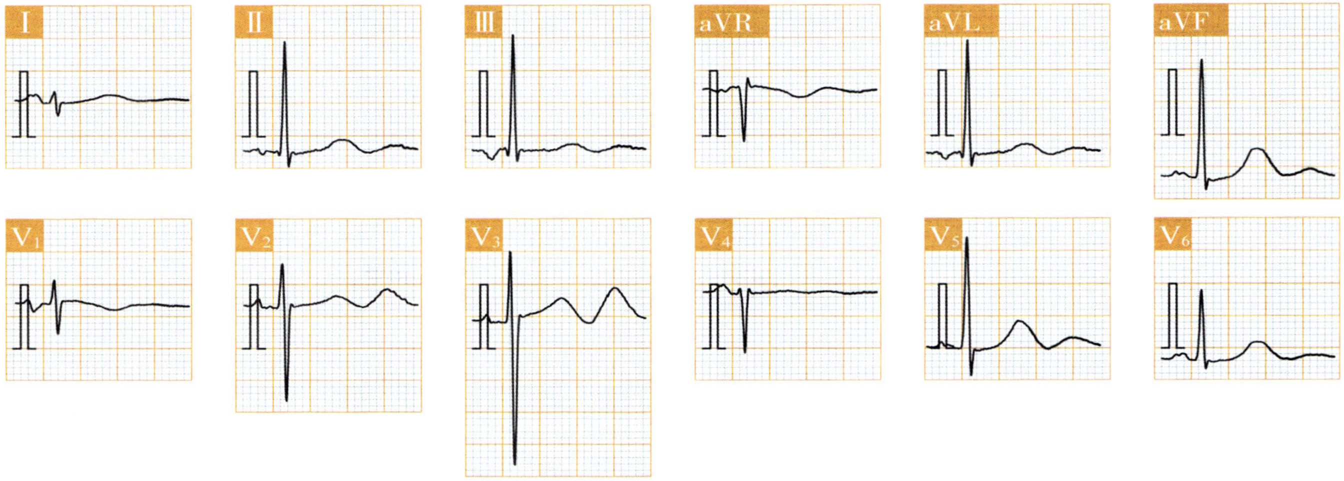

[试题答案] C

[试题解析] U 波振幅增加的心电图解释一定要紧密结合临床，低钾血症并非心电图 U 波振幅增高的唯一原因（中表）。低钾血症时，心电图 T 波形态最早发生改变，T 波振幅逐渐降低直至低平、平坦和倒置，与此同时伴随 ST 段压低、U 波振幅增高、T-U 融合和 QT-U 间期延长。当心电图的 U 波振幅超过 T 波振幅时，通常提示血钾水平＜3.0mmol/L[315]。

T 波形态呈双峰且第 2 峰振幅高于第 1 峰时，称为驼峰征（camel hump sign）或驼峰 T 波（camel hump T waves），常见的产生机制有双峰 T 波和 T-U 融合（右图）[316-318]。此外，过于提前的房性 P 波有时重叠于 T 波顶峰，会出现假性驼峰 T 波。

例 104 的心电图特征是 U 波振幅增大，V_2 和 V_3 导联 U 波振幅超过 T 波振幅，长 QT-U 间期，心电图复极异常均提示低钾血症。低钾血症时，参与心肌复极 3 相的 I_{Kr} 电流密度减弱，钠－钾泵受到抑制（血钾浓度下降至 2.7mmol/L 时，50% 的心室肌钠－钾泵受到抑制），动作电位终末部时程延长，细胞内钠离子增多，促进钠－钙交换电流的产生，有利于触发活动的产生，患者出现自发性室性期前收缩，诱发恶性室性心律失常[310，319]。

低钾血症是临床常见继发性长 QT 综合征的原因之一，特别是患者合并服用 Ⅰa 类和 Ⅲ 类抗心律失常药物时，致心律失常风险进一步增大，除了 QT 间期或 QT-U 间期延长外，驼峰 T 波也是继发性长 QT 综合征患者发生室性心律失常的心电图形态学指标之一。例 104 患者描记心电图时，血钾水平为 2.5mmol/L。

U 波振幅增高的原因
◎心动过缓
◎早期复极
◎电解质紊乱：低钾血症、低镁血症和低钙血症
◎低体温
◎使用 Ⅰa 和 Ⅲ 类抗心律失常药物
◎洋地黄效应
◎二尖瓣反流
◎颅内高压
◎心肌病
◎继发性长 QT 综合征
◎先天性长 QT 综合征

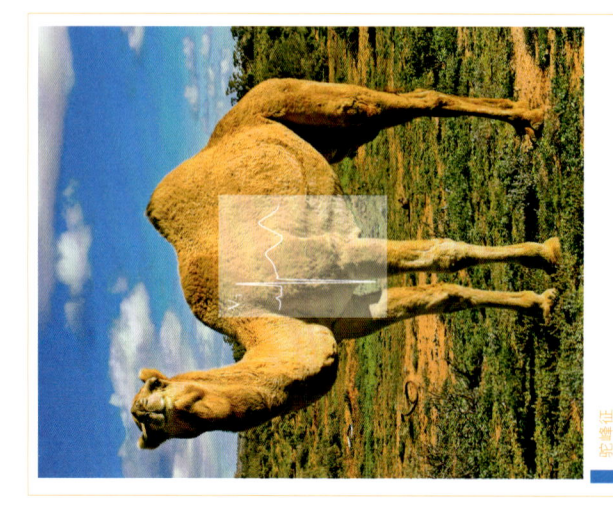

驼峰征

低钾血症时，U 波振幅增高超过 T 波时，容易误判为双峰 T 波。无论先天性或继发性 U 波增高，都需要监测电解质，特别是血钾水平

□ 彭　军

例 105

难度：★★☆☆☆

男，17 岁，临床诊断为急性肾功能衰竭。关于 12 导联心电图，最有可能的诊断是（　　）。

A. 低钾血症

B. 高钾血症

C. 低钙血症

D. 高钙血症

E. 低钾血症合并低钙血症

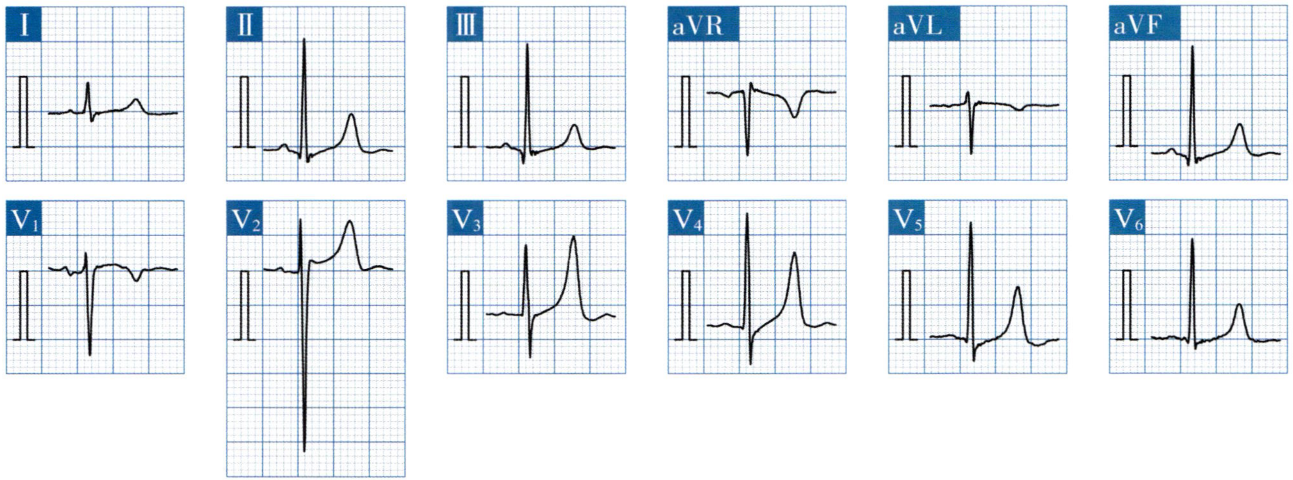

[试题答案] B

[试题解析] 对于有明确慢性肾脏病病史、服用引起血钾水平升高的药物等患者而言，心电图发现T波高尖，结合病史，通常比较容易诊断高钾血症。另外，对于门诊首诊患者，既往病史不详，心电图T波振幅增加则需要鉴别诊断高钾性T波和其他病因所致T波高耸。

正常情况下，心肌细胞内的钾离子浓度比细胞外钾离子浓度高出30～45倍，正常钾$_{细胞内}$/钾$_{细胞外}$浓度比值是维持健全心肌静息电位的基础[9]。高钾血症时，细胞外钾离子浓度升高，钾$_{细胞内}$/钾$_{细胞外}$浓度比值减小：轻度下降时，静息膜电位负值减少，与阈电位距离减少，传导加速；重度下降时，静息膜电位负值过度减少，影响钠通道的开放，反而抑制传导，因此，高钾血症对传导系统的影响是先促进后抑制的双向作用[310]。血钾浓度>8mmol/L时，传导加速；血钾浓度>14mmol/L时，可开放的钠通道数量减少，传导抑制[320]。

与低钾血症相反，细胞外钾离子浓度

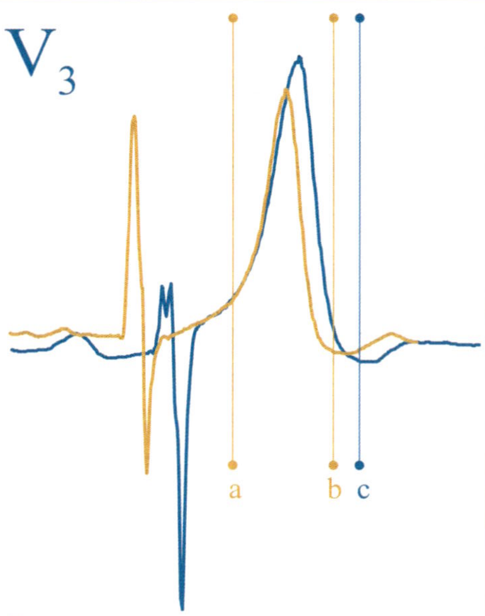

比较高钾血症和早期复极的高振幅T波

橙黄色曲线为高钾血症的T波，蓝色曲线为1例早期复极个体的T波，两者的T波振幅均为高尖形态。重叠两者的T波起始部，可见高钾性T波基底部明显收窄（ab距离），早期复极的T波基底部明显较宽（ac距离）

升高时，钾通道电导率增加，外向钾电流增大，3相复极加速，动作电位时程缩短，心电图上，T波基底部变窄（复极时间缩短）、T波振幅增加（复极钾流增大）和T波对称性增加（3相复极晚期加速）[310, 321]。

临床上，血清钾浓度>5.5mmol/L定义为高钾血症[322]。高钾血症时，血钾浓度>5.5mmol/L即可出现心电图改变，T波形态学改变是最早期的高钾性心电图改变，但心电图探查轻度高钾血症的敏感度很低，仅为30%～40%，而中度至重度高钾血症，如血钾浓度>6.5mmol/L时，心电图探查高钾血症的敏感度增加到50%～60%，因此，对于临床有高钾血症病史或病理生理基础的患者，心电图正常不能排除高钾血症[323]。

高钾性T波改变主要见于Ⅱ、Ⅲ和V_2～V_4导联，T波的基底部窄，对称性增加，时限通常在150～250ms范围，借此可与其他原因所致高振幅T波鉴别（中图）[324]。评估例105的V_3导联，T波基底部160～180ms，胸导联和下壁导联T波高尖，结合急性肾功能衰竭病史，提示电解质紊乱应为高钾血症，患者血钾浓度为6.5mmol/L。

□ 孙娴超

例 106

男，35 岁，肝癌酒精消融治疗后突发心悸。关于 12 导联心电图，诊断正确的是（　　　　）。

A. 阵发性室性心动过速

B. 高钾血症伴非特异性室内传导障碍

C. 窦室传导

D. 阵发性室上性心动过速伴完全性右束支阻滞

E. 逆向型房室折返性心动过速

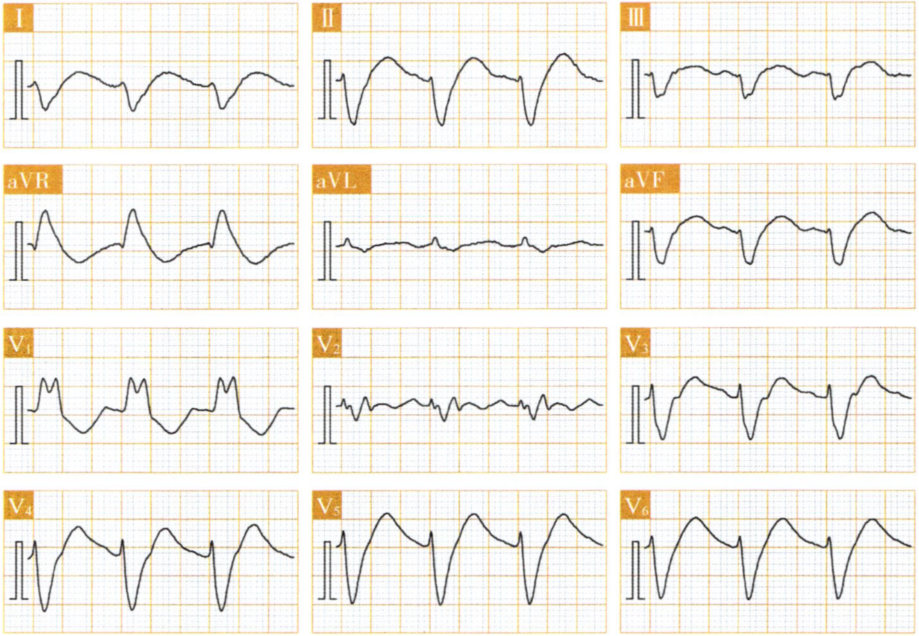

[试题答案] B

[试题解析] 肿瘤溶解综合征是在治疗一些恶性肿瘤期间，肿瘤细胞大量坏死，产生代谢产物的速度（如尿酸、钙、磷、钾等）短时间超过肾脏的清除速度，引起的一组代谢性综合征，包括高尿酸血症、高磷血症、低钙血症、高钾血症，常见于急性淋巴细胞性白血病、高级别非霍奇金淋巴瘤及肝癌化学消融后[325，326]。

电解质紊乱是肿瘤溶解综合征重要的临床表现，93% 的患者出现高钾血症，甚至导致节律紊乱和心脏停搏[327，328]。值得注意的是，肿瘤溶解综合征患者的高钾血症是一种急性高钾血症，这与门诊慢性肾功能衰竭患者的慢性高钾血症的病理生理不同。患者在接受肿瘤治疗后，应每 4～6h 监测电解质，防患高钾血症[326]。

血钾水平和特征性心电图改变

血钾水平	主要心电图改变
5.5～6.5mmol/L	T 波高尖
6.5～7.5mmol/L	P 波振幅丢失
7.0～8.0mmol/L	QRS 波增宽
8.0～10.0mmol/L	心律失常，正弦波，心脏停搏

不同程度高钾水平对心电图的主要影响见左下表[329]。值得注意的是，随着血钾浓度的升高，心肌细胞静息膜电位严重降低，动作电位 0 相受到抑制，心室内传导减慢，产生非特异性室内传导障碍，QRS 波宽大畸形，可以出现各种室上性节律（窦性或交界性）伴宽 QRS 波；当频率＞100 次 / 分时，甚至形成宽 QRS 波心动过速。

另外，在心脏中，心房肌对高血钾最为敏感，换言之，随着血钾水平的不断增高，心房肌首先受到抑制，窦性 P 波振幅逐渐降低，直至消失；窦性冲动通过房间传导通路直接传导至下游传导系统，激动心室，此时如果心室伴有弥漫性传导障碍，QRS 波宽大畸形，即形成经典心电图学教科书中提及的窦室传导[330，331]。

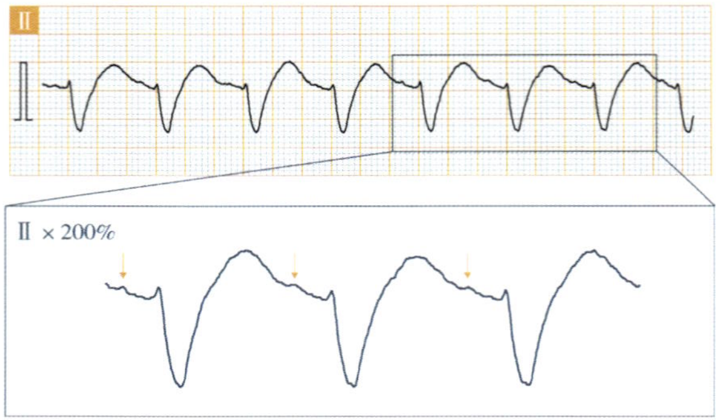

高钾血症

例 106 患者描记心电图时，血钾浓度 7.8mmol/L。本例曾被多位医生诊断为窦室传导，包括高年资心电图医生。不过，仔细观察 II 导联，T 波终末部与 QRS 波起点之间的心电波，固定出现有规律的波折，实际是低矮的窦性 P 波，患者心电图窦性 P 波存在，不应诊断为窦室传导，正确的诊断是窦性心律伴非特异性室内传导障碍

高钾血症时，鉴别诊断窦性心律伴非特异性室内传导障碍和窦室传导的关键是，前者心电图上窦性 P 波存在，后者窦性 P 波消失（上图）。倍增心电图定标电压，观察到规律出现的低矮窦性 P 波则不应该诊断为窦室传导。

□ 洪　丽

例 107

难度：★★★★☆

男，56 岁，无尿 3 天入院，入院血压 190/100mmHg。关于心电图诊断最有可能的是（　　）。

A. 心房颤动伴三度房室阻滞

B. 窦室传导

C. 加速的室性自主心律

D. 电 － 机械分离

E. 交界性逸搏心律伴非特异性室内传导障碍

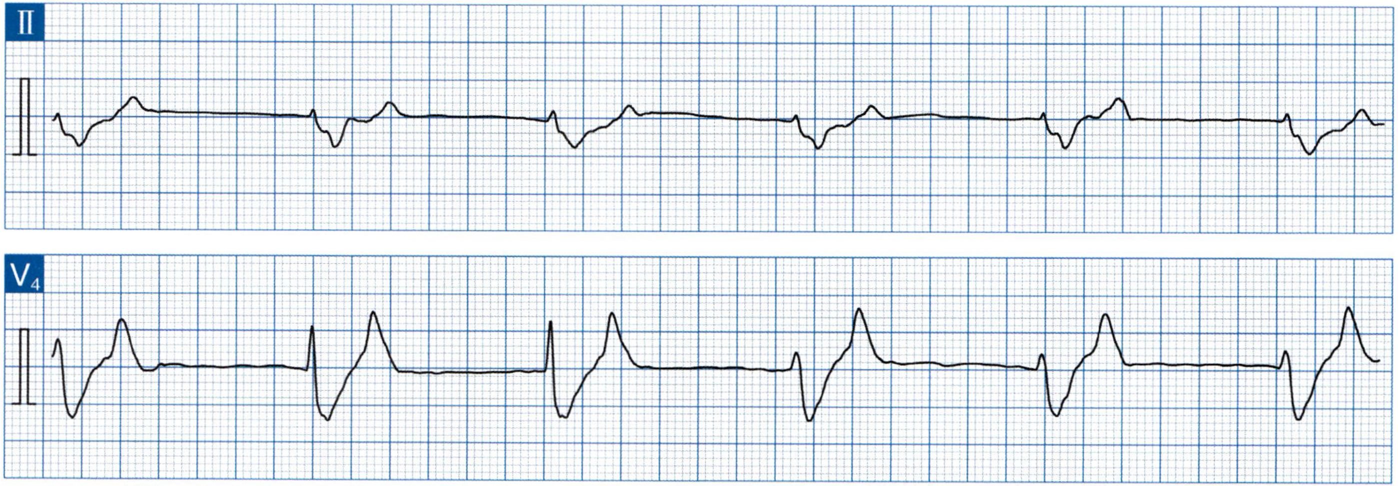

［试题答案］B

［试题解析］从 106 例的表格中，我们能够了解血钾浓度为6.5～7.5mmol/L时，窦性 P 波的振幅开始逐渐丢失，主要的原因有：部分心房肌受到高钾抑制，其余未受到抑制的心房肌除极产生较小较矮的窦性 P 波，最先受到抑制的部位是左心耳，然后是整个左心房，接着右心房局部发生抑制，直至整个右心房普通工作肌完全抑制[331]。心电图上，部分激动的心房肌产生的窦性 P 波，不仅振幅较低，时限也较短，窦性 P 波呈矮小特征，直至整个心房肌完全麻痹，不能再被窦性冲动激动，机械活动消失，心电图上窦性 P 波消失，整个病理生理过程相当于继发性心房静止。

在窦性 P 波逐渐消失的过程中，当血钾浓度接近 7mmol/L 时，室内传导开始受到抑制，出现非特异性室内传导障碍：当窦性 P 波完全消失（完全性高钾性麻痹），窦性冲动通过房间传导通路下传至房室结，再经希氏束－浦肯野系统激动心室，此时若伴室内弥漫性传导阻滞，尽管心电图将记录到宽 QRS 波，这种高钾血症独特的传导现象，称为窦室传导。正确诊断窦室传导需要注意以下两个方面的要点。

心房层面，窦室传导强调窦性 P 波消失，需要仔细和低矮、隐晦、重叠于 T 波降支的窦性 P 波鉴别，后者心电图上仍可识别出可信 P 波，伴随高钾性弥漫性室内阻滞时，应诊断为窦性心律伴非特异性室内传导障碍（右上图）。实际上，高钾血症的窦室传导和窦性心律伴非特异性室内传导障碍是相同病理生理过程的不同阶段。

心室层面，经典心电图学教科书强调窦室传导已经伴宽 QRS 波，这是由于引起窦性 P 波消失的血钾水平和引起弥漫性室内阻滞的血钾浓度存在交织，故窦性 P 波消失时多见宽 QRS 波。事实上，这是一种片面说法：窦室传导强调心房麻痹，心房电学和力学性能丢失，心电图 P 波消失，而即使在窦性 P 波丢失的血钾水平，一部分高钾血症患者仍可以伴随正常 QRS 波，即使严重的高血钾患者，只有 31.6% 出现宽 QRS 波，其余为窄 QRS 波，当窦性 P 波丢失时，会被误诊为交界性心律，而忽视了窄 QRS 波的窦室传导[332]。

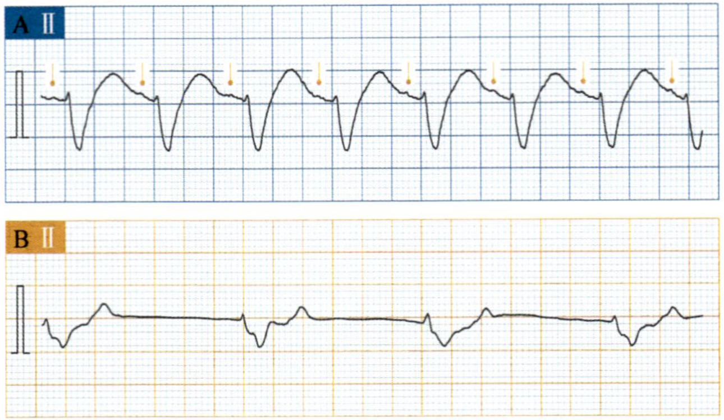

高钾血症伴宽 QRS 波

两例高钾血症心电图。A. 例 106 的血钾浓度 7.8mmol/L，仔细观察心电图，仍可识别出窦性 P 波的踪迹，诊断为窦性心律伴非特异性室内传导障碍；B. 例 107 的血钾浓度为 8.6mmol/L，心电图未观察到窦性 P 波或其他心房除极波的踪迹，诊断为窦室传导

□ 邵　虹

例 108

难度：★★★☆☆

男，26 岁，临床诊断原发性甲状旁腺功能亢进。关于 12 导联心电图，最有可能的诊断是（　　）。

A. 低钙血症

B. 高钙血症

C. 低钾血症

D. 高钾血症

E. 低钙血症合并高钾血症

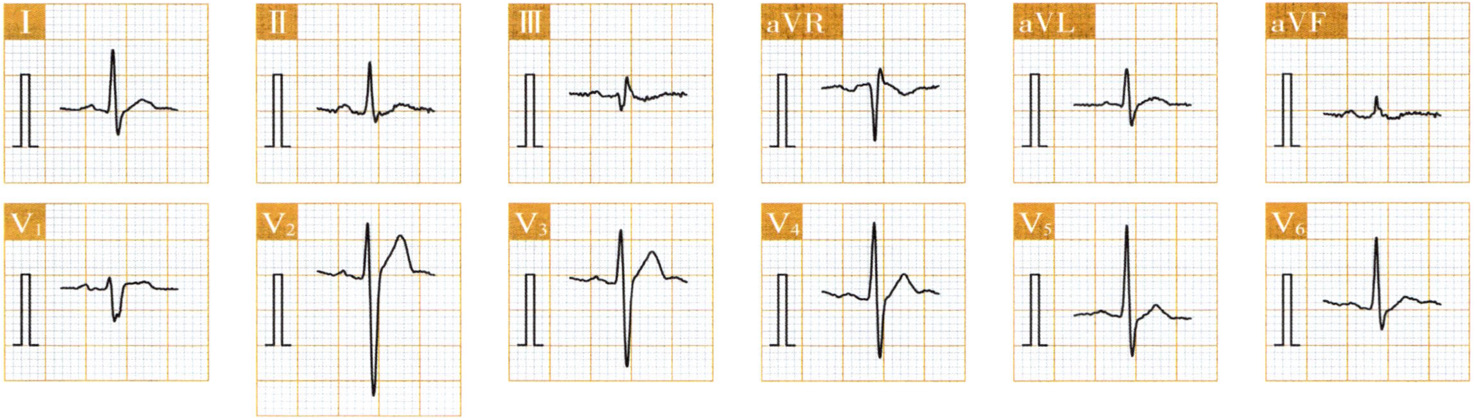

[试题答案] B

[试题解析] 正常人体血钙水平为 2.15～2.6mmol/L[333]。血清总钙>2.6mmol/L 或离子钙浓度>1.3mmol/L，称为高钙血症[334]。临床上，高钙血症最常见的原因是原发性甲状旁腺功能亢进症，其次是维生素 D 中毒和肿瘤。甲状旁腺激素增加肾脏和肠道对钙离子的吸收，从而增加血钙浓度[334]。

心室肌动作电位的 2 相称为平台期，平台期外向离子流（钾流）和内向离子流（钙流、钠流）维持动态平衡[335]。在平台期，L 型钙通道开放，钙离子大量进入细胞内，诱发肌浆网释放更多的钙离子，触发心肌收缩，是心肌细胞完成兴奋－收缩耦联的重要时期。基础研究证实，细胞外钙离子浓度增高时，动作电位平台期缩短（相当于复极加速）；反之，细胞外钙离子浓度降低时，动作电位平台期延长（相当于复极减速）[336]。心电图上，ST 段对应于心室肌动作电位的 2 相，2 相持续时间的长短影响心电图 ST 段时限（上图）。正常 ST 段时限 80～120ms，

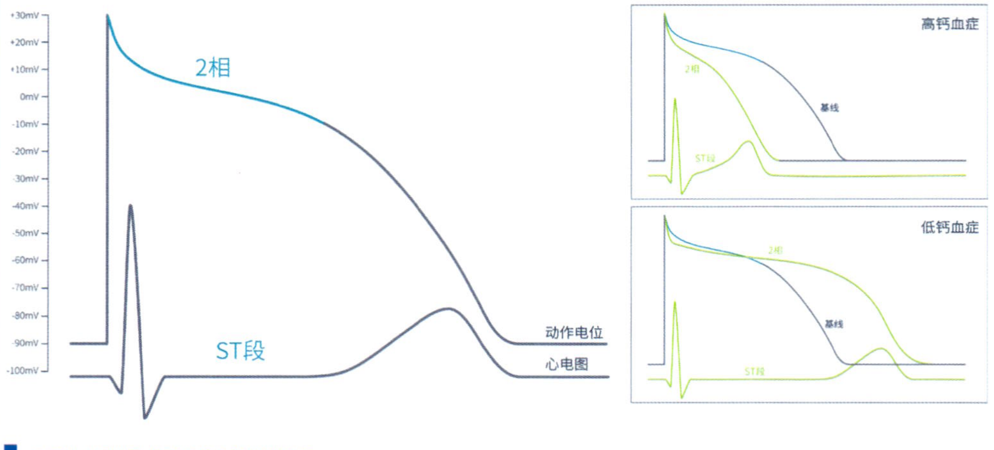

血钙对心室肌动作电位和心电图的影响

心室肌动作电位的 2 相对应于心电图的 ST 段。高钙血症时，心室肌动作电位 2 相缩短，3 相复极加速，心电图 ST 段缩短，QT 间期缩短。低钙血症时，心室肌动作电位延长，ST 段和 QT 间期延长

最长可达 240～280ms[337，338]。

血钙浓度增高引起的心电图改变主要是 QT 间期缩短，以 ST 段缩短为主，这是心室肌动作电位缩短的结果（包括 2 相平台期缩短和 3 相复极加速），ST 段极度缩短或消失时，T 波甚至紧随 QRS 终点出现[339]。中度（2.88～3.5 mmol/L）至重度（>3.5 mmol/L）高钙血症时，T 波形态将会发生改变，T 波平坦、切迹、双相和倒置[340，341]。

例 108 结合患者临床诊断和心电图 QT 间期缩短，特别是 ST 段缩短，ST 段近乎消失，T 波紧随 QRS 波出现，心电图诊断电解质紊乱考虑高钙血症。患者描记心电图时，血钙浓度为 2.7mmol/L。

□ 陈 涛

例 109

男，17 岁，临床诊断为甲状旁腺功能减退症。关于 12 导联心电图，最有可能的诊断是（ ）。

A. 低钾血症

B. 高钾血症

C. 低钙血症

D. 高钙血症

E. 低钾血症合并低钙血症

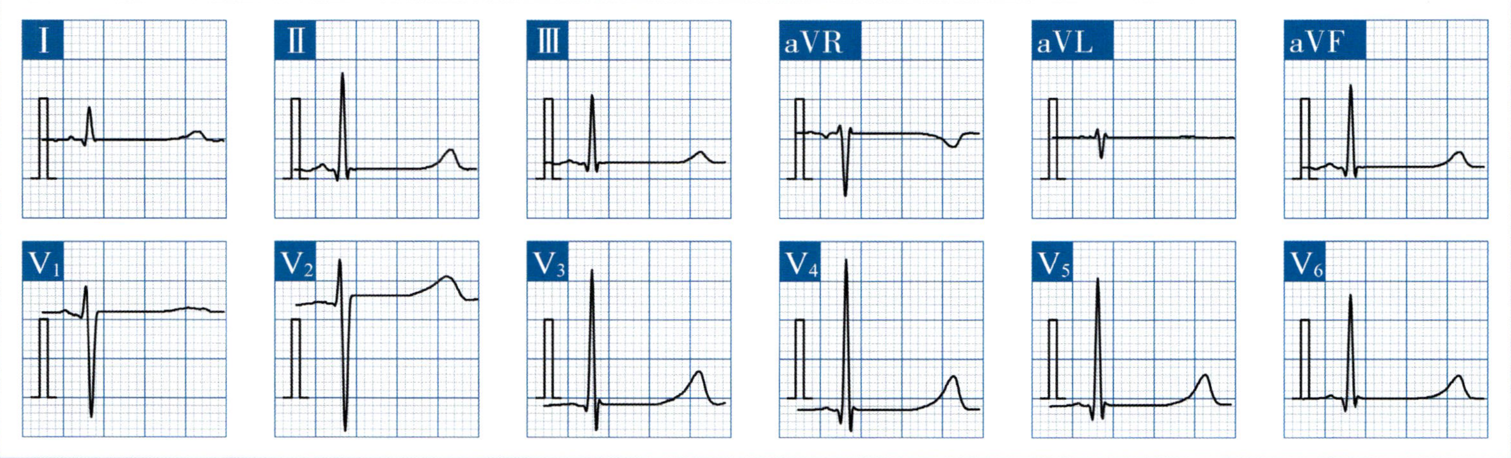

[试题答案] C

[试题解析] 电解质紊乱可以引起心电图的除极波和复极波改变。血清总钙<2.12mmol/L或离子钙浓度<1.17mmol/L称为低钙血症[342，343]。

低钙血症的心电图改变与高钙血症正好相反（下表），特点是QT间期延长，特别是ST段延长，这与心室肌动作电位平台期时间延长有关[336]。低钙血症时，QT间期延长程度与血钙降低水平具有相关性，但QT间期很少延长超过正常值140%以上[344]。如同低钾血症，低钙血症引起的极度QT间期延长也会并发尖端扭转型室性心动过速[345]。

临床上，低钙血症最常见于甲状旁腺功能减退症患者，甲状旁腺激素减少影响钙吸收，促进尿钙排泄，低钙血症通常伴随高磷血症。在甲状腺摘除术后24～48h，患者会出现低钙血症，典型的临床表现是手足抽搐，但也有一些患者在数月或数年内出现低钙血症[342]。其他常见低钙血症原因有维生素D缺乏症、慢性肾功能衰竭、急性胰腺炎、横纹肌溶解症、碱中毒、低镁血症、慢性肝病以及长期使用泻药等[343，346]。

常见电解质异常的心电图改变		
电解质紊乱	主要心电图改变	重要鉴别
◎低钾血症	U波增大，QT延长，室性心律失常	2型先天性长QT综合征
◎高钾血症	T波高尖，室内阻滞，窦室传导	药物引起的室内阻滞
◎高钙血症	ST段缩短	先天性短QT综合征
◎低钙血症	ST段延长	3型先天性长QT综合征

例109的患者罹患甲状旁腺功能减退症，临床有发生低钙血症的病理生理基础。心电图的特征是P波、QRS波和T波形态和时限均正常，心电图最典型的特征是ST段水平型延长，ST段无偏移，应考虑低钙血症。患者描记心电图时，血钙水平1.6mmol/L。注意T波振幅正常，无高钾血症特征，故选择答案C。

值得注意的是，年轻人的ST段延长要排除3型先天性长QT综合征，特别是临床无低钙血症诱因、有恶性室性心律失常、猝死家族史等。3型先天性长QT综合征占先天性长QT综合征的5%～10%，致病基因是*SCN5A*，编码心脏钠通道的α亚基突变，导致内向钠流增强，延长心室动作电位平台期[347，348]。3型先天性长QT综合征通常QT间期更长（490～570ms），不对称的高尖T波或双相T波，T波降支陡峭[349]。3型先天性长QT综合征患者的猝死风险高于钾通道突变所致的1型和2型先天性长QT综合征[350]。因此，不明原因的ST段延长，特别是血钙水平正常的个体，要谨慎评估。

□ 罗国琳

例 110

难度：★★☆☆☆

女，50 岁，临床诊断食管异物穿孔。关于 12 导联心电图，最有可能的诊断是（　　　）。

A. 左心房节律

B. 右位心

C. 交界性节律

D. 左右手反接

E. 低位右心房节律

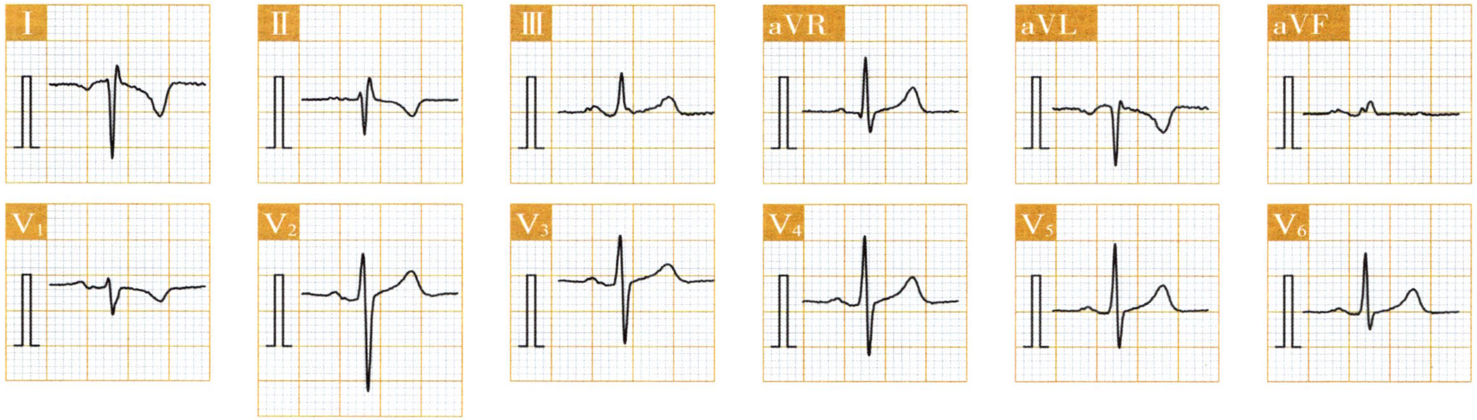

[试题答案] D

[试题解析] 在额面导联系统中，整体心房除极从右上方朝向左下方，除极电势朝向Ⅰ导联轴的正侧，Ⅰ导联窦性 P 波极性应该正向或等电位线，绝对不应该出现负向窦性 P 波；心室层面，左心室和右心室除极时，左心室占据优势，整体除极电势偏向左心室，即左下方，Ⅰ导联 QRS 主波应向上。

Ⅰ导联窦性 P 波负向的分析思路如下：①Ⅰ导联仅是 P 波异常，或是合并 QRS 波、T 波等其他心电波异常？②是否合并其他肢体导联窦性 P 波或其他心电波异常？③是否合并胸导联窦性 P 波或其他心电波异常？

纵览 12 导联心电图，例 110 的典型特点是Ⅰ、aVL 导联 P 波倒置，Ⅰ、Ⅱ、aVL 导联 QRS 主波和 T 波倒置。当心房由来自左心房的异位节律控制时，整体心房除极遵循从左心房至右心房的顺序，背离Ⅰ导联轴，Ⅰ导联 P 波倒置。解剖空间上，左心房位于右心房的左后方，从左心房至右心房的除极电势朝向 V_1 导联，V_1 导联应记录到直立 P 波或负正双相 P 波，这与本例 V_1 导联 P 波仍为正负双相不符，排除左心房节律（选项 A）[351]。值得注意的是，利用 V_1 导联 P 波形态区分异位左心房和右心房节律，对于房间隔附近的局灶可能会误判，如左侧房间隔局灶、右肺静脉局灶等，但右肺静脉起源的局灶Ⅰ、aVL 导联 P 波正向[352]。

右位心个体的心电图（参见本书例 78），Ⅰ导联窦性 P 波倒置，同时伴 QRS 主波和 T 波倒置；但右位心伴有胸导联 QRS 波改变，从 V_1～V_6 导联，R 波振幅逐渐降低，而例 110 的胸导联 R 波递增正常，故排除右位心（选项 B）。

交界性节律时，交界性冲动逆行激动心房，在下壁Ⅱ、Ⅲ和 aVF 导联形成倒置 P 波，PR 间期通常<120ms，例 110 的下壁导联 P 波正向，PR 间期 140ms，不支持判读为交界性节律，故排除选项 C。同理，低位右心房节律时，下壁导联的 P 波也应倒置，只不过 PR 间期≥120ms，故排除低位右心房节律（选项 E）。

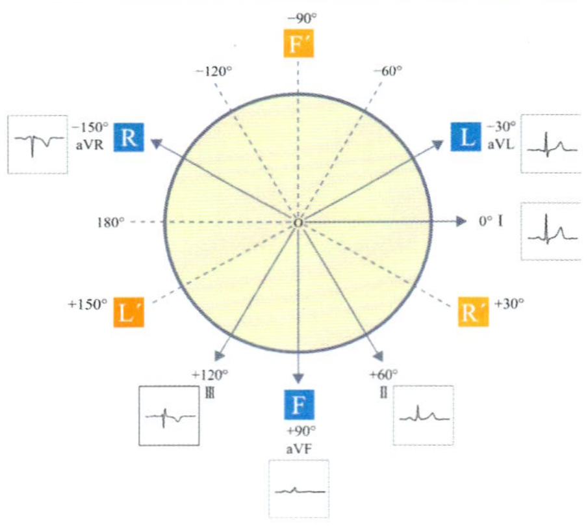

左右手反接

六轴导联系统上，例 110 的患者左右手电极正确连接后，采集的肢体导联心电图。请读者自行和例 110 的肢体导联波形进行比较，哪些导联波形互换，哪些导联波形不变

左右手反接是常见的心电图采集错误，即左上肢和右上肢的电极互换。凡是涉及左上肢和右上肢的心电图波形互换，如Ⅰ导联 P-QRS-T 波倒置，Ⅱ和Ⅲ导联波形互换，aVR 和 aVL 导联波形互换，胸导联波形正常（上图），均为左右手反接。

□ 李 艺

难度：★★★☆☆

例 111

男，58 岁，因阵发性心房颤动服用索他洛尔。关于 12 导联心电图，诊断正确的是（　　　　）。（多选题）

A. 先天性长 QT 综合征

B. 低钙血症

C. 非特异性室内传导障碍

D. 抗心律失常药物效应

E. 完全性左束支阻滞

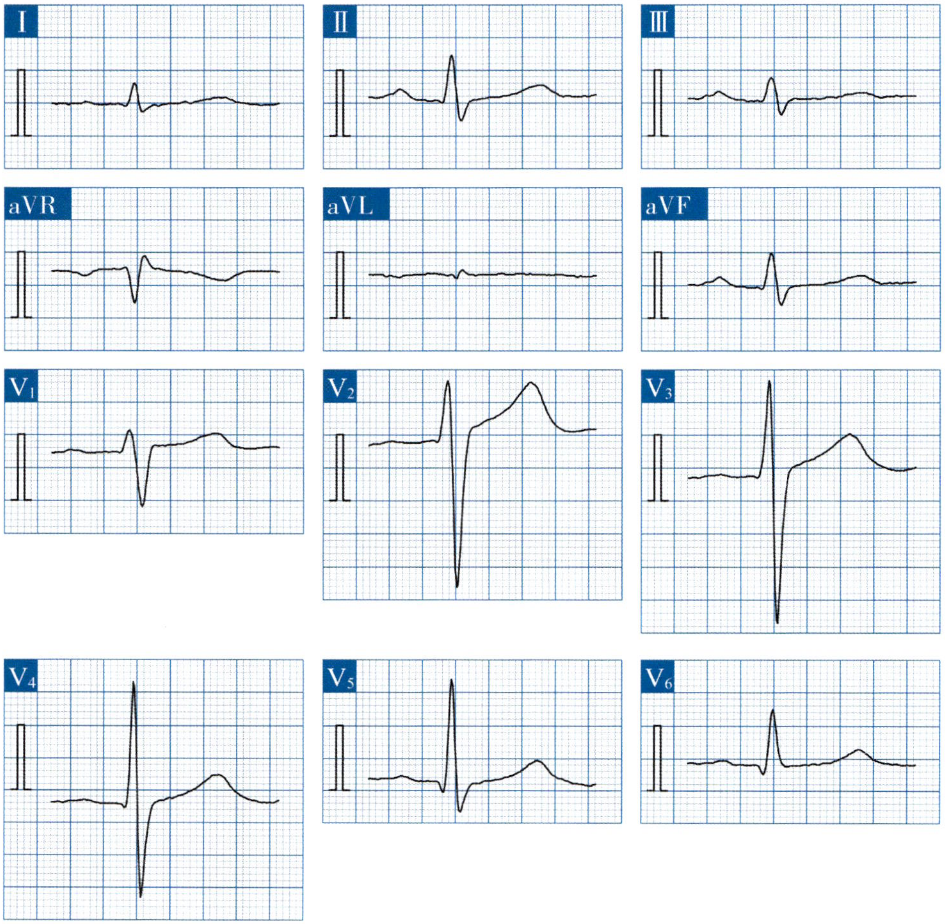

[试题答案] CD

[试题解析] 纵览例111的12导联心电图，最显著的特征是QT间期延长，特别是V_3导联QT间期接近800ms，无论对于先天性或继发性长QT综合征，致心律失常风险显著升高。需要指出的是，长QT综合征患者切忌因描记心电图时无心律失常，而忽视其潜在的致心律失常风险。第二个特征是例111除QT间期延长外，P波时限、PR间期和QRS时限均延长，并非单纯的QT间期延长。

先天性长QT综合征的发病原因是负责心室复极的离子通道基因突变，导致复极时间延长，心电图QT间期延长。除非合并室内阻滞，先天性长QT综合征一般不引起室内传导紊乱，即QRS时限应正常。此外，本例患者尚有服用抗心律失常药物的用药史，不应首先考虑先天性长QT综合征，排除选项A。

通常，低钙血症的特点是ST段延长，不伴P波、QRS波和T波改变，例111的心电图P-QRS-T波时限均延长，不能用低钙血症解释，故排除选项B。

尽管例111的V_1导联QRS波呈rS形，QRS波时限200ms，但Ⅰ、aVL、V_5和V_6导联缺乏典型的切迹R波，且V_5、V_6导联有初始q波，QRS波形态并非典型完全性左束支阻滞，也并非典型的完全性右束支阻滞，故排除选项E；宽QRS波形态只能选择答案C，非特异性室内传导障碍。

Ⅲ类抗心律失常药物出现尖端扭转型室性心动过速的常见临床诱因	
危险因素	诱发因素
◎高龄	阵发性心房颤动患者转服窦性心律后，出现停搏
◎女性	恶性室性心律失常
◎电解质紊乱	特别是低钾血症和低镁血症。患者既往有致心律失常不良反应，风险更高
◎心力衰竭	使用利尿药
◎ QT间期延长	使用洋地黄
◎心动过缓	肝功能或肾功能衰竭

患者有明确的抗心律失常药物用药史，心电图QT间期延长、新发室内阻滞或房室阻滞、不明原因的晕厥等，要谨慎评估患者的服药情况，药物是否过量，或者虽然服用药物的剂量正确，但是新出现一些临床情况，会加重药物不良反应，如肾功能不全、药物–药物相互作用、不恰当的药物联用、先天性长QT综合征突变基因携带者等（上表）[353]。索他洛尔的致心律失常风险（尖端扭转型室性心动过速）和剂量有关，每日80mg致心律失常风险为0.3%，每日160～240mg为1%，每日480～640mg为5%～7%[353]。肾小球滤过率<40ml/min且QT间期>450ms时，禁用索他洛尔[353]。治疗过程中QT间期较基线增加>50ms或QTc>500ms要警惕致心律失常风险的发生[354]。

□ 胡雀辉

例 112

女，18 岁，反复晕厥 3 年。血钾浓度 4.2mmol/L。

关于 12 导联心电图，最有可能的诊断是(　　　　)。

A. 致心律失常右心室心肌病

B. 慢性心肌炎

C. 周期性瘫痪（俗称“周期性麻痹”）

D. 右位心

E. 2 型先天性长 QT 综合征

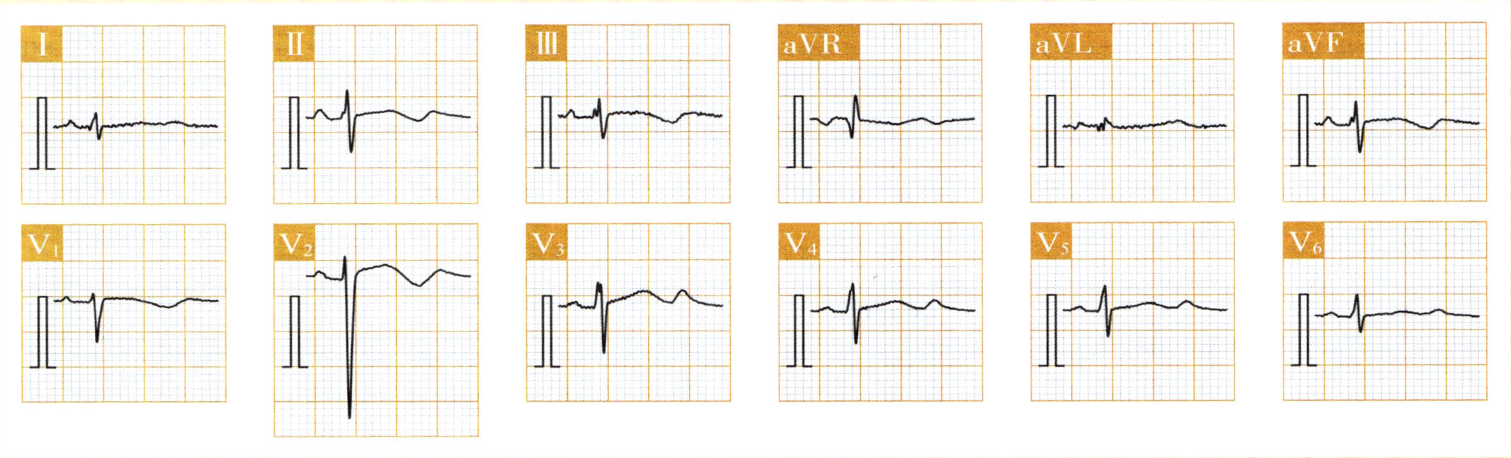

[试题答案] E

[试题解析] 一些疾病可能出现极具相似的心电图改变，为鉴别诊断带来极大的挑战。此时，单纯依靠心电图进行病因学诊断很困难，需要结合临床进一步鉴别。

致心律失常性右心室心肌病的典型心电图特征是 V_1～V_3 导联 T 波倒置，Epsilon 波，QRS 波低电压，右胸导联 QRS 时限增宽（>110ms）伴终末部延迟激动（S 波上扬时间>55ms），除非波及左心室，左胸导联的 QRS 波和 T 波通常正常[211,296]。例 112 的 QRS 振幅尽管较低，但振幅绝对值和 R 波递增正常，V_1～V_3 导联未观察到 Epsilon 波，V_2 导联 T 波呈正负正三相 T 波，V_3 导联 T 波直立，这些心电图改变并非致心律失常性右心室心肌病，故排除选项 A。

年轻女性，有反复晕厥症状，12 导联心电图主要特征是 QRS 振幅偏低和 QT 间期延长。慢性心肌炎的心电图改变是非特异性的，包括心房异常、传导紊乱、心律失常和 ST-T 改变等，慢性心肌炎的诊断必须紧密结合临床，无法从心电图获得确诊性建议，故排除选项 B。

观察例 112 的胸导联，从 V_2～V_6 导联，QRS 波振幅逐渐降低，酷似右位心心电图，但该指标并非右位心心电图诊断的必备要素，特别是该患者 I 导联 P 波直立，也能排除右位心。

周期性麻痹是一种常染色体显性遗传性肌病，骨骼肌细胞离子通道基因突变，血液和组织的钾离子浓度改变，典型症状是发作性肌无力，包括低钾性周期性麻痹和高钾性周期性麻痹[355]。例 122 的 T 波异常主要是 QT 间期增宽伴双峰，可以排除高钾性周期性麻痹；低钾性周期性麻痹患者，体内总钾量正常，大量钾离子转运到骨骼肌，血钾骤降引起肌无力和低钾血症，严重者并发恶性心律失常而猝死[356-359]。

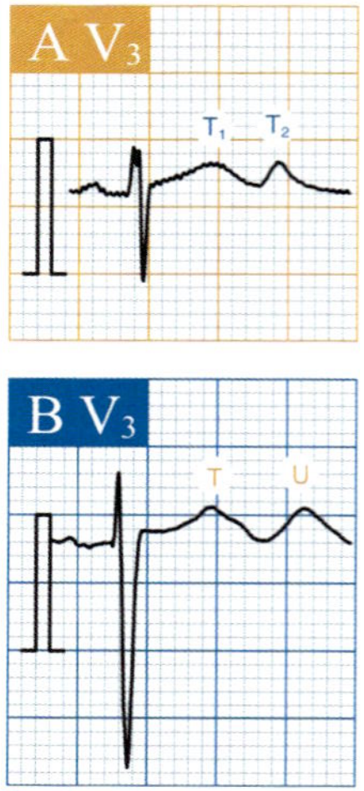

鉴别诊断双峰 T 波和 T-U 融合波

A.2 型先天性长 QT 综合征的双峰 T 波；B. 低钾血症的 T-U 融合波。以下心电图细节支持判读双峰 T 波：① T_1-T_2 融合部位于等电位线部位的长度 ≥ 1mm；② T_2 后如另有从等电位线起升的波形，即第三峰，支持判读第三峰为 U 波；③最大 T_1-T_2 间期 ≤ 150ms，支持判读双峰 T 波，但本例 T_1-T_2 间期明显超过该标准，说明有时判读会处于进退维谷的境地

例 112 患者主诉是“反复晕厥”而不是“反复肌无力”，双峰 T 波和 QT 间期延长重要的鉴别是低钾血症（继发性长 QT 综合征）和 2 型先天性长 QT 综合征。2 型先天性长 QT 综合征是编码延迟整流钾电流快速组分（I_{Kr}）的基因突变，重要的心电图特征是 T 波振幅降低，T 波双峰或切迹，QT 间期延长[360-362]。2 型先天性长 QT 综合征重要的心电图鉴别诊断是双峰 T 波（T_1-T_2）和低钾血症的 T-U 融合波（中图）[317]。

一些 2 型长 QT 综合征的双峰 T 波极难和低钾血症的 T-U 融合波鉴别，此时，注意临床血钾水平即可正确鉴别两者。

□ 罗国琳

例 113

难度：★★★☆☆

男，45 岁，因高血压 10 年入院，其兄 38 岁时猝死。关于 12 导联心电图，最有可能的诊断是(　　　　)。

A.ST 段抬高型前间壁心肌梗死

B. 早期复极

C. 急性心包炎

D.Brugada 综合征

E. 左心室肥厚

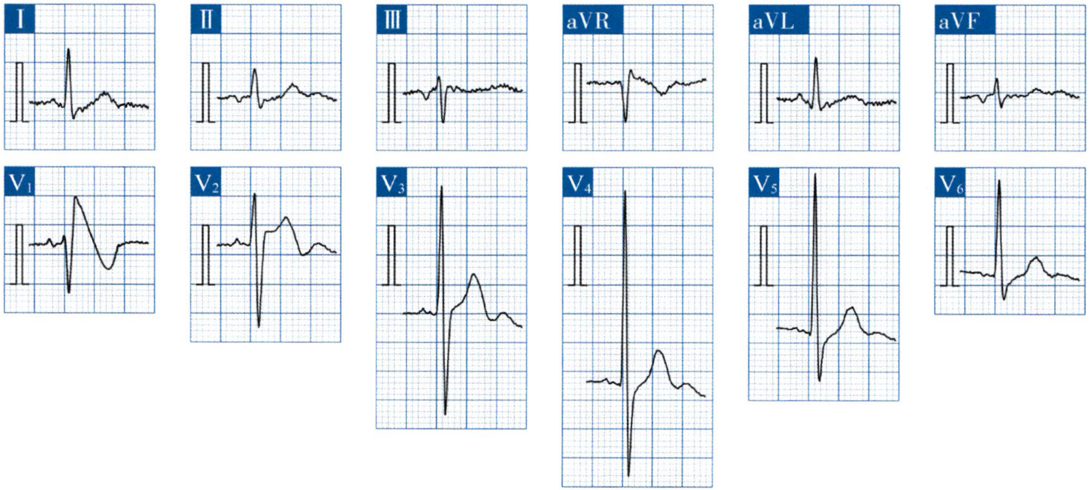

［试题答案］ D

［试题解析］ Brugada 综合征是一种常染色体显性遗传的心脏离子通道病，心电图右胸导联 V_1～V_3 导联 ST 段抬高伴 T 波倒置，临床有恶性心律失常发作和猝死风险[372]。目前有两种假说解释 Brugada 综合征的心电图机制：复极假说和除极假说，前者认为右心室的心外膜和心内膜动作电位 1 相和 2 相差异显著，跨室壁复极梯度增大，心电图 ST 段抬高，后者认为右心室流出道部心肌延迟除极形成电穴，右心室其他部分心肌形成电源，右心室形成局部电学环路，心电图出现 ST 段抬高[363]。

Brugada 心电图典型图形分为Ⅰ型和Ⅱ型：Ⅰ型图形是指≥1 个右胸导联（V_1～V_3）的 ST 段凸面形或斜直型抬高≥2mm，ST 段降支最终位于等电位下方，形成负向 T 波，Ⅰ型图形具有诊断价值；Ⅱ型图形是指≥1 个右胸导联（V_1～V_3）的 ST 段凹面形抬高≥0.5mm（通常≥2mm），V_2 导联 T 波直立，但 V_1 导联形态多变，Ⅱ型图形具有疑诊价值，不能直接诊断为 Brugada 综合征[364]。

例 113 的 V_1 导联 ST 段呈穹窿型（凸面形）抬高伴 T 波倒置，ST 段抬高振幅≥2mm，典型的Ⅰ型 Brugada 图形，结合猝死家族史，能可靠的诊断为 Brugada 综合征。尽管如此，右胸导联 ST 段的一些常见临床鉴别诊断仍需注意。

ST 段抬高型急性前间壁心肌梗死常见 V_1～V_3 导联 ST 段抬高伴 T 波直立或正负双相倒置，心肌梗死急性期不会出现完全性 T 波倒置，除非及时再灌注治疗；

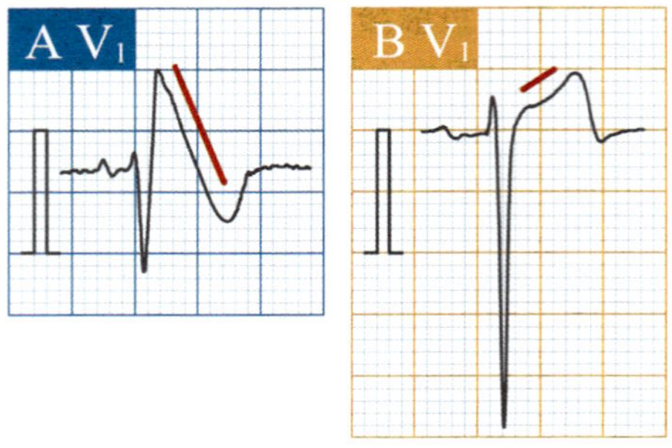

Ⅰ型 Brugada 综合征和左心室肥厚

A. Ⅰ型 Brugada 综合征的 V_1 导联 ST 段斜直型抬高伴 T 波倒置；B.1 例左心室肥厚的 V_1 导联 ST 段抬高伴 T 波正负双相，注意 ST 段略微呈凹面向上，凹面特征非常轻微

此外，患者无胸痛症状，V_3 导联 ST-T 形态正常，V_2 和 V_3 导联 R 波递增正常，不支持判读为急性心肌梗死，故排除选项 A。

早期复极多数是一种良性 J 点或 ST 段抬高，ST 段通常呈凹面形抬高伴 T 波直立，这与 V_1 导联 ST 段呈凸面形抬高伴 T 波倒置不符，且例 113 的 V_2 导联 T 波正负双相，也不是早期复极应有的 T 波模式，故排除选项 B。

急性心包炎的 ST 段呈凹面向上型抬高，急性期不会出现 T 波倒置（包括 T 波正负双相），ST 段抬高导联波及广泛，不会局限于右胸导联，故排除选项 C。

值得注意的是，一些左心室肥厚患者可以在 V_1～V_3 导联出现 ST 段抬高，T 波直立或正负双相或完全倒置，有时容易与 Brugada 图形混淆。不过，左胸导联通常对应出现 ST 段压低和 T 波倒置或负正双相，右胸导联 ST 段抬高形态多为水平型或凹面型，ST 段抬高程度多数<3mm（中下图）[365]。

□ 余　萍

例 114

难度：★★★★☆

男，47 岁，门诊体检心电图，无心血管疾病病史和家族猝死史。关于 12 导联心电图，最有可能的诊断是（　　　　）。

A. 超急性期前壁心肌梗死

B.Brugada 样心电图改变

C. 心电图伪差

D. 急性心包炎

E. 致心律失常性右心室心肌病

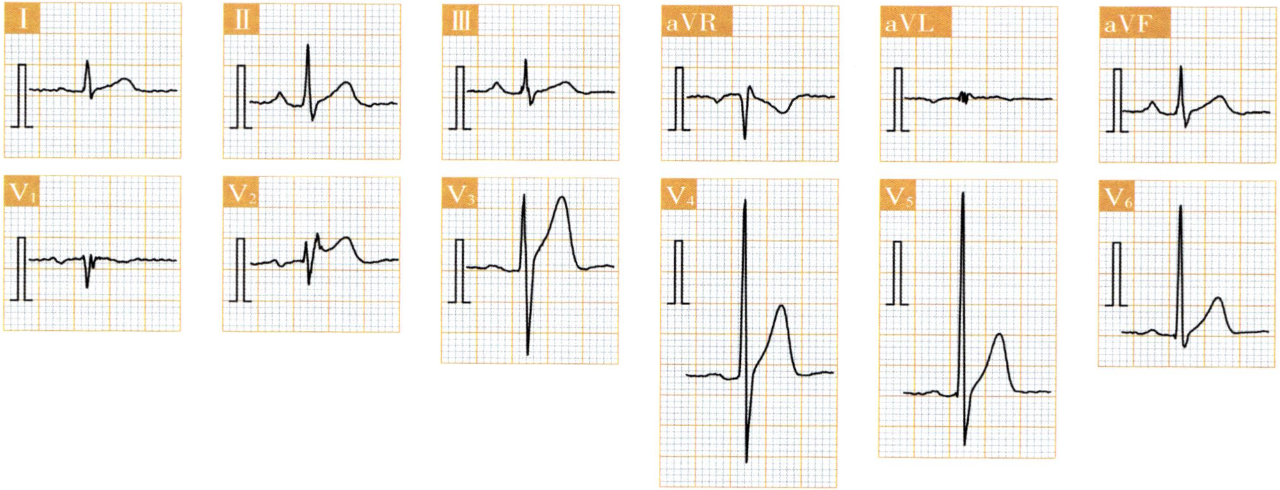

［试题答案］C

［试题解析］分析 Brugada 心电图的思路如下：①这是一份典型的 Brugada 图形吗？只有Ⅰ型图形有确诊价值，Ⅱ型图形有疑诊价值。②该图形的出现是先天性因素，还是后天性因素？③患者是否有晕厥或流产型猝死经历，是诊断为 Brugada 综合征，还是 Brugada 图形？既往Ⅲ型 Brugada 图形已经从新分类中剔除，不再纳入该病的心电图分析中[365, 366]。

例 114 的特点是右胸导联 ST 段抬高，如果以 J_{60}ms 评估 ST 段抬高振幅，V_2 导联抬高 2mm，V_3 导联抬高 5mm，V_4 导联抬高 3mm，除 V_1～V_2 导联 QRS 波碎裂外，其余导联 R 波振幅和递增正常。尽管 V_2 导联 T 波振幅＞R 波振幅，仔细分析图形，R 波振幅 12mm，ST-T 交界部呈凹面向上型，QRS 波和 T 波呈“大 R 波大 T 波”模式，与超急性 T 波典型的“小 r 波大 T 波”不符，且患者无胸痛症状，心电图模式考虑正常变异而非心肌梗死，故排除选项 A。

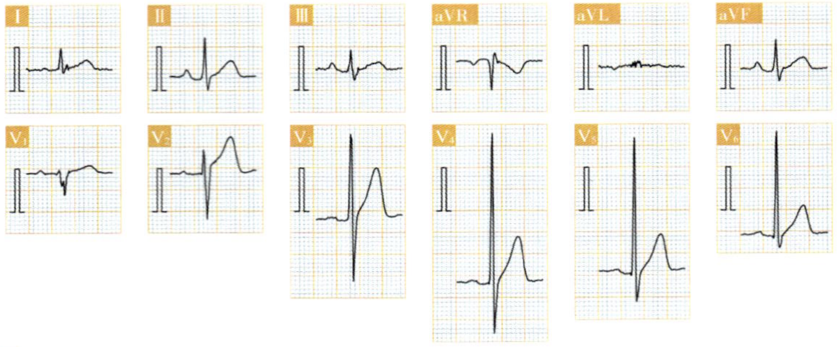

伪差性 Brugada 图形重新采集心电图后

例 114 的患者怀疑心电图伪差所致 2 型 Brugada 图形，重新采集心电图后，V_2 导联 QRS 波振幅正常，马鞍形 ST 段抬高消失

例 114 的胸 V_2～V_6 导联 ST 段抬高，除 V_2 导联 ST 段抬高呈典型的凹面形或马鞍形，其余胸导联 ST-T 交界部形态正常，仅有轻微凹面形抬高且肢体导联无 ST 段抬高，无 PR 段压低，心电图不支持急性心包炎，排除选项 D。

尽管 V_1～V_2 导联 QRS 低振幅伴碎裂，但 QRS 终末部至 T 波起始部未见 Epsilon 波，右胸导联 T 波无倒置，V_3 导联 R 波振幅正常及 T 波直立，临床上，患者并无心血管疾病病史，也不考虑致心律失常性右心室心肌病，排除选项 E。

如果单看 V_2 导联 ST-T 形态，ST 段抬高接近 2mm，QRS 终末部、抬高的 ST 段和直立 T 波，形成典型的马鞍形 ST 段抬高，酷似 2 型 Brugada 图形。令人疑惑的是，该患者 V_3～V_6 导联 R 波均正常，V_2 导联 R 波振幅递增不佳，尽管未看到明显的基线漂移，仍要考虑胸导联和皮肤吸附不佳引起的心电图伪差（上图）。例 114 给我们的教训是：怀疑 Brugada 图形时，务必确保心电图采集正确。

□ 余　萍

例 115

难度：★★★☆☆

男，61 岁，因胸痛 6h 入院。关于 12 导联心电图，最有可能的诊断是（　　　）。

A. ST 段抬高型广泛前壁心肌梗死

B. Ⅰ型 Brugada 综合征

C. 急性心包炎

D. 急性左主干闭塞

E. 早期复极

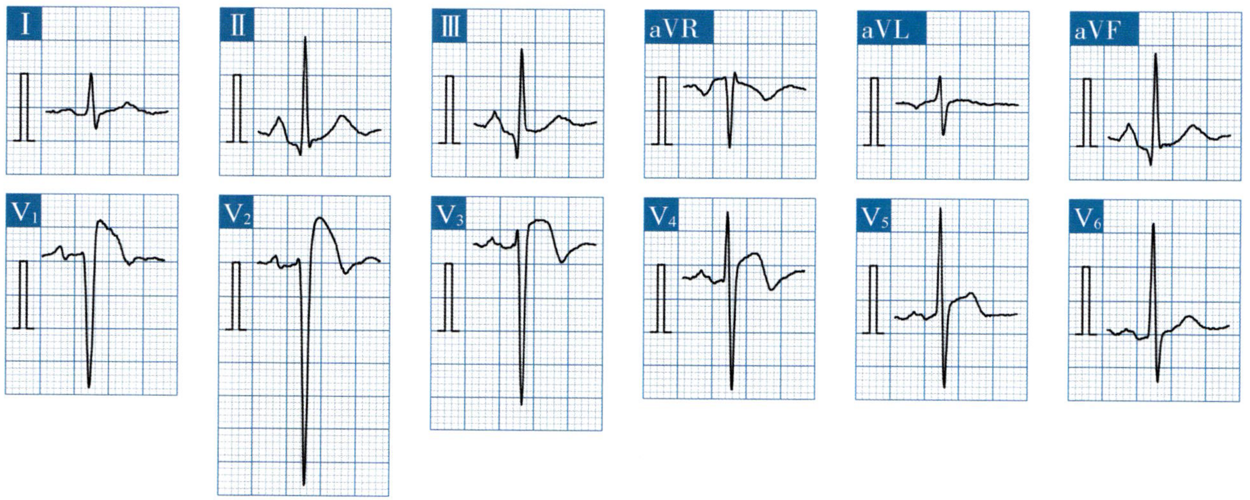

[试题答案] A

[试题解析] 除了非确诊性质的 Brugada 图形（2 型图形和原 3 型图形），Brugada 心电图另一个诊断的重点是区分先天性（离子通道基因突变）和后天性（临床有导致 Brugada 心电图的其他原因），只有在充分排除后天性因素，才能确诊先天性 Brugada 综合征。先天性 Brugada 综合征最常见的基因突变是钠通道 *SCN5A*，占 30%，其他尚有钾通道、钙通道等基因突变[365]。由于相当多数的先天性 Brugada 综合征患者在采集到确诊性或疑诊性心电图时，并无症状或猝死经历，临床应谨慎识别先天性和后天性 Brugada 心电图（中表）[367]。

Brugada 综合征的鉴别诊断

◎心肌病：致心律失常右心室心肌病、恰加斯心肌病

◎心肌缺血：变异型心绞痛、心肌梗死

◎心肌炎性疾病：心肌炎、心包炎

◎弗里德希赖共济失调

◎杜氏肌营养不良症

◎电解质紊乱：高钙血症（维生素 D 中毒）、高钾血症

◎急性肺栓塞

◎急性胆囊炎

◎可卡因中毒

◎低体温

◎肿瘤

◎呕吐

◎药物：抗组胺药、局部麻醉药、β 受体拮抗药、抗抑郁药、锂、镇痛药等

例 115 的 V_1 导联 ST 段抬高振幅 > 2mm，呈凸面或穹窿形抬高，T 波正负双相，如果仅看 V_1 导联 QRS 波形态，典型的 Ⅰ 型 Brugada 图形；注意到该患者 ST 段抬高持续到 V_4 导联，V_3～V_4 导联 ST 段抬高呈典型的凸面形抬高，但抬高模式与 V_1～V_2 导联迥然不同，为典型的缺血性 ST 段抬高，而 V_5 导联 ST 段呈轻微凹面形抬高，ST 段抬高的导联已经超过先天性 Brugada 综合征特有的右胸导联（V_1～V_3）分布范围，结合胸痛症状，应考虑 ST 段抬高型广泛前壁心肌梗死。仔细观察 aVR 导联和 V_1 导联 ST 段抬高振幅，V_1 导联 ST 段抬高振幅远远超过 aVR 导联，支持判读罪犯血管为左前降支而非急性左主干闭塞，故排除选项 D。

右心室急性透壁性缺血时，一部分 ST 段抬高和先天性 Bruagda 综合征具有相同机制，即 I_{to} 介导的心外膜动作电位显著缩短，而心内膜动作电位改变轻微，心外膜和心内膜动作电位的 1 相和 2 相跨室壁复极离散梯度增大，引起 ST 段抬高；一部分 ST 段抬高与透壁心肌缺血引起心外膜延迟除极，R 波延迟形成有关[368]。如同先天性 Brugada 综合征一样，缺血诱发的 Ⅰ 型 Brugada 图形，患者发生恶性室性心律失常的风险增大。

目前，临床对于 Brugada 综合征心电图诊断较为混乱，如果是具有确诊性的 Ⅰ 型图形，仍然需要鉴别先天性或后天性因素，除非患者有明确的猝死家族史、恶性室性心律发作史和反复晕厥等病史，可以直接诊断为 Brugada 综合征；而对于鉴别诊断有困难的 Ⅰ 型 Brugada 图形，心电图诊断可以采取描述性质，如心电图符合 Ⅰ 型 Brugada 图形，请密切结合临床。

□ 余 萍

例 116

难度：★★★☆☆

男，21 岁，因右膝关节肿瘤入院。关于 12 导联心电图，最有可能的诊断是（　　　）。

A. ST 段抬高型急性广泛前壁和下壁心肌梗死

B. 急性心包炎

C. 重症心肌炎

D. 高钾血症

E. 早期复极

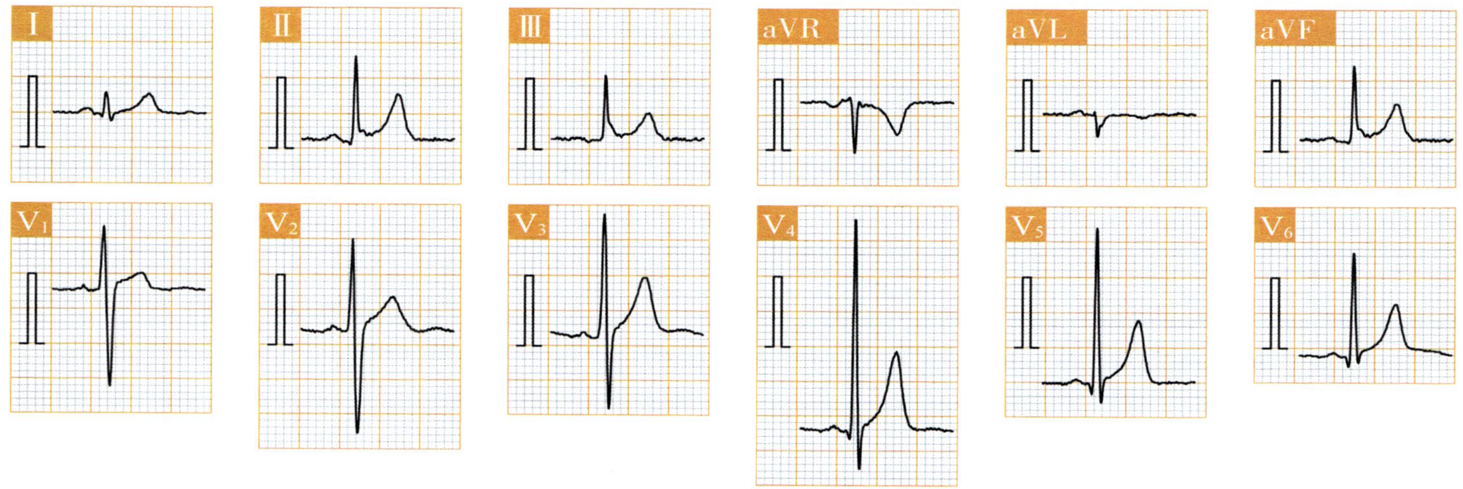

[试题答案] E

[试题解析] ST 段抬高的鉴别诊断对于临床心电图学是非常重要的，同时也极具实用性的内容。ST 段抬高的鉴别诊断是一种临床综合分析能力，思考原则如下：①结合临床；② QRS 波形态学分析；③ ST-T 形态学分析；④随访心电图演变。我们用这四步法分析例 116。

2018 年《第四版心肌梗死通用定义》建议年龄<40 岁的青年男性，V_2～V_3 导联 ST 段抬高应<2.5mm[121]。事实上，很多正常青年男性的 V_2～V_3 导联 ST 段抬高振幅会超出这个标准，2009 年 AHA《心电图标准化和解析指南》也指出年轻男性的 V_2～V_3 导联 ST 段抬高振幅（J_{60}ms）甚至可达 3mm 或 3.5mm，因此严格按照 2.5mm 为正常上限标准，会误判很多正常 ST 段抬高为异常心电图（中上图）[186]。

患者无胸痛症状，虽然下壁和前壁多个导联 ST 段抬高 1～2mm，但并无 R 波丢失或病理性 Q 波形成，胸导联 R 波递增正常，ST-T 交界部呈轻微凹面向上

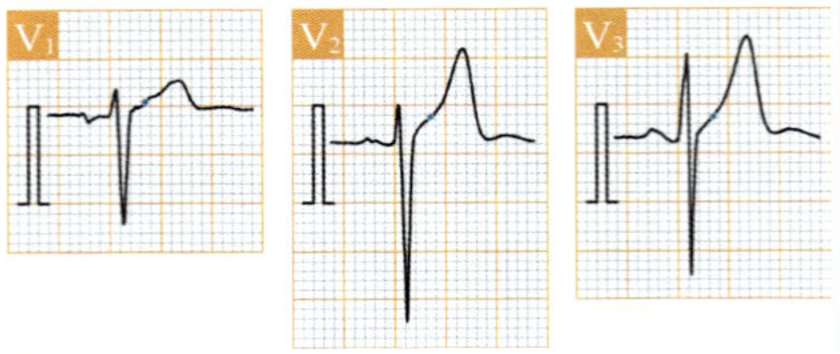

分析右胸导联的 ST 段抬高

1 例 36 岁健康男性的右胸导联，注意到 V_2 导联 ST 段抬高接近 2.5mm（J_{60ms}），若严格按照《第四版心肌梗死通用定义》应判读为异常，但实际上年轻个体可以抬高≥ 3mm；V_1 和 V_3 导联 ST 段分别抬高 1.5mm 和 2mm，ST-T 形态正常，考虑生理性右胸导联 ST 段抬高

形态，这是生理性 ST 段抬高（J 点抬高）的形态，其他导联无对应性 ST-T 改变，心电图 ST 段抬高模式与急性前壁和下壁心肌梗死相差甚远，故排除选项 A。

例 116 的 Ⅰ、aVL 导联 ST 段正常，其余导联尽管存在轻微 ST 段抬高，不伴 PR 段压低，不考虑急性心包炎，故排除选项 B。重症心肌炎的患者临床症状重，引起的广泛性 ST 段抬高，酷似 ST 段抬高型心肌梗死，ST 段呈典型的凸面或凹面形抬高，而非例 116 这种轻微 ST 段抬高，故排除选项 C。

例 116 的 Ⅱ、Ⅲ、aVF、V_4～V_6 导联 T 波振幅增高，酷似高钾性 T 波，仔细观察 T 波基底部正常（V_2～V_3 导联最宽），临床无高钾血症病史，故不考虑高钾性 T 波，排除选项 D。

患者描记心电图无胸痛、胸闷症状，临床诊断右膝关节肿瘤，除非是恶性肿瘤转移至心包，通常不会引起心电图 ST 段抬高。患者无其他检查或实验室依据支持的 ST 段抬高，结合年轻男性，ST 段轻微凹面形抬高，主要分布于下壁导联和胸导联，T 波振幅增高，故心电图 ST 段抬高最可能的原因是早期复极。

早期复极伴随的高振幅 T 波需要与高钾血症鉴别，而过于显著的 ST 段抬高需要和急性心包炎鉴别；当患者有不典型胸闷、胸痛等症状时，还需要和不典型的心肌梗死或早期心肌梗死鉴别。当临床鉴别诊断困难时，24～48 小时随访观察心电图和心肌坏死标志物，心电图和心肌坏死标志物如果缺乏动态性改变，也支持早期复极诊断。

□ 余　萍

例 117

难度：★★★★☆

女，40 岁，临床诊断右侧乳腺癌，大量心包积液。关于 12 导联心电图，诊断正确的有（　　　）。（多选题）

A. 双向性室性心动过速

B. 2：1 完全性左束支阻滞

C. 窦性心动过速

D. 低电压

E. QRS 电交替

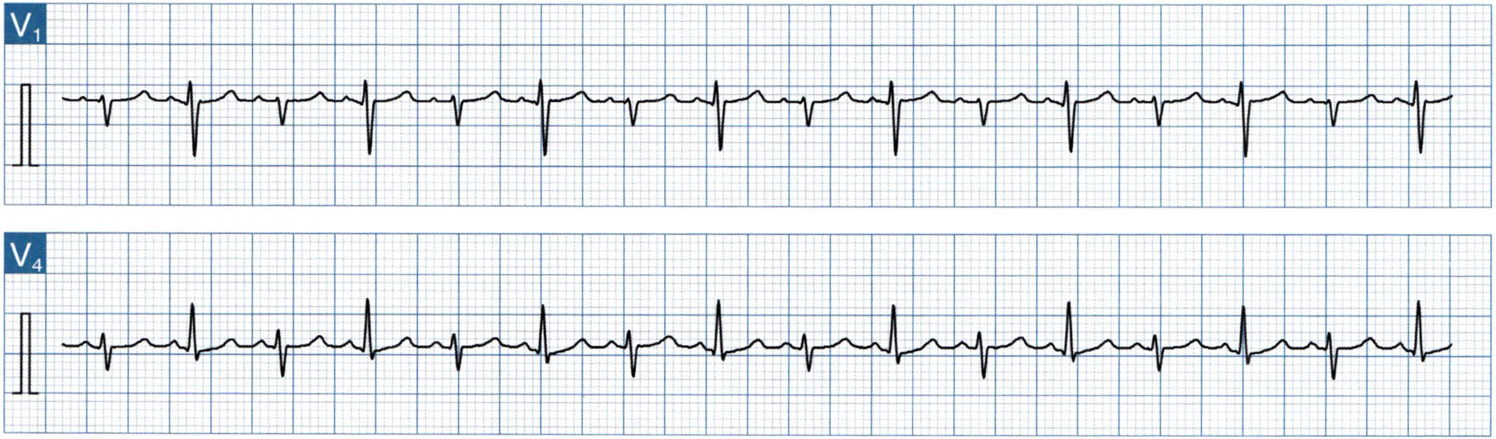

[试题答案] CDE

[试题解析] 心脏电活动产生的电流，需要通过心包、胸腔、胸壁和皮肤等传递到体表。一旦这些结构出现病变，将会影响心电的传导，如肥胖、肺气肿、气胸、水肿等，这些疾病可以形象的概括为“水电气”。例117的心电图虽然只有2个导联，但可以获得非常丰富的信息：①心率快而规整；② QRS 低电压；③ QRS 波交替变化，V_1 导联 QRS 波形态一致但振幅交替，V_4 导联 QRS 波形态和主波交替。

V_4 导联有两种 QRS 波：一种是 qRs 波，主波正向；另一种是 rs 波，主波负向，两种 QRS 波的 R-R 间期规整，初学者可能会误诊为双向性室性心动过速。不过，注意到每个 QRS 波前均有固定的窦性 P 波，PR 间期 140ms，房室呈 1∶1 传导关系，QRS 波时限 80ms，提示心房和心室存在相关性，这些心电图征象能可靠的排除双向性室性心动过速，即选项 A。

例 117 也不是 2∶1 束支阻滞，QRS 波时限正常，V_1 导联 QRS 波仅是振幅交替变化，V_1 导联 QRS 波均为 rS 形态，并非典型的左束支阻滞或右束支阻滞形态，排除 2∶1 束支阻滞，即选项 B。

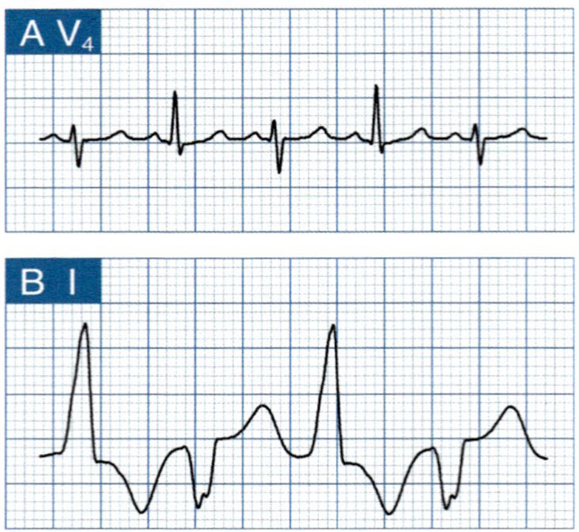

鉴别诊断 QRS 电交替和双向性室性心动过速

A.QRS 电交替，窦性心律，QRS 波振幅和形态交替，QRS 波时限正常，其前有相关 P 波；B. 双向性室性心动过速，QRS 波宽大畸形，其前无相关 P 波，T 波与 QRS 主波方向相反

例 117 的窦性 P 波和 QRS 波呈 1∶1 传导关系，无论 P-P 或 R-R 间期均规整，测量 P-P 间期 430ms，频率为 140 次 / 分，V_1 导联 P 波直立，P 波形态、时限和振幅均正常，考虑窦性心动过速，选择答案 C。

V_1 和 V_4 导联的 QRS 波振幅均不足 10mm，尽管只有 2 个导联，低电压也应该是一个正确的选项，题干已经提供了大量心包积液的临床信息，故选择答案 D。

例 117 中 V_1 导联 QRS 波形态相似，振幅交替变化，而 V_4 导联 QRS 波形态和振幅均交替变化，QRS 波前均有相关 P 波，应考虑 QRS 电交替（中上图）。

QRS 电交替是指≥1 个导联 QRS 波振幅交替变化，有时伴 QRS 波形态轻微变化，但这种变化与室内传导改变无关，主要是与心脏随心搏摆动，解剖位置在胸腔中发生变化，心电向量在某个或某些导联投影轻微变化有关，根据该定义通常 QRS 波时限无改变[369]。电交替最常见于心包积液，心脏前后摆动，与胸壁的距离交替变化，记录的 QRS 波振幅交替变化，也可以见于阵发性室上性心动过速、加速性室性自主心律等。临床上出现电交替心电图时应该查明原因。

□ 丘富程

难度：★★★☆☆

例 / 118

男，42 岁，因反复劳力性呼吸困难 18 年就诊。关于 12 导联心电图，诊断正确的是（　　　　）。（多选题）

A. 电轴右偏

B. 右心房异常

C. 右心室肥厚

D. 重度顺钟向转位

E. ST-T-U 改变

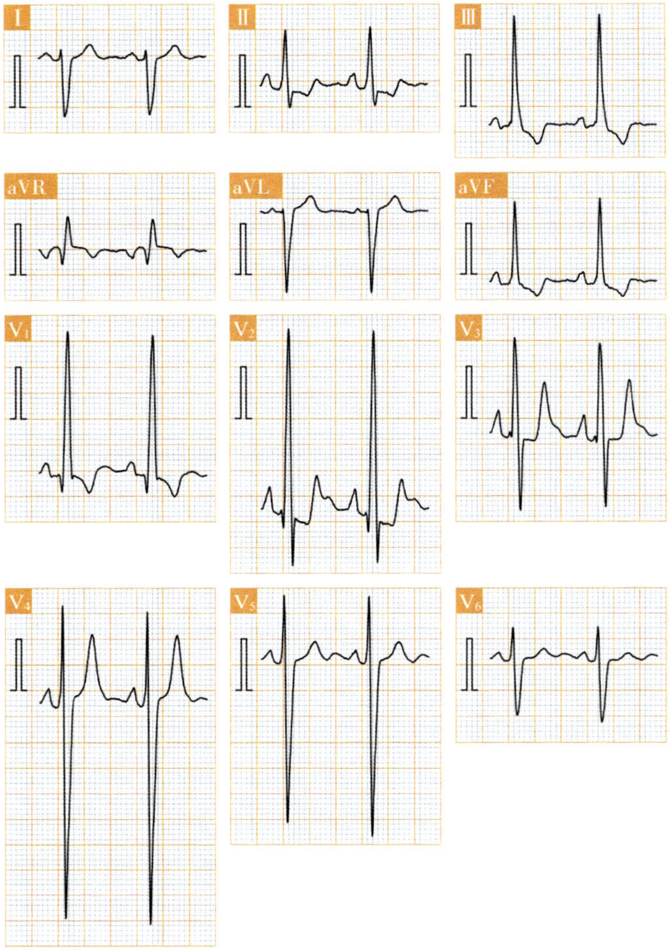

［试题答案］ ABCE

［试题解析］ 复杂心电图都由一些基础诊断组成，因此，初学者不应惧怕复杂心电图诊断，通过掌握一些分析原则，逐步熟练，对诊断建立充分的信心。

例 118 的每个 QRS 波前均有 P 波，Ⅱ导联 P 波直立，aVR 倒置，V_1 导联直立，V_5 导联直立，判读为窦性 P 波。测量 P-P 间期 640ms，折算心率为 94 次 / 分。观察窦性 P 波时限正常，V_2～V_4 导联 P 波振幅＞1.5mm，满足右心房异常的诊断标准，故选项 B 是正确的。

Ⅰ导联 QRS 波为 rS 形态，振幅代数和为 –8.5mm，计为 –9mm；Ⅲ导联 QRS 形态，振幅代数和为 +21.5mm，计为 +22mm，查表电轴为 +110°，电轴右偏。即使采用目测法，Ⅰ导联 QRS 主波负向，Ⅲ导联 QRS 主波正向，判读为电轴右偏，故选项 A 是正确的。

QRS 波时限 140ms（V_4 导联），V_1 导联 QRS 波为 qR 波，R 波振幅 14.5mm，V_5 和 V_6 导联为 RS 波，R/S 振幅比值＜1，结合 V_1 导联 QRS 波形态和振幅，支持诊断右心室肥厚，故选项 C 是正确的。尽管 QRS 波增宽，但 V_1 导联 QRS 波不呈典型的右束支阻滞或左束支阻滞，不考虑束支阻滞；因有右心室肥厚的心电图诊断，可用肥厚的右心室激动延迟解释，不考虑非特异性室内传导障碍。

Ⅱ、Ⅲ和 aVF 导联 ST 段下斜型压低 1mm 伴 T 波倒置，V_2 导联 U 波振幅增高，T-U 波融合，本例心电图的复极改变波及 ST-T-U 波，故选项 E 是正确答案。

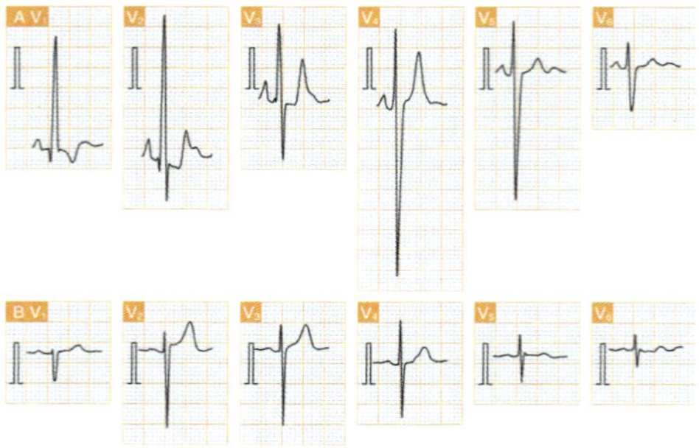

鉴别诊断逆向递增和顺钟向转位

A. 右心室肥厚时，V_1～V_6 导联 R 波振幅可以逐渐降低，称为逆向递增；B. 顺钟向转位时，V_1～V_6 导联均为 rS 波，r/S 振幅比值＜1，顺钟向转位与右心室肥厚无关，除非 V_1 导联 R 波振幅达到右心室肥厚诊断标准

房室 1∶1 传导关系，PR 间期正常。由于只有两组心搏，无法进一步分析节律，心电图形态学最终诊断有：①窦性心律；②电轴右偏；③右心房异常；④右心室肥厚；⑤ ST-T 改变；⑥ U 波改变。六个心电图诊断，看似复杂，其实都是由基础心电图诊断组成的。

值得注意的是，本例 V_1 和 V_2 导联 QRS 波呈高振幅 R 波，V_5 和 V_6 导联呈 RS 波，R/S 振幅比值＜1，V_1～V_6 导联 R 波振幅逐渐降低，这是右心室显著肥厚的一种胸导联 R 波演变模式，即 R 波逆向递增，可能与肥厚的右心室电势对抗超过左心室、左心室发育不全等有关，也是法洛四联症的一种胸导联心电图改变。相反，典型的顺钟向转位应该是 V_1～V_5/V_6 导联均呈 rS 波形，V_5、V_6 导联 r/S 振幅比值＜1，顺钟向转位除非 V_1 导联 R 波振幅达到右心室肥厚的诊断标准，否则不能据此诊断右心室肥厚（中下图）。

□ 李丽宏

例 119

彩色心电图实战图谱
难度：★★☆☆☆

女，56 岁，临床诊断二尖瓣狭窄。关于心脏节律，诊断正确的有（　　　）。

A. 尖端扭转型室性心动过速

B. 紊乱性房性心动过速

C. 心房扑动

D. 心房颤动

E. 心室颤动

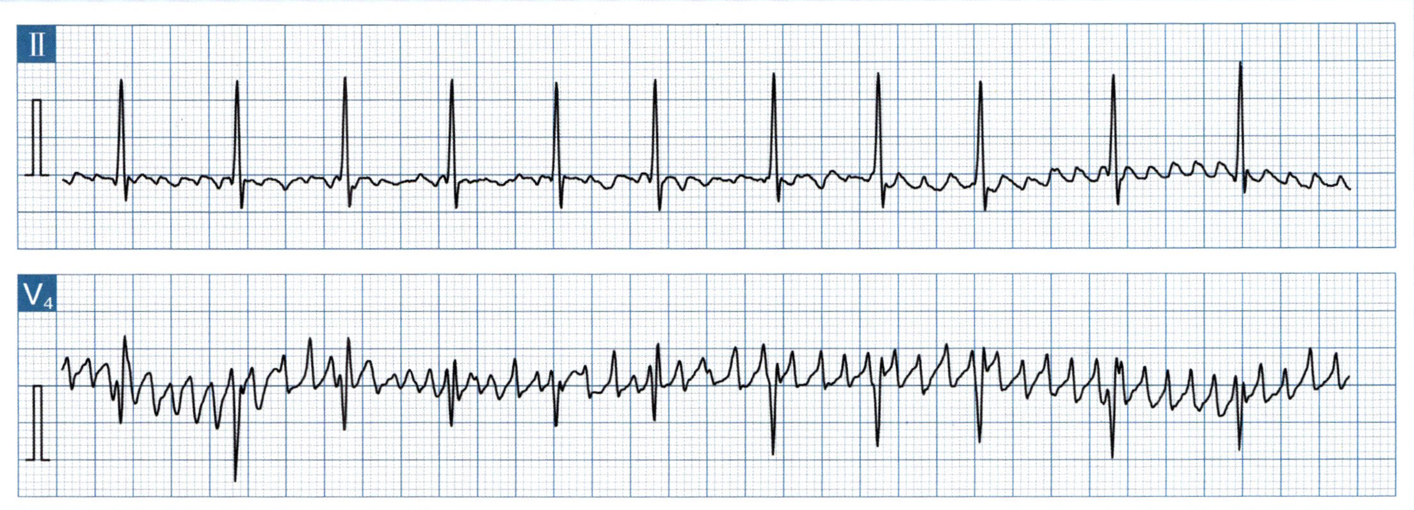

[试题答案] D

[试题解析] 有部分心电图，常常令初学者感到迷惑，一些导联波形符合一种心电图诊断，而另一些导联波形满足另一种心电图诊断。对于此类心电图，分析的原则是：选择主要诊断标准，把握核心判读原则，而不要把次要标准放在首位，这样会犯“一叶障目”的错误。

例 119 最显著的特征是心电图等电位线消失，V_4 导联可见粗大、快速的心电波。心房层面、心室层面或两者兼而有之起源异常的心律失常都能引起心电图等电位线消失，心房层面常见于心房扑动和心房颤动，心室层面常见于多形性室性心动过速、心室扑动和心室颤动，了解这些基础知识，例 119 的诊断就不难了，因为我们已经缩小了鉴别诊断的范围。

观察同步 2 导联，尽管 V_4 导联的 QRS 波振幅较低，混杂于杂乱波形中，但是Ⅱ导联 QRS 波振幅高大，QRS 波为 Rs 形态，时限 70ms，Ⅱ导联的每一个 QRS 波都能在 V_4 导联辨识出对应的 QRS 波，能明确判读稳定的室上性 QRS 波存在，排除多形性室性心动过速、心室扑动和心室颤动等心律失常，鉴别诊断进一步缩小到心房层面。

仔细观察 V_4 导联的后半程，快速心电波形态近乎一致，频率快速，很容易误诊为心房扑动或房性心动过速；但仔细观察 V_4 导联的前半程，心房除极波的形态、振幅和频率均在不断变化，频率波动于 500～600 次 / 分，支持诊断为心房颤动（右图）。此外，如果测量Ⅱ导联的 R-R 间期，会发现都是不同的，提示心室率绝对不规整，心室节律模式也支持诊断心房颤动。

粗大型心房颤动波有时非常酷似心房扑动波，主要发生机制有：①一个心房颤动折返环控制较大面积的心房肌；②主要节律为心房扑动，激动向另一个心房的传导无规律，另一个心房表现为心房颤动；③主导节律为心房颤动，激动向另一个心房传导时，遭遇解剖屏障，另一个心房的激动相对规整；④主导节律为心房颤动，另一个心房维持自身较慢的节律，体表心电图是两种心房除极波的重叠。通常，

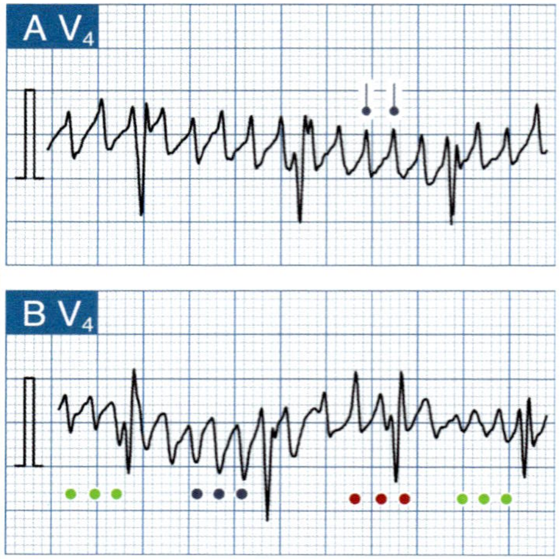

分析粗大的心房颤动波

A.V_4 导联后半部分心房除极波的形态变异小，间期较为规整，天灰色箭头标注的间期 120ms，心率为 500 次 / 分，已经进入心房颤动频率范畴；B.V_4 导联前半部分，可见心房除极波均为正负双相形态，但部分波形以负向波为主（天灰色圆圈），部分波形以正向波为主（红色圆圈），其余心房激动波振幅位于两者之间，但振幅较小的波形频率更快，提示这些心房除极波存在形态、振幅和频率的“三变异”现象，支持诊断为心房颤动

延长心电图描记时间，粗大型心房颤动会呈现典型的心房颤动波逐搏变异特性。

□ 王长溪

例 120

女，22 岁，因尿路结石入院。关于 12 导联心电图，最有可能的诊断是（　　　　）。

A. 频发单源性交界性期前收缩

B. 频发多源性交界性期前收缩

C. 频发交界性期前收缩伴交界性逸搏

D. 频发多源性交界性逸搏心律

E. 交界性并行心律

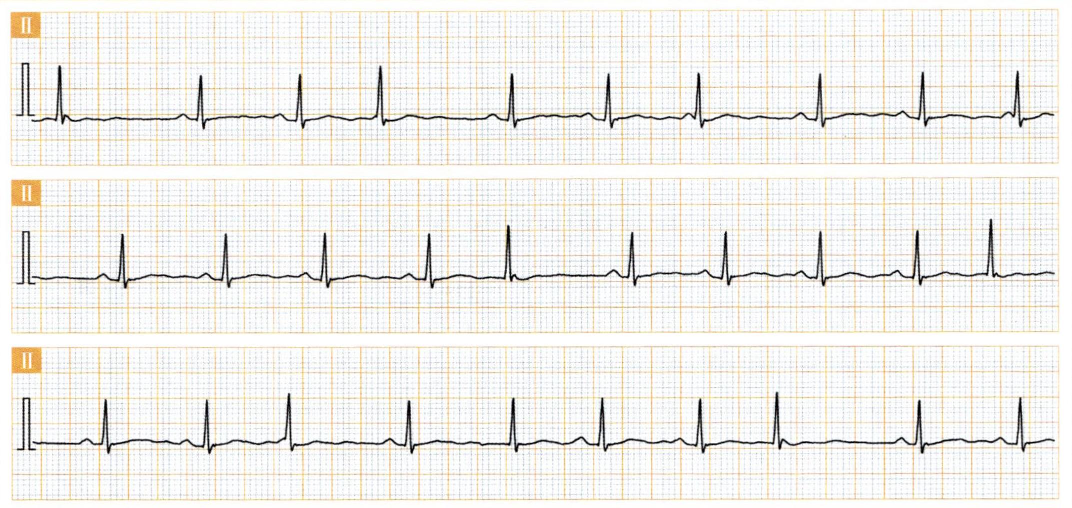

［试题答案］E

［试题解析］并行心律一个非常重要的电生理特性是：并行心律点能够传出并激动心脏，但心脏其余冲动不能传入并行节律点。换言之，并行节律点存在传入阻滞保护，这样并行心律点不会受到其他节律点干扰，始终以自身固有的频率发放冲动，只要外界心肌处于应激期，即可产生异位搏动。

并行心律产生的冲动会出现在一个心动周期的那些时间呢？如果是交界性或室性并行心律，只要窦性 QRS 波除极后，心室肌度过了有效不应期，并行节律点产生的冲动都会激动心室肌；同理，对于房性并行心律，窦性冲动激动心房后，心房度过了有效不应期，其余时间里房性并行冲动都可以再次激动心房。

在频发期前收缩的基础上，合并出现以下心电图现象要怀疑是否存在并行心律：①期前收缩的配对间期不一致；②相比于基础心动周期，一些异位心搏表现为期前收缩性质，另一些表现为逸搏性质或

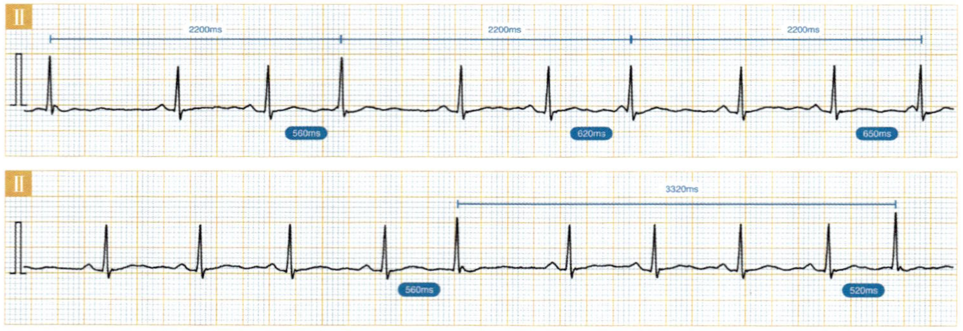

分析并行心律

例 120 的上条和中条心电图，提前出现的交界性期前收缩配对间期波动于 520 ～ 650ms，测量前后交界性搏动的 R-R 间期，存在 1100ms 的倍数关系，高度提示这是一份交界性并行心律心电图

加速性心搏性质（多在期前收缩的代偿间期内出现，但其出现时机不符合判读为逸搏，$R_{异}$-$R_{异}$间期＜$R_{基}$-$R_{基}$间期）；③配对间期不一致的异位搏动之间存在时间倍数关系（上图）。

诊断并行心律的关键是测量先后出现的异位搏动的 P-P 间期（房性）或 R-R 间期（交界性和室性），短的异位搏动间期如果和长的异位搏动间期之间存在倍数关系，则提示看似“随机”出现的异位搏动实际存在数学关系，异位搏动的发生存在时间性（或节律性）。

需要指出的是，并行节律在传出时可以发生在文氏传导（传出时间逐渐延长）、并行节律点不稳定性（产生冲动的能力时强时弱）等条件下，并行节律点之间有时存在时间差异，并非严格的整倍数关系，为诊断的建立带来了一些挑战。

□ 王长溪

例 121

女，68 岁，因病态窦房结综合征置入永久性人工起搏器 5 年。关于心电图，诊断正确的是(　　　　)。

A. 单腔起搏器，心室起搏

B. 双腔起搏器，心室起搏

C. 单腔起搏器，心房起搏

D. 双腔起搏器，心房起搏

E. 双腔起搏器房室顺序起搏

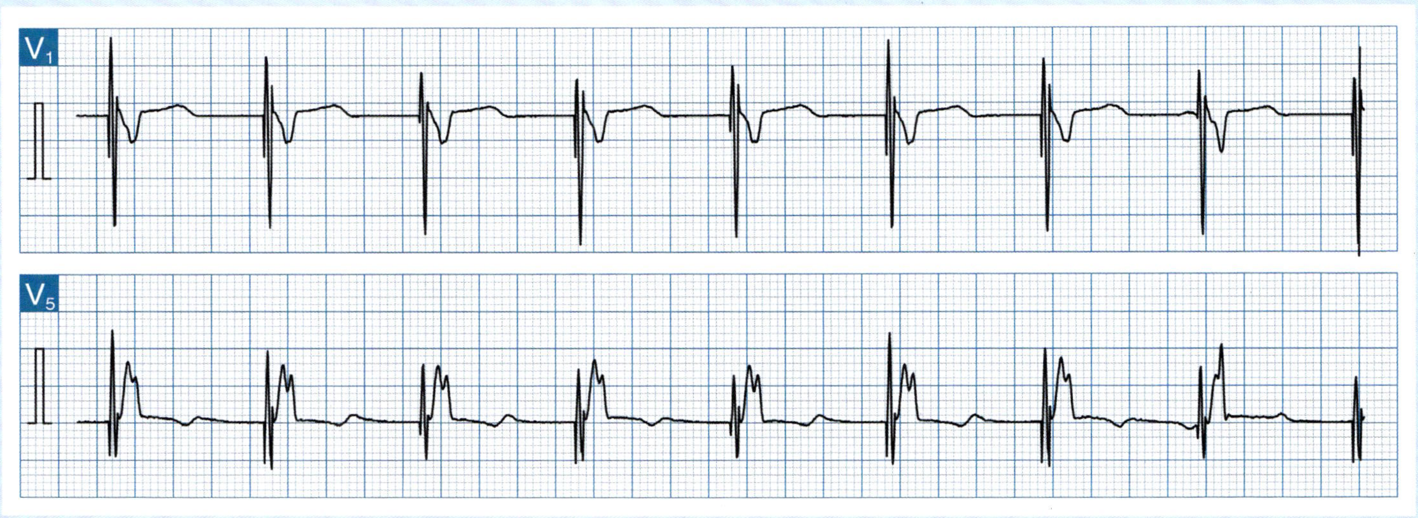

[试题答案] A

[试题解析] 很多初学者都很畏惧起搏器心电图，工作中一遇到起搏器心电图，就抓起手机拍照发到网络社交群里。其实，只要掌握了起搏器的计时周期和分析原则，就能够对日常工作中的大部分起搏器心电图顺利地做出诊断，应该对工作中遇到的每一幅起搏器心电图进行阅读、分析和诊断，逐渐积累起搏器心电图相关术语和分析技能，而不是一味求助于互联网，一次次丢失自我学习的机会。现如今，全球每年要置入 100 万台起搏器，可见即使基层医生，在职业生涯中，遇到起搏器心电图是不可避免的[370, 371]。

分析起搏器心电图应抓住四个核心：心房层面的诊断（自身心搏、起搏心搏或两者均存在），心室层面的诊断（自身心搏、起搏心搏或两者均存在），房室关系（自身心搏的房室关系、起搏心搏的房室关系或自身心搏－起搏心搏的房室关系）和其他心电图诊断。

例 121 中，仔细观察 T 波终点之后的心电图基线，是否存在心房除极波，如果有心房除极波，是自身的心房除极波，还是起搏的心房除极波？如果是后者，心房起搏脉冲信号是否能观察到（右图）？显然，在振幅高大的心室起搏脉冲之前的心电图片段中，未见任何形式的心房除极波，也未见任何形式的心房起搏脉冲信号，提示在心房层面不存在起搏，排除选项 C、D 和 E。

例 121 的选项经过初步排除，集中在心室起搏选项。那么，究竟是单腔心室起搏器在起搏心室，还是双腔起搏器仅进行了心室起搏呢？

观察、寻找和识别起搏脉冲信号是分析起搏器心电图的一项基本技能。起搏脉冲信号是起搏器发放的电刺激在心电图上的体现，一般脉冲宽度 0.5ms 左右，在走纸速度为 25mm/s 的心电图上，占时极短，表现为近乎直线型脉冲信号或钉样信号。早期的单腔起搏器采用单极起搏电极，电学回路建立在起搏电极（阴极）和起搏器金属外壳（阳极）之间，距离远，脉冲振幅高大，很容易识别；而现代起搏器多采用双极起搏电极，电学回路就建立在起搏器电极头的阴极和阳极之间，距离短，脉冲信号微弱甚至在心电图上看不到起搏脉冲信号，极易误诊为窦性节律、房性节律或室性节律。本例起搏脉冲信号清晰，振幅高大，V_1 导联每个负向 QRS 波前均可见，提示为心室单腔起搏器，选项 A 为正确答案。

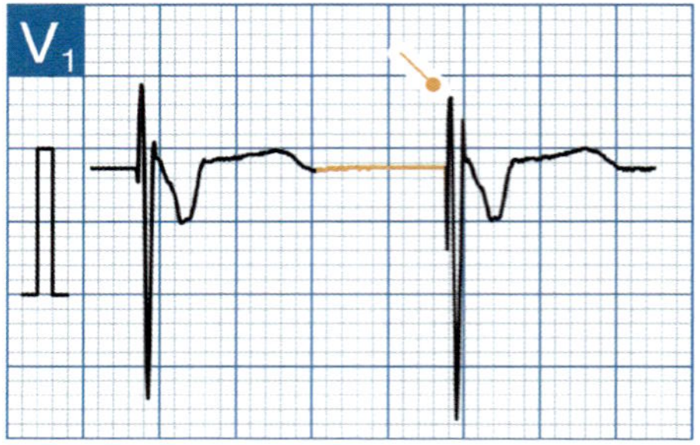

观察起搏器心电图基线

在第 1 个 T 波之后的心电图基线（橙黄色曲线）中，未见任何形式的心房除极波，可能原因有患者是一位病态窦房结综合征患者，存在窦性停搏和三度房室阻滞，抑或是近乎等电位线的纤细型心房颤动；同时，在高大的心室起搏脉冲信号（橙黄色箭头）前，未见心房起搏脉冲信号，提示为心室单腔起搏

□ 王　军

例 / 122

难度：★★★☆☆

男，76 岁，因病态窦房结综合征置入起搏器 5 年。

关于起搏器工作方式，以下正确的是（　　　）。

A. 房室顺序起搏

B. 心室起搏

C. 心房起搏

D. 希氏束起搏

E. 双心室起搏

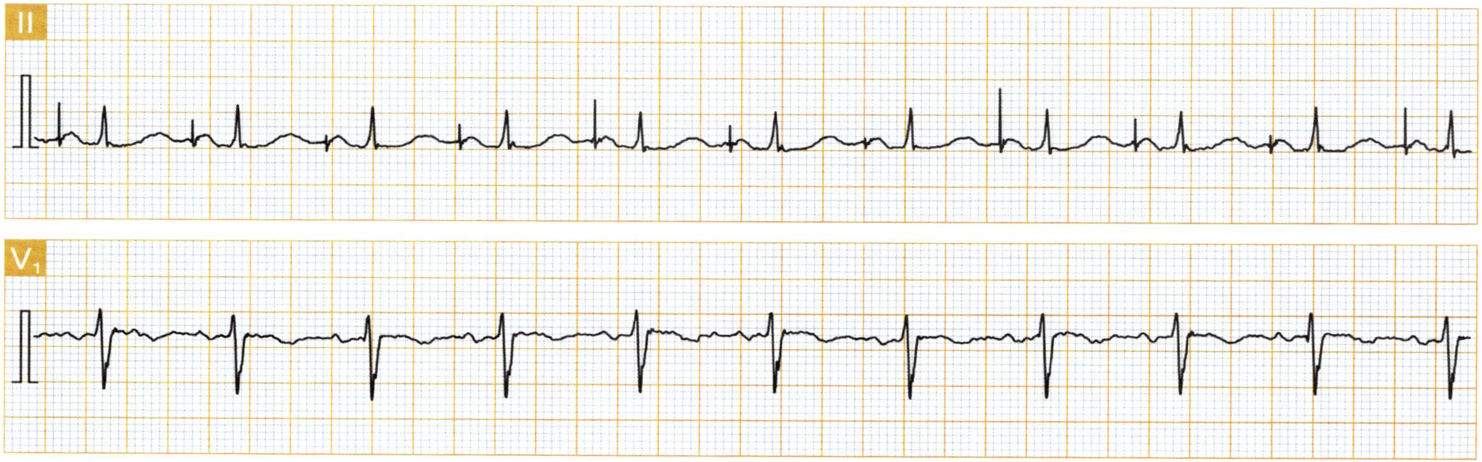

［试题答案］C

［试题解析］窦房结功能不全和高度房室阻滞是最常见的永久性起搏器置入适应证。单纯窦房结功能不全的患者，房室传导功能正常，仅需要进行心房层面的起搏支持，此时可以选择心房单腔起搏器或置入双腔起搏器设置为心房起搏；而窦房结功能不全合并高度或三度房室阻滞的患者，同时还需要心室起搏治疗，此时只能选择双腔起搏器。

置入双腔起搏器的患者，若房室传导功能正常，为了提高起搏器的使用寿命，可以设置为心房起搏模式，心室激动仍为室上性的，此时应在 P 波前方寻找心房起搏脉冲信号；若合并房室阻滞，通常设置为房室顺序起搏，P 波和 QRS 波前均可见起搏脉冲信号。通过观察起搏脉冲信号是出现于 P 波之前（心房起搏）、QRS 波之前（心室起搏）或 P 波和 QRS 波之前（房室顺序起搏），可以判读出起搏的心腔。

观察例 122 的 V_1 导联，P 波正负双相，起搏脉冲信号无法识别，很容易误诊为窦性心律，同步Ⅱ导联可见每个 P 波前均有一个起搏脉冲信号，提示存在心房起搏，而 QRS 波前无起搏脉冲信号，QRS 波形态和时限正常，提示无心室起搏，综上所述，选项 C 为正确答案，其余选项均涉及心室起搏，都不正确（右图）。

当起搏脉冲信号的电势方向与某个导联轴垂直时，根据投影理论，起搏脉冲信号将在该导联投影形成一个振幅为 0 的“点”，心电图无法识别；当起搏脉冲信号的电势方向近乎垂直于某导联轴时，心电图上投影形成的起搏脉冲信号振幅很低，识别较为困难。因此，对于置入起搏器的患者，12 导联心电图有时不会每个导联都呈现清晰可辨的起搏脉冲信号，如例 122 的 V_1 导联，同步观察 12 导联心电图，只要有 1 个导联能肯定为起搏脉冲信号，则支持判读为起搏节律心电图。

当起搏脉冲信号不明显或无法识别时，可以追问患者或其家属有无起搏器置入史；一些老年人或智力障碍的患者，由于起搏器置入时间较长，近期陪同家属也不清楚起搏器置入病史，可以观察患者胸前是否有起搏器置入的局部皮肤隆起，触摸皮下是否有方形异物感，进行磁铁实验，观察是否引起起搏信号，若通过以上方法，仍不能判读是否有起搏器置入，可在 X 线透视下观察有无起搏器系统。此外，起搏频率通常设置为 60 次 / 分，绝对规整的心律要怀疑起搏节律。

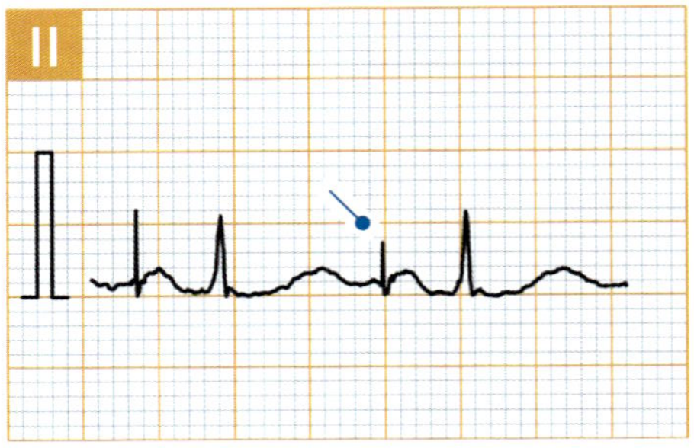

心房起搏节律

蓝色箭头所示为心房起搏脉冲信号，刺激心房产生起搏的 P 波，起搏冲动通过功能正常的房室传导系统下传激动心室，产生形态和时限正常的 QRS 波

□ 丘富程

例 / 123

彩色心电图实战图谱
难度：★★★☆☆

男，69 岁，永久性心脏起搏器置入 2 年。关于心电图诊断，以下结论可能正确的有(　　　　)。(多选题)

A. 心房颤动

B. 三度房室阻滞

C. 心房起搏节律

D. 心室起搏节律

E. 房室顺序起搏

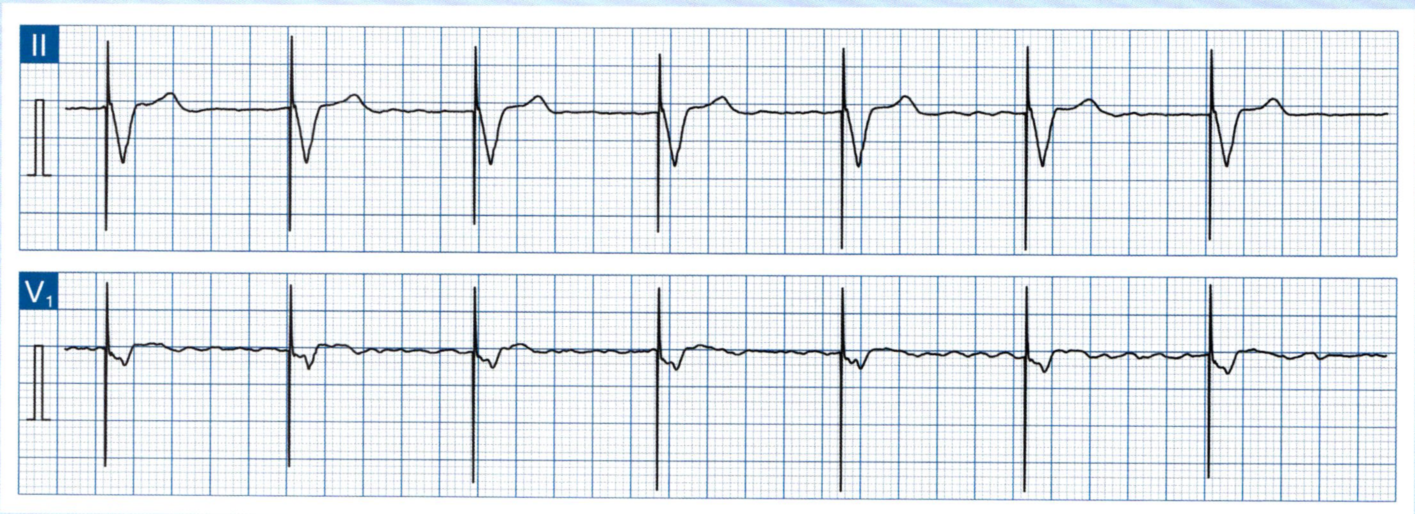

[试题答案] ABD

[试题解析] 例 123 的起搏脉冲信号振幅高大，每个起搏脉冲信号后可见起搏的 QRS 波，V_1 导联主波负向，提示心室电极置于右心室，而Ⅱ导联 QRS 主波负向，整体心室除极遵循从下至上的除极模式，进一步提示右心室起搏电极置于心尖部。

仔细观察心室起搏脉冲信号与前一个 T 波终点之间的心电图片段，未见自身 P 波、起搏的 P 波和心房脉冲信号，在 V_1 导联中可见细波浪状起伏，起伏的波形形态、振幅、时限和频率多变，很容易判读为心房颤动波（中上图），选项 A 为正确答案。

尽管生理性双腔起搏器已经在临床普及，但并非所有需要置入永久性起搏器的患者都适合双腔起搏器，典型的例子就是心房颤动合并高度或三度房室阻滞。对于心房颤动患者而言，心房已经处于快速激动状态，心房起搏电极要夺获心房非常困难或甚至无法夺获心房，此外，心房起搏电极也无须监测快速的心房颤动波，当患者合并高度或三度房室阻滞时，心室率缓慢，只需要进行心室起搏支持心率即可。因此，心房颤动合并高度或三度房室阻滞患者首选心室单腔起搏器治疗。例 123 的每个 QRS 波前均有心室起搏脉冲信号，为心室起搏节律，选项 D 为正确答案，同时排除选项 C 和 E。

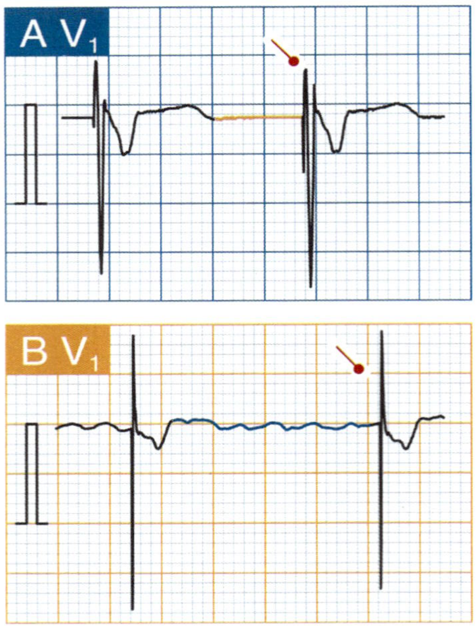

观察心室单腔起搏器心电图的基线

图 A 为例 121 心电图片段，图 B 为例 123 心电图片段，两例均为心室单腔起搏器，心室起搏脉冲信号振幅高大（红色箭头所示）。图 A 的心电图基线（橙黄色片段）平稳，无任何心房除极波，图 B 的心电图基线（蓝色片段）呈细波浪状起伏，形态和振幅多变，为心房颤动波

心房颤动合并三度房室阻滞，当接受心室起搏治疗时，心室率为规整的心室起搏节律；而心房颤动合并高度房室阻滞时，偶有心房颤动下传心室，打乱规则的心室起搏节律。临床心电图要区分上述两种情况，需要延长心电图采集时间，观察有无心房颤动夺获心室的现象发生，从而做出诊断。本例只有短程片段，题干提供了“可能正确”，并非要求绝对区分高度和三度房室阻滞，故选项 B 也为正确答案。

□ 狄欣欣

例 124

难度：★★★☆☆

两例双腔起搏器心电图，关于起搏器工作模式，以下正确的是（　　　）。

A. A 为 AAI，B 为 VVI

B. A 为 DDD，B 为 DDD

C. A 为 DDD，B 为 VDD

D. A 为 VDD，B 为 VDD

E. A 为 VAT，B 为 DDD

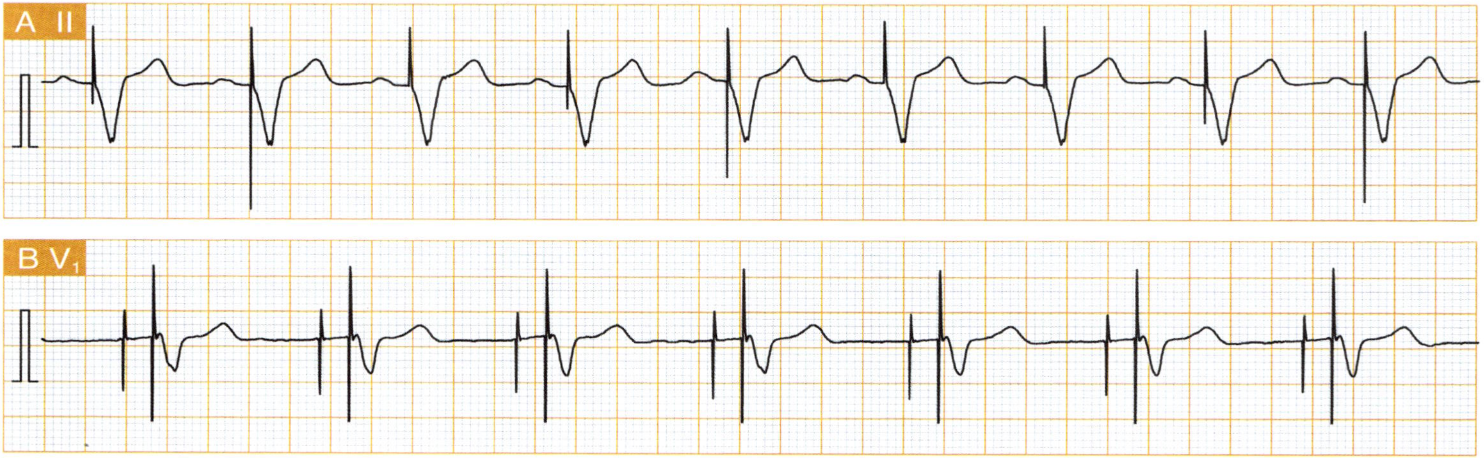

[试题答案] E

[试题解析] 置入双腔起搏器的患者，右心房和右心室放置有起搏电极，医生会根据患者的实际电生理特性，设置不同的起搏器工作模式，起搏器模式的识别是阅读起搏器心电图的基本技能之一。

仔细观察例 124 的图 A 和图 B，共同特点是 QRS 波前均可以见到振幅高大的起搏脉冲信号，提示两例均存在心室起搏节律（中上图）。

起搏器代码的第一个字母代表起搏的心腔，根据起搏脉冲信号判读起搏心腔。图 A 的 P 波前未见起搏脉冲信号，为自身窦性 P 波，起搏器在感知心房的窦性 P 波，一旦认为窦性 P 波存在，经过一定的时间延搁后（SAV 间期，感知的 AV 间期，相当于 PR 间期代表的房室传导时间），心室起搏电极发放心室脉冲信号，以响应感知的窦性 P 波，完成一个起搏周期。这种双腔起搏器的工作方式是患者的窦房结功能正常或间歇性功能不全，只要存在窦性心搏，心房电极都不会起搏心房，多数情况下处于感知工作方式；同时，心室电极及时响应感知到的窦性 P 波，完成心室起搏，维持心室节律，起搏器感知心房起搏心室，为 VAT 工作模式。由于起搏器并未起搏心房，排除选项 A（心房起搏）、B 和 C（双腔起搏）。

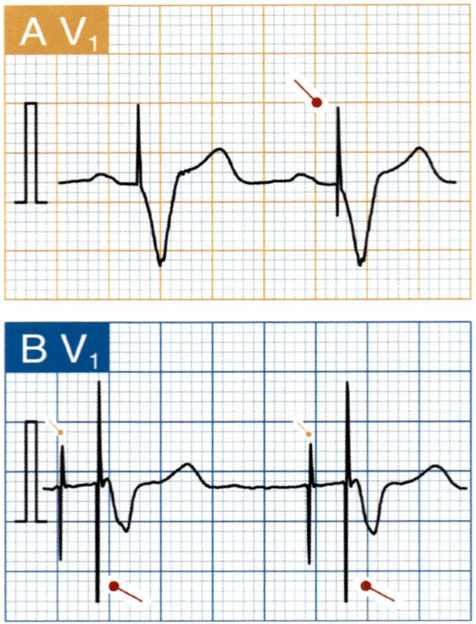

不同工作模式的双腔起搏器

图 A 和图 B 的 QRS 波前均有起搏脉冲信号（红色箭头所示），提示存在心室起搏；图 A 的 P 波前未见起搏脉冲信号，无心房起搏，而图 B 的心室起搏脉冲信号前可见另一个起搏脉冲信号（橙黄色箭头所示），提示存在起搏。图 A 判读为心房感知，心室起搏工作方式，即 VAT，而图 B 判读为房室顺序起搏工作方式，即 DDD

在图 B 的心室起搏脉冲信号之前，还可以见到另一个振幅相对较低的起搏脉冲信号，尽管起搏的心房除极波不明显（在 V_1 导联可能为等电位线 P 波），因起搏脉冲信号的存在，仍能可靠的判读为心房起搏脉冲信号。图 B 存在心房和心室起搏的双腔起搏工作模式，排除选项 D。

综上所述，尽管均为双腔起搏器置入患者，两者的起搏器工作模式不同，图 A 为心房感知心室起搏工作方式，即 VAT，起搏器每感知到一个自身 P 波，就触发一次心室起搏脉冲信号，而图 B 为房室顺序起搏，选项 E 为正确答案。

□ 张登洪

例 125

难度：★★★☆☆

女，75 岁，起搏器置入患者，关于起搏器工作状态，以下正确的是（　　）。

A. 心房起搏和感知功能正常，心室起搏和感知功能正常

B. 心房起搏和感知功能正常，心室起搏功能正常

C. 心房起搏和感知功能正常，心室感知功能正常

D. 心房起搏功能正常，心室起搏和感知功能正常

E. 心房感知功能正常，心室起搏和感知功能正常

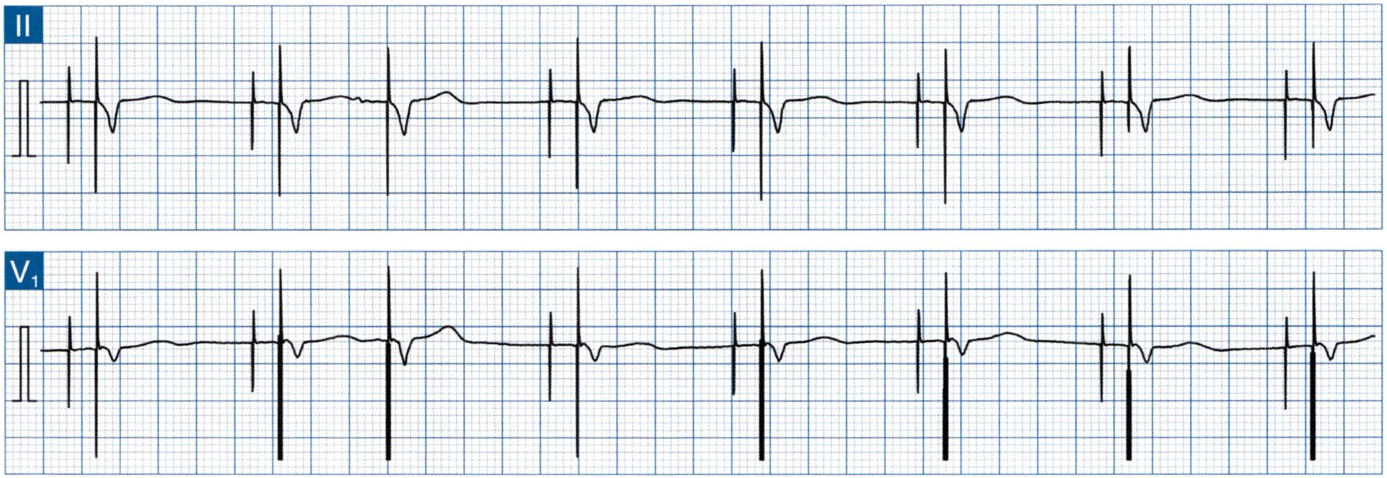

[试题答案] B

[试题解析] 在起搏器心电图中，观察起搏器发放的脉冲信号个数，判读是单腔起搏器或双腔起搏器。例 125 共记录了 8 个心动周期，除第 3 个 QRS 波提前发生以外，其余 R-R 间期规整，每个 R 波前均可见振幅高大的心室起搏脉冲信号，提示存在心室起搏；此外，在规律的心室起搏节律中，每个心室起搏脉冲信号之前均可以见到另一个振幅相对较低的起搏脉冲信号，提示为心房起搏，本例为双腔起搏器心电图，房室顺序起搏工作方式。

值得注意的是，在规律的起搏节律中，第 3 个 QRS 波提前出现，这个提前出现的 QRS 波前同样有一个起搏脉冲信号，QRS 波形态与其他心室起搏 QRS 波形态相同，仍为心室起搏，为何会提前发生呢？是心室起搏功能不正常吗？

当代的起搏器电极都有起搏和感知功能，起搏功能属于按需起搏，维持最低心率，而感知功能是监视心脏自身产生的冲动，一旦察觉心脏存在自身心搏，起搏器将暂停发放起搏脉冲信号，避免起搏心搏和自身心搏竞争，诱发心房颤动或心室颤动。

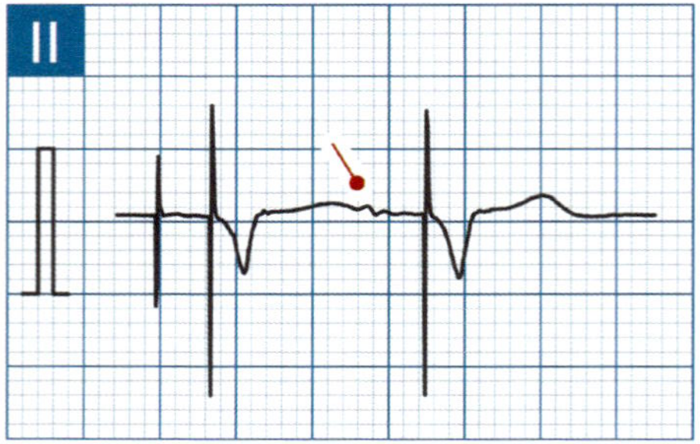

心房感知

例 125 的第 2 个 T 波与第 3 个心室起搏脉冲之见的心电图基线，可见低振幅的心房除极波（红色箭头所示），判读为自身心房除极波。心房电极感知到自身心房除极后，暂停发生心房起搏脉冲信号，经过设置的 AV 间期后，再发放心室起搏脉冲信号，第 3 个心搏实际为自身心房除极和心室起搏组成

在一份起搏器心电图中，如何快速判读存在自身心搏呢？自身心搏要抢先起搏器控制心脏，只有在频率超过基础起搏频率时才能发生，换言之，在心电图上，在规律的起搏节律中，自身冲动是提前发出现的，打断了规律的起搏节律。仔细观察例 125 的Ⅱ导联，在第 2 个 T 波和第 3 个心室起搏脉冲信号之间的心电图基线上，出现了一个明显的切迹，判读为一个自身心房冲动产生的 P 波。由于缺乏患者的窦性心律比较，无法得知这个自身的心房冲动是窦性的，抑或是房性的（中上图）。

例 125 的心房电极在感知到自身的心房除极波后，暂停发放心房起搏脉冲信号，这表明心房的感知功能正常；而在心室层面，由于缺少自身心室除极波，无论是自身下传产生的 QRS 波或室性期前收缩，都无法了解心室电极的感知功能，故例 125 的双腔起搏器能够判读心房的起搏和感知功能正常，心室的起搏功能正常，选项 B 为正确答案。

总之，判读起搏器的起搏功能是否正常是观察起搏脉冲信号能否按时发生以及适时发放的脉冲信号能否引起有效的心房和心室激动，判读感知功能是否正常是在观察自身心搏发生时，起搏器能否暂停发放起搏脉冲信号。

□ 李 艺

例 126

难度：★★★☆☆

男，67 岁，起搏器置入患者。关于起搏器工作状态，以下选项正确的是。（　　　　）（多选题）

A. 心房层面为心房颤动

B. 心室起搏功能正常

C. 房室顺序起搏，起搏器为 DDD 工作模式

D. 心室感知功能正常

E. 患者罹患三度房室阻滞

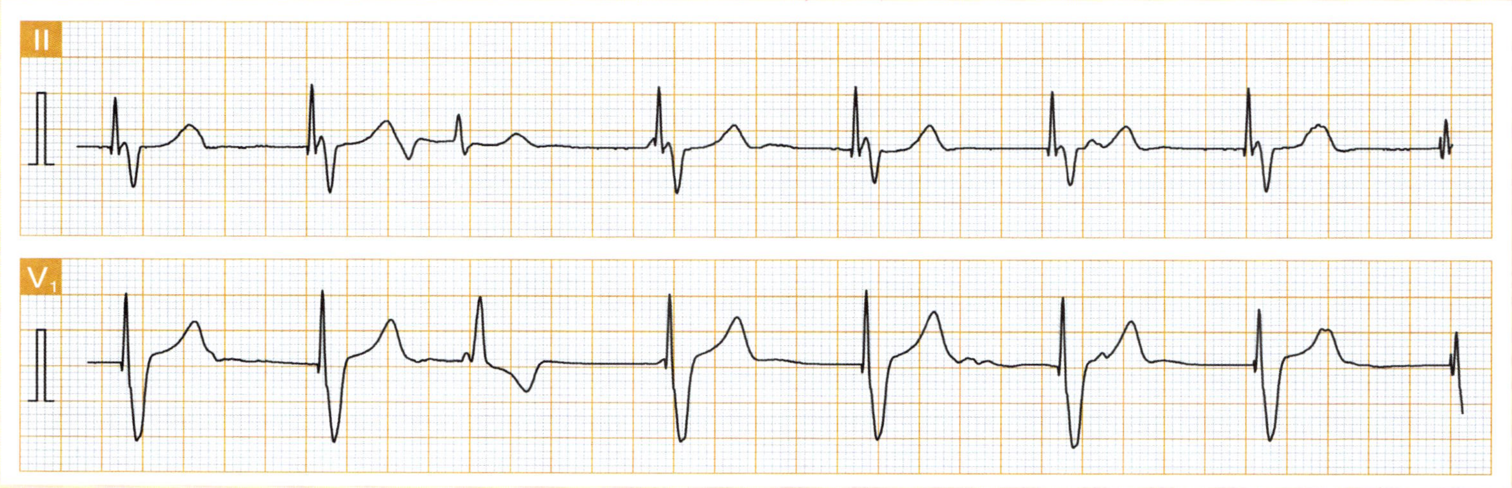

[试题答案] BD

[试题解析] 纵览例 126 为一幅起搏器心电图且节律不规整，分析主要集中在两个方面：首先，起搏器的工作模式是什么？其次，节律不齐的原因是起搏器的正常工作性能，抑或起搏器故障？

同步 Ⅱ 和 V_1 导联中，QRS 波均为 QS 形态，每个 QRS 波前均可见起搏脉冲信号，提示为心室起搏；此外，在第 1 个 T 波和第 2 个起搏 QRS 波之间的心电图片段中，无其他起搏脉冲信号，也无 P 波或其他心房除极波的踪迹，因此，判读为心室单腔起搏器，排除选项 C。

在心电图后半段，连续两个心室起搏脉冲信号的间期为 960ms，折算心室起搏频率为 63 次 / 分。第 4 至第 7 个心室起搏节律规整，心室起搏功能正常，而第 3 个 QRS 波提前出现，其与第 2 个起搏 QRS 波的间期只有 670ms，相比基础心室起搏周期 960ms 缩短 290ms，这个提前出现的 QRS 波需要进一步分析。

第 2 个起搏心搏的 T 波后有一个逆行 P 波（左下图），该逆行 P 波有可能是心室起搏冲动逆行进入心房（室房传导）所致，也有可能与心室起搏无关，是一个单独发生于心房下部的房性期前收缩。

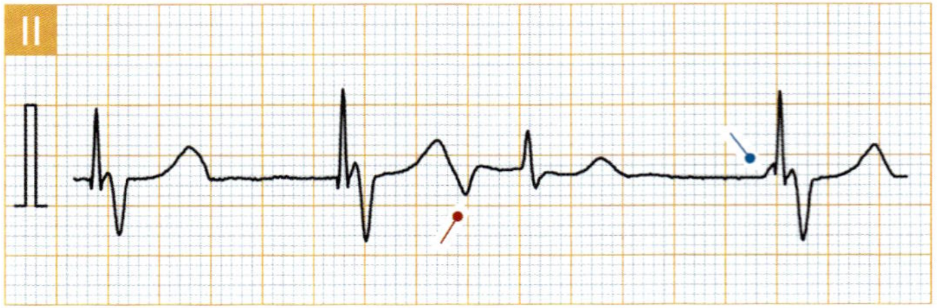

心室起搏之后出现的逆性 P 波

观察第 1 个和第 3 个起搏的 T 波，均为直立 T 波，但第 2 个起搏的 T 波呈正负双相形态，负向部分考虑为逆行 P 波（红色箭头所示）

Ⅱ 导联上，逆行 P 波之后的 QRS 波为 rs 形态，时限 95ms，T 波直立，极性与 QRS 主波极性一致，其前无心室起搏脉冲信号，判读为室上性 QRS 波，系逆行冲动下传心室产生。这次房室传导的发生提示患者的房室尚有传导功能，排除选项 E。起搏器感知到这次自身下传产生的 QRS 波以后，抑制起搏器发生心室脉冲信号，提示心室电极的感知功能正常。

此外，在第 3 个心室起搏脉冲信号前部，可见一个低矮直立小波（左下图蓝色箭头所示），而第 1 个和第 2 个心室起搏脉冲信号前无此现象，第 3 个心室起搏脉冲信号前的小波判读为窦性 P 波的起始部分，其中间和终末部分隐藏于起搏 QRS 波群中。逆行 P 波和窦性 P 波的存在提示心房层面并非心房颤动，排除选项 A。

尽管病史未知，但根据例 126 的心电图现象推导患者极有可能因病态窦房结综合征置入了心室单腔起搏器。需要指出的是，部分病态窦房结综合征患者并存房室阻滞，此类患者不适合置入心房单腔起搏器，只能选择心室单腔起搏器或双腔起搏器。

□ 罗国琳

例 127

男，67 岁，起搏器置入患者，关于起搏器工作状态，以下正确的是（　　）。

A. 双腔起搏器，心房感知障碍

B. 双腔起搏器，心房起搏障碍

C. 双腔起搏器，心室感知障碍

D. 双腔起搏器，心室起搏障碍

E. 双腔起搏器，起搏器功能正常

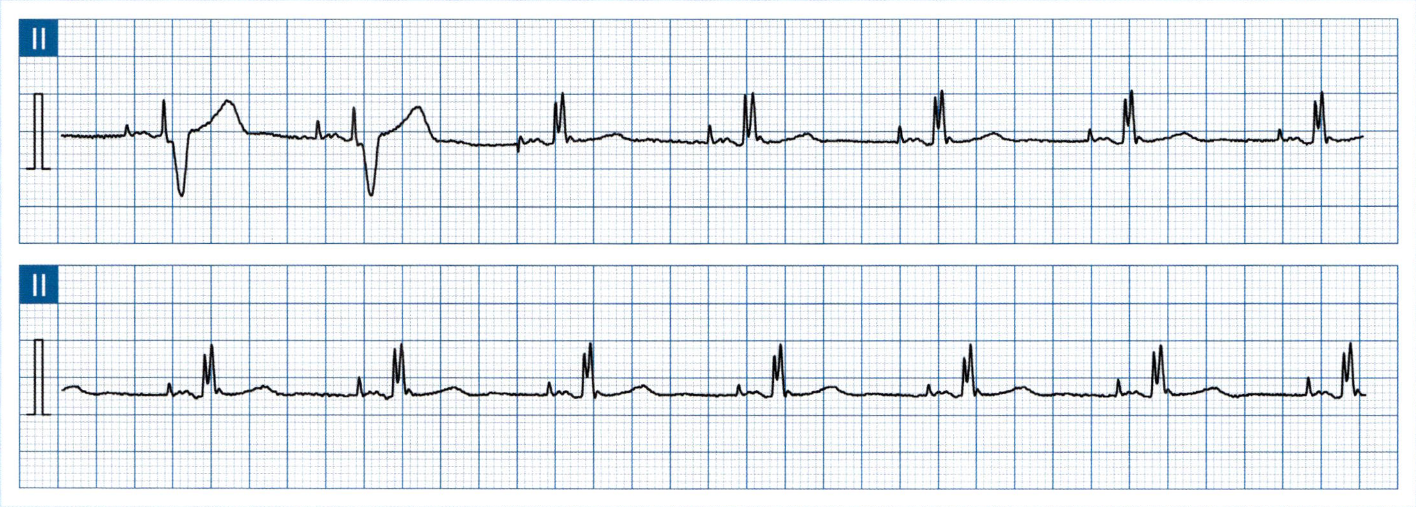

[试题答案] E

[试题解析] 例 127 的两条心电图是连续记录的起搏心电图，纵览全程节律条图有两种形态的 QRS 波，一种是 QS 波，另一种是 R 波，产生的原因值得探讨。

仔细观察第 1 个和第 2 个 QRS 波，呈 QS 形态，T 波直立，QRS 波前方有钉样脉冲信号，提示存在心室起搏；继续观察第 1 个 T 波和第 2 个心室起搏脉冲信号之间的心电图片段，可以观察到另一个钉样脉冲信号，振幅低矮，其后跟随 P 波，提示存在心房起搏，这份起搏器心电图首先诊断为双腔起搏器，房室顺序起搏。

有时，心房脉冲信号极其低矮，甚至混杂于心电图基线中难以识别，很容易漏诊或误判为心电图伪差。如果能在 QRS 波或心室起搏脉冲之前的固定间期里测量到这些“伪差”，应肯定为心房起搏脉冲信号，而真正的心电图伪差是随机发生的，与 QRS 波或心室起搏脉冲信号无固定时间关系。此外，放大振幅增益也可以更清晰的观察心房起搏脉冲和起搏的 P 波。

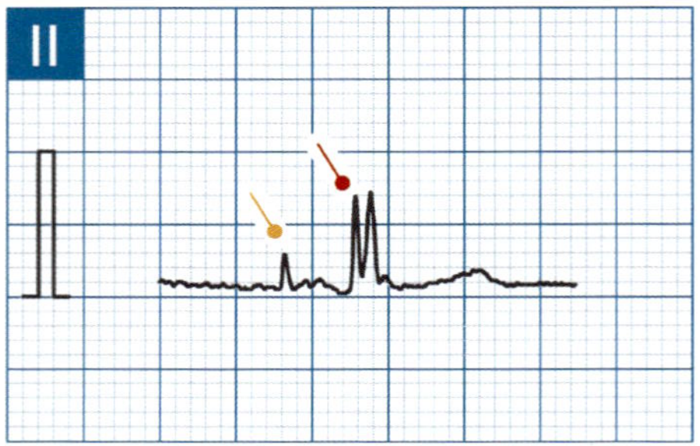

分析伪心室融合波

橙黄色箭头所示为心房起搏脉冲信号，其后跟随振幅低矮的起搏 P 波，P 波呈 M 形态。190ms 后，起搏器发放心室起搏脉冲信号（红色箭头所示），当这个心室起搏脉冲信号准备除极心室时，起搏 P 波已经通过房室传导系统下传心室，快速通过浦肯野系统激动心室，产生 R 波。整个心室激动由心房起搏冲动完成，心室起搏脉冲信号并未激动心室，只是和随后的 QRS 波在心电图纸上重叠形成伪融合波

当心室起搏和自身 QRS 波同时存在时，有三种情况：第一种情况是两种 QRS 波互不干扰，各自独立存在，心电图表现为两种类型的 QRS 波形态；第二种情况是心室起搏和自身 QRS 波各自激动一部分心室，形成心室融合波，心室融合波可以有多种形态，整体 QRS 波形态≥3 种；第三种情况是心室起搏脉冲信号并未激动心室，重叠于自身 QRS 波之上，形成伪融合波（中上图）。

伪融合波发生的原因是在心室自身激动产生 1 次 QRS 波期间，这次心室自身激动并不能立即被心室电极感知，因为兴奋传导至心室电极需要耗时，在此期间恰遇起搏器程控的逸搏周期或 AV 间期结束，起搏器发放心室起搏脉冲信号，导致心室起搏脉冲与自身 QRS 波重叠。需要强调的是，起搏器并非不能感知这次自身 QRS 波，而是室内电传导的生理性延迟（自身心室兴奋传导至心室电极之间的时间），让起搏器不能在自身 QRS 波产生即刻感知，而是稍候片刻才能感知。心室伪融合波的心室起搏脉冲信号和自身 QRS 波重叠，很容易被初学者误认为心室感知功能障碍。置入双腔起搏器的患者，若房室传导功能尚存，程控的 AV 间期可以稍长，让心房冲动尽量通过房室传导系统激动心室，维持更好的房室同步性。

□ 魏希进

例 128

彩色心电图实战图谱

难度：★★★☆☆

男，80 岁，临床诊断为三度房室阻滞，有起搏器置入史，具体置入类型不详。患者突发抽搐，关于心动过速的诊断，以下正确的是（　　）。

A. 阵发性室上性心动过速伴完全性左束支阻滞

B. 交界性心动过速伴完全性左束支阻滞

C. 阵发性室性心动过速

D. 起搏器相关心动过速

E. 心室扑动

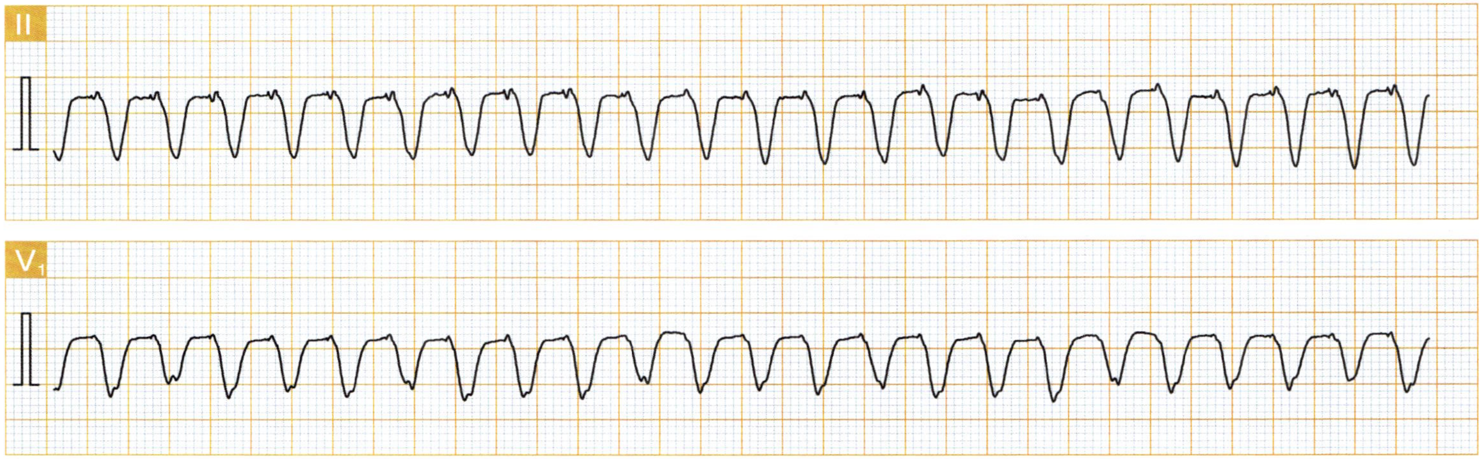

［试题答案］D

［试题解析］宽 QRS 波心动过速是临床心电图的难点和热点之一，除了采用常规心电图分析方法和各种宽 QRS 波性质鉴别指标分析以外，另一个更重要的方法是紧密结合病史，因为始终有一部分宽 QRS 波心动过速通过心电图是无法完成诊断的。

病史是诊断宽 QRS 波心动过速的重要参考条件，部分宽 QRS 波心动过速的发生与患者的医学史密切相关，通过向患者及其家属询问相关信息，可以获得疑诊的线索，比如患者长期服用抗抑郁药，要联系到三环类抗抑郁药中毒；患者正在接受透析治疗，要联系到宽 QRS 波心动过速可能与高钾血症有关；患者既往有心脏外科手术史，要联系手术瘢痕相关心动过速可能性。

此外，对比患者宽 QRS 波心动过速发作前后的心电图、观察宽 QRS 波心动过速对治疗的反应以及延长心律失常采集时间发现的特殊电生理现象，都有助于正确诊断宽 QRS 波心动过速。如观察到宽 QRS 波进一步增宽伴频率下降，要警惕 Coumel 现象，即房室旁道相关宽 QRS 波心动过速。

例 128 是仅有 2 个导联的宽 QRS 波心动过速，严格说来，利用 2 个导联诊断宽 QRS 波心动过速是不足的，不过，当结合患者的病史，仍然可以推导首要的鉴别诊断。患者既往因三度房室阻滞置入了型号不详的起搏器，目前发作宽 QRS 波心动过速，R-R 间期 285ms，频率 210 次 / 分，QRS 波时限 185ms，V_1 导联 QRS 波为 QS 形态，类左束支阻滞形态。宽 QRS 波心动过速时，若 QRS 波为左束支阻滞形态，QRS 波时限＞160ms 时，心动过速为室性来源可能性大[283]。

当判读该患者的宽 QRS 波心动过速为室性来源时，有以下两种可能：①室性心动过速；②起搏器相关心动过速，可在 QRS 波起始部仔细观察起搏脉冲信号（上图）。需要指出的是，双极起搏电极的脉冲信号振幅极低或无法识别，起搏器相关心动过速很容易误诊为室性心动过速，此时若怀疑前者，可进行磁铁实验：在起搏器囊袋处放置磁铁，引出起搏器出厂设置的起搏节律，观察 12 导联起搏 QRS 波形态和宽 QRS 波心动过速形态一致，即可判读为起搏器相关心动过速。

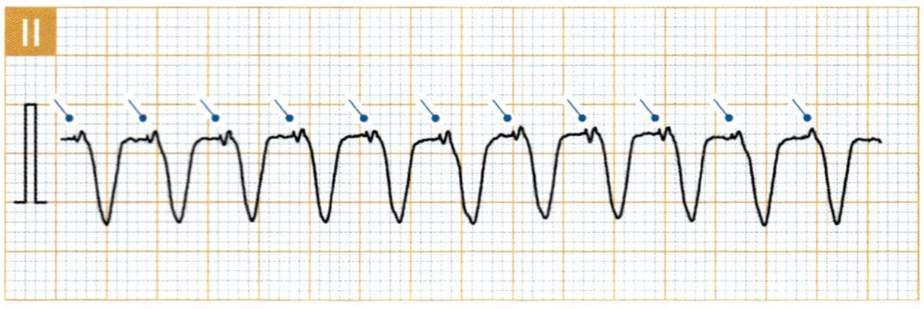

起搏器相关心动过速
仔细观察，每个宽 QRS 波之前可见固定形态的钉样起搏脉冲信号（蓝色箭头所示）

□ 李丽宏

例 129

彩色心电图实战图谱
难度：★★★★★

男，78 岁，起搏器置入术后 12 年。关于心电图诊断，以下正确的是（　　　）。（多选题）

A. 心房扑动

B. 心房颤动

C. 三度房室阻滞

D. 高度房室阻滞

E. 起搏器电池耗竭

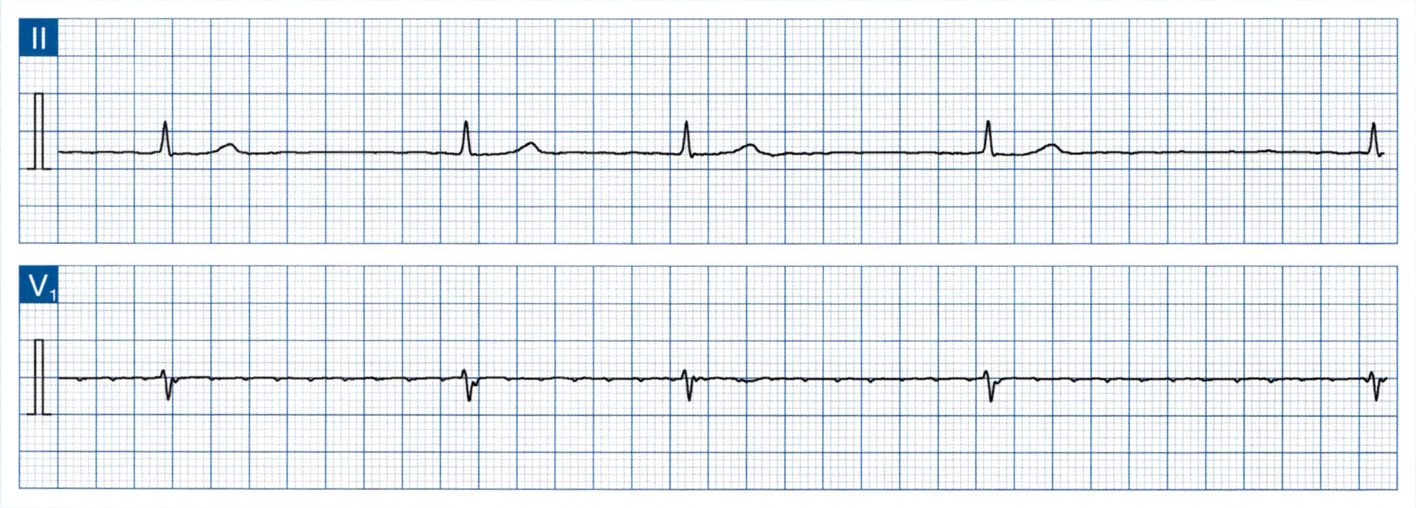

[试题答案] BDE

[试题解析] 例 129 是一份起搏器置入患者术后随访心电图，整体节律缓慢，最长 R_4-R_5 间期 2100ms，频率为 29 次 / 分，最短 R_2-R_3 间期 1150ms，频率为 53 次 / 分，心室节律缓慢而不规整。

Ⅱ导联无明显可见的心房除极波，V_1 导联可见低振幅的心房除极波，测量间期波动于 160～195ms，频率波动于 307～372 次 / 分，多数为 372 次 / 分，肉眼观形态貌似固定。若提高心电图振幅增益为 1mV=20mm，这些心房除极波的形态学变异较大，支持诊断心房颤动（中上图）。

例 129 是心房颤动的一种特殊形式，即经典心电图学教科书提及的“不纯性心房扑动”或“不纯性心房颤动”，部分心房除极波的形态和频率一致，但若延长心电图采集时间，实际上可以观察到心房除极波形态和频率的高度变异性；此外，此类心房除极波的频率部分符合心房扑动的诊断，部分符合心房颤动的诊断，例如

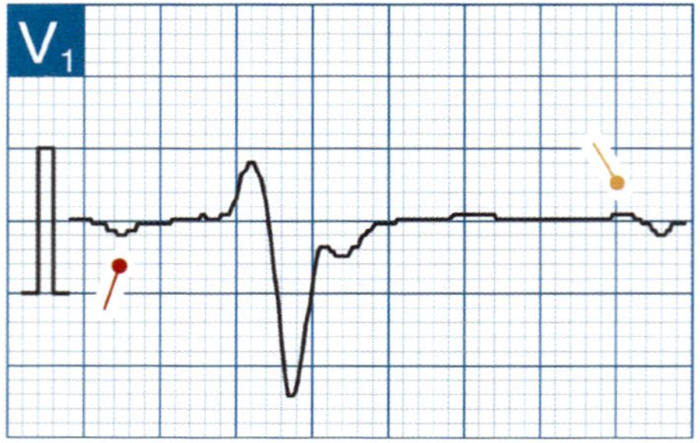

分析心房颤动波

4 倍放大观察例 129 的心房除极波，可见 QRS 波之前的心房除极波完全倒置形态（红色箭头所示），而 QRS 波之后的心房除极波呈正负双相形态，这是心房扑动波不应该存在的现象

372 次 / 分的心房率已经超过了典型心房扑动的诊断频率。这种心电图现象的一个电生理机制是两个心房的节律不同，一个心房为心房颤动，是主导节律所在部位，另一个心房维持规整的慢频率节律，如房性心动过速、心房扑动或心房静止等，心房颤动波和其他心房除极波重叠发生，当心房颤动一过性或永久性不明显时，心电图将只显现规律的心房除极波[372]。若心房扑动和心房颤动的诊断模棱两可，只要有可靠的心房除极波的形态和频率变异，可以可靠的诊断为心房颤动，心房颤动是心房层面的终极心律失常。因此，例 129 极有可能是一个心房为心房颤动（心房颤动波振幅较低），另一个心房为心房扑动（振幅稍高）。

本例患者年龄较大，心房肌病变重，大量心房肌坏死丢失，心房内广泛纤维形成，由此即使发生心房颤动，振幅也很低；此外，心电图机不恰当的滤波设置，让原本低振幅的心房颤动波被心电图机“过滤”掉了，而未能在心电图上显现，心电图纸最后呈现的只是一些振幅相对较高的心房除极波。

尽管只有四个 QRS 波，但测量的 R-R 间期都不相同，心室节律绝对不齐也支持判读心房颤动，进一步判读高度房室阻滞比三度房室阻滞更适宜。患者置入起搏器 12 年，心电图未见任何起搏信号，心室节律缓慢，要考虑起搏器电池耗竭可能，综上所述，选项 B、D 和 E 为最后答案，其中心房颤动是诊断的难点。

□ 湛雅莎

例 130

彩色心电图实战图谱

难度：★★★☆☆

女，42 岁，起搏器置入术后 5 年。关于蓝色圆圈标注的心搏，以下结论正确的是（　　）。（多选题）

A. 伪融合波

B. 心室起搏脉冲信号和窦性 QRS 波形成的伪融合波

C. 心室起搏脉冲信号和心房颤动 QRS 波形成的伪融合波

D. 心室起搏脉冲信号和房性期前收缩 QRS 波形成的伪融合波

E. 心室起搏和反复搏动 QRS 波形成的伪融合波

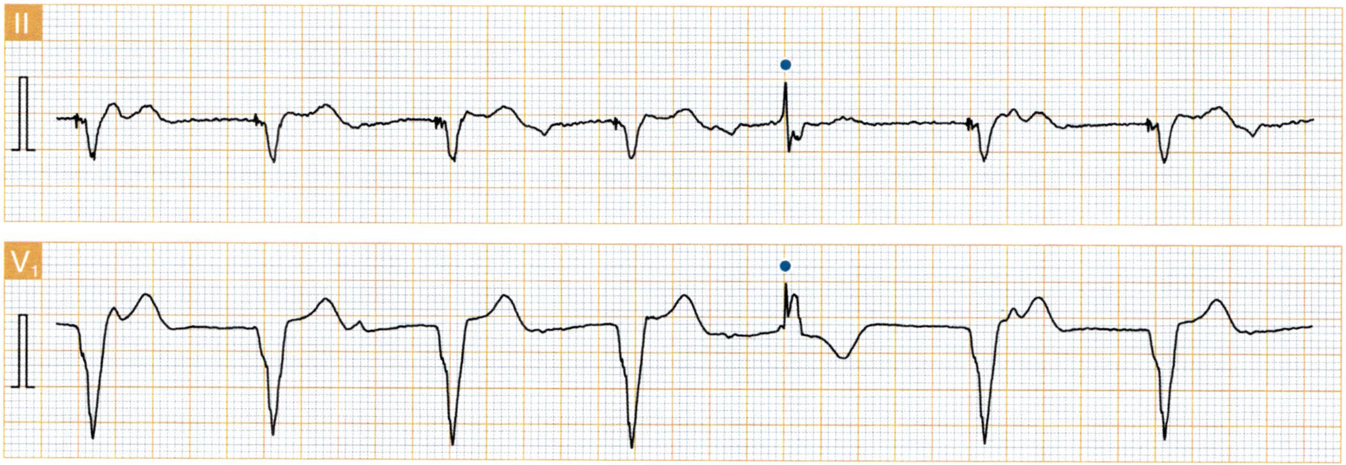

[试题答案] ADE

[试题解析] 例 130 的分析难度并不大，但需要较为综合的判读技能和知识储备。

首先，五个选项都有伪融合波，题干提示为多选题，在 B 至 D 四个选项中，无论正确选项如何，都应该与基础的选项伪融合波组合，故 A 为正确答案。

其次，分析心房层面的节律是心房颤动，还是非心房颤动。R_1 和 R_6 均为起搏的 QRS 波，在起搏的 QRS 波和 T 波的心电图片段中，Ⅱ和 V_1 导联可见直立 P 波，提示心房层面的节律非心房颤动，排除选项 C。

值得注意的是，Ⅱ导联除可见直立 P 波以外，还可以见到另一种倒置 P 波，在 R_3、R_4 和 R_7 的 T 波之后出现，距离起搏 QRS 波的间期（R-P 间期）为 480ms，蓝色圆圈所示的 QRS 波出现于倒置 P 波之后，可以排除窦性 P 波下传产生的 QRS 波，故排除选项 B（右上图）。

起搏 QRS 波之后出现的逆行 P 波，

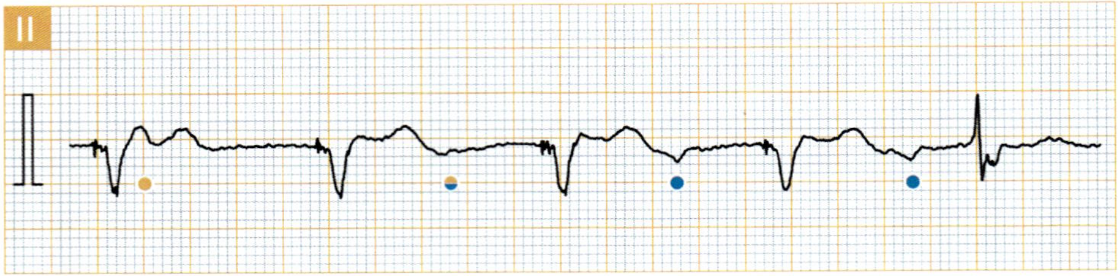

分析 P 波的性质

起搏 R_1 后可见直立窦性 P 波（橙黄色圆圈），起搏 R_3 和 R_4 后可见倒置 P 波（蓝色圆圈），起搏 R_2 之后的相同 R-P 间期未见逆行 P 波，但同步 V_1 导联记录到与窦性 P 波一致的直立 P 波，考虑为房性融合波（橙蓝色圆圈）

可能有三种来源：①室房逆传，第 4 个心室起搏冲动通过束支 – 希氏束 – 房室结逆传至心房，在途经房室交界区时，逆行冲动再次通过希氏束 – 束支系统下传激动心室，产生起搏 QRS 波 – 逆行 P 波 – 反复 QRS 波心搏组；②逆行 P 波可能是起源于心房下部的房性期前收缩，与第 4 个起搏 QRS 波产生起搏 QRS 波 – 房性 P 波 – 房性 QRS 波心搏组；③逆行 P 波是起源于房室交界区并下传激动心室，与第 4 个起搏 QRS 波形成起搏 QRS 波 – 交界性期前收缩 – 交界性 QRS 波心搏组。

由于逆行 P 波下传激动心室产生 R_5 期间的 PR 间期长达 320ms，不支持判读逆行 P 波为交界性期前收缩，鉴别诊断主要集中在房性期前收缩和室房逆传，心电图例 130 中要准确判读来源很困难，故 D 和 E 都有可能是正确答案。不过，从逆行 P 波只出现于起搏 QRS 波，R_5 之后并无逆行 P 波出现，间接提示逆行 P 波与心室起搏有关，在两种鉴别诊断中，室房逆转的可能性更大。

□ 袁晓静

例 131

难度：★★★☆☆

女，42 岁，临床诊断结石性胆囊炎。关于橙黄色圆圈标注的心搏，可能的诊断有（　　）。（多选题）

A. 房性心动过速

B. 短阵心房颤动

C. 房室结折返性心动过速

D. 室性心动过速

E. 交界性心动过速

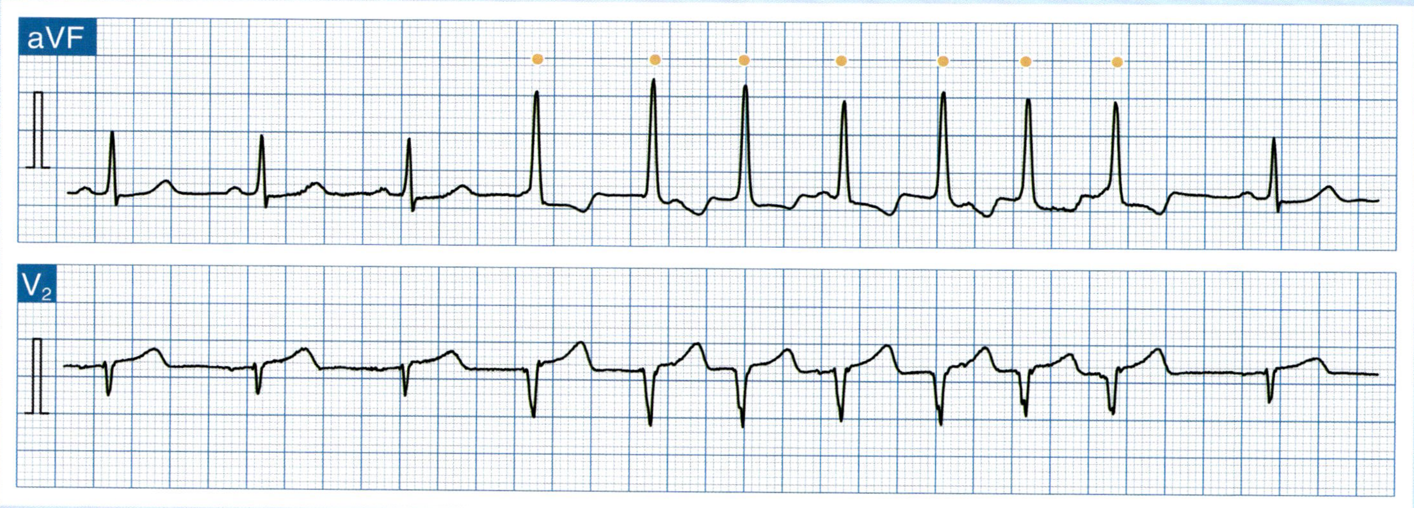

[试题答案] DE

[试题解析] 例 131 中橙黄色圆圈所示心搏的 QRS 时限为 95ms，频率波动为 98～136 次 / 分，整体表现为节律不规则的窄 QRS 波心动过速。

例 131 只提供了 2 个导联，增加了心电图分析的难度。不过，通过仔细分析，仍可以发现一些有助于诊断的信息，特别是房室分离（右上图）。在短阵心动过速发作期间，窦性 P 波仍规律出现，重叠在异位 QRS-T 波群的不同位置，为房室分离。房室分离的存在为如下的进一步推导提供了有力的证据：①心房层面的节律仍为窦性，排除心房颤动；②心动过速的 QRS 波不是心房层面来源，只能来自房室交界区或心室，换言之，心动过速的鉴别诊断范围缩小在交界性心动过速和室性心动过速之间，排除房性心动过速。

短阵心动过速的 R-R 不规则，存在逐搏变异特征，该节律模式不符合折返性心动过速（节律规整且突发突止），多提示心律失常机制为异常自律性或触发活动；此外，心动过速的发作起始 R-R 间期有逐渐缩短趋势，存在复温现象，进一步说明该节律的性质非折返性，排除房室结折返性心动过速。

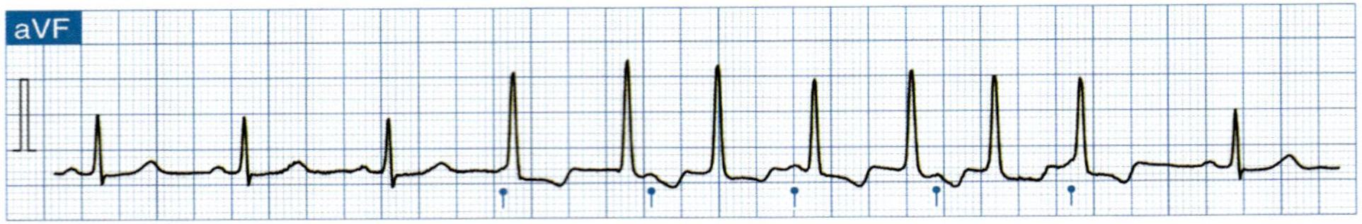

房室分离

心动过速发作期间，可见规律出现的窦性 P 波（蓝色箭头）重叠于 QRS-T 波的不同位置，P 波与其前和其后的 QRS 波无关，为房室分离

通过分析，我们发现选项只剩下选项 D 和 E，题干已经说明为多选题，单选 D 或单选 E 都是不正确的，本题也并非考察窄 QRS 波的波形鉴别，而是节律性质的推导。由于例 131 只有 2 个导联，精确鉴别异位心搏的来源很困难，因此，QRS 波的形态学分析不是本例学习的重点。

心室初始除极

1965 年，美国心电图大师 Marriott 在 *Circulation* 期刊发表了一篇重要的临床心电图文章，研究当 V_1 导联 QRS 波为 rSR' 三相图形时，利用 V_1 导联 QRS 波形态学特征鉴别室上性心搏伴差异性传导和室性心搏的可能性[19]。这篇论文的一些研究结果沿用至今，并被新的临床指南引用，足显其重要性。

何为心室初始除极？在 Marriott 的原始研究文章中，定义的心室初始除极是 QRS 波时限的最初 20ms[19]。在差异性传导中，无论是左束支先除极心室，还是右束支先除极心室，初始心室除极仍由束支系统完成，除极快速；而在室性心搏中，心室初始除极开始于心室肌，激动的传导速度和传导方向不同于束支传导，心室初始除极的范围和面积不同，产生不同于差异性传导的 QRS 波初始部。

值得注意的是，不同研究中定义的心室除极时间不同，一些研究定义为初始 10ms 以内的心室激动，一些定义为 QRS 波前 40ms 激动，而另一些研究采用 Marriott 标准[75，104，373，374]。因此，一定要结合原始研究文献和分析目的选择合适的心室初始除极标准，这些标准有些来自心室激动扩布研究，有些来自心电向量研究，有些来自心电图研究，不同的标准用于解释不同的心电现象或机制，不能完全混用。本内容谈及的心室初始除极均为 Marriott 标准，即 QRS 波时限的初始 20ms。

心室初始除极相同

心室初始除极包括时限、形态、振幅和极性。在一些心电图学教科书中，很多认为极性相同即为心室初始除极相同，而在 Marriott 的研究文章中，判读原则至少包括极性和振幅相同，因为时限统一为 20ms，若形态相同，心室初始完全相同。通常，极性不同很容易从心电图上肉眼判读，但振幅相同的判读很难，如果要达到精准判读，需要放大心电波比较 QRS 波前 20ms 内的心室除极振幅和形态（右图）。

比较两个 QRS 波的心室初始除极，判读相同应包括极性和振幅，仅包括极性是不完备的，若形态也相同，则更支持判读为相同。不过，从临床实践角度看，判读心室初始除极的振幅和形态学很困难，因为完成波形的放大和比较需要花费额外的时间，更适合事后的精确分析，而不适合床旁分析。不过，临床实际情况是，很多宽 QRS 波心动过速发生在重症监护室或病房，并不适合精准判读心室初始除极的振幅和形态，这可能是众多心电图教科书仅采用极性判读的一个原因。

从心电图形成的原理来说，心电信息是一种矢量，包括大小和方向，故判读心室初始除极是否相同，应同时包括极性

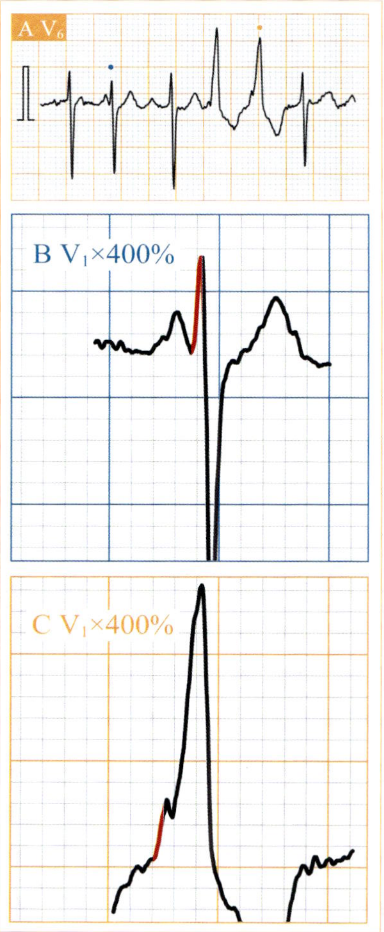

精准分析心室初始除极

A. 1 例心房颤动伴宽 QRS 波心电图，蓝色圆圈所示为室上性 QRS 波，呈 rS 形，初始除极正向；橙黄色圆圈所示为宽 QRS 波，呈切迹 R 波，初始除极正向；B. 放大蓝色圆圈心搏 400%，QRS 波 20ms 心室除极振幅 4.8mm；C. 放大橙黄色圆圈心搏 400%，QRS 波 20ms 心室除极振幅 3.1mm，室上性 QRS 波和宽 QRS 波的心室初始除极的极性相同，振幅不同，最终心室初始除极判读为不同

和振幅。Marriott 在文章中着重指出“44% 的差异性传导的心室初始除极与基础室上性 QRS 波相同，而在室性心搏中，只有 4% 的心室初始除极和基础室上性 QRS 波相同”，因此，当异位心搏的心室初始除极和基础室上性 QRS 波相同时，室性心搏的可能性很低。换言之，当 V_1 导联的 QRS 波为 rSR' 三相图形时，宽 QRS 波的

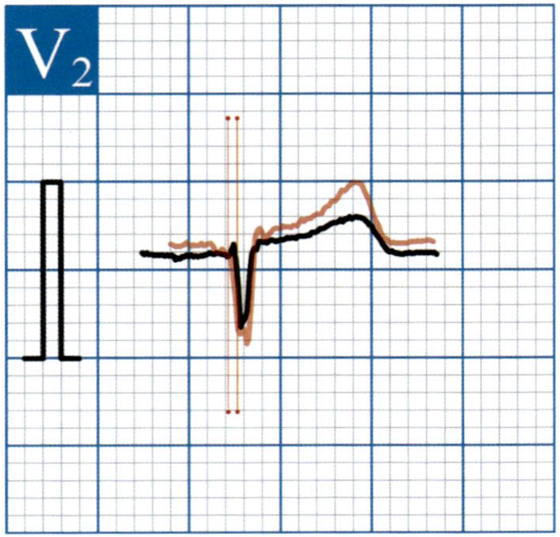

分析心室初始除极

黑色心搏为例 131 最后 1 个心搏，为窦性 QRS 波，呈 rs 图形；透明红色心搏为心动过速最后一个心搏，呈 QS 图形，红色双箭头为 20ms 间期，可见两个心搏的初始除极极性不同，振幅不同（但较为接近），判读心室初始除极不同

心室初始除极和基础 QRS 波不同对于鉴别室性心搏和差异性传导无帮助，但如果相同，则高度支持判读为差异性传导[19]。

仔细分析例 131 的窦性 QRS 波和异位 QRS 波的心室初始除极，两者判读不同，对于鉴别室上性和室性来源无帮助（左下图）。值得注意的是，心室初始除极相同和不同的鉴别诊断价值，在 Marriott 的研究中只提及 V_1 导联 rSR' 三相 QRS 波，并未研究 rS 波形，判读其实存在风险。

■ V_1 和 V_2 导联的心室初始除极

Marriott 的心室初始除极指标在研究中只验证了 V_1 和 V_2 导联，换言之，研究的一些结论只适用于 V_1 和 V_2 导联 QRS 波形态学鉴别，研究的统计学数据不能推演到其他导联，因为不同导联的心室初始除极诊断价值是不同的，这也是该知识点被错误应用的常见原因之一（右上图）。

此外，另一种全盘否定观点认为 Marriott 的 V_1 和 V_2 导联心室初始除极分析对于鉴别诊断宽 QRS 波性质并无帮助，实际上这是由于并未深入阅读 Marriott 原文，因为 Marriott 已经指出心室初始除极相同只是有利于诊断室上性心搏，而不同并无鉴别诊断价值[19]。

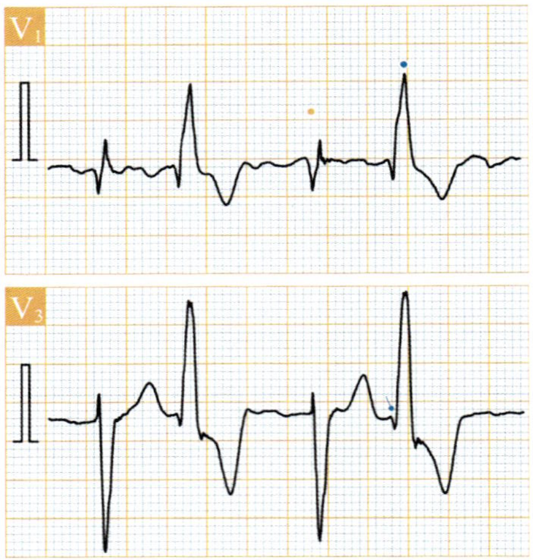

不同导联的心室初始除极

1 例心房颤动伴宽 QRS 波，注意 V_1 导联橙黄色圆圈所示心房颤动下传 QRS 波和蓝色圆圈所示宽 QRS 波的心室初始除极相同，但 V_3 导联不同，同步记录前者心室除极极性正向，后者负向，说明不同导联诊断心室初始除极的价值不同，不能盲目把 Marriott 的 V_1 和 V_2 导联心室初始除极推演到其他心电图导联

□ 邵　虹

例 132

难度：★★★☆☆

男，78 岁，临床诊断冠心病。关于心电图记录的长 P-P 间期，以下正确的是（　　　　）。

A. 严重的窦性心动过缓

B. 二度 Ⅱ 型窦房阻滞

C. 窦性停搏

D. 房性期前收缩未下传

E. 二度 Ⅱ 型房室阻滞

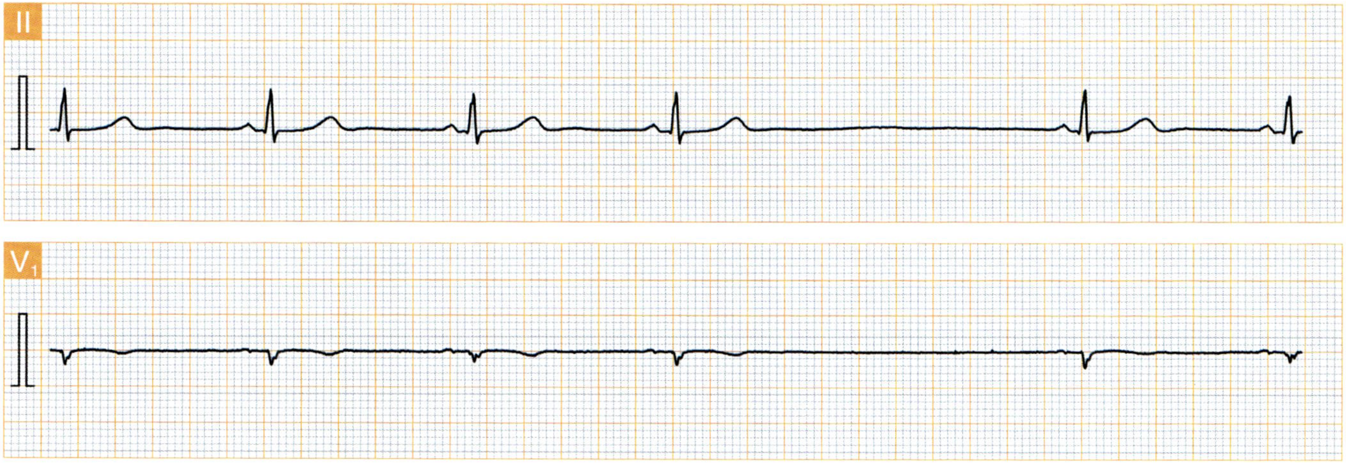

[试题答案] B

[试题解析] 例 132 考察长间期的鉴别诊断。在规律的窦性节律中，突然出现长 P-P 间期，原因可能有：①窦房结的起搏功能衰退；②窦房交界区病变引起的窦房传导功能障碍；③心房异位搏动，房性期前收缩未下传；④记录伪差。

心电图的前 3 个窦性 P 波接连发生，P-P 间期波动于 1085～1100ms，频率 55 次 / 分，节律整齐，每个 P 波后均跟随形态正常的 QRS 波，PR 间期正常为 125ms，判读为窦性心动过缓（右上图）。

在第 3 个 P 波（或第 4 个 QRS 波）之后，出现长达 2220ms 的长间期，结束长间期的是第 4 个窦性 P 波，其后的 QRS 波形态与之前的 QRS 波相同，PR 间期缩短为 115ms，可能是长间期引起的房室传导功能一过性改善，也有可能是一个交界性逸搏。随后出现第 5 个窦性 P 波，频率 55 次 / 分，与长间期发生前的窦性频率一致，提示窦性节律的恢复，PR 间期 115ms，因此，第 5 个 QRS 波仍考虑为窦性 QRS 波。

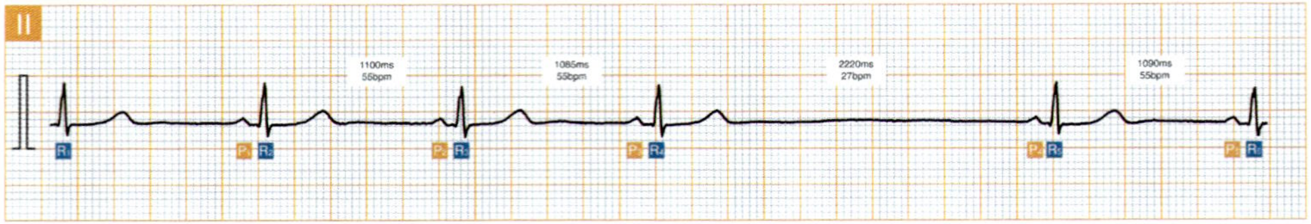

分析长 P-P 间期

长 P_3-P_4 间期 2200ms 基本是短 P_1-P_2 间期 1100ms 的两倍，提示二度 II 型窦房阻滞

长 P_3-P_4 间期为 P_1-P_2 间期的两倍，诊断为二度Ⅱ型窦房阻滞。窦性停搏形成的长 P-P 间期与基础 P-P 间期无倍数关系。由于窦性心律不齐的存在以及窦房结起搏点漂移，二度Ⅱ型窦房阻滞形成的长 P-P 间期有时并非基础 P-P 间期的绝对两倍，有时近似两倍亦能诊断，特别是当多个长 P-P 间期相等，更支持二度Ⅱ型窦房阻滞的诊断。相反，窦性停搏形成的多个长 P-P 间期并不相等。

尽管患者存在频率为 55 次 / 分的窦性心动过缓，突发长 P-P 间期为基础窦性周期的两倍，诊断严重窦性心动过缓就比较表浅，没有结合 P-P 间期的数学关系精准分析，发现节律紊乱的实质。

二度Ⅱ型窦房阻滞另一个重要的鉴别诊断是房性期前收缩未下传伴完全性代偿间歇，但在例 132 仅有的 2 个导联心电图中，R_4 之后的 ST-T 部分心电图完整光滑，并没有发现额外的切迹或波形支持房性期前收缩的存在，故本例不考虑房性期前收缩未下传的情况。一种罕见情况是窦房结周折返未能传导至心房，亦未能侵入窦房结，但干扰了窦性冲动的传导，这种情况心电图无法诊断，只能通过记录窦房结电图进行诊断[375]。

□ 李丽宏

例 / 133

女，24 岁，因反复心悸 3 个月就诊。关于心律失常的描述，以下正确的是（　　　）。（多选题）

A. 窦性心动过速

B. 房室结折返性心动过速

C. 室性逸搏

D. 一度房室阻滞

E. 房室结慢径路传导

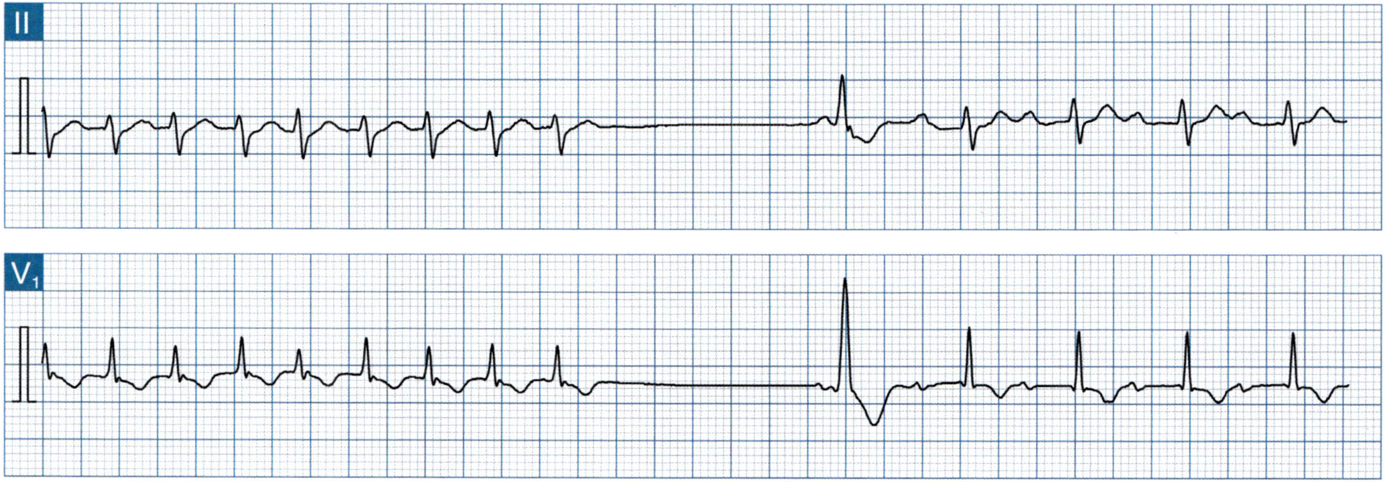

[试题答案] ABCE

[试题解析] 例 133 是 1 幅复杂心律失常心电图，不过，任何复杂心律失常的心电图诊断都是由简单心电图诊断组合而成的，由浅入深的分析心电图，可以收获很多的实践经验。换言之，在分析复杂心律失常心电图时，先分析节律简单的部分，获得初步诊断，包括窦性节律是否存在，室内传导是否正常，房室是否保持 1∶1 传导关系，QT 间期有无延长，有无显著的 ST-T 改变等。

分析窦性心律是否存在。心电图前半段为窄 QRS 波心动过速，QRS 时限 90ms，R-R 间期波动于 300～340ms，心室率 176～200 次 / 分，轻度不规整；而后半段 R-R 间期为 530ms，心室率为 113 次 / 分。在心电图后半段，每个 QRS 波前均有 P 波，Ⅱ导联直立，V_1 导联正负双相，判读为窦性 P 波，结合频率诊断为窦性心动过速。

倒数第 5 个 QRS 波显著增宽，在窄 QRS 波心动过速终止后 1500ms 出现，折算频率为 40 次 / 分。Ⅱ导联上，其 QRS 波时限为 105ms，T 波方向与 QRS 主波方向相反，由于延迟出现的本质，判读为室性逸搏心律。

心电图前半段的窄 QRS 波心动过速，鉴别诊断主要集中在房室结折返性心动过速和房室折返性心动过速。比较窄 QRS 波心动过速发作期间和发作后的 V_1 导联 QRS 波形态，前者 QRS 波终末部可见一个正向小波，紧随 QRS 波终末出现，而窦性心动过速时无此正向波，判读为逆行 P' 波 ,RP' 间期 60ms，P'R 间期为 275ms 支持诊断为慢 – 快型房室结折返性心动过速（右图）。

窦性心动过速的 PR 间期为 275ms，看似应该诊断为一度房室阻滞，但是该 PR 间期正好等于房室结折返性心动过速发作时的逆行 P 波 –QRS 波间期，即 P'R 间期（慢径路传导时间），所谓的一度房室阻滞结合患者存在的双径路电生理机制最后考虑为慢径路传导现象。对于例 133 的分析，真正的难点是从表观的一度房室阻滞中，以电生理机制角度正确诊断为房室结慢径路传导。

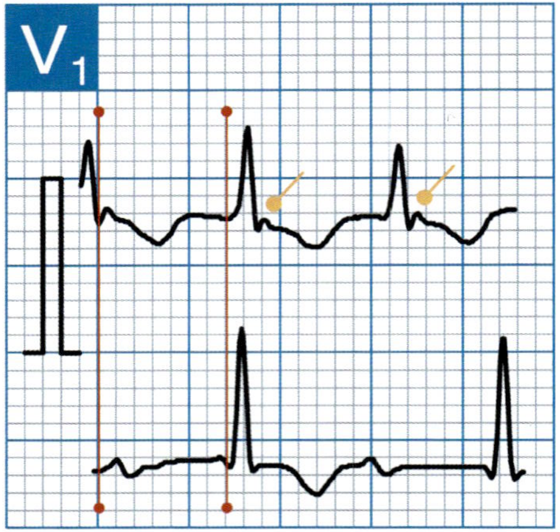

分析房室结折返性心动过速和窦性心动过速

上条心电图为房室结折返性心动过速发作期间，下条是恢复为窦性心动过速。观察 QRS 波终末部，可见房室结折返性心动过速发作时，QRS 波终末部可见正向小波，为逆行 P 波（橙黄色箭头所示）。同时，比较房室结折返性心动过速的 P'R 间期与窦性心动过速的 PR 间期相等，提示窦性心动过速的表观一度房室阻滞实际为慢径路传导（红色双箭头所示）

□ 邵 虹

例 134

男，24 岁，无器质性心脏病。关于心律失常，诊断正确的是（　　　）。

A. 严重的窦性心动过缓

B. 二度Ⅰ型窦房阻滞

C. 窦性停搏

D. 房性期前收缩未下传

E. 二度Ⅰ型房室阻滞

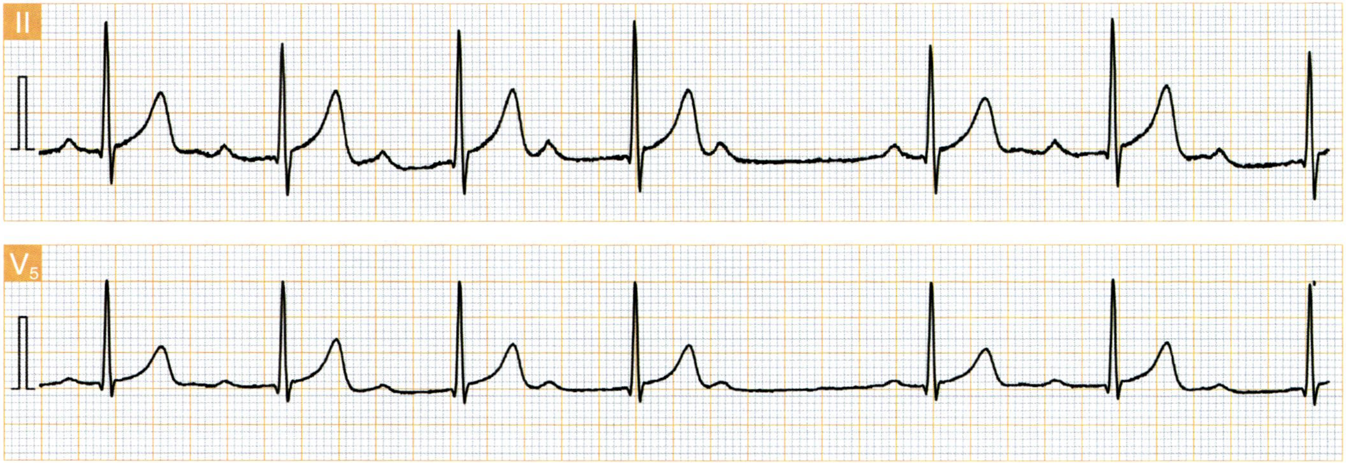

［试题答案］E

［试题解析］例 134 是一份基础心律失常心电图，同时也是很多初学者在分析心律失常时的一个难点，实际上，只要掌握分析技能，就能把握节律紊乱的实质，缩小鉴别诊断的范围，明确诊断。

例 134 最突出的特点是在前 4 个 QRS 波之后，出现长 R_4-R_5 间期，心室率突然变慢，此时需要进一步分析长 R-R 间期究竟是 P 波脱落所致（这种情况实际属于长 P-P 间期），还是 QRS 波脱落所致（这种情况才属于真正的长 R-R 间期）。

观察每个 QRS 波之前，均可以发现 P 波，Ⅱ导联直立，判读为窦性节律。P-P 间期波动于 835～940ms，窦性心率变动于 64～72 次 / 分，长 R_4-R_5 间期之间可见 P 波仍规律出现，因此，长 R_4-R_5 间期归类为长 R-R 间期，而非长 P-P 间期，重点分析 QRS 波的脱落（右上图）。

由于 P_5 距离前面的 QRS 波群（R_4）很近，初学者很容易误诊为房性期前收缩。需要强调的是，分析心律失常心电图一定要测量和比较心电波，单纯肉眼观察很容易漏诊和误诊细节。相比于 835～900ms 的窦性周期，R_4-P_5 间期虽然短至 445ms，但 P_4-P_5 间期为 935ms，P_5 仍按照窦性节律的周期出现，P_5 仍然属于窦性 P 波而非房性期前收缩，排除选项 D。

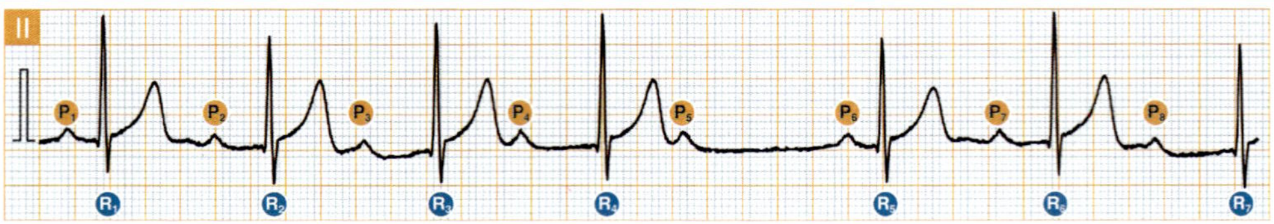

分析 P 波的规律性

在长 R_4-R_5 间期之间，窦性 P_5 及时出现，故长 R_4-R_5 间期考虑为 QRS 波脱落所致，而非 P 波脱落所致，节律的重点是分析 QRS 波脱落的原因

P_5-P_6 间期 940ms，频率为 64 次 / 分，窦性心率正常，故长 R_4-R_5 间期不能诊断为严重的窦性心动过缓，排除选项 A。

测量 P_1 至 P_5 的相邻 P-P 间期，并未发现 P-P 间期逐渐缩短伴长 P-P 间期的现象，不考虑二度Ⅰ型窦房阻滞，长 R_4-R_5 间期也并非窦性 P 波脱落所致，排除选项 B。此外，纵览全程心电图，并无长 P-P 间期出现，无窦性 P 波脱落，不考虑窦性停搏，排除选项 D。

从 P_1-R_1 到 P_4-R_4，PR 间期逐渐延长，直至 P_5 被阻滞产生 QRS 波脱落，心电图特征是 PR 间期逐渐延长伴 QRS 波脱落，符合二度Ⅰ型房室阻滞的诊断，故选项 E 为正确答案。P_5 距离 R_4 较近的原因是窦性 P_4 的房室传导时间延长，心室激动较晚，R_4 延迟出现，QRS 波靠近下一个窦性冲动的发出时间，并非下一个 P 波提前出现。

□ 刘　彤

例 135

女，67 岁，因反复心悸、黑矇 3 个月就诊。关于心律失常，以下正确的是（　　　）。

A. 严重的窦性心动过缓

B. 二度Ⅱ型窦房阻滞

C. 窦性停搏

D. 未下传的房性期前收缩二联律

E. 短阵心房扑动

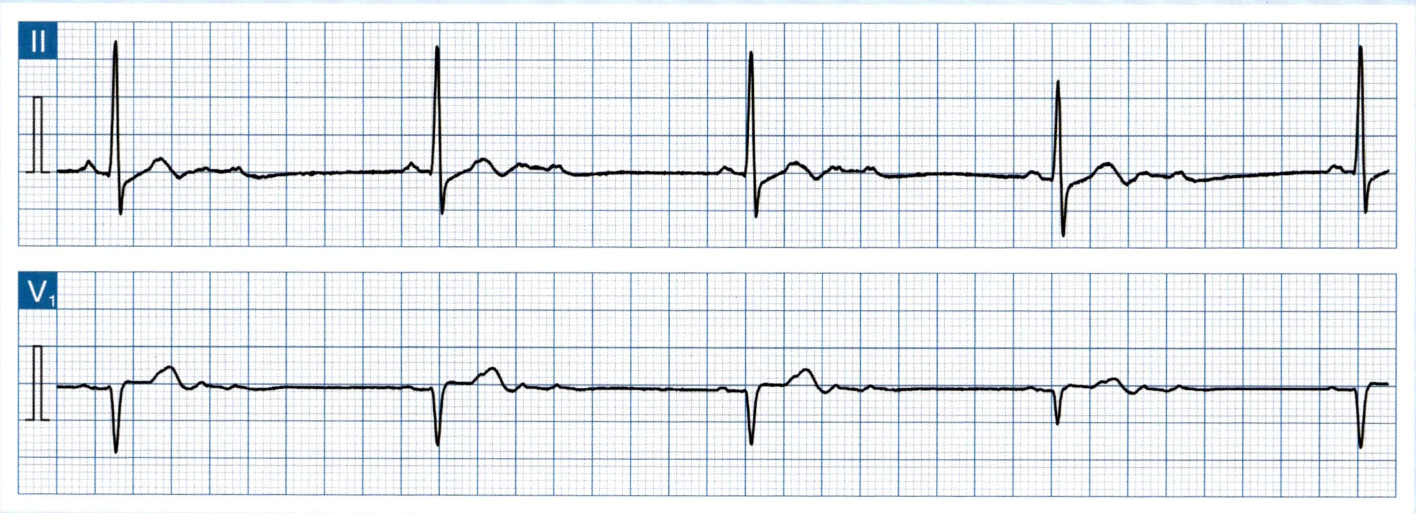

［试题答案］ E

［试题解析］ 分析心律失常时，如果心电图缺少典型节律特征，可以从“宽窄快慢”入手，逐渐发现隐晦的诊断信息。

首先，纵览例 135 的节律特征，QRS 波规律出现，Ⅱ导联的 QRS 波时限 95ms，形态正常，判读为窄 QRS 波节律，节律来源为室上性。其次，测量并计算心室率，R-R 间期为 1585～1685ms，频率 36～38 次 / 分，基本匀齐，心室率缓慢，初步诊断为缓慢性窄 QRS 波节律。

再次，观察每个 QRS 波之前是否有 P 波，在Ⅱ导联中每个 QRS 波之前可见直立的 P 波，判读为窦性 P 波，PR 间期固定为 145ms，提示 P 波和 QRS 波存在传导关系，节律进一步判读为缓慢的窦性心律，并可以立即排除一些持续性快速性心律失常，如房性心动过速、心房扑动和心房颤动。

最后，能否通过心电图隐藏的线索进一步分析窦性心律缓慢的原因，从而获得例 135 的最后诊断。引起缓慢性窦性节律的常见原因不外乎是窦性冲动产生缓慢，窦性冲动传导障碍，窦性节律同时存在产生和传导障碍，以及异位冲动对窦性节律的干扰和抑制，特别是房性心律失常。例 135 初步判断为频率 36～38 次 / 分的缓慢性窦性节律，节律基本规整，由此可以排除窦性停搏，窦性停搏形成的长 P-P 间期是随机的，故排除选项 C。

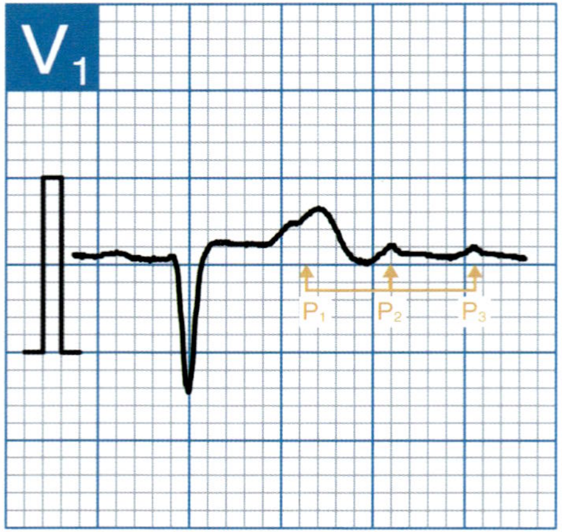

分析心房除极波

在 T 波结束后，可见连续出现 2 个 P 波，图示 P_2-P_3，间期 185ms，频率 325 次 / 分；沿 P_2 的顶峰，继续向前测量 185ms，位置正好处于 T 波升支切迹，提示 T 波升支切迹实际是另 1 个房性 P 波重叠所致

如何寻找心房除极波的踪迹？在前一个 QRS 波和下一个窦性 P 波的心电图片段中仔细寻找重叠的心房除极波，包括 QRS 起始部变形，QRS 终末部变形，ST 段变形、T 波振幅变化、T 波波峰形态多变、T 波升支或降支切迹等。在例 135 中，无论Ⅱ导联或 V_1 导联，T 波结束后可见连续出现的心房除极波，表面上成对出现，实际在 T 波升支还重叠有另 1 个 P 波（中上图）。例 135 的每一个 T 波部分均可以见到快速的心房除极波，由此可以排除记录伪差，这些快速的心房除极波频率高达 324 次 / 分，节律规整，尽管每阵只出现 3 次，诊断阵发性心房扑动是适合的，因此，选项 E 为正确答案。

一些心房肌向静脉心房插入口内延伸，形成所谓的肌袖，通过异常自律性、触发活动和折返等机制成为房性心律失常病灶，常常形成短串发作的房性心动过速、心房扑动和心房颤动[376-378]。

□ 张录兴

例 136

女，67 岁，起搏器置入 2 年。关于起搏器功能，以下诊断正确的是（　　）。

A. 心房感知障碍

B. 心室交叉感知

C. 心房起搏障碍

D. 心室起搏障碍

E. 心室感知障碍

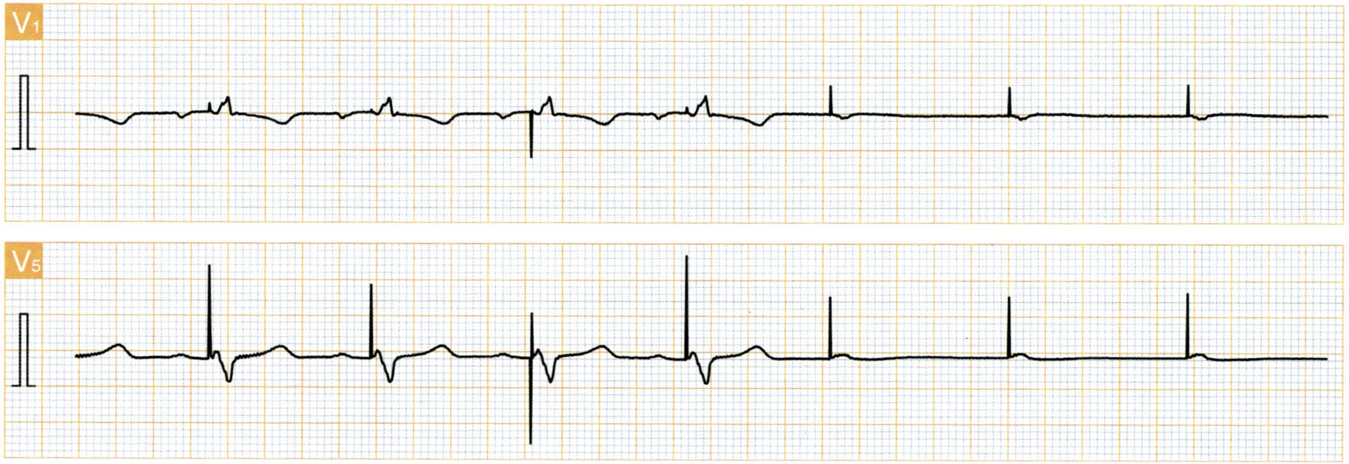

[试题答案] B

[试题解析] 例 136 的前 4 个起搏信号之后可见起搏 QRS 波，而后 3 个起搏信号后未见任何 QRS 波，属于心室起搏功能障碍吗？

例 136 的前 4 个心搏，V_5 导联可见振幅高大的起搏脉冲信号，脉冲信号后跟随 rs 波和直立 T 波，判读为心室起搏，心室层面为心室起搏节律。每个心室起搏信号前均可见 P 波，P 波在 V_1 导联为正负双相 P 波，正相部分振幅极低或近乎等电位线，在 V_5 导联为正相波，P 波前无起搏脉冲信号，判读为窦性心律。

R_1 至 R_4 为心室起搏节律，起搏器呈 VAT 工作方式，起搏心室，感知心房，起搏器感知到自身窦性 P 波后，经过程控的 AV 间期（相当于心电图的 PR 间期）后，发放心室起搏脉冲信号进行心室起搏，心室起搏良好。

最后 3 个心搏为心房起搏，每个脉冲信号均能夺获心房，起搏 P 波与窦性 P 波形态不同，如 V_1 导联 P 波完全倒置，V_6 导联 P 波振幅稍高，但心房起搏后均无心室起搏，考虑为心室电极交叉感知到心房起搏脉冲后，抑制了心室脉冲的发放。

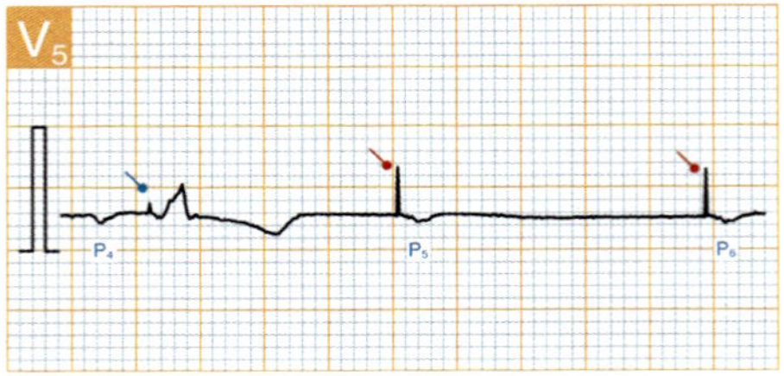

心室交叉感知

P_4 为窦性 P 波，其后跟随心室起搏脉冲信号和起搏 QRS 波；P_5 和 P_6 之前均可见心房起搏脉冲信号，提示心房起搏，但两个起搏 P 波后既无自身传导产生的 QRS 波，提示房室阻滞，亦无起搏 QRS 波，后者很容易误诊为心室起搏功能障碍

交叉感知为心房或心室电极感知到对侧心腔的起搏脉冲。如果心房电极交叉感知心室脉冲，可触发心室跟踪，连续的心房交叉感知和心室跟踪，会引起快频率的心室起搏。如果心室电极交叉感知心房脉冲，会抑制心室脉冲的发放（中上图）。起搏器依赖的患者就会出现长 R-R 间期，导致黑矇、头晕，甚至晕厥等症状。

本题需要鉴别起搏器远场感知。远场感知为心房或心室电极感知对侧心腔的自身心搏，即心室电极感知到自身 P 波或心房电极感知到自身 QRS 波。例 136 提示患者有房室阻滞（后 3 个心房起搏 P 波未下传心室）、心室起搏依赖，R_1-R_4 心搏中自身心房事件（AS）后心房感知良好，AV 间期后均触发心室起搏脉冲，无心室过感知现象。第 5 至第 8 个心搏在心房起搏脉冲后发生心室过感知，注意不是自身 P 波引起的过感知，心室电极的过感知均发生于心房起搏脉冲出现时，可以确定为心室交叉感知，排除远场感知。

目前起搏器发生交叉感知事件较少，因双腔起搏器多为双极起搏并设有心室空白期，可以防止心室通道过度感知心房活动。常用的双极起搏信号较弱、类固醇洗脱导线起搏阈值较低，均有助于避免交叉感知的发生。如发生交叉感知，可通过程控延长心房后心室空白期进行调整。

□ 湛雅莎

例 137

女，70岁，起搏器置入4年。关于起搏器的工作性能，诊断正确的是（　　）。

A. 心房感知不良

B. 心房起搏障碍

C. 心室感知不良

D. 心室起搏障碍

E. 心房感知功能不全，心室起搏功能不全

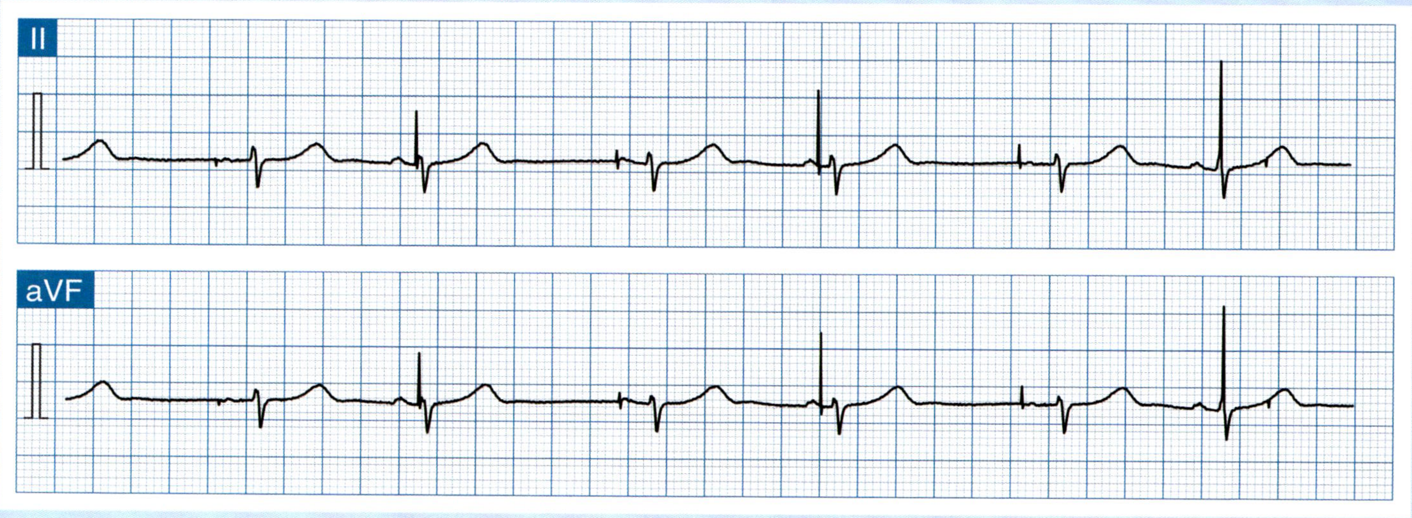

[试题答案] A

[试题解析] 例 137 的起搏脉冲信号振幅高低不等，初学者容易把低振幅的起搏脉冲信号判读为心房起搏，且它们都出现于振幅低矮的 P 波之前，似乎也支持该结论；另一种振幅高大的起搏脉冲信号出现于 QRS 波之前，判读为心室起搏脉冲信号，果真如此吗?

一些分析常规 12 导联心电图的方法可以直接用于分析起搏器心电图，比如测量波形的振幅和各类时间间期，但有一些方法则不适合。例如，常规 12 导联心电图可以利用波形的振幅进行心电波的形态学分类，但在起搏器心电图中，判读起搏脉冲信号的归属应测量起搏脉冲信号的时间间期，了解这些间期是否属于相同的计时周期，而不是利用起搏脉冲信号的振幅判读脉冲信号的来源（中上图）。

例 137 的前半段心电图，测量低振幅和高振幅起搏脉冲信号之间的时间间期，均为 1060ms，起搏频率 57 次 / 分，实际同属心房起搏脉冲信号。图中心房脉冲部分起搏心房（P_1、P_5），部分落于自身 P 波之中或之后（P_2、P_4、P_6），部分落于 P 波起始形成融合波（P_3）。自身 P 波之后仍发放心房起搏脉冲信号提示心房感知不良，部分脉冲落在心房有效不应期呈功能性起搏不良，但不属于起搏障碍，排除 B 选项。心房感知不良时，在自身 P 波出现之后，起搏器仍按照下限频率发放心房起搏脉冲信号，可以和窦性 P 波形成真性或假性房性融合波。

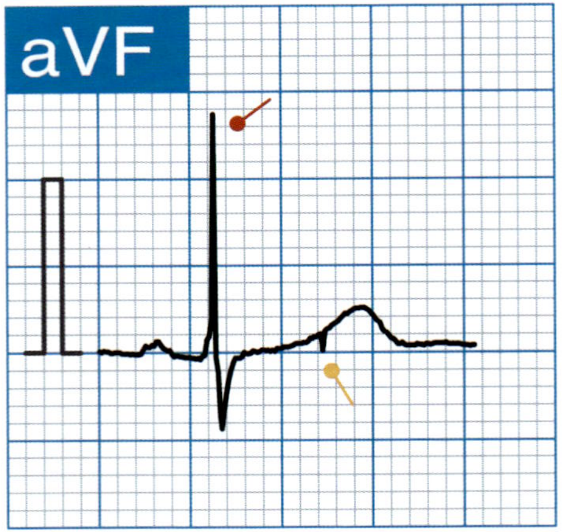

分析起搏脉冲信号

在心电图的最后一组心电波中，揭示了该患者置入的是双腔起搏器，在 QRS-T 波中，可见两个起搏脉冲信号，前者振幅高大（红色箭头所示）为心房起搏脉冲信号，橙黄色箭头所示为心室起搏脉冲信号

图中 R_1～R_5 为起搏 P 波自身下传产生的 QRS 波，被心室电极感知，抑制了心室起搏脉冲的发放，未见心室感知和起搏功能不良，排除 C 选项。

例 137 的最后一组波群为窦性 P 波及其传导产生的 QRS 波，由于心房电极感知不良，在窦性 P 波之后仍旧按照设置的起搏周期发放脉冲，导致心房起搏脉冲信号和传导的 QRS 波重叠。自身 QRS 波后出现心室起搏脉冲信号，是否提示心室电极感知功能不良呢？注意心房起搏脉冲发放于自身 QRS 波起始 20ms 后，大部分自身 QRS 波出现于心房后心室空白期（PAVB），该时间里心室电极没有感知功能，避免心室电极感知心房起搏脉冲信号而不恰当的抑制心室起搏脉冲发放，随后在设置的 AV 间期后发放心室起搏脉冲信号，遭遇心室有效不应期而无法产生起搏 QRS 波，故排除选项 D 和 E。

□ 湛雅莎

例 138

难度：★★☆☆☆

男，58岁，病史不详。有关心电图T波的描述，以下说法正确的是（　　　　）（多选题）。

A.T波深倒置

B. 巨大T波倒置

C.T波不对称性增加

D.T波对称性增加

E. 可见明显的T-U融合

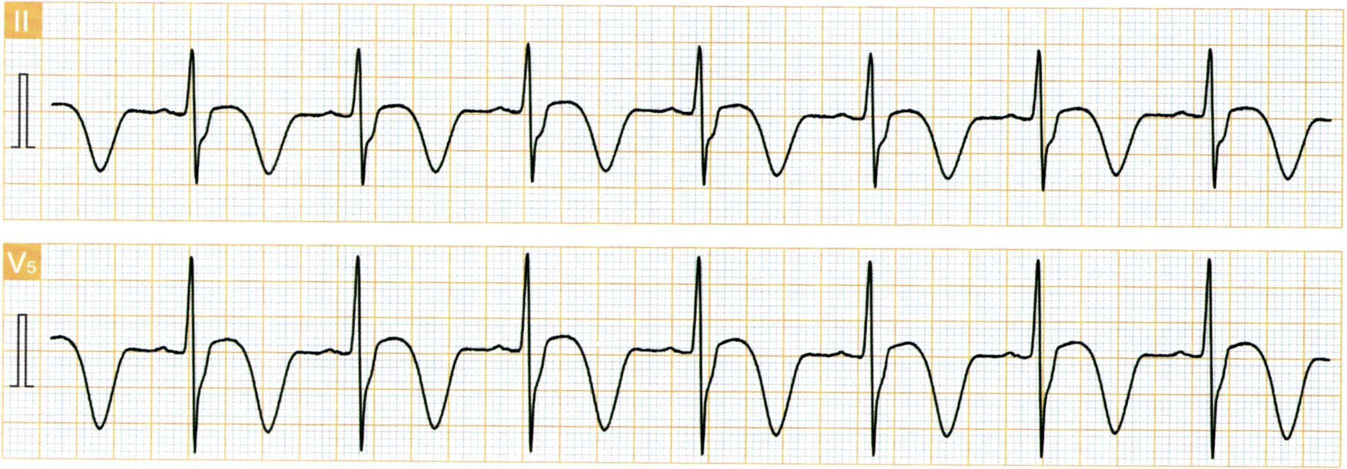

[试题答案] AD

[试题解析] 例 138 的临床信息极为有限，心电图的分析主要集中在 T 波形态学，最显著的特点是 T 波倒置，测量 V_5 导联 T 波倒置振幅为 11.5～12mm，判读为巨大 T 波倒置。2009 年，AHA/ACCF/HRS《心电图标准化和解析指南》定义 T 波倒置振幅≥10mm 为巨大 T 波倒置，而深 T 波倒置的振幅为 5～10mm[186]。因此，在关于 T 波形态学描述中，选项 B 为正确答案。

常规 12 导联心电图中，生理性 T 波倒置常见于Ⅲ、aVR、aVL 和 V_1～V_3 等导联，通常 T 波倒置振幅<5mm，多数为 2～4mm[217]。一旦 T 波倒置振幅≥5mm，需要进一步寻找 T 波倒置的原因。

T 波倒置的临床分析思路如下：首先，鉴别生理性或病理性 T 波倒置；其次，病理性 T 波倒置进一步区分心源性或非心源性原因；再次，心源性原因继续区分缺血性和非缺血性原因；最后，缺血性原因再区分急性或慢性病因。心电图的 T 波倒置（或广义的 T 波改变）对于一些疾病具有

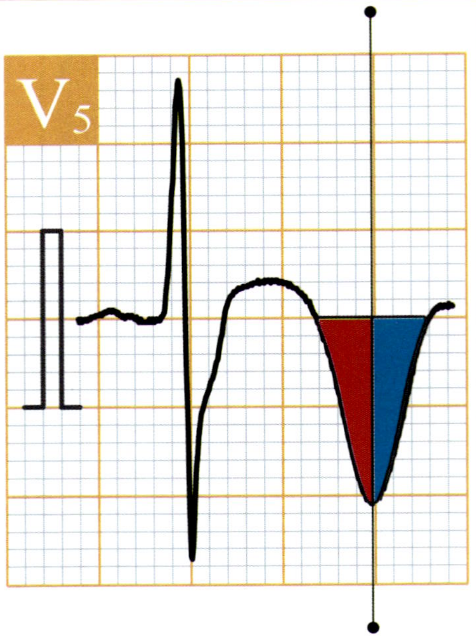

分析 T 波对称性

测量 V_5 导联 T 波降支（红色）和升支（蓝色）曲线下面积，两者比值等于 1，提示 T 波对称性增加

重要的预后信息，是值得重视的复极异常。

临床上，常见巨大 T 波倒置的原因有脑血管意外、心肌缺血再灌注期、先天性长 QT 综合征、左心室肥厚、应激性心肌病、严重的内环境紊乱等，罕见于正常人，一旦出现，应及时查找原因。巨大 T 波倒置的合理解释应紧密结合临床，当临床信息不足，比如患者突发意识障碍，重点排查心血管疾病、脑血管意外和严重的内环境紊乱等疾病。

需要指出的是，不少心电图阅读者习惯直接观察 T 波前支和后支的形态判读 T 波对称性，这是一种经验性分析方法。量化分析指标是 T 波前支下心电图面积与后支心电图面积比值，称为 T 波面积对称性比值，正常值男性>1.5，女性>1.6（中上图）[379, 380]。例 138 的 T 波降支和后支曲线下面积比值为 1，判读为 T 波对称性增加，选项 D 为正确答案。

观察Ⅱ和 V_5 导联的 T 波升支，斜率过渡自然平滑，无 U 波融合迹象，故排除选项 E。无论心源性还是非心源性疾病，都可以出现对称性增加的巨大倒置 T 波，在病史有限的情况下，病因推导很困难。

□ 张录兴

例 139

男，48 岁，临床诊断二尖瓣狭窄。关于心律失常，诊断正确的是（　　　　）。

A. 窦性心动过速

B. 房性心动过速

C. 心房扑动

D. 心房颤动

E. 紊乱性房性心动过速

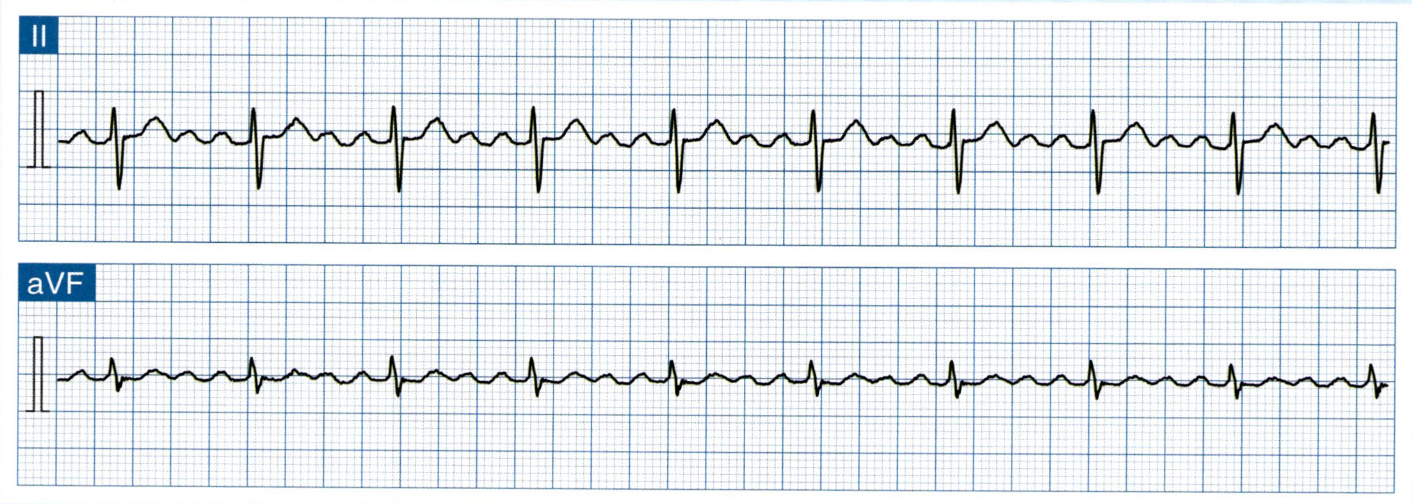

[试题答案] C

[试题解析] 患者临床诊断为二尖瓣狭窄，这是一种房性心律失常高发的疾病，包括房性期前收缩、房性心动过速、心房扑动和心房颤动。

例 139 的心室节律规整，R-R 间期 730ms，心室率为 82 次 / 分，QRS 波时限和形态正常，为室上性 QRS 波。

在 Ⅱ 导联中，每个 QRS 波前可见连续出现的两个圆钝的心房除极波，利用倒推法可以发现另一些心房除极波重叠于 T 波波峰和 QRS 波，P-P 间期恒定为 170ms，心房率为 352 次 / 分，支持诊断心房扑动，房室恒定为 4∶1 传导关系，故心室节律规整（中图）。

在二尖瓣狭窄患者中，心房扑动的发生率低于心房颤动，1987 年针对 63 例二尖瓣狭窄患者的动态心电图研究发现，阵发性房性心动过速的发生率为 39.7%，心房颤动为 22.2%，多源性房性心动过速为 12.75%，心房扑动为 7.9% [381]。

二尖瓣狭窄合并心房扑动极易和粗大型心房颤动混淆，后者的心房颤动波有时高大，每个心房颤动波清晰可辨，形似心房扑动波，但仔细分析，粗大型心房颤动的心房除极波形态存在高度变异（某些导联的心房除极波并无心房扑动波的一致性，直接表现为心房颤动波的多变特征）、频率逐搏变异较大、心室率绝对不规整（不要误判为心房扑动伴不等比下传）、房室传导间期多变且无规律可循，若发现这些特点，则吻合点越多，越支持诊断为粗大型心房颤动。

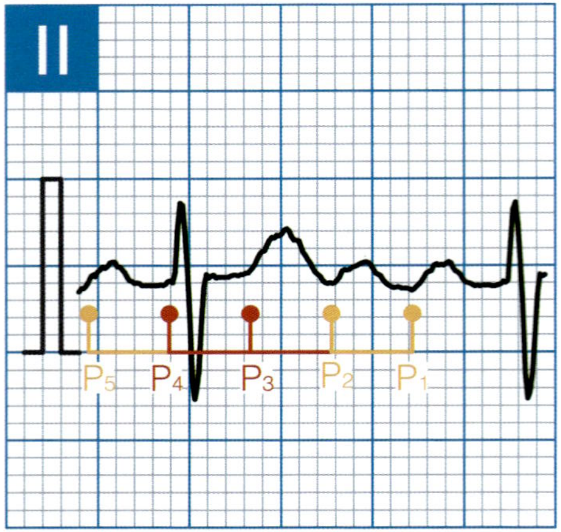

倒推法发现心房除极波

第 2 个 QRS 波之前可见两个连续出现的心房除极波，性质不明，为了表述，暂定为 P 波，紧邻 QRS 波的标注为 P_1，远离 QRS 波的标注为 P_2，P_1-P_2 间期 170ms，频率高达 352 次 / 分，这样快速的心房率，基本可以排除窦性心动过速和房性心动过速，鉴别诊断集中在心房扑动和心房颤动。确定连续的心房除极波间期后，沿 P_2 继续倒推 170ms，可以观察到 P_3 重叠于 T 波波峰之上；确定 P_3 的位置后，继续沿 P_3 倒推 170ms，可以观察到 P_4 和第 1 个 QRS 波重叠；确定 P_4 后，继续沿 P_4 倒推 170ms，可以发现 P_5 正好位于第 1 个 QRS 波之前，提示从 P_1 至 P_5 的节律规整，排除心房颤动，最后诊断为心房扑动。测量 P_5R 间期和 P_1R 间期相等，提示 QRS 波和之前的心房扑动波有关，系心房扑动下传激动心室产生；若心房扑动波和其后的 QRS 波的传导时间不固定，要警惕心房扑动合并三度房室阻滞，心房扑动和其后的 QRS 波无关。观察到连续出现的心房除极波以后，采用倒推法可以发现重叠在 QRS 和 T 波中的其他心房除极波，当然也可以采用向后的顺推法查找心房除极波

实际上，心房扑动波尽管也存在形态学和频率的变异，但不会像粗大型心房颤动波那样存在显著的逐搏变异特异。若发现心房除极波从正负双相形态转变为单相正向波，或负向波振幅显著降低等，需要考虑为粗大型心房颤动波。

□ 胡　伟

参考文献

[1] Josephson ME. Clinical Cardiac Electrophysiology. 3rd ed[M]. Philadelphia, Lippincott Williams & Wilkins, Inc, 2002:19-67.

[2] Chilson DA, Zipes DP, Heger JJ, et al. Functional bundle branch block: discordant response of right and left bundle branches to changes in heart rate[J].Am J Cardiol,1984,54(3):313-316.

[3] Wolterskluwer.Up To Date[EB/OL]. (2024)[2024-11-18].https://www.uptodate.com/contents/left-anterior-fascicular-block.

[4] Lichstein E, Ribas-Meneclier C, Gupta PK, et al. Right bundle branch block with periods of alternating left anterior and left posterior hemiblock. Clinical evidence of incomplete fascicular block[J]. Angiology,1978,29(11):862-869.

[5] DePasquale NP, Bruno MS. Natural history of combined right bundle branch block and left anterior hemiblock (bilateral bundle branch block)[J].Am J Med,1973,54(3):297-303.

[6] Elizari MV, Acunzo RS, Ferreiro M. Hemiblocks revisited[J]. Circulation, 2007,115(9):1154-1163.

[7] Bazoukis G, Tsimos K, Korantzopoulos P. Episodic Left Bundle Branch Block-A Comprehensive Review of the Literature[J]. Ann Noninvasive Electrocardiol,2016,21(2):117-125.

[8] Fisch C, Miles WM. Deceleration-dependent left bundle branch block: a spectrum of bundle branch conduction delay[J]. Circulation, 1982,65(5):1029-1032.

[9] Issa ZF, Miller JM, Zipes DP. Clinical Arrhythmology and Electrophysiology[M]. Amsterdam: Elsevier, Inc, 2019:286-304.

[10] Mendez C, Gruhzit CC, Moe GK. Influence of cycle length upon refractory period of auricles, ventricles, and A-V node in the dog[J].Am J Physiol,1956,184(2):287-95.

[11] Gouaux JL, Ashiman R. Auricular fibrillation with aberration simulating ventricular paroxysmal tachycardia[J].Am Heart J,1947,34(3):366-73.

[12] Stark S, Farshidi A. Mechanism of alternating bundle branch aberrancy with atrial bigeminy: electrocardiographic-electrophysiologic correlates[J].J Am Coll Cardiol,1985,5(6):1491-1495.

[13] Page RL, Joglar JA, Caldwell MA, et al. 2015 ACC/AHA/HRS Guideline for the Management of Adult Patients With Supraventricular Tachycardia: A Report of the American College of Cardiology/American Heart Association Task Force on Clinical Practice Guidelines and the Heart Rhythm Society[J].J Am Coll Cardiol,2016,67(13):e27-e115.

[14] Langendorf R, Pickl A, Winternitz M. Mechanisms of intermittent ventricular bigeminy. I. Appearance of ectopic beats dependent upon length of the ventricular cycle, the "rule of bigeminy"[J].Circulation,1955,11(3):422-430.

[15] Wikipedia. Bigeminy[EB/OL]. (2003)[2021-05-07].https://en.wikipedia.org/wiki/Bigeminy.

[16] Lerma C, Lee CF, Glass L, et al. The rule of bigeminy revisited: analysis in sudden cardiac death syndrome[J].J Electrocardiol, 2007,40(1):78-88.

[17] Lerma C, Glass L. Predicting the risk of sudden cardiac death[J]. J Physiol,2016,594(9):2445-2458.

[18] Zipes DP, Fisch C. Supraventricular arrhythmia with abnormal QRS complex[J].Arch Intern Med,1972,130(3):426-429.

[19] Sandler IA, Marriott HJ. The differential morphology of anomalous ventricular complexes of RBBB-type in lead V1:ventricular ectopy versus aberration[J]. Circulation,1965,31(4):551-556.

[20] Gulamhusein S, Yee R, Ko PT, et al. Electrocardiographic criteria for differentiating aberrancy and ventricular extrasystole in chronic atrial fibrillation: validation by intracardiac recordings[J]. J Electrocardiol, 1985,18(1):41-50.

[21] Ribeiro WN, Yamada AT, Grupi CJ, et al. Premature atrial and ventricular complexes in outpatients referred from a primary care facility[J]. PLoS One,2018,13(9):e0204246.

[22] Conen D, Adam M, Roche F, et al. Premature atrial contractions in the general population: frequency and risk factors[J]. Circulation, 2012,126(19):2302-2308.

[23] Kennedy HL, Whitlock JA, Sprague MK, et al. Long-term follow-up of asymptomatic healthy subjects with frequent and complex ventricular ectopy[J]. N Engl J Med,1985,312(4):193-197.

[24] Ng GA. Treating patients with ventricular ectopic beats[J]. Heart,2006,92(11):1707-1712.

[25] Wikipedia. Parasystole[EB/OL]. (2006)[2023-11-04].https://en.wikipedia.org/wiki/Parasystole.

[26] Salazar J, McKendrick CS. Ventricular parasystole in acute myocardial infarction[J]. Br Heart J,1970,32(3):377-385.

[27] NCBI.NBK537011[EB/OL]. (2024)[2022-11-25].https://www.ncbi.nlm.nih.gov/books/NBK537011/.

[28] Farmer DG, Dutschmann M, Paton JF, et al. Brainstem sources of cardiac vagal tone and respiratory sinus arrhythmia[J]. J Physiol, 2016,594(24):7249-7265.

[29] NCBI.NBK507715[EB/OL]. (2024)[2023-02-05].https://www.ncbi.nlm.nih.gov/books/NBK507715/.

[30] Macfarlane PW, Oosterom A, Pahlm O, et al. Comprehensive Electrocardiology[M].London, Springer-Verlag, Inc, 2011:12611-1290.

[31] Krasney JA, Koehler RC. Heart rate and rhythm and intracranial pressure[J]. Am J Physiol,1976,230(6):1695-1700.

[32] Edholm OG. The relation of heart rate to intracranial pressure[J]. J Physiol,1940,98(4):442-445.

[33] NCBI.NBK470599[EB/OL]. (2024)[2023-07-17].https://www.ncbi.nlm.nih.gov/books/NBK470599/.

[34] Issa ZF, Miller JM, Zipes DP. Clinical Arrhythmology and Electrophysiology[M]. Amsterdam: Elsevier, Inc, 2019:238-254.

[35] Elliott D, Aitken L, Chaboyer W. ACCCN's Critical Care Nursing[M].Australia: Elsevier, Inc, 2012:251-290.

[36] Kusumoto FM, Schoenfeld MH, Barrett C, et al. 2018 ACC/AHA/HRS Guideline on the Evaluation and Management of Patients With Bradycardia and Cardiac Conduction Delay: A Report of the American College of Cardiology/American Heart Association Task Force on Clinical Practice Guidelines and the Heart Rhythm Society[J]. Circulation,2019,140(8):e382-e482.

[37] Kulbertus HE. Histopathological correlates of sinoatrial disease[J]. Br Heart J,1978,40(12):1384-1389.

[38] Ferrer MI. The sick sinus syndrome[J].Circulation,1973,47(3):635-641.

[39] Jayasinghe R. ECG workbooky[M].Australia: Elsevier, Inc, 2012:21-50.

[40] NCBI.NBK554520[EB/OL]. (2024)[2023-07-24].https://www.ncbi.nlm.nih.gov/books/NBK554520/.

[41] Wolterskluwer.Up To Date[EB/OL]. (2024)[2024-03-20]. https://www.uptodate.com/contents/ecg-tutorial-ventricular-arrhythmias?search=Ventricular%20arrhythmias&source=search_result&selectedTitle=1~150&usage_type=default&display_rank=1.

[42] Blomström-Lundqvist C, Scheinman MM, Aliot EM, et al. ACC/AHA/ESC guidelines for the management of patients with supraventricular arrhythmias--executive summary. a report of the American college of cardiology/American heart association task force on practice guidelines and the European society of cardiology committee for practice guidelines (writing committee to develop guidelines for the management of patients with supraventricular arrhythmias) developed in collaboration with NASPE-Heart Rhythm Society[J]. J Am Coll Cardiol,2003,42(8):1493-1531.

[43] Katritsis DG, Brugada J. Differential Diagnosis of Wide QRS Tachycardias[J]. Arrhythm Electrophysiol Rev,2020,9(3):155-160.

[44] Pava LF, Perafán P, Badiel M, et al. R-wave peak time at DII: a new criterion for differentiating between wide complex QRS tachycardias[J]. Heart Rhythm,2010,7(7):922-926.

[45] NCBI.NBK448164[EB/OL]. (2024)[2023-01-19].https://www.ncbi.nlm.nih.gov/books/NBK448164/.

[46] Barold SS. Indications for permanent cardiac pacing in first-degree AV block: class I, II, or III[J]. Pacing Clin Electrophysiol, 1996,19(5):747-751.

[47] Pejkovi B, Krajnc I, Anderhuber F, et al. Anatomical aspects of the arterial blood supply to the sinoatrial and atrioventricular nodes of the human heart[J]. J Int Med Res,2008,36(4):691-698.

[48] Bayram E, Atalay C. Identification of the culprit artery involved in inferior wall acute myocardial infarction using electrocardiographic criteria[J]. J Int Med Res,2004,32(1):39-44.

[49] Feigl D, Ashkenazy J, Kishon Y. Early and late atrioventricular block in acute inferior myocardial infarction[J]. J Am Coll Cardiol,1984,4(1):35-38.

[50] Wolterskluwer.Up To Date/OL]. (2024)[2024-01-02].https://www.uptodate.com/contents/conduction-abnormalities-after-myocardial-infarction#H14.

[51] NCBI.NBK470572[EB/OL]. (2024)[2024-01-02].https://www.ncbi.nlm.nih.gov/books/NBK470572/.

[52] Bassan R, Maia IG, Bozza A, et al. Atrioventricular block in acute inferior wall myocardial infarction: harbinger of associated obstruction of the left anterior descending coronary artery[J]. J Am Coll Cardiol,1986,8(4):773-778.

[53] NCBI.NBK482359[EB/OL]. (2024)[2023-08-14].https://www.ncbi.nlm.nih.gov/books/NBK482359/.

[54] Zipes DP. Second-degree atrioventricular block[J]. Circulation, 1979,60(3):465-472.

[55] Jiménez-Díaz J, González-Ferrer JJ, Heredia GU, Moreno-Planas J. Mobitz type II second-degree atrioventricular block with narrow QRS and junctional extrasystoles: what is the mechanism[J].J Cardiovasc Electrophysiol,2014,25(4):447-449.

[56] Barold SS. 2:1 AV block : The orphan of organizational guidelines for cardiac pacing[J]. Herzschrittmacherther Elektrophysiol, 2016,27(2):154-155.

[57] Barold SS. 2:1 Atrioventricular block: order from chaos[J]. Am J Emerg Med,2001,19(3):214-217.

[58] Brignole M, Moya A, de Lange FJ, et al. 2018 ESC Guidelines for the diagnosis and management of syncope[J]. Eur Heart J,2018,39(21):1883-1948.

[59] Rotman M, Wagner GS, Waugh RA. Significance of high degree atrioventricular block in acute posterior myocardial infarction. The importance of clinical setting and mechanism of block[J]. Circulation, 1973,47(2):257-262.

[60] Cardoso R, Alfonso CE, Coffey JO. Reversibility of High-Grade Atrioventricular Block with Revascularization in Coronary Artery Disease without Infarction: A Literature Review[J]. Case Rep Cardiol,2016,2016:1971803.

[61] Singh SM, FitzGerald G, Yan AT, et al. High-grade atrioventricular block in acute coronary syndromes: insights from the Global Registry of Acute Coronary Events[J]. Eur Heart J,2015,36(16):976-983.

[62] Wyndham CR. Atrial fibrillation: the most common arrhythmia[J]. Tex Heart Inst J,2000,27(3):257-267.

[63] Issa ZF, Miller JM, Zipes DP. Clinical Arrhythmology and Electrophysiology[M]. Amsterdam: Elsevier, Inc, 2019:421-548.

[64] Pourafkari L, Baghbani-Oskouei A, Aslanabadi N, et al. Fine versus coarse atrial fibrillation in rheumatic mitral stenosis: The impact of aging and the clinical significance[J]. Ann Noninvasive Electrocardiol, 2018,23(4):e12540.

[65] Thurmann M, Janney JG Jr. The diagnostic importance of fibrillatory wave size[J]. Circulation,1962,25:991-994.

[66] Camm AJ, Kirchhof P, Lip GY, etc. Guidelines for the management of atrial fibrillation: the Task Force for the Management of Atrial Fibrillation of the European Society of Cardiology (ESC)[J]. Europace,2010,12(10):1360-1420.

[67] Kirchhof P, Benussi S, Kotecha D, et al. 2016 ESC Guidelines for the management of atrial fibrillation developed in collaboration with EACTS[J]. Eur Heart J,2016,37(38):2893-2962.

[68] Chen J, Mandapati R, Berenfeld O, et al. Dynamics of wavelets and their role in atrial fibrillation in the isolated sheep heart[J]. Cardiovasc Res,2000,48(2):220-32.

[69] Moe GK, Rheinboldt WC, Abildskov JA. A computer model of atrial fibrillation[J]. Am Heart J,1964,67(2):200-220.

[70] Fuster V, Rydén LE, Asinger RW, et al. ACC/AHA/ESC guidelines for the management of patients with atrial fibrillation. A report of the American College of Cardiology/American Heart Association Task Force on Practice Guidelines and the European Society of Cardiology Committee for Practice Guidelines and Policy Conferences (Committee to develop guidelines for the management of patients with atrial fibrillation) developed in collaboration with the North American Society of Pacing and Electrophysiology[J]. Eur Heart J,2001,22(20):1852-1923.

[71] Fuster V, Rydén LE, Cannom DS, et al. ACC/AHA/ESC 2006 Guidelines for the Management of Patients with Atrial Fibrillation: a report of the American College of Cardiology/American Heart Association Task Force on Practice Guidelines and the European Society of Cardiology Committee for Practice Guidelines (Writing Committee to Revise the 2001 Guidelines for the Management of Patients With Atrial Fibrillation): developed in collaboration with the European Heart Rhythm Association and the Heart Rhythm Society[J]. Circulation,2006,114(7):e257-354.

[72] Lee S, Khrestian CM, Sahadevan J, et al. Reconsidering the multiple wavelet hypothesis of atrial fibrillation[J]. Heart Rhythm,2020,17(11),1976-1983.

[73] Hindricks G, Potpara T, Dagres N, et al. 2020 ESC Guidelines for the diagnosis and management of atrial fibrillation developed in collaboration with the European Association of Cardio-Thoracic Surgery (EACTS)[J]. Eur Heart J,2020,ehaa612.

[74] Alzand BS, Crijns HJ. Diagnostic criteria of broad QRS complex tachycardia: decades of evolution[J]. Europace,2011,13(4):465-472.

[75] Vereckei A, Duray G, Szénási G, et al. Application of a new algorithm in the differential diagnosis of wide QRS complex tachycardia[J]. Eur Heart J,2007,28(5):589-600.

[76] Jastrzebski M, Kukla P. Limitations in the aVR algorithm should not lead to a redefinition of ventricular tachycardia[J]. EP Europace, 2012,14(11):1674-1675.

[77] Zhang L, He J, Lian M, et al. Dynamic Electrocardiography is Useful in the Diagnosis of Persistent Atrial Fibrillation Accompanied with Second-Degree Atrioventricular Block[J]. Acta Cardiol Sin,34(5):409-416.

[78] Bootsma BK, Hoelsen AJ, Strackee J, et al. Analysis of R-R intervals in patients with atrial fibrillation at rest and during exercise[J]. Circulation,1970,41(5):783-794.

[79] Bollmann A, Husser D, Mainardi L, Lombardi F, et al. Analysis of surface electrocardiograms in atrial fibrillation: techniques, research, and clinical applications[J]. Europace,2006,8(11):911-926.

[80] Marriott JL.H, Schwartz N, Bix H. Ventricular Fusion Beats[J]. Circulation. 1962;26(5):880-884.

[81] Ip JE, Lerman BB. Diagnosing Supraventricular Tachycardia: When Physical Examination Trumps the Electrocardiogram[J]. Circ Arrhythm Electrophysiol,2015,8(5):1291-1292.

[82] Nikolic G. The Bix rule[J]. Heart Lung,2008,37(4):321-322.

[83] Issa ZF, Miller JM, Zipes DP. Clinical Arrhythmology and Electrophysiology[M]. Amsterdam: Elsevier, Inc, 2019:255-285.

[84] Barold SS. 2:1 Atrioventricular block: order from chaos[J]. Am J Emerg Med,2001,19(3):214-217.

[85] Elkin A, Goldschlager N. Atrioventricular block with 2:1 conduction: where is the block, and how should it be managed[J]. JAMA Intern Med,2013,173(5):335-337.

[86] Dhingra RC, Denes P, Wu D, etal. The significance of second degree atrioventricular block and bundle branch block. Observations regarding site and type of block[J]. Circulation,1974,9(4):638-646.

[87] Surawicz B, Childers R, Deal BJ, et al. AHA/ACCF/HRS recommendations for the standardization and interpretation of the electrocardiogram: part III: intraventricular conduction disturbances: a scientific statement from the American Heart Association Electrocardiography and Arrhythmias Committee, Council on Clinical Cardiology; the American College of Cardiology Foundation; and the Heart Rhythm Society: endorsed by the International Society for Computerized Electrocardiology[J]. Circulation, 2009,119(10):e235-240.

[88] Strik M, Regoli F, Auricchio A, et al. Electrical and mechanical ventricular activation during left bundle branch block and resynchronization[J]. J Cardiovasc Transl Res,2012,5(2):117-126.

[89] Vassallo JA, Cassidy DM, Marchlinski FE, et al. Endocardial activation of left bundle branch block[J]. Circulation, 1984,69(5):914-923.

[90] Tung R, Upadhyay GA. Defining Left Bundle Branch Block Patterns in Cardiac Resynchronisation Therapy: A Return to His Bundle Recordings[J]. Arrhythm Electrophysiol Rev,2020,9(1):28-33.

[91] Surkova E, Badano LP, Bellu R, et al. Left bundle branch block: from cardiac mechanics to clinical and diagnostic challenges[J]. Europace,2017,19(8):1251-1271.

[92] Auricchio A, Fantoni C, Regoli F, et al. Characterization of left ventricular activation in patients with heart failure and left bundle-branch block[J]. Circulation,2004,109(9):1133-1139.

[93] Cortese F, Truncellito L, Ciccone MM, et al. A true trifascicular block[J]. European Heart Journal - Case Reports,2020,4(6):1-2.

[94] Yaghubi M, Dinpanah H, Ghanei-Motlagh F, et al. Trifascicular block as primary presentation of the cardiac amyloidosis; A rare case report[J]. ARYA Atheroscler,2018,14(2):101-104.

[95] Lasam G, Roberti R, LaCapra G, et al. Symptomatic Trifascicular Block in Steinert's Disease: Is It Too Soon for a Pacemaker[J].Case Rep Cardiol. 2016;2016:6372181.

[96] Durrer D, van Dam RT, Freud GE, et al. Total excitation of the isolated human heart[J]. Circulation,1970,41(6):899-912.

[97] KatzAM, Pick A. The transseptal conduction time in the human heart. An evaluation of fusion beats in ventricular parasystole[J]. Circulation,1963,27:1061-1070.

[98] Cardone-Noott L, Bueno-Orovio A, Mincholé A, et al. Human ventricular activation sequence and the simulation of the electrocardiographic QRS complex and its variability in healthy and intraventricular block conditions[J]. Europace, 2016,18(suppl 4):iv4-iv15.

[99] Vassallo JA, Cassidy DM, Miller JM, et al. Left ventricular endocardial activation during right ventricular pacing: effect of underlying heart disease[J], J Am Coll Cardiol,1986,7(6):1228-1233.

[100] Betensky BP, Kapa S, Desjardins B, et al. Characterization of trans-septal activation during septal pacing: criteria for identification of intramural ventricular tachycardia substrate in nonischemic cardiomyopathy[J]. Circ Arrhythm Electrophysiol, 2013,6(6):1123-1130.

[101] NCBI.NBK554437[EB/OL]. (2024)[2023-08-07].https://www.ncbi.nlm.nih.gov/books/NBK554437/.

[102] Issa ZF, Miller JM, Zipes DP. Clinical Arrhythmology and Electrophysiology[M]. Amsterdam: Elsevier, Inc, 2019:599-676.

[103] Boineau JP, Moore EN, Sealy WC, et al. Epicardial mapping in Wolff-Parkinson-White syndrome[J]. Arch Intern Med,1975,135(3):422-431.

[104] Tonkin AM, Wagner GS, Gallagher JJ, et al. Initial forces of ventricular depolarization in the Wolff-Parkinson-White Syndrome. Analysis based upon localization of the accessory pathway by epicardial mapping[J]. Circulation,1975,52(6):1030-1036.

[105] Eisenberger M, Davidson NC, Todd DM, et al. A new approach to confirming or excluding ventricular pre-excitation on a 12-lead ECG[J]. Europace,2010,12(1):119-123.

[106] Linhart JW, Braunwald E, Ross J Jr. Determinants of the Duration of the Refractory Period of the Atrioventricular Nodal System in Man[J]. J Clin Invest,1965,44(6):883-890.

[107] Tonkin AM, Miller HC, Svenson RH, et al. Refractory periods of the accessory pathway in the Wolff-Parkinson-White syndrome[J]. Circulation,1975,52(4):563-569.

[108] Lin KH, Kuo CT, Luqman N, et al. Electrophysiological characteristics of accessory pathways with prolonged retrograde conduction[J]. Pacing Clin Electrophysiol,2004,27(9):1250-1256.

[109] Kenny J, Plappert T, Doubilet P, et al. Effects of heart rate on ventricular size, stroke volume, and output in the normal human fetus: a prospective Doppler echocardiographic study[J]. Circulation,1987,76(1):52-58.

[110] Samet P. Hemodynamic sequelae of cardiac arrhythmias[J]. Circulation,1973,47(2):399-407.

[111] Klein GJ, Bashore TM, Sellers TD, et al. Ventricular fibrillation in the Wolff-Parkinson-White syndrome[J]. N Engl J Med,1979,301(20):1080-1085.

[112] Waspe LE, Brodman R, Kim SG, et al. Susceptibility to atrial fibrillation and ventricular tachyarrhythmia in the Wolff-Parkinson-White syndrome: role of the accessory pathway[J]. Am Heart J,1986,112(6):1141-1152.

[113] Montoya PT, Brugada P, Smeets J, et al. Ventricular fibrillation in the Wolff-Parkinson-White syndrome[J]. Eur Heart J,1991,12(2):144-150.

[114] NCBI. NBK470572[EB/OL].(2024)[2023-02-12].https://www.ncbi.nlm.nih.gov/books/NBK470572/.

[115] NCBI. NBK537207[EB/OL]. (2024)[2022-09-26].https://www.ncbi.nlm.nih.gov/books/NBK537207/.

[116] Parikh NI, Honeycutt EF, Roe MT, et al. Left and codominant coronary artery circulations are associated with higher in-hospital mortality among patients undergoing percutaneous coronary intervention for acute coronary syndromes: report From the National Cardiovascular Database Cath Percutaneous Coronary Intervention (CathPCI) Registry[J]. Circ Cardiovasc Qual Outcomes,2012,5(6):775-782.

[117] Bayram E, Atalay C. Identification of the culprit artery involved in inferior wall acute myocardial infarction using electrocardiographic criteria[J]. J Int Med Res,2004,32(1):39-44.

[118] Almansori M, Armstrong P, Fu Y, et al. Electrocardiographic identification of the culprit coronary artery in inferior wall ST elevation myocardial infarction[J]. Can J Cardiol,2010,26(6):293-296.

[119] Ashida T, Tani S, Nagao K, et al. Usefulness of synthesized 18-lead electrocardiography in the diagnosis of ST-elevation myocardial infarction: A pilot study[J]. Am J Emerg Med,2017,35(3):448-457.

[120] Wung SF, Lux RL, Drew BJ. Thoracic location of the lead with maximal ST-segment deviation during posterior and right ventricular ischemia: comparison of 18-lead ECG with 192 estimated body surface leads[J]. J Electrocardiol,2000,33(Suppl):167-174.

[121] Thygesen K, Alpert JS, Jaffe AS, et al. Fourth Universal Definition of Myocardial Infarction (2018)[J]. Circulation,2018,;138(20):e618-e651.

[122] Antman EM, Anbe DT, Armstrong PW, et al. ACC/AHA guidelines for the management of patients with ST-elevation myocardial infarction--executive summary: a report of the American College of Cardiology/American Heart Association Task Force on Practice Guidelines (Writing Committee to Revise the 1999 Guidelines for the Management of Patients With Acute Myocardial Infarction)[J]. Circulation,2004,110(5):588-636.

[123] Wong GC, Welsford M, Ainsworth C, et al. 2019 Canadian Cardiovascular Society/Canadian Association of Interventional Cardiology Guidelines on the Acute Management of ST-Elevation Myocardial Infarction: Focused Update on Regionalization and Reperfusion[J]. Can J Cardiol,2019,35(2):107-132.

[124] Berger PB, Ryan TJ. Inferior myocardial infarction. High-risk subgroups[J]. Circulation,1990,81(2):401-411.

[125] Blanke H, Cohen M, Schlueter GU, et al. Electrocardiographic and coronary arteriographic correlations during acute myocardial infarction[J]. Am J Cardiol,1984,54(3):249-255.

[126] Engelen DJ, Gorgels AP, Cheriex EC, et al. Value of the electrocardiogram in localizing the occlusion site in the left anterior descending coronary artery in acute anterior myocardial infarction[J]. J Am Coll Cardiol,1999,34(2):389-395.

[127] Austen WG, Edwards JE, Frye RL, et al. A reporting system on patients evaluated for coronary artery disease. Report of the Ad Hoc Committee for Grading of Coronary Artery Disease, Council on Cardiovascular Surgery, American Heart Association[J]. Circulation,1975,51(4 Suppl):5-40.

[128] NCBI. NBK537228[EB/OL].(2024)[2024-10-29].https://www.ncbi.nlm.nih.gov/books/NBK537228/.

[129] De Luca G, Suryapranata H, Thomas K, et al. Outcome in patients treated with primary angioplasty for acute myocardial infarction due to left main coronary artery occlusion[J]. Am J Cardiol,2003,91(2):235-238.

[130] Takahashi J, Sugiki T, Okude J, et al. Emergency surgical treatment for acute occlusion of the left main coronary artery-report of a case[J]. Ann Thorac Cardiovasc Surg,2003,9(1):73-78.

[131] Yamaji H, Iwasaki K, Kusachi S, et al. Prediction of acute left main coronary artery obstruction by 12-lead electrocardiography. ST segment elevation in lead aVR with less ST segment elevation in lead V(1)[J]. J Am Coll Cardiol,2001,38(5):1348-1354.

[132] Su CY, Liu PY, Chen PW. Total occlusion of the left main coronary artery presenting as ST-elevation myocardial infarction[J]. BMJ Case Rep,2019,12(3):e228658.

[133] Kuzemczak M, Kasinowski R, Skrobich P, et al. A Successfully Treated STEMI Due to Simultaneous Thrombotic Occlusion of Left Anterior Descending Artery and Left Circumflex Artery: A Case Report and Review of the Literature[J]. Cardiol Res,2018,9(6):395-399.

[134] Fukaya H, Oikawa J, Hirasawa S, et al. Acute myocardial infarction involving double vessel total occlusion of the left anterior descending and left circumflex arteries: A case report[J]. J Cardiol Cases,2011,4(1):e1-e4.

[135] Malik J, Zahid T, Majedi O, et al. A Widow-Maker and a Doppelganger: An Anomalous Case of the Coronaries[J]. Cureus,2020,12(8):e9603.

[136] Arbustini E, Dal Bello B, Morbini P, et al. Plaque erosion is a major substrate for coronary thrombosis in acute myocardial infarction[J]. Heart,1999,82(3):269-272.

[137] Cvphysiology. Electrophysiological Changes During Cardiac Ischemia[EB/OL]. (2024)[2023-01-30].https://www.cvphysiology.com/CAD/CAD012.

[138] Okada JI, Fujiu K, Yoneda K, et al. Ionic mechanisms of ST segment elevation in electrocardiogram during acute myocardial infarction[J]. J Physiol Sci,2020,70(1):36.

[139] Cinca J, Bardají A, Carreño A, et al. ST segment elevation at the surface of a healed transmural myocardial infarction in pigs. Conditions for passive transmission from the ischemic peri-infarction zone[J]. Circulation,1995,91(5):1552-1559.

[140] Yalçin H, Valenta I, Yalçin F, et al. Effect of Diffuse Subendocardial Hypoperfusion on Left Ventricular Cavity Size by 13N-Ammonia Perfusion PET in Patients With Hypertrophic Cardiomyopathy[J]. Am J Cardiol,2016,118(12):1908-1915.

[141] Andersen JA, Hansen BF. Acute circular subendocardial myocardial infarction of the left ventricle of the heart. A clinico-pathological study of 12 cases[J]. Dan Med Bull,1974,21(2):57-62.

[142] Davies MJ. The pathology of myocardial ischaemia[J]. J Clin Pathol Suppl (R Coll Pathol). 1977,11:45-52.

[143] Nikus KC, Eskola MJ. Electrocardiogram patterns in acute left main coronary artery occlusion[J]. J Electrocardiol, 2008,41(6):626-629.

[144] Nikus K, Pahlm O, Wagner G, et al. Electrocardiographic classification of acute coronary syndromes: a review by a committee of the International Society for Holter and Non-Invasive Electrocardiology[J]. J Electrocardiol,2010,43(2):91-103.

[145] Kosuge M, Kimura K, Ishikawa T, et al. Predictors of left main or three-vessel disease in patients who have acute coronary syndromes with non-ST-segment elevation[J]. Am J Cardiol,2005, 95(11):1366-1369.

[146] Kosuge M, Ebina T, Hibi K, et al. An early and simple predictor of severe left main and/or three-vessel disease in patients with non-ST-segment elevation acute coronary syndrome[J]. Am J Cardiol,2011,107(4):495-500.

[147] de Zwaan C, Bär FW, Wellens HJ. Characteristic electrocardiographic pattern indicating a critical stenosis high in left anterior descending coronary artery in patients admitted because of impending myocardial infarction[J]. Am Heart J,1982,103(4 Pt 2):730-736.

[148] Rhinehardt J, Brady WJ, Perron AD, et al. Electrocardiographic manifestations of Wellens' syndrome[J]. Am J Emerg Med,2002, 20(7):638-643.

[149] Al-Assaf O, Abdulghani M, Musa A, et al. Wellen's Syndrome: The Life-Threatening Diagnosis[J]. Circulation,2019,140(22):1851-1852.

[150] Arisha MJ, Hallak A, Khan A. A Rare Presentation of a Rare Entity: Wellens Syndrome with Subtle Terminal T Wave Changes[J]. Case Rep Emerg Med,2019,2019:1582030.

[151] Ambesh P, Sharma D, Kapoor A, et al. Unusual Sign from an Unusual Cause: Wellens' Syndrome due to Myocardial Bridging[J]. Case Rep Cardiol,2018,2018:3105653.

[152] Avram A, Chioncel V, Guberna S, et al. Myocardial bridging-an unusual cause of Wellens syndrome: A case report[J]. Medicine (Baltimore), 2020,99(41):e22491.

[153] de Zwaan C1, Bär FW, Janssen JH, et al.Angiographic and clinical characteristics of patients with unstable angina showing an ECG pattern indicating critical narrowing of the proximal LAD coronary artery[J].Am Heart J,1989,117(3):657-665.

[154] NCBI. NBK4824904[EB/OL]. (2024)[2023-07-31].https://www.ncbi.nlm.nih.gov/books/NBK482490/.

[155] Tandy TK, Bottomy DP, Lewis JG. Wellens' syndrome[J]. Ann Emerg Med,1999,33(3):347-351.

[156] Pizzetti G, Montorfano M, Belotti G, et al. Exercise-induced T-wave normalization predicts recovery of regional contractile function after anterior myocardial infarction[J]. Eur Heart J,1998,19(3):420-428.

[157] Haines DE, Raabe DS, Gundel WD, et al. Anatomic and prognostic

significance of new T-wave inversion in unstable angina[J]. Am J Cardiol,1983,52(1):14-18.

[158] Pollehn T, Brady WJ, Perron AD, et al. The electrocardiographic differential diagnosis of ST segment depression[J]. Emerg Med J,2002,19(2):129-135.

[159] Lin W, Teo SG, Poh KK. Electrocardiography series. Electrocardiographic T wave abnormalities[J]. Singapore Med J,2013,54(11):606-610.

[160] de Winter RJ, Verouden NJ, Wellens HJ, et al.A new ECG sign of proximal LAD occlusion[J].N Engl J Med,2008,359(19):2071-2073.

[161] Verouden NJ, Koch KT, Peters RJ, et al. Persistent precordial "hyperacute" T-waves signify proximal left anterior descending artery occlusion[J]. Heart,2009,95(20):1701-1706.

[162] Xu J, Wang A, Liu L, et al. The de winter electrocardiogram pattern is a transient electrocardiographic phenomenon that presents at the early stage of ST-segment elevation myocardial infarction[J]. Clin Cardiol,2018,41(9):1177-1184.

[163] Pranata R, Huang I, Damay V. Should de Winter T-Wave Electrocardiography Pattern Be Treated as ST-Segment Elevation Myocardial Infarction Equivalent with Consequent Reperfusion? A Dilemmatic Experience in Rural Area of Indonesia[J]. Case Rep Cardiol,2018,2018:6868204.

[164] Shao D, Yang N, Zhou S, et al. The "criminal" artery of de Winter may be the left circumflex artery: A CARE-compliant casereport [J]. Medicine (Baltimore),2020,99(24):e20585.

[165] Karna S, Chourasiya M, Chaudhari T, et al. De Winter Sign in Inferior Leads: A Rare Presentation[J]. Heart Views,2019,20(1):25-27.

[166] Monzon YS, Morales DYA, Gonzalez S. Infrequent electrocardiographic pattern of complete left anterior descending artery occlusion: The "de Winter" pattern apropos of a case[J]. CorSalud,(Baltimore),2019,11(4):328-331.

[167] Chen S, Wang H, Huang L. The presence of De Winter electrocardiogram pattern following elective percutaneous coronary intervention in a patient without coronary artery occlusion: A case report[J]. Medicine (Baltimore),2020,99(5):e18656.

[168] Nestelberger T, Cullen L, Lindahl B, et al. Diagnosis of acute myocardial infarction in the presence of left bundle branchblock [J]. Heart,2019,105(20):1559-1567.

[169] Kontos MC, Aziz HA, Chau VQ, et al. Outcomes in patients with chronicity of left bundle-branch block with possible acute myocardial infarction[J]. Am Heart J,161(4):698-704.

[170] Erne P, Iglesias JF, Urban P, et al. Left bundle-branch block in patients with acute myocardial infarction: Presentation, treatment, and trends in outcome from 1997 to 2016 in routine clinical practice[J]. Am Heart J,2017,184:106-113.

[171] Wagner GS, Macfarlane P, Wellens H, et al. AHA/ACCF/HRS recommendations for the standardization and interpretation of the electrocardiogram: part VI: acute ischemia/infarction: a scientific statement from the American Heart Association Electrocardiography and Arrhythmias Committee, Council on Clinical Cardiology; the American College of Cardiology Foundation; and the Heart Rhythm Society: endorsed by the International Society for Computerized Electrocardiology[J]. Circulation, 2009119(10):e262-270.

[172] Di Marco A, Rodriguez M, Cinca J, et al. New Electrocardiographic Algorithm for the Diagnosis of Acute Myocardial Infarction in Patients With Left Bundle Branch Block[J]. J Am Heart Assoc,2020,9(14):e015573.

[173] Frink RJ, James TN. Normal blood supply to the human His bundle and proximal bundle branches[J]. Circulation,1973,47(1):8-18.

[174] Futami C, Tanuma K, Tanuma Y, et al. The arterial blood supply of the conducting system in normal human hearts[J]. Surg Radiol Anat,2003,25(1):42-49.

[175] Lemery R, Kleinebenne A, Nihoyannopoulos P, et al. Q waves in hypertrophic cardiomyopathy in relation to the distribution and severity of right and left ventricular hypertrophy[J]. J Am Coll Cardiol,1990,16(2):368-374.

[176] Koga Y, Yamaga A, Hiyamuta K, et al. Mechanisms of abnormal Q waves in hypertrophic cardiomyopathy assessed by intracoronary electrocardiography[J]. J Cardiovasc Electrophysiol,2004,15(12):1402-1408.

[177] Han D, Ji Y, Tan H. Continuous electrocardiogram changes preceding phenotypic expression for 8 years in an athlete with hypertrophic cardiomyopathy: a case report[J]. J Med Case Rep,2019,13(1):75.

[178] Marian AJ, Braunwald E. Hypertrophic Cardiomyopathy: Genetics, Pathogenesis, Clinical Manifestations, Diagnosis, and Therapy[J]. Circ Res,2017,121(7):749-770.

[179] Gollob MH, Green MS, Tang AS, et al. PRKAG2 cardiac syndrome: familial ventricular preexcitation, conduction system disease, and cardiac hypertrophy[J]. Curr Opin Cardiol,2002,17(3):229-234.

[180] Sankaranarayanan R, J Fleming E, J Garratt C. Mimics of Hypertrophic Cardiomyopathy - Diagnostic Clues to Aid Early Identification of Phenocopies[J]. Arrhythm Electrophysiol Rev,2013,2(1):36-40.

[181] Talle MA, Buba F, Bonny A, et al. Hypertrophic Cardiomyopathy and Wolff-Parkinson-White Syndrome in a Young African Soldier with Recurrent Syncope[J]. Case Rep Cardiol,2019,2019:1061065.

[182] Ansong AK, Li JS, Nozik-Grayck E, et al. Electrocardiographic response to enzyme replacement therapy for Pompe disease[J]. Genet Med,2006,8(5):297-301.

[183] Al-Saadi J, Mattsson G, Kader R, et al. Apical hypertrophic cardiomyopathy with preexcitation presenting as a myocardial infarction and ischemic stroke with a history of recurrent syncope: Acase report[J]. Clin Case Rep,2019,7(4):816-820.

[184] Siewe D, Nichols KB, Furney SL, et al. King of hearts for ace of spades: apical hypertrophic cardiomyopathy[J]. Am J Med,2014,127(1):31-33.

[185] Hughes RK, Knott KD, Malcolmson J, et al. Apical Hypertrophic Cardiomyopathy: The Variant Less Known[J]. J Am Heart Assoc,2020,9(5):e015294.

[186] Rautaharju PM, Surawicz B, Gettes LS, et al. AHA/ACCF/HRS recommendations for the standardization and interpretation of the electrocardiogram: part IV: the ST segment, T and U waves, and the QT interval: a scientific statement from the American Heart Association Electrocardiography and Arrhythmias Committee, Council on Clinical Cardiology; the American College of Cardiology Foundation; and the Heart Rhythm Society: endorsed by the International Society for Computerized Electrocardiology[J]. Circulation,2009,119(10):e241-250.

[187] Eriksson MJ, Sonnenberg B, Woo A, et al. Long-term outcome in patients with apical hypertrophic cardiomyopathy[J]. J Am Coll Cardiol,2002,39(4):638-645.

[188] Madias JE. Electrocardiogram in apical hypertrophic cardiomyopathy with a speculation as to the mechanism of its features[J]. Neth Heart J,2013,21(6):268-671.

[189] Moro E, D'Angelo G, Nicolosi GL, et al. Long-term evaluation of patients with apical hypertrophic cardiomyopathy. Correlation between quantitative echocardiographic assessment of apical hypertrophy and clinical-electrocardiographic findings[J]. Eur Heart J,1995,16(2):210-217.

[190] Moon JC, Fisher NG, McKenna WJ, et al. Detection of apical hypertrophic cardiomyopathy by cardiovascular magnetic resonance in patients with non-diagnostic echocardiography[J]. Heart,2004,90(6):645-649.

[191] Jean-Charles PY, Li YJ, Nan CL, et al. Insights into restrictive cardiomyopathy from clinical and animal studies[J]. J Geriatr Cardiol,2011,8(3):168-183.

[192] Selvaganesh M, Arul AS, Balasubramanian S, et al. An unusual

ECG pattern in restrictive cardimyopathy[J]. Indian Heart J, 2015,67(4):362-367.

[193] Rammos A, Meladinis V, Vovas G, et al. Restrictive Cardiomyopathies: The Importance of Noninvasive Cardiac Imaging Modalities in Diagnosis and Treatment-A Systematic Review[J]. Radiol Res Pract,2017;2017:2874902.

[194] Muchtar E, Blauwet LA, Gertz MA. Restrictive Cardiomyopathy: Genetics, Pathogenesis, Clinical Manifestations, Diagnosis, and Therapy[J]. Circ Res,2017,121(7):819-837.

[195] Frangieh AH, Obeid S, Ghadri JR, et al. ECG Criteria to Differentiate Between Takotsubo (Stress) Cardiomyopathy and Myocardial Infarction[J]. J Am Heart Assoc,2016,5(6):e003418.

[196] Namgung J. Electrocardiographic Findings in Takotsubo Cardiomyopathy: ECG Evolution and Its Difference from the ECG of Acute Coronary Syndrome[J]. Clin Med Insights Cardiol,2014(8):29-34.

[197] Ezad S, McGee M, Boyle AJ. Takotsubo Syndrome Associated with ST Elevation Myocardial Infarction[J]. Case Rep Cardiol,2019,2019:1010243.

[198] Edita Piackova, Christoph C. Kaufmann, Valerie Weihs, et al. ECG Changes and Their Prognostic Impact in Patients With Takotsubo Syndrome[J]. Cardiology and Cardiovascular Medicine, 2019(3): 438-449.

[199] Escardio. Idiopathic fascicular left ventricular tachycardia[EB/OL]. (2015)[2014-12-01].https://www.escardio.org/Journals/E-Journal-of-Cardiology-Practice/Volume-13/Differentiating-Tako-tsubo-cardiomyopathy-from-myocardial-infarction.

[200] NCBI. NBK560831[EB/OL]. (2024)[2024-10-05].https://www.ncbi.nlm.nih.gov/books/NBK482167/.

[201] Pérez-Riera AR, Barbosa-Barros R, de Rezende Barbosa MPC, et al. Left bundle branch block: Epidemiology, etiology, anatomic features, electrovectorcardiography, and classification proposal[J]. Ann Noninvasive Electrocardio,2019,24(2):e12572.

[202] Albakri A. Left bundle branch block-induced cardiomyopathy: A review and pooled analysis of pathophysiology, diagnosis and clinical management[J]. Int Clin Med,2019,3:1-9.

[203] Gentile P, Paldino A, Cannatà A, et al. Left bundle branch block in dilated cardiomyopathy with intermediate left ventricular dysfunction: Clinical phenotyping and outcome correlates[J]. Int J Cardiol,2019 (278):180-185.

[204] Wieslander B, Wu KC, Loring Z, et al. Localization of myocardial scar in patients with cardiomyopathy and left bundle branch block using electrocardiographic Selvester QRS scoring[J]. J Electrocardiol, 2013,46(3):249-255.

[205] Loring Z, Chelliah S, Selvester RH, et al. A detailed guide for quantification of myocardial scar with the Selvester QRS score in the presence of electrocardiogram confounders[J]. J Electrocardiol, 2011,44(5):544-554.

[206] Ramaraj R. Stress cardiomyopathy: aetiology and management[J]. Postgrad Med J,2007,83(982):543-546.

[207] Naidech AM, Kreiter KT, Janjua N, et al. Cardiac troponin elevation, cardiovascular morbidity, and outcome after subarachnoid hemorrhage[J]. Circulation,2005,112(18):2851-2856.

[208] Dhulipala V, Bezwada P, Gottimukkula R, et al. Stress-Induced Cardiomyopathy: As a Diagnosis That Is Time Sensitive and Anticipative in Certain Individuals[J]. Case Rep Cardiol,2018,2018:5243419.

[209] Medina de Chazal H, Del Buono MG, Keyser-Marcus L, et al. Stress Cardiomyopathy Diagnosis and Treatment: JACC State-of-the-Art Review[J]. J Am Coll Cardiol,2018,72(16):1955-1971.

[210] Ghadri JR, Cammann VL, Jurisic S, et al. A novel clinical score (InterTAK Diagnostic Score) to differentiate takotsubo syndrome from acute coronary syndrome: results from the International Takotsubo Registry[J]. Eur J Heart Fail, 2017,19(8):1036-1042.

[211] Corrado D, van Tintelen PJ, McKenna WJ, et al. Arrhythmogenic right ventricular cardiomyopathy: evaluation of the current diagnostic criteria and differential diagnosis[J]. Eur Heart J,2020,41(14):1414-1429.

[212] Zhang L, Liu L, Kowey PR, et al. The electrocardiographic manifestations of arrhythmogenic right ventricular dysplasia[J]. Curr Cardiol Rev,2014,10(3):237-245.

[213] Nasir K, Bomma C, Tandri H, et al. Electrocardiographic features of arrhythmogenic right ventricular dysplasia/cardiomyopathy according to disease severity: a need to broaden diagnosticcriteria [J]. Circulation,2004,110(12):1527-1534.

[214] Peters S, Trümmel M. Diagnosis of arrhythmogenic right ventricular dysplasia-cardiomyopathy: value of standard ECG revisited[J]. Ann Noninvasive Electrocardiol,2003,8(3):238-245.

[215] Steriotis AK, Bauce B, Daliento L, et al. Electrocardiographic pattern in arrhythmogenic right ventricular cardiomyopathy[J]. Am J Cardiol,2009,103(9):1302-1308.

[216] Marcus FI, Zareba W. The electrocardiogram in right ventricular cardiomyopathy/dysplasia. How can the electrocardiogram assist in understanding the pathologic and functional changes of the heart in this disease[J].J Electrocardiol,2009,42(2):136.e1-5.

[217] Aro AL, Anttonen O, Tikkanen JT, et al. Prevalence and prognostic significance of T-wave inversions in right precordial leads of a 12-lead electrocardiogram in the middle-aged subjects[J]. Circulation, 2012,125(21):2572-2527.

[218] Takahara M. Significance of persistent juvenile T wave patterns[J]. Okayama Igakkai Zasshi,1979,91(9-10):1235-1248.

[219] Gima K, Rudy Y. Ionic current basis of electrocardiographic waveforms: a model study[J]. Circ Res,2002,90(8):889-896.

[220] Deluigi CC, Ong P, Hill S, Wagner A, et al. ECG findings in comparison to cardiovascular MR imaging in viral myocarditis[J]. Int J Cardiol,2013,165(1):100-106.

[221] Di Bella G, Florian A, Oreto L, et al. Electrocardiographic findings and myocardial damage in acute myocarditis detected by cardiac magnetic resonance[J]. Clin Res Cardiol,2012,101(8):617-624.

[222] Kyt V, Sipil J, Rautava P. Acute myocardial infarction or acute myocarditis? Discharge registry-based study of likelihood and associated features in hospitalised patients[J]. BMJ Open,2015,5(5):e007555.

[223] Dec GW Jr, Waldman H, Southern J, et al. Viral myocarditis mimicking acute myocardial infarction[J]. J Am Coll Cardiol,1992,20(1):85-89.

[224] Pozo E, Sanz J. Differentiating infarction from myocarditis[J]. Heart Metab,2014,62:13-17.

[225] Narula J, Khaw BA, Dec GW Jr, et al. Brief report: recognition of acute myocarditis masquerading as acute myocardial infarction[J]. N Engl J Med,1993,328(2):100-104.

[226] Buttà C, Zappia L, Laterra G, et al. Diagnostic and prognostic role of electrocardiogram in acute myocarditis: A comprehensive review [J]. Ann Noninvasive Electrocardiol,2020,25(3).

[227] Kosuge M, Kimura K, Ishikawa T, et al. Value of ST-segment elevation pattern in predicting infarct size and left ventricular function at discharge in patients with reperfused acute anterior myocardial infarction[J]. Am Heart J,1999,137(3):522-527.

[228] Marinella MA. Electrocardiographic manifestations and differential diagnosis of acute pericarditis[J]. Am Fam Physician,1998,57(4):699-704.

[229] Thomson D, Kourounis G, Trenear R, et al. ECG in suspected pulmonary embolism[J]. Postgrad Med J,2019,95(1119):12-17.

[230] Ferrari E, Imbert A, Chevalier T, et al. The ECG in pulmonary embolism. Predictive value of negative T waves in precordial leads--80 case reports[J]. Chest,1997,111(3):537-543.

[231] McGinn S, White PD. Acute cor pulmonale resulting from pulmonary embolism[J]. JAMA 1935;104:1473–1480.

[232] Panos RJ, Barish RA, Whye DW Jr, et al. The electrocardiographic manifestations of pulmonary embolism[J]. J Emerg Med,1988,6(4):301-307.

[233] Ullman E, Brady WJ, Perron AD, et al. Electrocardiographic manifestations of pulmonary embolism[J]. Am J Emerg Med,2001,19(6):514-519.

[234] Punukollu G, Gowda RM, Vasavada BC, et al. Role of electrocardiography in identifying right ventricular dysfunction in acute pulmonary embolism[J]. Am J Cardiol,2005,96(3):450-452.

[235] Geibel A, Zehender M, Kasper W, et al. Prognostic value9of the ECG on admission in patients with acute major pulmonary embolism[J]. Eur Respir J,2005,25(5):843-848.

[236] Dorsch MF, Lawrance RA, Sapsford RJ, et al. Poor prognosis of patients presenting with symptomatic myocardial infarction but without chest pain[J]. Heart,2001,86(5):494-498.

[237] El-Menyar A, Zubaid M, Sulaiman K, et al. Atypical presentation of acute coronary syndrome: a significant independent predictor of in-hospital mortality[J]. J Cardiol,2011,57(2):165-171.

[238] Yusuf SW, Durand JB, Lenihan DJ, Swafford J. Dextrocardia: an incidental finding[J]. Tex Heart Inst J,2009,36(4):358-359.

[239] NCBI. NBK556074[EB/OL]. (2024)[2022-09-19].https://www.ncbi.nlm.nih.gov/books/NBK556074/.

[240] Bohun CM, Potts JE, Casey BM, et al. A population-based study of cardiac malformations and outcomes associated with dextrocardia[J]. Am J Cardiol,2007,100(2):305-309.

[241] Mozayan C, Levis JT. ECG Diagnosis: Dextrocardia[J]. Perm J, 2019,23:18-244.

[242] Ogunlade O, Ayoka AO, Akomolafe RO, et al. The role of electrocardiogram in the diagnosis of dextrocardia with mirror image atrial arrangement and ventricular position in a young adult Nigerian in Ile-Ife: a case report[J]. J Med Case Rep,2015,9:222.

[243] Abbott ME,Meakins JC . On the differentiation of two forms of congenital dextrocardia[J]. Bulletin of the International Association of Medical Museums,1915(5): 134-138.

[244] Antunes E, Brugada J, Steurer G, et al. The differential diagnosis of a regular tachycardia with a wide QRS complex on the 12-lead ECG: ventricular tachycardia, supraventricular tachycardia with aberrant intraventricular conduction, and supraventricular tachycardia with anterograde conduction over an accessory pathway[J]. Pacing Clin Electrophysiol,1994,17(9):1515-1524.

[245] Issa ZF, Miller JM, Zipes DP. Clinical Arrhythmology and Electrophysiology[M]. Amsterdam: Elsevier, Inc, 2019:730-747.

[246] Issa ZF, Miller JM, Zipes DP. Clinical Arrhythmology and Electrophysiology[M]. Amsterdam: Elsevier, Inc, 2019:858-868.

[247] Lerman BB, Stein KM, Markowitz SM. Mechanisms of idiopathic left ventricular tachycardia[J]. J Cardiovasc Electrophysiol, 1997,8(5):571-583.

[248] Ohe T, Aihara N, Kamakura S, et al. Long-term outcome of verapamil-sensitive sustained left ventricular tachycardia in patients without structural heart disease[J]. J Am Coll Cardiol,1995,25(1):54-58.

[249] Escardio. Idiopathic fascicular left ventricular tachycardia[EB/OL]. (2011)[2010-12-20].https://www.escardio.org/Journals/E-Journal-of-Cardiology-Practice/Volume-9/Idiopathic-fascicular-left-ventricular-tachycardia.

[250] Wellens HJ, Bär FW, Lie KI. The value of the electrocardiogram in the differential diagnosis of a tachycardia with a widened QRS complex[J]. Am J Med,1978,64(1):27-33.

[251] Komatsu T, Ikeda K, Tomoike H. Assessment of the variability in coupling intervals of ventricular premature contractions[J]. Jpn Circ J,1993,57(8):781-788.

[252] Chiladakis JA, Karapanos G, Davlouros P, et al. Significance of R-on-T phenomenon in early ventricular tachyarrhythmia susceptibility after acute myocardial infarction in the thrombolytic era[J]. Am J Cardiol,2000,85(3):289-293.

[253] Issa ZF, Miller JM, Zipes DP. Clinical Arrhythmology and Electrophysiology[M]. Amsterdam: Elsevier, Inc, 2019:748-815.

[254] Pedersen CT, Kay GN, Kalman J, et al. EHRA/HRS/APHRS expert consensus on ventricular arrhythmias[J]. Europace,2014 16(9):1257-1283.

[255] Munro PT, Graham CA. Torsade de pointes[J]. Emerg Med J,2002,19(5):485-486.

[256] Antzelevitch C, Sicouri S. Clinical relevance of cardiac arrhythmias generated by afterdepolarizations. Role of M cells in the generation of U waves, triggered activity and torsade de pointes[J]. J Am Coll Cardiol,1994,23(1):259-277.

[257] Noda T, Shimizu W, Satomi K, et al. Classification and mechanism of Torsade de Pointes initiation in patients with congenital long QT syndrome[J]. Eur Heart J,2004,25(23):2149-2154.

[258] NCBI. NBK459388[EB/OL]. (2024)[2023-08-08].https://www.ncbi.nlm.nih.gov/books/NBK459388/.

[259] Chapman M, Hargreaves M, Schneider H, et al. Bidirectional ventricular tachycardia associated with digoxin toxicity and with normal digoxin levels[J]. Heart Rhythm,2014,11(7):1222-1225.

[260] Bonnemeier H, Barantke M. It is not always digitalis: bidirectional ventricular tachycardia in left ventricular hypertrophy[J]. Ann Noninvasive Electrocardiol,2008,13(2):208-210.

[261] Santos I, Alves Teixeira J, Costa C, et al. Bidirectional ventricular tachycardia due to hypokalaemia[J]. BMJ Case Rep,2018,11(1):e228195.

[262] Kitamura T, Fukamizu S, Hojo R, et al. Various morphologies of bidirectional ventricular tachycardia caused by aconite "Torikabuto" poisoning[J]. J Cardiol Cases,2012,7(2):e42-e44.

[263] Wilders R, Verkerk AO. Long QT Syndrome and Sinus Bradycardia-A Mini Review[J]. Front Cardiovasc Med,2018,5:106.

[264] Grimard C, De Labriolle A, Charbonnier B, et al. Bidirectional ventricular tachycardia resulting from digoxin toxicity[J]. J Cardiovasc Electrophysiol,2005,16(7):807-808.

[265] Gorgels AP, De Wit B, Beekman HD, et al. Triggered activity induced by pacing during digitalis intoxication: observations during programmed electrical stimulation in the conscious dog with chronic complete atrioventricular block[J]. Pacing Clin Electrophysiol, 1987,10(6):1309-1321.

[266] Baher AA, Uy M, Xie F, et al. Bidirectional ventricular tachycardia: ping pong in the His-Purkinje system[J]. Heart Rhythm,2011,8(4):599-605.

[267] Escardio. How to recognise and manage idiopathic ventricular tachycardia[EB/OL]. (2011)[2010-03-09].https://www.escardio.org/Journals/E-Journal-of-Cardiology-Practice/Volume-8/How-to-recognise-and-manage-idiopathic-ventricular-tachycardia.

[268] NCBI. NBK532954[EB/OL]. (2024)[2023-07-30].https://www.ncbi.nlm.nih.gov/books/NBK532954/.

[269] Park KM, Kim YH, Marchlinski FE. Using the surface electrocardiogram to localize the origin of idiopathic ventricular tachycardia [J]. Pacing Clin Electrophysiol,2012,35(12):1516-1527.

[270] Anderson RD, Kumar S, Parameswaran R, et al. Differentiating Right- and Left-Sided Outflow Tract Ventricular Arrhythmias: Classical ECG Signatures and Prediction Algorithms[J]. Circ Arrhythm Electrophysiol,2019,12(6):e007392.

[271] Srivathsan K, Lester SJ, Appleton CP, et al. Ventricular tachycardia in the absence of structural heart disease[J]. Indian Pacing Electrophysiol J,2005,5(2):106-121.

[272] Miles WM. Idiopathic ventricular outflow tract tachycardia: where

does it originate[J].J Cardiovasc Electrophysiol, 2001,12(5):536-537.

[273] Hoffmayer KS, Machado ON, Marcus GM, et al. Electrocardiographic comparison of ventricular arrhythmias in patients with arrhythmogenic right ventricular cardiomyopathy and right ventricular outflow tract tachycardia[J]. J Am Coll Cardiol,2011,58(8):831-838.

[274] Balt JC, van Hemel NM, Wellens HJ, et al. Radiological and electrocardiographic characterization of right ventricular outflow tract pacing[J]. Europace,2010,12(12):1739-1744.

[275] Letsas KP, Efremidis M, Tsikrikas S, et al. Idiopathic ventricular tachycardia arising from the right ventricular apex[J]. Indian Pacing Electrophysiol J,2013,13(2):80-83.

[276] Issa ZF, Miller JM, Zipes DP. Clinical Arrhythmology and Electrophysiology[M]. Amsterdam: Elsevier, Inc, 2019:286-304.

[277] Kamakura S, Shimizu W, Matsuo K, et al. Localization of optimal ablation site of idiopathic ventricular tachycardia from right and left ventricular outflow tract by body surface ECG[J]. Circulation,1998,98(15):1525-1533.

[278] Tada H, Ito S, Naito S, et al. Prevalence and electrocardiographic characteristics of idiopathic ventricular arrhythmia originating in the free wall of the right ventricular outflow tract[J]. Circ J, 2004,68(10):909-914.

[279] Walmsley R. Anatomy of left ventricular outflow tract[J]. Br Heart J,1979,41(3):263-267.

[280] Ouyang F, Mathew S, Wu S, et al. Ventricular arrhythmias arising from the left ventricular outflow tract below the aortic sinus cusps: mapping and catheter ablation via transseptal approach and electrocardiographic characteristics[J]. Circ Arrhythm Electrophysiol, 2014,7(3):445-455.

[281] Anderson RD, Kumar S, Parameswaran R, et al. Differentiating Right- and Left-Sided Outflow Tract Ventricular Arrhythmias: Classical ECG Signatures and Prediction Algorithms[J]. Circ Arrhythm Electrophysiol,2019,12(6):e007392.

[282] Patberg KW, Shvilkin A, Plotnikov AN, et al. Cardiac memory: mechanisms and clinical implications[J]. Heart Rhythm,2005,2(12):1376-1382.

[283] Brugada J, Katritsis DG, Arbelo E, et al. 2019 ESC Guidelines for the management of patients with supraventricular tachycardiaThe Task Force for the management of patients with supraventricular tachycardia of the European Society of Cardiology (ESC)[J]. Eur Heart J,2020,41(5):655-720.

[284] Issa ZF, Miller JM, Zipes DP. Clinical Arrhythmology and Electrophysiology[M]. Amsterdam: Elsevier, Inc, 2019:730-747.

[285] Vereckei A. Current algorithms for the diagnosis of wide QRS complex tachycardias[J]. Curr Cardiol Rev,2014,10(3):262-276.

[286] NCBI. NBK559054[EB/OL]. (2024)[2023-06-26].https://www.ncbi.nlm.nih.gov/books/NBK559054/.

[287] Wellens HJ. Electrophysiology: Ventricular tachycardia: diagnosis of broad QRS complex tachycardia[J]. Heart,2001,86(5):579-585.

[288] Kanagasundram A, John RM, Stevenson WG. Sustained Monomorphic Ventricular Tachycardia in Nonischemic Heart Disease: Arrhythmia-Substrate Correlations That Inform the Approach to Ablation[J]. Circ Arrhythm Electrophysiol,2019,12(11):e007312.

[289] Brady WJ, Skiles J. Wide QRS complex tachycardia: ECG differential diagnosis[J]. Am J Emerg Med,1999,17(4):376-381.

[290] Padala SK, Sidhu MS, Brown JR, et al. Non-sustained wide complex tachycardia: an underappreciated sign to aid in diagnosis[J]. Europace,201618(7):1069-1076.

[291] Tada H, Ito S, Naito S, et al. Idiopathic ventricular arrhythmia arising from the mitral annulus: a distinct subgroup of idiopathic ventricular arrhythmias[J]. J Am Coll Cardiol,2005,45(6):877-886.

[292] Al-Khatib SM, Stevenson WG, Ackerman MJ, et al. 2017 AHA/ACC/HRS Guideline for Management of Patients With Ventricular Arrhythmias and the Prevention of Sudden Cardiac Death: A Report of the American College of Cardiology/American Heart Association Task Force on Clinical Practice Guidelines and the Heart Rhythm Society[J]. Circulation,2018,138 (13):e272-e391.

[293] NCBI. NBK560831[EB/OL]. (2024)[2023-07-25].https://www.ncbi.nlm.nih.gov/books/NBK560831/.

[294] Luebbert J, Auberson D, Marchlinski F. Premature Ventricular Complexes in Apparently Normal Hearts[J]. Card Electrophysiol Clin,2016,8(3):503-514.

[295] Moulton KP, Medcalf T, Lazzara R. Premature ventricular complex morphology. A marker for left ventricular structure and function[J]. Circulation,1990,81(4):1245-1251.

[296] Escardio. Diagnosis and management of arrhythmogenic right ventricular dysplasi (ECG) Intervals[EB/OL]. (2008)[2008-10-05].https://www.escardio.org/Journals/E-Journal-of-Cardiology-Practice/Volume-7/Diagnosis-and-management-of-arrhythmogenic-right-ventricular-dysplasia.

[297] Killu AM, Stevenson WG. Ventricular tachycardia in the absence of structural heart disease[J]. Heart,2019,105(8):645-656.

[298] Ranger S, Talajic M, Lemery R, et al. Kinetics of use-dependent ventricular conduction slowing by antiarrhythmic drugs in humans[J]. Circulation,1991,83(6):1987-1994.

[299] Letsas KP, Weber R, Siklody CH, et al. Electrocardiographic differentiation of common type atrioventricular nodal reentrant tachycardia from atrioventricular reciprocating tachycardia via a concealed accessory pathway[J]. Acta Cardiol,2010,(2):171-176.

[300] Issa ZF, Miller JM, Zipes DP. Clinical Arrhythmology and Electrophysiology[M]. Amsterdam: Elsevier, Inc, 2019:697-729.

[301] NCBI. NBK499936[EB/OL]. (2024)[2023-08-07].https://www.ncbi.nlm.nih.gov/books/NBK499936/.

[302] Katritsis DG, Camm AJ. Atrioventricular nodal reentrant tachycardia [J]. Circulation,2010,122(8):831-840.

[303] Mani BC, Pavri BB. Dual atrioventricular nodal pathways physiology: a review of relevant anatomy, electrophysiology, and electrocardiographic manifestations[J]. Indian Pacing Electrophysiol J,2014,1;14(1):12-25.

[304] Peiker C, Pott C, Eckardt L, et al. Dual atrioventricular nodal non-re-entrant tachycardia[J]. Europace,2016,18(3):332-339.

[305] Brembilla-Perrot B, Pauriah M, Sellal JM, et al. Incidence and prognostic significance of spontaneous and inducible antidromic tachycardia[J]. Europace,2013,15(6):871-876.

[306] Finocchiaro G, Merlo M, Sheikh N, et al. The electrocardiogram in the diagnosis and management of patients with dilated cardiomyopathy[J]. Eur J Heart Fail,2020,22(7):1097-1107.

[307] NCBI. NBK482465[EB/OL]. (2024)[2024-03-01].https://www.ncbi.nlm.nih.gov/books/NBK482465/.

[308] Nilsson E, Gasparini A, Ärnlöv J, et al. Incidence and determinants of hyperkalemia and hypokalemia in a large healthcare system[J]. Int J Cardiol,2017,245:277-284.

[309] Medscape. Hypokalemia[EB/OL]. (2005)[2023-03-13].https://emedicine.medscape.com/article/242008-overview#a6.

[310] Weiss JN, Qu Z, Shivkumar K. Electrophysiology of Hypokalemia and Hyperkalemia[J]. Circ Arrhythm Electrophysiol,2017,10(3):e004667.

[311] Merckmanuals. Hypokalemia[EB/OL]. (2023)[2023-09-015].https://www.merckmanuals.com/professional/endocrine-and-metabolic-disorders/electrolyte-disorders/hypokalemia.

[312] Weaver WF, Burchell HB. Serum potassium and the electrocardiogram in hypokalemia [J]. Circulation,1960(4):21:505-521.

[313] Lepeschkin E. The U wave of the electrocardiogram[J]. Mod

Concepts Cardiovasc Dis,1969,38(8):39-45.

[314] Pérez Riera AR, Ferreira C, Filho CF, et al. The enigmatic sixth wave of the electrocardiogram: the U wave[J]. Cardiol J, 2008,15(5):408-421.

[315] El-Sherif N, Turitto G. Electrolyte disorders and arrhythmogenesis[J]. Cardiol J,2011,18(3):233-245.

[316] Elsayed YMH (2020). Hypocalcemia-induced Camel-hump T-wave, Tee-Pee sign, and bradycardia in a car-painter of a complexed dilemma: A case report[J]. Cardiac,2020, 2(1):07.

[317] Lehmann MH, Suzuki F, Fromm BS, et al. T wave "humps" as a potential electrocardiographic marker of the long QT syndrome[J]. J Am Coll Cardiol,1994,24(3):746-754.

[318] Topilski I, Rogowski O, Rosso R, et al. The morphology of the QT interval predicts torsade de pointes during acquired bradyarrhythmias[J]. J Am Coll Cardiol,2007,49(3):320-328.

[319] Aronsen JM, Skogestad J, Lewalle A, et al. Hypokalaemia induces Ca overload and Ca waves in ventricular myocytes by reducing Na-K-ATPase α activity[J]. J Physiol,2015,593(6):1509-1521.

[320] Shaw RM, Rudy Y. Electrophysiologic effects of acute myocardial ischemia. A mechanistic investigation of action potential conduction and conduction failure[J]. Circ Res,1997,80(1):124-138.

[321] Pelzer D, Trautwein W. Currents through ionic channels in multicellular cardiac tissue and single heart cells[J]. Experientia, 1987,43(11-12):1153-1162.

[322] Merckmanuals. Hypercalcaemia[EB/OL]. (2023)[2023-09-08].https://www.merckmanuals.com/professional/endocrine-and-metabolic-disorders/electrolyte-disorders/hyperkalemia?query=hyperkalemia

[323] Wrenn KD, Slovis CM, Slovis BS. The ability of physicians to predict hyperkalemia from the ECG[J]. Ann Emerg Med,1991,20(11):1229-1232.

[324] Parham WA, Mehdirad AA, Biermann KM, Fredman CS. Hyperkalemia revisited[J]. Tex Heart Inst J,2006;33(1):40-47.

[325] Gupta A, Moore JA. Tumor Lysis Syndrome[J]. JAMA Oncol,2018,1;4(6):895.

[326] Howard SC, Jones DP, Pui CH. The tumor lysis syndrome[J]. N Engl J Med,2011,364(19):1844-1854.

[327] Curley SA, Marra P, Beaty K, et al. Early and late complications after radiofrequency ablation of malignant liver tumors in 608 patients[J]. Ann Surg,2004,239(4):450-458.

[328] Lehner SG, Gould JE, Saad WE, et al. Tumor lysis syndrome after radiofrequency ablation of hepatocellular carcinoma[J]. AJR Am J Roentgenol,2005,185(5):1307-1309.

[329] NCBI. NBK470284[EB/OL]. (2024)[2023-09-04].https://www.ncbi.nlm.nih.gov/books/NBK470284/.

[330] Kaseno K, Sugimoto T, Hirasawa K, et al. The effects of hyperpotassaemia on cardiac performance[J]. Cardiovasc Res,1975, 9(2):212-218.

[331] Hariman RJ, Chen CM. Effects of hyperkalaemia on sinus nodal function in dogs: sino-ventricular conduction[J]. Cardiovasc Res, 1983,17(9):509-517.

[332] Varga C, Kálmán Z, Szakáll A, et al. ECG alterations suggestive of hyperkalemia in normokalemic versus hyperkalemic patients[J]. BMC Emerg Med,2019,19(1):33.

[333] Minisola S, Pepe J, Piemonte S, et al. The diagnosis and management of hypercalcaemia[J]. BMJ,2015,350:h2723.

[334] Msdmanuals. Hypercalcemia[EB/OL]. (2023)[2023-09-23].https://www.msdmanuals.com/en-gb/professional/endocrine-and-metabolic-disorders/electrolyte-disorders/hypercalcemia.

[335] Issa ZF, Miller JM, Zipes DP. Clinical Arrhythmology and Electrophysiology[M]. Amsterdam: Elsevier, Inc, 2019:1-14.

[336] Temte JV, Davis LD. Effect of calcium concentration on the transmembrane potentials of Purkinje fibers[J]. Circ Res,1967, 20(1):32-44.

[337] Medscape. Normal Electrocardiography (ECG) Intervals[EB/OL]. (2004)[2024-02-16].https://emedicine.medscape.com/article/2172196-overview.

[338] Carter JB. The Fundamentals of Electrocardiographic Interpretation. [M]. Toronto: The Ryerson Press,1945:40-46.

[339] Chorin E, Rosso R, Viskin S. Electrocardiographic Manifestations of Calcium Abnormalities[J]. Ann Noninvasive Electrocardiol,2016, 21(1):7-9.

[340] Ahmed R, Yano K, Mitsuoka T, et al. Changes in T wave morphology during hypercalcemia and its relation to the severity of hypercalcemia[J]. J Electrocardiol,1989,22(2):125-132.

[341] Wikipedia. Hypercalcaemia[EB/OL]. (2004)[2024-11-15].https://en.wikipedia.org/wiki/Hypercalcaemia.

[342] Msdmanuals. Hypercalcaemia[EB/OL]. (2023)[2023-09-25].https://www.msdmanuals.com/en-gb/professional/endocrine-and-metabolic-disorders/electrolyte-disorders/hypocalcemia.

[343] Fong J, Khan A. Hypocalcemia: updates in diagnosis and management for primary care[J]. Can Fam Physician, 2012,58(2): 158-162.

[344] Surawicz B. Electrolytes and the electrocardiograim[J]. Postgrad Med,1974,55(6):123-129.

[345] Akiyama T, Batchelder J, Worsman J, et al. Hypocalcemic Torsades de Pointes[J]. J Electrocardiol,1989,22(1):89-92.

[346] IGoyal A, Anastasopoulou C, Ngu M, et al. Hypocalcemia.Treasure Island (FL): StatPearls Publishing (2024-01) [2023-10-15]. https://www.ncbi.nlm.nih.gov/books/NBK430912/.

[347] Ackerman MJ, Priori SG, Willems S, et al. HRS/EHRA expert consensus statement on the state of genetic testing for the channelopathies and cardiomyopathies this document was developed as a partnership between the Heart Rhythm Society (HRS) and the European Heart Rhythm Association (EHRA)[J]. Heart Rhythm,2011,8(8):1308-1339.

[348] Gomez AT, Prutkin JM, Rao AL. Evaluation and Management of Athletes With Long QT Syndrome[J]. Sports Health,2016,8(6):527-535.

[349] Zhang L, Timothy KW, Vincent GM, et al. Spectrum of ST-T-wave patterns and repolarization parameters in congenital long-QT syndrome: ECG findings identify genotypes[J]. Circulation, 2000,102(23):2849-2855.

[350] Schwartz PJ, Priori SG, Spazzolini C, et al. Genotype-phenotype correlation in the long-QT syndrome: gene-specific triggers for life-threatening arrhythmias[J]. Circulation,2001,103(1):89-95.

[351] Kistler PM, Roberts-Thomson KC, Haqqani HM, et al. P-wave morphology in focal atrial tachycardia: development of an algorithm to predict the anatomic site of origin[J]. J Am Coll Cardiol,2006,48(5):1010-1017.

[352] Yamane T, Shah DC, Peng JT, et al. Morphological characteristics of P waves during selective pulmonary vein pacing[J]. J Am Coll Cardiol,2001,38(5):1505-1510.

[353] Shantsila E, Watson T, Lip GY. Drug-induced QT-interval prolongation and proarrhythmic risk in the treatment of atrial arrhythmias [J]. Europace,2007,9 Suppl 4:iv37-44.

[354] Marcus FI. Risks of initiating therapy with sotalol for treatment of atrial fibrillation[J]. J Am Coll Cardiol,1998,32(1):177-180.

[355] Wikipedia. Periodic paralysis[EB/OL]. (2005)[2024-07-26].https://en.wikipedia.org/wiki/Periodic_paralysis.

[356] Stunnenberg BC, Deinum J, Links TP, et al. Cardiac arrhythmias in hypokalemic periodic paralysis: Hypokalemia as only cause[J].

Muscle Nerve,2014,50(3):327-332.

[357] Cannon SC. An expanding view for the molecular basis of familial periodic paralysis[J]. Neuromuscul Disord,2002,12(6):533-543.

[358] Fontaine B. Periodic paralysis, myotonia congenita and sarcolemmal ion channels: a success of the candidate geneapproach [J]. Neuromuscul Disord,1993,3(2):101-107.

[359] Malhotra HS, Garg RK. Dengue-associated hypokalemic paralysis: causal or incidental[J]. J Neurol Sci,2014,340(1-2):19-25.

[360] Porta-Sánchez A, Spillane DR, Harris L, et al. T-Wave Morphology Analysis in Congenital Long QT Syndrome Discriminates Patients From Healthy Individuals[J]. JACC Clin Electrophysiol, 2017,3(4):374-381.

[361] Antzelevitch C. T-Wave Morphology Analysis in Congenital Long QT Syndrome Discriminates Patients From Healthy IndividualsHeterogeneity of cellular repolarization in LQTS:the role of M cells[J]. European Heart Journal Supplements, 2001,3 (Supplement K):K2-K16.

[362] Yan GX, Antzelevitch C. Cellular basis for the normal T wave and the electrocardiographic manifestations of the long-QT syndrome[J]. Circulation,1998,98(18):1928-1936.

[363] Mizusawa Y, Wilde AA. Brugada syndrome[J]. Circ Arrhythm Electrophysiol,2012,5(3):606-616.

[364] Meregalli PG, Wilde AA, Tan HL. Pathophysiological mechanisms of Brugada syndrome: depolarization disorder, repolarization disorder, or more[J].Cardiovasc Res,2005,67(3):367-378.

[365] Brugada J, Campuzano O, Arbelo E, et al. Present Status of Brugada Syndrome: JACC State-of-the-Art Review[J]. J Am Coll Cardiol,2018,72(9):1046-1059.

[366] Coppola G, Carità P, Corrado E, et al.ST segment elevations: always a marker of acute myocardial infarction[J]? Indian Heart J, 2013,65(4):412-423.

[367] Napolitano C, Priori SG. Brugada syndrome[J]. Orphanet J Rare Dis,2006,1:35.

[368] Di Diego JM, Fish JM, Antzelevitch C. Brugada syndrome and ischemia-induced ST-segment elevation. Similarities and differences[J]. J Electrocardiol,2005,38(4 Suppl):14-17.

[369] Ingram D, Strecker-McGraw MK. Electrical Alternans.Treasure Island (FL): StatPearls Publishing (2024-01) [2023-04-07]. https://www.ncbi.nlm.nih.gov/books/NBK534229/.

[370] Mond HG, Proclemer A. The 11th world survey of cardiac pacing and implantable cardioverter-defibrillators: calendar year 2009--a World Society of Arrhythmia's project[J]. Pacing Clin Electrophysiol, 2011,34(8):1013-1027.

[371] European Society of Cardiology (ESC); European Heart Rhythm Association (EHRA); Brignole M, Auricchio A, Baron-Esquivias G, Bordachar P, Boriani G, Breithardt OA, Cleland J, Deharo JC, Delgado V, Elliott PM, Gorenek B, Israel CW, Leclercq C, Linde C, Mont L, Padeletti L, Sutton R, Vardas PE. 2013 ESC guidelines on cardiac pacing and cardiac resynchronization therapy: the task force on cardiac pacing and resynchronization therapy of the European Society of Cardiology (ESC). Developed in collaboration with the European Heart Rhythm Association (EHRA)[J]. Europace,2013,15(8):1070-1118.

[372] Zipes DP, Dejoseph RL. Dissimilar atrial rhythms in man and dog[J]. Am J Cardiol,1973,32(5):618-628.

[373] Pipberger HV. The normal orthogonal electrocardiogram and vectorcardiogram, with a critique of some commonly used analyticcriteria [J]. Circulation,1958,17(6):1102-1111.

[374] Grant RP. Spatial vector electrocardiography; a method for calculating the spatial electrical vectors of the heart from conventional leads[J]. Circulation,1950,2(5):676-695.

[375] Dreifus LS, Michelson EL, Kaplinsky E. Bradyarrhythmias: clinical significance and management[J]. J Am Coll Cardiol,1983,1(1):327-338.

[376] Jones SA, Yamamoto M, Tellez JO, et al. Distinguishing properties of cells from the myocardial sleeves of the pulmonary veins: a comparison of normal and abnormal pacemakers[J]. Circ Arrhythm Electrophysiol, 2008,1(1):39-48.

[377] Bredeloux P, Pasqualin C, Bordy R, Maupoil V, Findlay I. Automatic Activity Arising in Cardiac Muscle Sleeves of the Pulmonary Vein[J]. Biomolecules,2021,12(1):23. doi: 10.3390/biom12010023.

[378] Saito T, Waki K, Becker AE. Left atrial myocardial extension onto pulmonary veins in humans: anatomic observations relevant for atrial arrhythmias[J]. J Cardiovasc Electrophysiol,2000,11(8):888-894.

[379] Merri M, Benhorin J, Alberti M, Locati E, Moss AJ. Electrocardiographic quantitation of ventricular repolarization[J].Circulation,1989,80(5):1301-1308.

[380] di Bernardo D, Murray A. Explaining the T-wave shape in the ECG[J]. Nature,2000,403(6765):40.

[381] Ramsdale DR, Arumugam N, Singh SS, Pearson J, Charles RG. Holter monitoring in patients with mitral stenosis and sinus rhythm[J]. Eur Heart J, 1987,8(2):164-170.